高等医药院校系列教材

供临床医学、中医学、护理学、医学检验技术、药学、管理学、
市场营销、电子信息、心理学等专业类本科生用

现代临床医学概论

第3版

张燕燕　主编

科学出版社
北京

内 容 简 介

本书为高等医药院校系列教材之一，是第 3 版。全书结合国内外最新研究进展，系统介绍了常见的内科、外科、妇科、儿科等常见病、多发病的诊断和处理原则。第一章至第三章主要介绍了临床常见症状、基本诊断方法、体格检查等基础内容；第四章至第十一章分别介绍了临床常见的内科疾病；第十二章主要介绍了传染性疾病的相关内容；第十三章为外科学基础；第十四章主要叙述了妊娠诊断及妇产科常见病；第十五章主要阐述了婴幼儿喂养及小儿常见病；第十六章至第十七章介绍了急诊医学和理化因素所致的疾病；第十八章主要介绍了临床常用操作技术。全书按病因，发病机制，临床表现（含并发症），诊断（包括实验室及辅助检查、鉴别诊断），治疗（含预防）加以阐述；并特别增加临床医学最新进展，重点突出临床表现和诊断，且在章末有思考题，部分章节后有病例分析，注重提高学生分析和处理问题的综合能力。

本书可作为全国高等医药院校临床医学、中医学、护理学、医学检验技术、药学、管理学、市场营销、电子信息、心理学等专业类本科临床教材，也可作为成人教育教材，或供其他医务人员使用。

图书在版编目（CIP）数据

现代临床医学概论/ 张燕燕主编. —3 版. —北京：科学出版社，2021.1

ISBN 978-7-03-063567-9

Ⅰ. ①现… Ⅱ. ①张… Ⅲ. ①临床医学-医学院校-教材 Ⅳ. ①R4

中国版本图书馆 CIP 数据核字（2019）第 272246 号

责任编辑：郭海燕 孙 曼 / 责任校对：王晓茜

责任印制：霍 兵 / 封面设计：蓝正设计

科 学 出 版 社 出版

北京东黄城根北街 16 号

邮政编码：100717

http://www.sciencep.com

天津安泰印刷有限公司印刷

科学出版社发行 各地新华书店经销

*

2005 年 9 月第 一 版 开本：787×1092 1/16

2021 年 1 月第 三 版 印张：26

2025 年 1 月第三十九次印刷 字数：716 000

定价：78.00 元

（如有印装质量问题，我社负责调换）

《现代临床医学概论》（第3版）

编　委　会

主　编　张燕燕

副主编　田　昕　牟青杰　张艳超　喻松仁
杨傲然　朱　敏　庞　然

编　者　（按姓氏笔画排序）

仇　琪　首都医科大学附属北京安贞医院
田　昕　北京中医药大学
朱　敏　成都中医药大学
刘　勇　大连医科大学附属第一医院
孙玉洁　湖北中医药大学
孙晓东　潍坊医学院附属医院
牟青杰　潍坊医学院
李怡文　应急总医院
杨傲然　首都医科大学附属北京康复医院
沈　昕　湖北中医药大学
张艳超　河北北方学院
张燕燕　湖北中医药大学
庞　杰　南方医科大学
庞　然　中国中医科学院广安门医院
姚　娓　大连医科大学附属第二医院
董　秀　辽宁中医药大学
韩东彦　中国中医科学院广安门医院
韩轶鹏　中国人民解放军总医院
韩晓伟　辽宁中医药大学
喻松仁　江西中医药大学

第 3 版前言

《现代临床医学概论》第 3 版为高等医药院校系列教材之一，供高等医药院校临床医学、中医学、护理学、医学检验技术、药学、管理学、市场营销、电子信息、心理学等专业类本科生用。

临床医学是研究诊断和防治疾病的学科群，在现代医学中居重要地位，其内容丰富、领域宽广，涉及诸多学科。根据高等医药院校专业建设规划中关于加强医学相关的理科、工科、管理学科及人文学科专业建设和发展的基本原则，我们对《现代临床医学概论》第 2 版进行了修订改版。

本书编写的指导思想是以人才培养为导向，以能力为本位，紧密围绕医药院校非临床专业人才培养为目标，根据整体性、综合性原则对现代临床医学概论课程进行有机重组。在编写过程中，各编写者参考医学本科相关教材和其他专著，渗入编者的部分理论和实践知识，基本涵盖了现代医学的主要知识点，引入模块化学习理论机制，将基础理论与临床学科的知识整合，增强各学科交叉的自然过渡、相关知识的融会贯通；避免知识的重复及时间的浪费；坚持内容的思想性和科学性，力求体现知识的规范性、整体性，教材的精品意识和教材的整体优化；展现本课程医学教育特色和时代特色，反映医学科学新成果。

本书共设 18 章，除第一、二、三章为基础章节外，其他章节内容分别涉及内科、外科、妇科、儿科、传染病科等常见疾病，以内科疾病为主。与旧版教材相比，删掉了医学影像及器械检查，压缩了一些相对少见的疾病，增加了大量最新医学进展和医学成果，如介入性诊疗技术、近年来出现的严重急性呼吸综合征等内容。为突出现代临床医学概论的特点，体现非临床专业医学教材特色，本书将各疾病的临床表现和诊断列为重点，并尽量简要阐明病因和发病机制，并于每章节后设置思考题，部分章节后设置病例分析，使读者易于理解，注重提高学生理论联系实际、分析处理问题的综合能力。初稿完成后，经集体审稿、修改，最后由主编统一整理、定稿。

在本书编写过程中，参考了国内高等医学院校有关教材及专著，并得到湖北中医药大学、北京中医药大学、首都医科大学、中国中医科学院、成都中医药大学、潍坊医学院、河北北方学院、江西中医药大学、辽宁中医药大学、大连医科大学、南方医科大学、中国人民解放军总医院、应急总医院等院校的大力支持，均在此表示诚挚谢意！

全体编者均以高度认真负责的态度参与编写工作，但由于编写时间仓促和水平所限，难免在内容上有不足之处，恳请广大师生和同仁惠予指正，使本书日臻完善。

编　者

2021 年 1 月

目　　录

第一章　常见症状

症状（symptom）是指患者主观感到不适或痛苦的异常感觉，或是某些客观病态改变。症状表现有多种形式，有些只有主观才能感受到，如疼痛、眩晕等；有些既有主观感受，客观检查也能发现，如发热、黄疸、呼吸困难等；也有主观无异常感受，是通过客观检查发现的，如黏膜出血、肝脾大等；还有些生命现象发生了质量变化（不足或超过），如肥胖、消瘦、多尿、少尿等，需通过客观评定才能确定。凡此种种，广义上均可视为症状，即广义的症状，也包括了一些体征，体征（sign）是指医师或其他人能客观检查到的异常改变，如心脏杂音、肺部啰音等。

症状是医师向患者进行疾病调查的第一步，是问诊的主要内容，是鉴别诊断的线索和依据，也是反映病情的重要指标之一。疾病的症状很多，同一疾病可有不同的症状，不同的疾病又可有某些相同的症状，同一症状代表的意义也有所不同。因此，在诊断疾病时必须结合临床所有资料，综合分析，切忌单凭某一个或几个症状而做出错误的诊断。

临床症状很多，本章仅阐述临床上较为常见而重要的症状。

第一节　发　　热

正常人的体温受体温调节中枢调控，并通过神经、体液因素使产热和散热过程呈动态平衡，使体温保持相对恒定。不同的测量方法结果有所不同。口测法（舌下）的温度一般在36.3～37.2℃，腋下温度比口腔温度低0.2～0.5℃，肛门内温度比口腔高0.2～0.5℃。正常体温在不同个体之间略有差异，且常受机体内、外因素的影响稍有波动。在24小时内下午体温较早晨稍高；剧烈运动、劳动或进餐后体温也略有升高，但一般波动范围不超过1℃。妇女月经期前及妊娠期体温略高于正常。老年人因代谢率偏低，体温相对低于青壮年。另外，在高温环境下体温也可稍升高。当机体在致热原作用下或各种原因引起体温调节中枢功能障碍时，体温升高超出正常范围，称为发热（fever）。

一、病　　因

发热的病因很多，临床上可分为感染性与非感染性两大类，而以前者多见。

1. 感染性发热　各种病原体如细菌、病毒、真菌、寄生虫等引起局部或全身性感染，不论是急性、亚急性或慢性，均可出现发热。

2. 非感染性发热　见于以下原因。

（1）无菌性坏死物质的吸收，亦称为吸收热，常见于：①机械性、物理或化学损害，如大手术后组织损伤、内出血等；②因血管栓塞或血栓形成而引起的心肌、肺、脾等梗死或肢体坏死；③组织坏死与细胞破坏，如癌症、白血病、淋巴瘤等。

（2）抗原-抗体反应，如风湿热等。

（3）内分泌与代谢疾病，如甲状腺功能亢进等。

（4）皮肤散热减少，如广泛性皮炎，一般为低热。

（5）体温调节中枢功能失常，常见于：①物理性，如中暑；②化学性，如重度安眠药中毒；③机械性，如脑出血、脑震荡等，高热无汗是这类发热的特点。

（6）自主神经功能紊乱，由于自主神经功能紊乱，影响正常的体温调节过程，使产热大于散热，体温升高，多为低热，常伴有自主神经功能紊乱的其他表现，属于功能性发热范畴。常见的功能性低热：①原发性低热；②感染后低热；③夏季低热；④生理性低热。

二、临床表现

（一）发热的分度

发热一般可分为低热 37.3～38℃；中等度热 38.1～39℃；高热 39.1～41℃；超高热 41℃以上。

（二）热型及临床意义

1. 稽留热 体温恒定地维持在 39～40℃以上的高水平，达数天或数周。24 小时内体温波动范围不超过 1℃。本型多见于大叶性肺炎、斑疹伤寒及伤寒高热期（图 1-1-1）。

2. 弛张热 又称为败血症热型，体温常在 39℃以上，波动幅度大，24 小时内波动范围超过 2℃，但都在正常水平以上。本型常见于败血症、风湿热、重症肺结核及化脓性炎症等（图 1-1-2）。

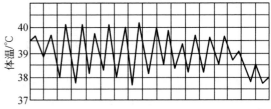

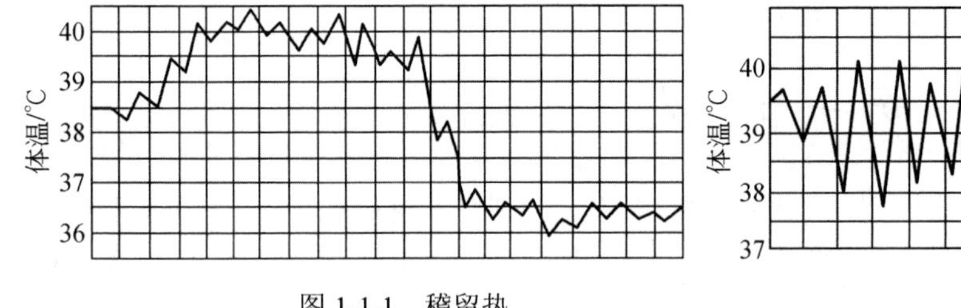

图 1-1-1 稽留热　　图 1-1-2 弛张热

3. 间歇热 体温骤升达高峰后持续数小时，又迅速降至正常水平。无热期（间歇期）可持续 1 天至数天，高热期与无热期反复交替出现。本型常见于疟疾、急性肾盂肾炎等。

4. 波状热 体温逐渐上升达 39℃或以上，数天后又逐渐下降至正常水平，持续数天后又逐渐升高，如此反复多次。本型常见于布鲁氏菌病。

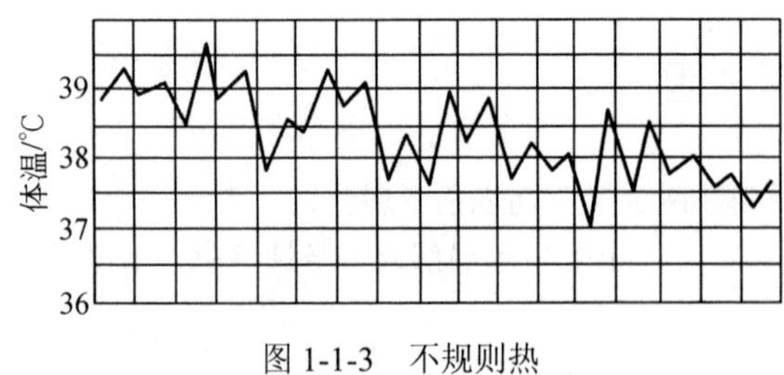

图 1-1-3 不规则热

5. 回归热 体温急骤上升至 39℃或以上，持续数天后又骤然下降至正常。高热期与无热期各持续若干天后规律性交替一次。本型可见于霍奇金病、周期热等。

6. 不规则热 发热的体温曲线无一定规律，可见于结核病、风湿热、支气管肺炎、渗出性胸膜炎等（图 1-1-3）。

不同的发热性疾病各具有相应的热型，热型的不同有助于发热病因的诊断和鉴别诊断。

（三）发热的临床过程及特点

发热的临床过程一般分为以下三个阶段。

1. 体温上升期 患者常有疲乏无力、肌肉酸痛、皮肤苍白、畏寒或寒战等现象。皮肤苍白是因体温调节中枢发出的冲动经交感神经而引起皮肤血管收缩、浅层血液减少所致，甚至伴有皮肤温度下降。由于皮肤散热减少刺激皮肤的冷觉感受器并传至中枢引起畏寒。中枢发出的冲动再经运动神经传至运动终板，引起骨骼肌不随意周期性收缩，发生寒战及竖毛肌收缩，使产热增加。该期产热大于散热使体温上升。体温上升有两种方式，骤升型：体温在数小时内达 39～40℃，常伴有寒战，常见于疟疾、大叶性肺炎等；缓升型：体温逐渐上升，在数日内达高峰，多不伴寒战，如伤寒、结核病等所致的发热。

2. 高热期 是指体温上升达高峰之后保持一段时间，持续时间的长短可因病因不同而有差异，如疟疾可持续数小时，大叶性肺炎、流行性感冒可持续数天，伤寒则可持续数周。在此期间体温已达到或略高于上移的体温调定点水平，体温调节中枢不再发生寒战冲动，故寒战消失；皮肤血管由收缩转为舒张，使皮肤发红并有灼热感；呼吸加快变深；开始出汗并逐渐增多，使产热与散热过程在较高水平保持相对平衡。

3. 体温下降期 经治疗或机体的防御功能增高，病因消除，致热原的作用逐渐减弱或消失，体温逐渐恢复至正常。体温下降有两种方式：骤降与渐降。骤降是指体温于数小时内迅速降至正常，有时可略低于正常，可伴有大汗淋漓，常见于疟疾、急性肾盂肾炎、大叶性肺炎及输液反应等；渐降是指体温在数天内逐渐降至正常，如伤寒、风湿热等。

三、伴随症状

1. 发热伴寒战 常见于大叶性肺炎、败血症、急性胆囊炎、急性肾盂肾炎、流行性脑脊髓膜炎、药物热、急性溶血或输血反应等。

2. 发热伴结膜充血 常见于麻疹、流行性出血热、斑疹伤寒、钩端螺旋体病等。

3. 发热伴单纯疱疹 口唇单纯疱疹多出现于急性发热性疾病，常见于大叶性肺炎、流行性脑脊髓膜炎、流行性感冒等。

4. 发热伴淋巴结肿大 常见于传染性单纯细胞增多症、风疹、淋巴结结核、局灶性化脓性感染、白血病、淋巴瘤、转移癌等。

5. 发热伴肝脾大 常见于传染性单核细胞增多症、病毒性肝炎、肝及胆道感染、布鲁氏菌病、疟疾、结缔组织病、白血病、淋巴瘤及黑热病、急性血吸虫病等。

6. 发热伴出血 发热伴皮肤黏膜出血可见于重症感染及某些急性传染病，如流行性出血热、病毒性肝炎、斑疹伤寒、败血症等，也可见于某些血液病，如急性白血病、重症再生障碍性贫血等。

7. 发热伴关节肿痛 常见于败血症、猩红热、布鲁氏菌病、风湿热、结缔组织病、痛风等。

8. 发热伴皮疹 常见于麻疹、猩红热、风疹、水痘、斑疹伤寒、风湿热、结缔组织病所致发热、药物热等。

9. 发热伴昏迷 先发热后昏迷者常见于流行性乙型脑炎、斑疹伤寒、流行性脑脊髓膜炎、中毒性菌痢、中暑等；先昏迷后发热者见于脑出血、巴比妥类药物中毒等。

第二节 发 绀

发绀（cyanosis）又称为紫绀，是指血液中还原血红蛋白增多使皮肤和黏膜呈青紫色改变的一种表现。这种改变在皮肤较薄、色素较少和毛细血管丰富的部位较为明显，易于观察，如口唇、鼻尖、颊部与甲床等处。

一、病　　因

发绀是由于血液中还原血红蛋白绝对含量增多所致。正常血液中含血红蛋白15g/dl。当毛细血管中血液的还原血红蛋白量超过50g/L（5g/dl）时，皮肤黏膜即可出现发绀。发绀可能与心肺疾病所引起的气道阻塞、肺实质疾病、心力衰竭等有关。

二、临床表现

由于病因不同，发绀可分为如下两大类。

（一）血液中还原血红蛋白增加（真性发绀）

1. 中心性发绀 此类发绀的特点表现为全身性、四肢及颜面除外，也累及躯干和黏膜的皮肤，但受累部位的皮肤是温暖的。发绀多由心肺疾病而致的呼吸功能衰竭、通气与换气功能障碍、肺氧合作用不足使血氧饱和度降低引起。一般可分为：①肺性发绀，即由于呼吸功能不全、肺氧合作用不足所致，常见于各种严重的呼吸系统疾病，如喉、气管、支气管的阻塞，肺炎等；②心性混合性发绀，由于异常通道分流，使部分静脉血未通过肺进行氧合作用而入体循环动脉，常见于发绀型先天性心脏病，如法洛四联症等。

2. 周围性发绀 是因周围循环血流障碍所致，发绀特点是常见于肢体末梢与下垂部位，如肢端、耳垂与鼻尖，这些部位的皮肤温度低、发凉，若按摩或加温耳垂与肢端，使其温暖，发绀即可消失。此点有助于与中心性发绀相鉴别，后者即使按摩或加温，青紫也不消失。周围性发绀可分为：①瘀血性周围性发绀，常见于引起体循环淤血、周围血流缓慢的疾病，如右心衰竭、下腔静脉曲张等；②缺血性周围性发绀，常见于引起心排血量减少的疾病和局部血流障碍性疾病，如严重休克、暴露于寒冷中和血栓闭塞性脉管炎、冷球蛋白血症。

3. 混合性发绀 中心性发绀与周围性发绀并存，可见于心力衰竭（左心衰竭、右心衰竭和全心衰竭），因肺淤血或支气管-肺病变而使肺内氧合不足，以及周围血流缓慢，毛细血管内血液脱氧过多所致。

（二）血液中存在异常血红蛋白衍化物

①药物或化学物质中毒所致的高铁血红蛋白血症；②先天性高铁血红蛋白血症；③特发性阵发性高铁血红蛋白血症；④硫化血红蛋白血症。

三、伴随症状

1. 伴呼吸困难 常见于重症心肺疾病及急性呼吸道梗阻、大量气胸等。

2. 伴杵状指（趾） 主要见于某些先天性心脏病及慢性肺部疾病，提示病程长。

3. 伴意识障碍及衰竭 主要见于某些药物或化学物质中毒、休克、急性肺部感染或急性心力衰竭等。

第三节　黄　　疸

黄疸（jaundice）是由于血清中胆红素升高致使皮肤、黏膜和巩膜发黄的症状和体征。

正常血清总胆红素为 1.7～17.1μmol/L（0.1～1.0mg/dl），其中结合胆红素为 3.42μmol/L，非结合胆红素为 13.68μmo1/L。胆红素在 17.1～34.2μmol/L，临床不易察觉，称为隐性黄疸，超过 34.2μmol/L（2.0mg/dl）时出现黄疸。

一、病　　因

（一）胆红素的正常代谢

体内的胆红素主要来源于血红蛋白。血循环中衰老的红细胞经单核-吞噬细胞系统的破坏和分解，成为胆红素、铁和珠蛋白。正常人每日由红细胞破坏生成的胆红素占总胆红素的 80%～85%，其余 15%～20%胆红素来源于骨髓幼稚红细胞的血红蛋白和肝内含有亚铁血红素的蛋白质（如过氧化氢酶、过氧化物酶及细胞色素氧化酶与肌红蛋白等）。

上述形成的胆红素称为游离胆红素或非结合胆红素，与血清白蛋白结合而运输，不溶于水，不能从肾小球滤出，故尿液中不出现游离胆红素。非结合胆红素通过血循环运输至肝后，与血清白蛋白分离并经窦周隙被肝细胞所摄取，在肝细胞内和 Y、Z 两种载体蛋白结合，并被运输至肝细胞光面内质网的微粒体部分，经葡萄糖醛酸转移酶的催化作用与葡萄糖醛酸结合，形成胆红素葡萄糖醛酸酯或称结合胆红素。结合胆红素为水溶性，可通过肾小球滤过从尿中排出。

结合胆红素从肝细胞经胆管排出，进入肠道后，在回肠末端及结肠由肠道细菌的脱氢作用还原为尿胆原，尿胆原大部分氧化为尿胆素从粪便中排出称为粪胆素。小部分（10%～20%）在肠内被吸收，经肝门静脉回到肝内，其中大部分再转变为结合胆红素，又随胆汁排入肠内，称为“胆红素的肠肝循环”。被吸收入肝的小部分尿胆原经体循环由肾排出体外，每日不超过 6.8μmol/L（4mg/dl）。

（二）分类

黄疸根据病因及发病机制可分为溶血性黄疸、肝细胞性黄疸，胆汁淤积性黄疸（旧称阻塞性黄疸或梗阻性黄疸）、先天性非溶血性黄疸。

1. 溶血性黄疸　能引起溶血的疾病均可产生溶血性黄疸，包括先天性溶血性贫血、后天性获得性溶血性贫血（新生儿溶血、自身免疫性溶血性贫血、恶性疟疾等）。特点是红细胞破坏增多，血中非结合胆红素增多，超过正常肝脏处理能力，潴留在血液中形成黄疸。由于大量红细胞破坏所致的贫血、缺氧和红细胞破坏产生的毒性作用，损害正常肝细胞的胆红素代谢功能，加重黄疸形成。

2. 肝细胞性黄疸　由于肝细胞的损伤、变性、坏死，致肝细胞对胆红素的摄取、结合及排泄功能降低，因而血中的非结合胆红素增加。而未受损的肝细胞仍能将部分非结合胆红素转变为结合胆红素。

3. 胆汁淤积性黄疸　可分为肝外性和肝内性。肝外性常由胆管结石、胆道蛔虫、胰头癌、胆总管癌致胆管狭窄等引起；肝内性多见于肝内泥沙样结石、原发性胆汁性肝硬化、毛细胆管型病毒性肝炎、药物性胆汁淤积、妊娠期复发性黄疸等。无论是肝外或肝内胆道系统任何部位发生梗阻，梗阻上方的胆汁淤积可使胆管内压力增高，胆管扩张、破裂，胆汁反流入血，血中结合性胆红素增高发生黄疸。

4. 先天性非溶血性黄疸　是一组以非结合胆红素升高为特征的病症，先天性患者家族中有 25%～50%的人有此病，为常染色体显性遗传病。本病多由于遗传性或获得性的肝细胞器微粒体中胆红素葡萄糖醛酸转移酶活力不足，影响非结合胆红素在肝细胞内结合反应的正常进行，致使肝细胞对胆红素的摄取也受到阻碍，而造成肝细胞对非结合型胆红素的摄取和结合功能的双缺陷。

二、临床表现

1. 溶血性黄疸 黄疸一般为轻度，呈浅柠檬色，不伴皮肤瘙痒，其他症状主要为原发病表现。急性溶血时可有发热、寒战、头痛、呕吐、腰痛，并有不同程度的贫血和血红蛋白尿（尿呈酱油或茶色），严重者可有急性肾衰竭。慢性溶血多为先天性，除伴有贫血外，尚有脾大等症状。

2. 肝细胞性黄疸 皮肤、黏膜浅黄至深黄色，可伴有轻度皮肤瘙痒，其他为肝脏原发病的表现，如疲乏、食欲减退，严重者可有出血倾向、腹水、昏迷等。

3. 胆汁淤积性黄疸 皮肤呈暗黄色，完全阻塞者颜色更深甚至呈黄绿色，并有皮肤瘙痒及心动过速，尿色深，粪便颜色变浅或呈白陶土色。

4. 先天性非溶血性黄疸 自幼年起的慢性间歇性黄疸，可呈隐性；黄疸可持续存在到老年，但往往随着年龄的增长而逐渐减退。黄疸是新生儿时期的一种常见征象，一般认为其发生率在足月儿中为50%～70%，而在早产儿中则可更高一些。

三、伴随症状

1. 伴发热 见于急性胆管炎、肝脓肿、钩端螺旋体病、败血症、大叶性肺炎。病毒性肝炎或急性溶血可先有发热而后出现黄疸。

2. 伴上腹部剧烈疼痛 见于胆道结石、肝脓肿或胆道蛔虫病；右上腹剧痛、寒战高热和黄疸为查科（Charcot）三联征，提示急性化脓性胆管炎。持续性右上腹钝痛或胀痛可见于病毒性肝炎、肝脓肿或原发性肝癌。

3. 伴肝大 若肝轻度至中度肿大，质地软或中等硬度且表面光滑，见于病毒性肝炎、急性胆道感染或胆道阻塞。肝明显肿大，质地坚硬，表面凹凸不平有结节者见于原发性或继发性肝癌。肝大不明显，而质地较硬边缘不整，表面有小结节者见于肝硬化。

4. 伴胆囊肿大 提示胆总管有梗阻，常见于胰头癌、壶腹癌、胆总管癌、胆总管结石等。

5. 伴脾大 见于病毒性肝炎、钩端螺旋体病、败血症、疟疾、肝硬化、各种原因引起的溶血性贫血及淋巴瘤等。

6. 伴腹水 见于重症肝炎、肝硬化失代偿期、肝癌等。

第四节　咳嗽与咳痰

咳嗽、咳痰是临床最常见的症状之一。

咳嗽（cough）是人体的一种反射性防御动作。通过咳嗽能有效清除呼吸道内的分泌物或进入气道内的异物，对机体有益。但是咳嗽也有不利的一面，例如，咳嗽可使呼吸道内感染扩散，剧烈的咳嗽可导致呼吸道出血，甚至诱发自发性气胸等。因此如果频繁的咳嗽影响工作与休息，则为病理状态。

咳痰（expectoration）是通过咳嗽动作将呼吸道内分泌物排出口腔外的病态现象。正常支气管黏膜腺体和杯状细胞只分泌少量黏液，使呼吸道黏膜保持湿润。在病理状态下，呼吸道黏膜充血、水肿、分泌物增多，与吸入的尘埃、病原微生物、组织破坏产物一起混合成痰。

一、病　因

1. 呼吸道、胸膜疾病 从鼻咽部到小支气管整个呼吸道黏膜受到刺激时，均可引起咳嗽，见于呼吸道炎症、吸入刺激性气体、结核病、过敏等刺激；胸膜炎或胸膜受到刺激时，均可引起咳嗽。

2. 心血管疾病 二尖瓣狭窄或其他原因所致左心衰竭引起肺水肿时，因肺泡及支气管内有浆液性或血性渗出物，可引起咳嗽。另外，右心或体循环静脉栓子脱落造成肺栓塞时可引起咳嗽。

3. 中枢神经因素 从大脑皮质发出冲动传至延髓咳嗽中枢，人可随意引起咳嗽反射或抑制咳嗽反射。如皮肤受冷刺激或三叉神经分布的鼻黏膜及舌咽神经支配的咽峡黏膜受刺激时，可反射性引起咳嗽。脑炎、脑膜炎时也可出现咳嗽。

4. 其他因素所致慢性咳嗽 如服用血管紧张素转化酶抑制剂后咳嗽、胃食管反流病所致咳嗽和习惯性及心理性咳嗽。

二、临床表现

1. 咳嗽的性质 咳嗽无痰或痰量甚少，称为干性咳嗽。干性咳嗽或刺激性咳嗽常见于急性或慢性咽喉炎、喉癌、急性支气管炎初期、气管受压、支气管异物、支气管肿瘤、胸膜疾病、原发性肺动脉高压及二尖瓣狭窄等疾病。咳嗽伴有咳痰称为湿性咳嗽，常见于慢性支气管炎等。

2. 咳嗽的时间与节律 突发性咳嗽常由于吸入刺激性气体或异物、淋巴结或肿瘤压迫气管或支气管分叉处所引起。发作性咳嗽可见于百日咳、支气管内膜结核及以咳嗽为主要症状的支气管哮喘（变异性哮喘）等。长期慢性咳嗽，多见于慢性支气管炎、支气管扩张、肺脓肿及肺结核。夜间咳嗽常见于左心衰竭和肺结核患者，引起夜间咳嗽的原因可能与夜间肺淤血加重及迷走神经兴奋性增高有关。

3. 咳嗽的音色 指咳嗽声音的特点：①咳嗽声音嘶哑，多为声带的炎症或肿瘤压迫喉返神经所致；②鸡鸣样咳嗽，表现为连续阵发性剧咳伴有高调吸气回声；③金属音咳嗽，常见于因纵隔肿瘤、主动脉瘤或支气管癌直接压迫气管所致的咳嗽；④咳嗽声音低微或无力，见于严重肺气肿、声带麻痹及极度衰弱者。

4. 痰的性质和痰量 痰的性质可分为黏液性、浆液性、脓性、血性等。黏液性痰多见于急性支气管炎、支气管哮喘及大叶性肺炎初期，也可见于慢性支气管炎、肺结核等。浆液性痰常见于肺水肿。脓性痰见于化脓性细菌性下呼吸道感染。血性痰是由于呼吸道黏膜受侵害、损害毛细血管或血液渗入肺泡所致。上述各种痰液均可带血。健康人很少有痰，患有急性呼吸道炎症时痰量较少，痰量增多常见于支气管扩张、肺脓肿和支气管胸膜瘘。排痰与体位有关，痰量多时静置可出现分层现象：上层为泡沫，中层为浆液或浆液脓性，下层为坏死物质。恶臭痰提示厌氧菌感染。铁锈色痰为典型肺炎球菌肺炎的特征；黄绿色或翠绿色痰，提示铜绿假单胞菌感染；痰白黏稠且牵拉成丝难以咳出，提示有真菌感染；大量稀薄浆液性痰中含粉皮样物，提示包虫病；粉红色泡沫痰是肺水肿的特征。日咳数百至上千毫升浆液泡沫痰还需考虑肺泡癌的可能。

三、伴随症状

1. 伴发热 多见于急性呼吸道感染、胸膜炎、肺结核等。

2. 伴胸痛 见于肺炎、胸膜炎、支气管肺癌、肺栓塞和自发性气胸等。

3. 伴呼吸困难 见于喉水肿、喉肿瘤、支气管哮喘、慢性阻塞性肺疾病、重症肺炎、肺结核、大量胸腔积液、气胸、肺淤血、肺水肿及气管或支气管异物等。

4. 伴咯血 见于肺结核、支气管扩张、肺脓肿、支气管肺癌、二尖瓣狭窄、支气管结石、肺含铁血黄素沉着症等。

5. 伴大量脓痰 见于支气管扩张、肺脓肿、肺囊肿合并感染和支气管胸膜瘘。

6. 伴哮鸣音 见于支气管哮喘、慢性喘息性支气管炎、心源性哮喘、气管与支气管异物等。

7. 伴杵状指 见于支气管扩张、慢性肺脓肿、支气管肺癌和脓胸等。

第五节 咯 血

咯血（hemoptysis）是指喉及喉以下呼吸道任何部位的出血，经口腔排出者。咯血需与口腔、鼻咽部出血或上消化道出血引起的呕血相鉴别（表 1-5-1）。

表 1-5-1 咯血与呕血的鉴别

	咯血	呕血
病因	肺结核、支气管扩张、肺癌、肺炎、肺脓肿、心脏病等	消化性溃疡、肝硬化、急性胃黏膜病变、胆道出血、胃癌等
先驱症状	喉部痒感、胸闷、咳嗽等	上腹部不适、恶心、呕吐等
出血方式	咯出	呕出，可为喷射状
血内混合物	痰、泡沫	食物残渣、胃液
出血颜色	鲜红	棕色、暗红，有时鲜红
酸碱反应	碱性	酸性
黑粪	无（除非咽下血液时）	有，可持续数日
出血后痰性状	常有血痰	无痰

一、病 因

咯血的原因主要见于支气管疾病（支气管扩张等）、肺部疾病（肺结核、肺炎、肺脓肿等）、心血管疾病（二尖瓣狭窄等）、其他（血液病：如白血病、血小板减少性紫癜、血友病、再生障碍性贫血；某些急性传染病：如流行性出血热、肺出血型钩端螺旋体病等；风湿性疾病：如系统性红斑狼疮等）。

二、临床表现

1. 咯血量 咯血量大小的标准尚无明确的界定，但一般认为每日咯血量在 100ml 以内者为小量；100～500ml 者为中等量；500ml 以上者为大量咯血。小量咯血或痰中带血、血丝痰，是由于肺淤血使肺泡壁或支气管内膜毛细血管破裂所致；支气管黏膜下层支气管静脉曲张破裂，常引起大咯血；当出现急性肺水肿和任何性质心脏病发生急性左心衰竭时，咳浆液性粉红色泡沫样血痰；并发肺梗死时，咳出黏稠暗红色血痰。大量咯血主要见于肺结核空洞、支气管扩张症和慢性肺脓肿；支气管肺癌的咯血主要表现为持续或间断痰中带血，少有大量咯血。慢性支气管炎和支原体肺炎也可出现痰中带血或血性痰，但常伴有剧烈咳嗽。

2. 颜色和性状 因肺结核、支气管扩张、肺脓肿和出血性疾病所致的咯血，其颜色鲜红；铁锈色血痰见于球菌性肺炎，也可见于肺吸虫病和肺泡出血；砖红色胶冻样痰见于典型的克雷伯菌肺炎。二尖瓣狭窄肺淤血咯血一般为暗红色；左心衰肺水肿时咳粉红色泡沫样血痰；肺栓塞引起的咯血为黏稠暗红色血痰。

3. 年龄 青壮年咯血多见于肺结核、支气管扩张、风湿性心脏病、二尖瓣狭窄。40 岁以上有大量吸烟史（纸烟 20 支/日×20 年）者，应警惕支气管肺癌可能性。儿童慢性咳嗽伴少量咯血与低色素贫血，须注意特发性含铁血黄素沉着症的可能。

4. 伴随症状 咯血患者常伴有发热、胸痛、呛咳、脓痰、黄疸、杵状指、皮肤黏膜出血等并发症状。

第六节 呼吸困难

呼吸困难（dyspnoea）是指患者感到空气不足、呼吸费力，客观上表现为呼吸运动用力，重者张口呼吸、抬肩、鼻翼扇动、端坐呼吸，甚至出现发绀，呼吸辅助肌也参与活动，并伴有呼吸频率、深度与节律的改变。

一、病因

引起呼吸困难的原因繁多，主要为呼吸系统和心血管系统疾病。

1. 呼吸系统疾病 常见于：①气道阻塞，如喉、气管、支气管的炎症、水肿、肿瘤或异物所致的狭窄或阻塞及支气管哮喘、慢性阻塞性肺疾病等；②肺部疾病，如肺炎、肺脓肿等；③胸壁、胸廓、胸膜腔疾病，如胸壁炎症、严重胸廓畸形、胸腔积液、自发性气胸、广泛胸膜粘连、结核、外伤等；④神经肌肉疾病，如脊髓灰质炎病变累及颈髓、急性多发性神经根神经炎和重症肌无力累及呼吸肌，药物导致呼吸肌麻痹等；⑤膈运动障碍，如膈麻痹、大量腹水、腹腔巨大肿瘤、胃扩张和妊娠末期。

2. 心血管系统疾病 常见于各种原因所致的左心或右心衰竭、心脏压塞、肺栓塞和原发性肺动脉高压等。

3. 其他 尿毒症、有机磷杀虫药中毒、血液病、颅脑外伤、脑出血、脑肿瘤致呼吸中枢功能障碍。

二、临床表现

（一）肺源性呼吸困难

肺源性呼吸困难是由呼吸系统疾病引起的通气、换气功能障碍，导致缺氧和（或）二氧化碳潴留。临床上常分为以下三种类型。

1. 吸气性呼吸困难 特点是吸气费力，重者常伴有干咳和哮鸣音，由于呼吸肌极度用力，胸腔负压增大，吸气时胸骨上窝、锁骨上窝和肋间隙明显凹陷，称为“三凹征”，见于各种原因引起的喉、气管、大支气管的狭窄与阻塞。

2. 呼气性呼吸困难 特点是呼气费力，呼气时间明显延长而缓慢，常伴有哮鸣音，常见于支气管哮喘、喘息型慢性支气管炎、慢性阻塞性肺气肿合并感染等。

3. 混合性呼吸困难 特点是吸气与呼气均感费力，呼吸频率增快、呼吸变浅，常伴有呼吸音异常，可有病理性呼吸音，常见于重症肺结核、大面积肺不张、弥漫性肺间质纤维化、大量胸腔积液、气胸。

（二）心源性呼吸困难

心源性呼吸困难主要见于心力衰竭。左心功能不全时，可有夜间阵发性呼吸困难，发作时患者常于睡眠中突感胸闷憋气惊醒，被迫坐起，伴咳嗽，轻者数分钟、数十分钟后症状消失，重者气喘、大汗淋漓、呼吸有哮鸣音，甚至咳粉红色泡沫痰，双肺底可闻及湿啰音，心率增快，可有奔马律。

这种呼吸困难又称为“心源性哮喘”，常见于高血压性心脏病、冠状动脉粥样硬化性心脏病（冠心病）、风湿性心脏病等。右心衰竭患者亦常取坐位以缓解呼吸困难，主要见于慢性肺源性心脏病。

（三）中毒性呼吸困难

各种酸中毒者因血中酸性代谢产物增多，强烈刺激呼吸中枢，出现深长而规则的大呼吸（Kussmaul 呼吸），频率或快或慢，呼出的气体可有尿（氨）味、烂苹果味等，常见于尿毒症、糖尿病酮症酸中毒者。吗啡、巴比妥类药物中毒，呼吸中枢受抑制，呼吸迟缓者，可呈潮式呼吸。

（四）神经精神性呼吸困难

颅脑疾病因呼吸中枢受压力刺激或供血减少，呼吸慢而深，可出现节律改变，见于脑出血、脑外伤、颅内压增高。癔症性呼吸困难发作的特点为呼吸频速表浅，可达 60～100 次/分，常因过度换气而出现呼吸性碱中毒，甚至出现手足搐搦症。

（五）血源性呼吸困难

血源性呼吸困难多由红细胞携氧量减少、血氧含量降低所致。表现为呼吸浅，心率快。临床常见于重度贫血、高铁血红蛋白血症、硫化血红蛋白血症。除此以外，当患者出现大出血或休克时，因缺氧和血压下降，刺激呼吸中枢，也可使患者呼吸加快。

三、伴随症状

1. 发作性呼吸困难伴哮鸣音 多见于支气管哮喘、心源性哮喘；突发性重度呼吸困难见于急性喉水肿、气管异物、大面积肺栓塞、自发性气胸等。

2. 伴发热 多见于肺炎、肺脓肿、肺结核、胸膜炎、急性心包炎等。

3. 伴一侧胸痛 见于大叶性肺炎、急性渗出性胸膜炎、肺栓塞、自发性气胸、急性心肌梗死、支气管肺癌等。

4. 伴咳嗽、咳痰 见于慢性支气管炎、阻塞性肺气肿继发肺部感染、支气管扩张、肺脓肿等，伴大量泡沫痰可见于有机磷中毒；伴粉红色泡沫痰见于急性左心衰竭。

5. 伴意识障碍 见于脑出血、脑膜炎、糖尿病酮症酸中毒、尿毒症、肺性脑病、急性中毒、休克型肺炎。

第七节　胸　痛

胸痛（chest pain）主要由胸部疾病引起，少数由其他部位的病变所致。胸痛的程度因个体痛阈的差异而不同，与疾病病情轻重程度不完全一致。

一、病　因

引起胸痛的主要原因有胸壁疾病（急性皮炎、急性白血病等）、心血管疾病（心绞痛、急性心肌梗死等）、呼吸系统疾病（胸膜炎、胸膜肿瘤等）、纵隔疾病（纵隔炎、纵隔气肿、纵隔肿瘤等）、其他（膈下脓肿、肝脓肿、脾梗死等）。

二、临床表现

1. 发病年龄 青壮年出现胸痛，应注意结核性胸膜炎、自发性气胸、心肌炎、心肌病、风湿性心瓣膜病，40 岁以上者还应注意心绞痛、心肌梗死与支气管肺癌。

2. 胸痛部位 包括疼痛部位及其放射部位。胸壁疾病特点为疼痛部位局限，且有压痛；炎症性疾病，伴有局部红、肿、热表现；食管及纵隔病变胸痛多位于胸骨后，进食或吞咽时加重；心绞痛和心肌梗死的疼痛多在心前区与胸骨后或剑突下，疼痛常放射至左肩、左臂内侧，达无名指与小指；自发性气胸、胸膜炎和肺梗死的胸痛多位于患侧腋前线与腋中线附近。

3. 胸痛性质 心绞痛呈绞窄性并有重压窒息感；心肌梗死疼痛更为剧烈并有恐惧、濒死感；食管炎为烧灼样痛；干性（纤维素性）胸膜炎常呈尖锐刺痛或撕裂痛；肺癌常为胸部闷痛；带状疱疹呈刀割样痛，剧烈难忍。

4. 持续时间 平滑肌痉挛或血管狭窄缺血所致疼痛为阵发性；炎症、肿瘤、栓塞或梗死所致疼痛呈持续性，如心绞痛发作时间短暂，而心肌梗死疼痛持续时间很长且不易缓解。

5. 影响疼痛因素 主要为疼痛发生的诱因、加重与缓解的因素。例如，心绞痛发作可在劳力或精神紧张时诱发，休息后或含服硝酸甘油后于 1～2 分钟内缓解，而对心肌梗死所致疼痛则服上药无效。食管疾病多在进食时发作或加剧，服用抗酸剂和促动力药物可减轻或消失。胸膜炎及心包炎的胸痛可因咳嗽或用力呼吸而加剧。

三、伴随症状

1. 伴有咳嗽、咳痰和（或）发热 见于气管、支气管、肺部疾病。

2. 伴呼吸困难 见于病变范围较大，如大叶性肺炎、气胸、肺栓塞等。

3. 伴咯血 主要见于肺栓塞、支气管肺癌等。

4. 伴苍白、大汗、血压下降或休克 多见于心肌梗死、大块肺栓塞等。

5. 伴吞咽困难 多提示食管疾病。

第八节 心 悸

心悸（palpitation）是一种自觉心脏跳动的不适感或心慌感。当心率加快时感到心脏跳动不适，心率缓慢时则感到搏动有力。心悸时，心率可快、可慢，也可有心律失常，心率和心律正常者亦可有心悸。

一、病 因

1. 心脏搏动增强 心脏收缩力增强可引起心悸。生理性因素见于健康人在剧烈运动或精神紧张时，饮酒、浓茶、咖啡后或服用某些药物（麻黄碱、咖啡因等）后。病理性因素见于各种心脏病所致的心室肥大，亦可见于引起心排血量增加的其他疾病，如甲状腺功能亢进、贫血、高热、低血糖症。

2. 心律失常 常见于心动过速、过缓或心律不齐。如窦性心动过速、阵发性室上性或室性心动过速、高度房室传导阻滞、房性或室性期前收缩、心房颤动等均可出现心悸。

3. 心脏神经症 由自主神经功能紊乱所引起，心脏本身并无器质性病变，多见于青年女性。临床表现除心悸外，常有心率加快，心前区或心尖部隐痛，以及疲乏、失眠、头晕、头痛、耳鸣、记忆力减退等神经衰弱的表现。心悸发生常与精神因素有关，焦虑、情绪激动等情况下较易发生。

二、临床表现

心悸发生者常自己感觉到心脏剧烈跳动，心前区不适感或心慌感。体格检查可发现心率加快或减慢，可有心律不齐。当心动过速时，舒张期缩短、心室充盈不足，心室收缩时心室肌与心瓣膜的紧张度突然增加，可引起心搏增强而感心悸，在一个较长的代偿期之后的心室收缩，往往强而有力，会出现心悸。心悸可伴心前区痛、发热、贫血、晕厥或抽搐、呼吸困难、出汗等。

三、伴随症状

1. 伴心前区痛 见于冠心病、心肌炎、心包炎，亦可见于心脏神经症等。

2. 伴发热 见于急性传染病、风湿热、心肌炎、心包炎、感染性心内膜炎。

3. 伴晕厥或抽搐 见于高度房室传导阻滞、心室颤动或阵发性室性心动过速、病态窦房结综合征等。

4. 伴贫血 见于各种原因引起的急性失血，此时有虚汗、脉搏微弱、血压下降或休克。慢性贫血，心悸多在劳累后出现。

5. 伴呼吸困难 见于急性心肌梗死、心肌炎、心包炎、心力衰竭、重度贫血。

6. 伴消瘦及出汗 见于甲状腺功能亢进。

第九节 水 肿

过多的液体在人体组织间隙或体腔积聚，使组织肿胀称为水肿（edema），可分为全身性与局部性。当体内液体储存量达 4～5kg 以上时肉眼可见水肿。液体在体内组织间隙呈弥漫性分布时为全身性水肿；液体积聚在局部组织间隙时为局部性水肿；发生于体腔内称为积水或积液，如胸腔积液、腹水、心包积液。

一、病 因

人体血管内液体不断地从毛细血管小动脉端滤出至组织间隙成为组织液，组织液又不断从毛细血管小静脉端回吸入血管中，两者经常保持动态平衡，因而组织间隙无过多液体积聚。当维持体液平衡的因素发生障碍时，出现组织间液的生成大于吸收，则可产生水肿。引起水肿的主要因素：①钠与水的潴留；②毛细血管小静脉端静水压升高；③毛细血管通透性增高；④血浆胶体渗透压降低；⑤淋巴回流障碍。

二、临床表现

（一）全身性水肿

1. 心源性水肿 是右心衰竭的常见体征之一。水肿特点是首先出现于身体下垂部位，加重时逐渐向上蔓延。最早出现于踝内侧，行走活动后明显，休息后减轻或消失；经常卧床者腰骶部明显。

颜面部一般不肿。水肿为对称性、凹陷性。通常伴有颈静脉怒张、肝大，严重时还出现胸腔积液、腹水等体循环淤血的表现。

2. 肾源性水肿　可见于各型肾炎和肾病。钠、水潴留是肾性水肿的基本机制。主要是由多种因素引起的肾排泄障碍，致细胞外液增多，毛细血管静水压升高，引起水肿。水肿特点是疾病早期患者晨间起床时有眼睑与颜面水肿，以后发展为全身水肿（肾病综合征时为重度水肿），常有尿改变、高血压、肾功能损害的表现。肾病综合征的全身性水肿明显，甚至出现胸腔积液、腹水。临床上肾源性水肿需与心源性水肿相鉴别（表 1-9-1）。

表 1-9-1　心源性水肿与肾源性水肿的鉴别

	肾源性水肿	心源性水肿
开始部位	从眼睑、颜面开始延至全身	从足部开始，向上延至全身
发展快慢	发展常迅速	发展较缓慢
水肿性质	软而移动性大	比较坚实，移动性较小
伴随病征	尿检异常、高血压、肾功能异常、蛋白尿、血尿、管型尿、眼底改变等	心脏增大、心脏杂音、肝大、静水压升高等

3. 肝源性水肿　失代偿期肝硬化主要表现为腹水，也可首先出现踝部水肿，逐渐向上蔓延，而头、面部及上肢常无水肿。门静脉高压症、低蛋白血症、肝淋巴液回流障碍、继发醛固酮增多等因素是水肿与腹水形成的主要机制。

4. 营养不良性水肿　由于慢性消耗性疾病、长期营养缺乏、蛋白丢失性胃肠病、低蛋白血症或维生素 B_1 缺乏，可产生水肿。其特点是水肿发生前常有消瘦、体重减轻的表现。水肿常从足部开始逐渐蔓延至全身。

5. 黏液性水肿　特点为非凹陷性水肿，是因组织液中含蛋白量较高而致，颜面及下肢水肿较明显。

6. 经前期紧张综合征　特点为月经前 7～14 天出现眼睑、踝部及手部轻度水肿，可伴乳房胀痛及盆腔沉重感，月经后水肿逐渐消退。

（二）局部性水肿

局部性水肿常由于局部静脉、淋巴回流受阻或毛细血管通透性增加所致，如上腔或下腔静脉阻塞综合征、肢体血栓形成致血栓性静脉炎、丝虫病致象皮肿、局部炎症、创伤或过敏等。

三、伴 随 症 状

（1）伴肝大者可为心源性、肝源性与营养不良性，而同时有颈静脉怒张者则为心源性。

（2）伴重度蛋白尿者常为肾源性。轻度蛋白尿者也可见于心源性。

（3）伴呼吸困难与发绀常提示由于心脏病、上腔静脉综合征等所致。

（4）与月经周期有明显关系者可见于经前期紧张综合征。

（5）伴消瘦、体重减轻者可见于营养不良。

第十节　恶心与呕吐

恶心（nausea）、呕吐（vomiting）是临床常见的症状。恶心为上腹部不适感或紧迫欲吐的感觉，可伴有迷走神经兴奋的症状，如皮肤苍白、出汗、流涎、血压降低及心动过缓等，常为呕吐的前奏。

一般恶心后随之呕吐，但也可仅有恶心而无呕吐，或仅有呕吐而无恶心。呕吐是通过胃的强烈收缩迫使胃或部分小肠的内容物经食管、口腔而排出体外的现象。两者均为复杂的反射动作，可由多种原因引起。

一、病　因

引起恶心与呕吐的病因很多，可分为中枢性呕吐和反射性呕吐，由中枢神经系统和化学感受器触发刺激引起呕吐中枢兴奋而发生的呕吐称为中枢性呕吐；由末梢神经传入冲动引起呕吐中枢兴奋而发生呕吐称为反射性呕吐。

1. 中枢性呕吐　常见于颅脑疾病、药物或化学毒物作用，因兴奋呕吐中枢而致，尿毒症、肝昏迷、糖尿病酮症酸中毒或低血糖均可致呕吐；胃肠神经症、癔症等可引起神经性呕吐，与精神因素有关，多不伴恶心。

2. 反射性呕吐　常见于咽部受到刺激（吸烟、剧咳、鼻咽部炎症、溢脓）、胃十二指肠疾病（急慢性胃肠炎、消化性溃疡、功能性消化不良、急性胃扩张或幽门梗阻、各型肠梗阻等）；肠道疾病（急性阑尾炎、各型肠梗阻、急性出血坏死性肠炎、腹型过敏性紫癜等）；肝胆胰疾病（急性肝炎、肝硬化、肝淤血、急慢性胆囊炎、胰腺炎等）、腹膜及肠系膜疾病（急性腹膜炎等）；其他疾病（急性肾盂肾炎、异位妊娠破裂、心肌梗死、心力衰竭、青光眼、屈光不正等亦可出现恶心、呕吐）。

3. 前庭障碍性呕吐　凡呕吐伴有听力障碍、眩晕等耳科症状者，需考虑前庭障碍性呕吐。常见疾病有迷路炎，是化脓性中耳炎的常见并发症；梅尼埃病，为突发性的旋转性眩晕伴恶心呕吐；晕动病，一般在航空、乘船和乘车时发生。

二、临床表现

呕吐是一个复杂的反射动作，其过程可分三个阶段，即恶心、干呕与呕吐。

1. 呕吐的时间　育龄期妇女晨起呕吐见于早期妊娠；亦可见于尿毒症、慢性酒精中毒或功能性消化不良；鼻窦炎患者因起床后脓液经鼻后孔刺激咽部，亦可致晨起恶心、干呕；晚上或夜间呕吐见于幽门梗阻。

2. 呕吐与进食的关系　餐后短时间内呕吐，特别是集体发病者，多由食物中毒所致；餐后即刻呕吐，可能为精神性呕吐；餐后1小时后呕吐称为延迟性呕吐，提示胃张力下降或胃排空延迟；餐后较久或数餐后呕吐，见于幽门梗阻。

3. 呕吐的特点　精神性或颅内高压性呕吐，恶心往往很轻或缺失，后者以喷射状呕吐为其特点。

4. 呕吐物的性质　呕吐物带发酵、腐败气味提示胃潴留；带粪臭味提示低位小肠梗阻；不含胆汁说明梗阻平面多在十二指肠乳头以上，含多量胆汁则提示在此平面以下；含有大量酸性液体者多有胃泌素瘤或十二指肠溃疡，无酸味者可能为贲门狭窄或贲门失弛症所致。上消化道出血常呈咖啡色样呕吐物。

三、伴随症状

（1）伴腹痛、腹泻者多见于急性胃肠炎或细菌性食物中毒、霍乱、副霍乱及各种原因所致的急性中毒。

（2）伴右上腹痛及发热、寒战或有黄疸者应考虑胆囊炎或胆石症。

（3）伴头痛及喷射状呕吐者常见于颅内高压症或青光眼。

（4）伴眩晕、眼球震颤者，见于前庭器官疾病。

（5）已婚育龄妇女早晨呕吐者应注意早孕。

第十一节 呕血与便血

呕血（hematemesis）是上消化道疾病（指十二指肠悬韧带以上的消化道，包括食管、胃、十二指肠、肝、胆、胰疾病）或全身性疾病所致的上消化道出血，血液经口腔呕出，常伴有黑粪，严重时可有急性周围循环衰竭的表现。

便血（hematochezia）是指消化道出血，血液由肛门排出。便血颜色可呈鲜红、暗红或黑色。少量出血不造成粪便颜色改变，须经隐血试验才能确定者，称为隐血。

一、病　因

（一）呕血

1. 消化系统疾病

（1）食管疾病：反流性食管炎、食管憩室炎、食管癌、食管异物、食管贲门黏膜撕裂、食管损伤等。

（2）胃及十二指肠疾病：最常见为消化性溃疡，其次有急性糜烂出血性胃炎、胃癌、结核、克罗恩病等。

（3）门静脉高压引起的食管胃底静脉曲张破裂或门静脉高压性胃出血。

2. 上消化道邻近器官或组织的疾病　如胆道结石、胆道蛔虫、胆囊癌、胆管癌及壶腹癌出血均可引起大量血液流入十二指肠导致呕血。

3. 全身性疾病

（1）血液疾病：血小板减少性紫癜、过敏性紫癜、白血病、血友病、霍奇金病等。

（2）感染性疾病：如败血症等。

（3）结缔组织病：系统性红斑狼疮。

（4）其他：尿毒症、肺源性心脏病、呼吸功能衰竭等。

如上所述，呕血的原因甚多，但以消化性溃疡引起最为常见，其次为食管或胃底静脉曲张破裂，再次为急性糜烂性出血性胃炎和胃癌，因此考虑呕血的病因时，应首先考虑上述四种疾病。当病因未明时，也应考虑一些少见疾病，如平滑肌瘤、血管畸形、血友病、原发性血小板减少性紫癜等。

（二）便血

1. 上消化道疾病　能引起呕血的上消化道疾病也能引起便血。视出血的量与速度的不同可表现为便血或黑粪。

2. 下消化道疾病

（1）小肠疾病：肠结核、肠伤寒等。

（2）结肠疾病：急性细菌性痢疾、阿米巴痢疾、血吸虫病、溃疡性结肠炎等。

（3）直肠肛管疾病：直肠肛管损伤、非特异性直肠炎、放射性直肠炎、直肠息肉等。

（4）血管病变：血管瘤、毛细血管扩张症等。

3. 全身性疾病　白血病、血小板减少性紫癜等。

二、临床表现

（一）呕血

1. 呕血与黑粪 呕血前常有上腹不适和恶心，随后呕吐出血性胃内容物。其颜色视出血量的多少、在胃内停留时间及出血的部位而不同。出血量多、在胃内停留时间短、出血位于食管则血色鲜红或混有凝血块，或为暗红色；当出血量较少或在胃内停留时间长，呕吐物可呈咖啡渣样棕褐色。呕血的同时因部分血液经肠道排出体外，可致便血或形成黑粪。

2. 不同出血量的表现 出血量占循环血容量 10%以下时，患者一般无明显临床表现：出血量占循环血容量 10%～20%时，可有头晕、无力等症状，多无血压、脉搏等变化；出血量达循环血容量的 20%以上时，则有冷汗、四肢厥冷、心慌、脉搏增快等急性失血症状；若出血量在循环血容量的 30%以上时，则有神志不清、面色苍白、心率加快、脉搏细弱、血压下降、呼吸急促等急性周围循环衰竭的表现。

3. 血液学变化 出血早期可无明显血液学改变，出血 3～4 小时以后由于组织液的渗出及输液等情况，血液被稀释，血红蛋白及血细胞比容逐渐降低。

4. 其他表现 大量呕血可出现氮质血症、发热等。

（二）便血

便血多为下消化道出血，可表现为急性大出血、慢性少量出血及间歇性出血。便血颜色可因出血部位不同、出血量的多少及血液在肠腔内停留时间的长短而异。如出血量多、速度快则呈鲜红色；若出血量小、速度慢，血液在肠道内停留时间较长，则为暗红色。粪便可全为血液或混合有粪便，也可仅黏附于粪便表面或于排便后肛门滴血。消化道出血每日在 5ml 以下者，无肉眼可见的粪便颜色改变，称为隐血便，隐血便须用隐血试验才能确定。一般的隐血试验虽敏感性高，但有一定的假阳性，使用抗人血红蛋白单克隆抗体的免疫学检测，可以避免其假阳性。

三、伴随症状

（一）呕血

1. 伴上腹痛 中青年人，慢性反复发作的上腹痛，具有一定的周期性与节律性，多为消化性溃疡；中老年人，慢性上腹痛，疼痛无明显规律性并伴有厌食、消瘦或贫血者，应警惕胃癌。

2. 伴肝脾大 脾大，皮肤有蜘蛛痣、肝掌、腹壁静脉曲张或有腹水，有肝功能障碍者，提示肝硬化门静脉高压；肝区疼痛、肝大、质地坚硬、表面凹凸不平或有结节，血清甲胎蛋白阳性者多为肝癌。

3. 伴黄疸 黄疸、寒战、发热伴右上腹绞痛而呕血者，可能由胆道疾病所引起；黄疸、发热及全身皮肤黏膜有出血倾向者，见于某些感染性疾病，如败血症及钩端螺旋体病等。

4. 伴皮肤黏膜出血 常与血液疾病及凝血功能障碍性疾病有关。

5. 在剧烈呕吐后继而呕血 应注意食管贲门黏膜撕裂。

6. 伴头晕、黑矇、口渴、冷汗 提示血容量不足。上述症状于出血早期可随体位变动而发生。伴有肠鸣、黑粪者，提示有活动性出血。

（二）便血

1. 伴腹痛 慢性反复发作的上腹痛，且呈周期性与节律性，出血后疼痛减轻，见于消化性溃疡；上腹绞痛或有黄疸伴便血者，应考虑胆道出血；腹痛时排血便或脓血便，便后腹痛减轻，见于细菌性痢疾、阿米巴痢疾或溃疡性结肠炎；腹痛伴便血还见于急性出血性坏死性肠炎、肠套叠、肠系膜血栓形成或栓塞、膈疝等。

2. 伴里急后重 即肛门坠胀感。感觉排便未净，排便频繁，但每次排便量甚少，且排便后未感轻松，提示为肛门、直肠疾病，见于痢疾、直肠炎及直肠癌。

3. 伴发热 便血伴发热常见于传染性疾病，如败血症、流行性出血热、钩端螺旋体病或部分恶性肿瘤，如肠道淋巴瘤、白血病等。

4. 伴全身出血倾向 便血伴皮肤黏膜出血者，可见于急性传染性疾病及血液病，如重症肝炎、流行性出血热、白血病、过敏性紫癜、血友病等。

5. 伴皮肤改变 皮肤有蜘蛛痣及肝掌者，便血可能与肝硬化门静脉高压有关。皮肤黏膜有毛细血管扩张，提示便血可能由遗传性毛细血管扩张症所致。

6. 伴腹部肿块 便血伴腹部肿块者，应考虑肠道恶性淋巴瘤、结肠癌、肠结核、肠套叠等。

第十二节 腹 痛

腹痛（abdominal pain）是临床极其常见的症状。多数由腹部脏器疾病所引起，但腹腔外疾病及全身性疾病也可引起。腹痛的性质和程度，既受病变性质和刺激程度的影响，也受神经和心理因素的影响。临床上一般将腹痛按起病缓急、病程长短分为急性腹痛和慢性腹痛。

一、病 因

（一）急性腹痛

（1）腹腔器官急性炎症：如急性肠炎、急性胰腺炎、急性胆囊炎、急性阑尾炎等。
（2）空腔脏器阻塞或扩张：如肠梗阻、肠套叠等。
（3）脏器扭转或破裂：如肠扭转、肠绞窄、胃肠穿孔等。
（4）腹膜炎症：多由胃肠穿孔引起，少部分为自发性腹膜炎。
（5）腹腔内血管阻塞：如缺血性肠病和门静脉血栓形成。
（6）腹壁疾病：如腹壁挫伤、脓肿。
（7）胸腔疾病所致的腹部牵涉性痛：如肺炎、肺梗死、心绞痛、心肌梗死、急性心包炎。
（8）全身性疾病所致的腹痛：如腹型过敏性紫癜、糖尿病酸中毒等。

（二）慢性腹痛

（1）腹腔脏器慢性炎症：如慢性胃炎、十二指肠炎、慢性胆囊炎、溃疡性结肠炎、克罗恩病。
（2）消化道运动障碍：如功能性消化不良、肠易激综合征等。
（3）胃、十二指肠溃疡。
（4）腹腔脏器扭转或梗阻：如慢性胃、肠扭转，十二指肠壅滞，慢性肠梗阻。
（5）脏器包膜的牵张：如肝淤血、肝炎、肝脓肿、肝癌等。
（6）中毒与代谢障碍：如尿毒症等。

（7）肿瘤压迫及浸润：以恶性肿瘤居多，与肿瘤不断生长、压迫和侵犯感觉神经有关。

二、临床表现

1. 腹痛部位 一般腹痛部位多为病变所在部位。如胃、十二指肠疾病、急性胰腺炎，疼痛多在中上腹部；胆囊炎、胆石症、肝脓肿等疼痛多在右上腹部；急性阑尾炎疼痛在右下腹麦氏点；小肠疾病疼痛多在脐部或脐周；结肠疾病疼痛多在下腹或左下腹部；膀胱炎、盆腔炎及异位妊娠破裂，疼痛亦在下腹部。弥漫性或部位不定的疼痛见于急性弥漫性腹膜炎、机械性肠梗阻、急性出血性坏死性肠炎、血卟啉病、铅中毒、腹型过敏性紫癜等。

2. 腹痛性质和程度 突发的中上腹剧烈刀割样痛、烧灼样痛，多为胃、十二指肠溃疡穿孔；中上腹持续性隐痛多考虑慢性胃炎及胃、十二指肠溃疡；上腹部持续性钝痛或刀割样疼痛呈阵发性加剧多为急性胰腺炎；胆石症或泌尿系结石常为阵发性绞痛，相当剧烈，而致患者辗转不安；阵发性剑突下钻顶样疼痛是胆道蛔虫症的典型表现；持续性、广泛性剧烈腹痛伴腹壁肌紧张或板样强直，提示急性弥漫性腹膜炎。其中隐痛或钝痛多为内脏性疼痛，多由胃肠张力变化或轻度炎症引起，胀痛可能为实质脏器的包膜牵张所致。

3. 诱发因素 胆囊炎或胆石症发作前常有进油腻食物史；急性胰腺炎发作前则常有酗酒、暴饮暴食史；部分机械性肠梗阻多与腹部手术有关；腹部受暴力作用引起的剧痛并有休克者，可能是肝、脾破裂所致。

4.发作时间 餐后痛可能由于胆胰疾病、胃部肿瘤或消化不良所致；周期性、节律性上腹痛见于胃、十二指肠溃疡；子宫内膜异位者腹痛与月经来潮相关；卵泡破裂者发作在经间期。

5. 与体位的关系 某些体位可使腹痛加剧或减轻，有可能成为诊断的线索。如胃黏膜脱垂患者左侧卧位可使疼痛减轻；十二指肠壅滞患者膝胸位或俯卧位可使腹痛及呕吐等症状缓解；胰体癌患者仰卧位时疼痛明显，而前倾位或俯卧位时减轻；反流性食管炎患者烧灼痛在躯体前屈时明显，直立位时减轻。

三、伴随症状

1. 伴发热、寒战 提示有炎症存在，见于急性胆道感染、胆囊炎、肝脓肿、腹腔脓肿，也可见于腹腔外感染性疾病。

2. 伴黄疸 可能与肝胆胰疾病有关。急性溶血性贫血也可出现腹痛与黄疸。

3. 伴休克 同时有贫血者可能是腹腔脏器破裂（如肝、脾或异位妊娠破裂）；无贫血者则见于胃肠穿孔、绞窄性肠梗阻、肠扭转、急性出血性坏死性胰腺炎等。腹腔外疾病如心肌梗死、肺炎也可有腹痛与休克，应特别警惕。

4. 伴呕吐、反酸、腹泻 提示食管、胃肠病变，呕吐量大提示胃肠道梗阻；伴反酸、嗳气者提示胃十二指肠溃疡或胃炎；伴腹泻者提示消化吸收障碍或肠道炎症、溃疡或肿瘤。

5. 伴血尿 可能为泌尿系统疾病（如泌尿系结石）所致。

第十三节 腹泻与便秘

腹泻（diarrhea）指排便次数增多，粪质稀薄，或带有黏液、脓血或未消化的食物，如液状便，每日 3 次以上，或每天粪便总量大于 200g，其中粪便含水量大于 80%，则可认为是腹泻。腹泻可分为急性与慢性两种，腹泻超过两个月者属于慢性腹泻。

便秘（constipation）是指大便次数减少，一般每周少于 2 次，伴排便困难、粪便干结。便秘是临床上常见的症状，多长期持续存在，症状扰人，影响生活质量，病因多样，以肠道疾病最为常见，但诊断时应慎重排除其他病因。

一、病 因

（一）腹泻

1. 急性腹泻

（1）肠道疾病：常见的是由病毒、细菌、真菌等感染所引起的肠炎及急性出血性坏死性肠炎，此外，还有溃疡性结肠炎急性发作、急性缺血性肠病等。

（2）急性中毒。

（3）全身性感染：如败血症、伤寒或副伤寒、钩端螺旋体病等。

（4）其他：如变态反应性肠炎、过敏性紫癜；服用某些药物如氟尿嘧啶、利血平及新斯的明等；某些内分泌疾病，如肾上腺皮质功能减退危象、甲状腺功能亢进危象。

2. 慢性腹泻

（1）消化系统疾病：①胃部疾病，如慢性萎缩性胃炎等；②肠道感染，如肠结核、慢性细菌性痢疾等；③肠道非感染性病变，如溃疡性结肠炎等；④肠道肿瘤，肠道恶性肿瘤；⑤胰腺疾病，慢性胰腺炎、胰腺癌等；⑥肝胆疾病，肝硬化、胆汁淤积性黄疸。

（2）全身性疾病：①内分泌及代谢障碍疾病，如甲状腺功能亢进；②其他系统疾病，系统性红斑狼疮、硬皮病、尿毒症、放射性肠炎等；③药物副作用，如利血平、甲状腺素、洋地黄类药物、考来烯胺等，某些抗肿瘤药物和抗生素的使用亦可导致腹泻；④神经功能紊乱，如肠易激综合征。

（二）便秘

1. 功能性便秘 发生原因如下。

（1）进食量少或食物缺乏纤维素或水分不足，对结肠的刺激减少。

（2）因工作紧张、生活节奏快、工作性质和时间变化、精神因素等打乱了正常的排便习惯。

（3）结肠运动功能紊乱：常见于肠易激综合征，系由结肠及乙状结肠痉挛引起，部分患者可表现为便秘与腹泻交替。

（4）腹肌及盆腔肌张力不足，排便推动力不足，难于将粪便排出体外。

（5）滥用泻药，形成药物依赖，造成便秘；老年体弱，活动过少，肠痉挛致排便困难；结肠冗长。

2. 器质性便秘 发生原因如下。

（1）直肠与肛门病变引起肛门括约肌痉挛、排便疼痛造成患者惧怕排便，如痔疮等。

（2）局部病变导致排便无力：如大量腹水等。

（3）结肠完全或不完全性梗阻：结肠肿瘤，各种原因引起的肠粘连等。

（4）腹腔或盆腔内肿瘤的压迫（如子宫肌瘤）。

（5）全身性疾病使肠肌松弛、排便无力：如尿毒症、糖尿病、甲状腺功能低下等。此外，血卟啉病及铅中毒引起肠肌痉挛，亦可导致便秘。

（6）应用吗啡类药、抗胆碱能药、钙通道阻滞剂、神经阻滞药、镇静剂、抗抑郁药及钙、铝的制酸剂等使肠肌松弛引起便秘。

二、临床表现

（一）腹泻

1. 起病与病程 急性腹泻起病急骤，病程短，多为感染或食物中毒所致。慢性腹泻起病缓慢，病程较长，多见于慢性感染、非特异性炎症、吸收不良、消化功能障碍、肠道肿瘤或神经功能紊乱等。

2. 腹泻次数及粪便性质 急性感染性腹泻常有不洁饮食史，于进食后24小时内发病，每天排便次数可多达10次以上，多呈糊状或水样便，少数为脓血便。慢性腹泻表现为每天排便次数增多，可为稀便，亦可带黏液、脓血，见于慢性痢疾、炎症性肠病及结肠、直肠癌等。阿米巴痢疾的粪便呈暗红色或果酱样。粪便中带黏液而无病理成分者常见于肠易激综合征。

3. 腹泻与腹痛的关系 急性腹泻常有腹痛，尤以感染性腹泻明显。小肠疾病的腹泻疼痛常在脐周，便后腹痛缓解不明显。结肠病变疼痛多在下腹，便后疼痛常可缓解。分泌性腹泻往往无明显腹痛。

（二）便秘

急性便秘患者多有腹痛、腹胀甚至恶心、呕吐，多见于各种原因的肠梗阻；慢性便秘多无特殊表现，部分患者有诉口苦、食欲减退、腹胀、下腹不适或有头晕、头痛、疲乏等神经症的症状，但一般都不重。排出粪便坚硬如羊粪，排便时可有左腹部或下腹痉挛性疼痛与下坠感，常可在左下腹触及痉挛的乙状结肠。排便困难严重者可因痔加重及肛裂而有大便带血或便血，患者亦可因此而紧张、焦虑。慢性习惯性便秘多发生于中老年人，尤其是经产妇女，可能与肠肌、腹肌、盆底肌的张力降低有关。

三、伴随症状

（一）腹泻

1. 伴发热 多见于急性细菌性痢疾、伤寒或副伤寒、肠结核、肠道恶性肿瘤、溃疡性结肠炎急性发作期、败血症等。

2. 伴里急后重 提示病变以结肠直肠为主，如痢疾、直肠炎、直肠肿瘤等。

3. 伴明显消瘦 提示病变位于小肠，如胃肠道恶性肿瘤、肠结核及吸收不良综合征。

4. 伴皮疹或皮下出血 见于败血症、伤寒或副伤寒、麻疹、过敏性紫癜、糙皮病等。

5. 伴腹部包块 见于胃肠道肿瘤、肠结核、血吸虫性肉芽肿等。

6. 腹泻伴重度失水 常见于分泌性腹泻，如霍乱、细菌性食物中毒或尿毒症等。

7. 伴关节肿痛 见于溃疡性结肠炎、系统性红斑狼疮、肠结核等。

（二）便秘

（1）伴呕吐、腹胀、肠绞痛：可能为各种原因引起的肠梗阻。

（2）伴腹部包块：应注意结肠肿瘤、肠结核等。

（3）与腹泻交替者应注意肠结核、溃疡性结肠炎、肠易激综合征。

（4）因生活环境改变、精神紧张出现的便秘，多为功能性便秘。

第十四节 头 痛

头痛（headache）是指额、顶、颞及枕部的疼痛，为多种疾病的常见症状，病因复杂，临床表现各异，大多无特异性，如全身感染发热性疾病往往伴有头痛，精神紧张、过度疲劳也可出现头痛。但反复发作或持续性的头痛，可能是某些器质性疾病的信号，应认真检查，明确诊断，及时治疗。

一、病 因

1. 颅脑病变 感染、血管病变、颅脑外伤均可引起头痛。

2. 颅外病变 颅骨疾病、颈部疾病、神经痛。

3. 全身性疾病 急性感染、心血管疾病、各种中毒等。

4. 神经症 神经衰弱性及癔症性头痛。

二、临 床 表 现

头痛的表现，往往根据病因不同而有其不同的特点。

1. 发病情况 急性起病并有发热者常为感染性疾病所致。急剧的头痛，持续不减，并有不同程度的意识障碍而无发热者，提示颅内血管性疾病。长期的反复发作头痛或搏动性头痛，多为血管性头痛或神经症。慢性进行性头痛并有颅内压增高的症状应注意颅内占位性病变。青壮年慢性头痛，但无颅内压增高，常因焦急、情绪紧张而发生，多为肌收缩性头痛。

2. 头痛部位 偏头痛及丛集性头痛多在一侧。颅脑病变的头痛常为深在性且较弥散，颅内深部病变的头痛部位不一定与病变部位相一致，但疼痛多向病灶同侧放射。高血压引起的头痛多在额部或整个头部。全身性或颅内感染性疾病引起的头痛，多为全头部痛。蛛网膜下腔出血或脑脊髓炎除头痛外尚有项痛。眼源性头痛为浅在性且局限于眼眶、前额或颞部。鼻源性或牙源性也多为浅表性疼痛。

3. 头痛的程度与性质 头痛的程度一般分轻、中、重三种，但与病情的轻重并无平行关系。三叉神经痛、偏头痛及脑膜刺激的疼痛最为剧烈。脑肿瘤的头痛多为中度或轻度。有时神经功能性头痛也颇剧烈。高血压性、血管性及发热性疾病的头痛，往往带搏动性。神经痛多呈电击样痛或刺痛，肌肉收缩性头痛多呈重压感、紧箍感或钳夹样痛。

4. 头痛出现的时间与持续时间 某些头痛可发生在特定时间，清晨头痛加剧见于颅内占位性病变，鼻窦炎的头痛也常发生于清晨或上午，丛集性头痛常在晚间发生，女性偏头痛常与月经期有关。脑肿瘤的头痛多为持续性可有长短不等的缓解期。

5. 加重或缓解的因素 咳嗽、打喷嚏、摇头、俯身可使颅内高压性头痛、血管性头痛、颅内感染性头痛及脑肿瘤性头痛加剧。丛集性头痛在直立时可缓解。颈肌急性炎症所致的头痛可因颈部运动而加剧；慢性或职业性的颈肌痉挛所致的头痛，可因活动按摩颈肌而逐渐缓解。偏头痛在应用麦角胺后可获缓解。

三、并 发 症

（1）伴剧烈呕吐：见于颅内压增高。头痛在呕吐后减轻者见于偏头痛。

（2）伴眩晕：见于小脑肿瘤、椎基底动脉供血不足。

（3）伴发热：见于感染性疾病，包括颅内或全身性感染。

（4）慢性进行性头痛出现精神症状者应注意颅脑肿瘤。

（5）慢性头痛突然加剧并有意识障碍：可能发生脑疝。

（6）伴视力障碍：见于青光眼或脑肿瘤。

（7）伴脑膜刺激征：提示有脑膜炎或蛛网膜下腔出血。

（8）伴癫痫发作：见于脑血管畸形、脑内寄生虫病或脑肿瘤。

（9）伴神经功能紊乱症状：可能是神经功能性头痛。

第十五节 眩晕与晕厥

眩晕是患者感到自身或周围环境物体有旋转或摇动的一种主观感觉障碍，常伴有客观的平衡障碍。一般无意识障碍。主要由迷路、前庭神经、脑干及小脑病变引起，亦可由于其他系统或全身性疾病所致。

晕厥亦称为昏厥，是由于一时性广泛性脑供血不足引起的短暂意识丧失状态，发作时患者因肌张力消失不能保持正常姿势而倒地。一般为突然发作，迅速恢复，少有后遗症。

一、病　因

（一）眩晕

（1）周围性眩晕是指内耳前庭至前庭神经颅外段之间的病变所引起的眩晕。

（2）中枢性眩晕是指前庭神经颅内段、前庭神经核及其纤维联系、小脑、大脑等的病变所引起的眩晕。

（3）其他原因的眩晕。

（二）晕厥

（1）血管舒缩障碍，见于单纯性晕厥、直立性低血压、颈动脉窦综合征、排尿性晕厥、咳嗽性晕厥及疼痛性晕厥等。

（2）心源性晕厥，见于严重心律失常、心脏排血受阻及心肌缺血性疾病等。

（3）脑源性晕厥，见于脑动脉粥样硬化、短暂性脑缺血发作、偏头痛、无脉症等。

（4）血液成分异常，见于低血糖、通气过度综合征、重症贫血及高原晕厥等。

二、临床表现

（一）眩晕

1. 周围性眩晕（耳性眩晕）　①梅尼埃病；②迷路炎；③内耳药物中毒；④前庭神经元炎；⑤位置性眩晕；⑥晕动病。

2. 中枢性眩晕（脑性眩晕）　可出现不同程度的眩晕，并伴有原发病的病史和其他临床表现。

3. 其他原因的眩晕　可出现不同程度的眩晕，但常无真正旋转感，一般不伴有听力减退、眼球震颤，少有耳鸣，有原发病的其他表现。

（二）晕厥

单纯性晕厥（血管抑制性晕厥）：多见于年少体弱女性，发作常有明显诱因，在天气闷热、空气污浊、疲劳、空腹、失眠及妊娠等情况下易发生。晕厥前可有头晕、眩晕、恶心、上腹部不适、面色苍白、肢体发软、坐立不安和焦虑等，持续数分钟继而突然意识丧失，常伴有血压下降，脉搏微弱，持续数秒或数分钟后自然苏醒，无后遗症。发生机制是由于各种刺激通过迷走神经反射，引起短暂的血管床扩张，回心血量减少、心排血量减少、血压下降导致脑供血不足所致。

心源性晕厥：由于心脏病心排血量突然减少或心脏停搏，导致脑组织缺氧而发生。最严重是Adams-Stokes综合征（阿-斯综合征），主要表现为心搏停止5～10秒出现晕厥，心脏停搏15秒以上可出现抽搐，偶有大小便失禁。

脑源性晕厥：由于脑部血管或主要供应脑部的血管发生循环障碍，导致一时性广泛性脑供血不足所致。如脑动脉硬化引起血管腔变窄，高血压病引起脑动脉痉挛，偏头痛及颈椎病时基底动脉舒缩障碍，各种原因所致的脑动脉微栓塞、动脉炎等病变均可出现晕厥。其中短暂性脑缺血发作可表现为多种神经功能障碍症状。

三、伴随症状

（一）眩晕

1. 伴耳鸣、听力下降 可见于前庭器官疾病、第八脑神经病及肿瘤。

2. 伴恶心、呕吐 可见于梅尼埃病、晕动病。

3. 伴共济失调 可见于小脑或脑干病变。

4. 伴眼球震颤 可见于脑干病变、梅尼埃病。

（二）晕厥

1. 伴有明显的自主神经功能障碍 多见于血管抑制性晕厥或低血糖性晕厥。

2. 伴有面色苍白、发绀、呼吸困难 见于急性左心衰竭。

3. 伴有心率和心律明显改变 见于心源性晕厥。

4. 伴有抽搐 见于中枢神经系统疾病、心源性晕厥。

5. 伴有头痛、呕吐、视听障碍 提示中枢神经系统疾病。

6. 伴有发热、水肿、杵状指 提示心肺疾病。

7. 伴有呼吸深而快、手足发麻、抽搐 见于通气过度综合征、癔症等。

第十六节 抽搐与惊厥

抽搐（tic）与惊厥（convulsion）均属于不随意运动。抽搐是指全身或局部骨骼肌群非自主地抽动或强烈收缩，常可引起关节的运动和强直。当肌群收缩表现为强直性或阵挛性时，称为惊厥。惊厥表现的抽搐多数为全身性、对称性、伴有或不伴有意识丧失。

惊厥的概念与癫痫有相同点也有不相同点。癫痫大发作与惊厥的概念相同，而癫痫小发作则不应该称为惊厥。

一、病　　因

抽搐与惊厥的病因可分为特发性与症状性。特发性常由于先天性脑部不稳定状态所致。症状性病因如下。

1. 脑部疾病　感染、肿瘤、血管疾病、寄生虫病、其他。

2. 全身性疾病　感染、中毒、代谢障碍、风湿病、其他。

3. 神经症　如癔症性抽搐和惊厥。此外，尚有一重要类型，即小儿惊厥，高热惊厥多见于小儿。

二、临床表现

由于病因不同，抽搐和惊厥的临床表现形式也不一样，通常可分为全身性和局限性两种。

1. 全身性抽搐　以全身性骨骼肌痉挛为主要表现，多伴有意识丧失，是一种最常见和最有代表性的发作性表现，可能与大脑兴奋性过高的神经元异常放电有关。其表现大部分呈惊厥性，最常见的是全面性强直-阵挛发作，所以临床上常将惊厥看作癫痫的同义词。但一部分以感觉、意识、行为、自主神经障碍方式表现的癫痫不应称为惊厥。

癫痫全面发作也称为大发作，表现为患者突然意识模糊或丧失，全身强直、呼吸暂停，面色青紫，双眼球上翻，继而四肢发生阵挛性抽搐，呼吸不规则、尿便失控、发绀，发作约半分钟自行停止，也有反复发作或呈持续状态者。发作时可有瞳孔散大，对光反应消失或迟钝、病理反射阳性等。发作停止后不久意识恢复。如为肌阵挛性，一般只是意识障碍。由破伤风引起者为持续性强直性痉挛，伴肌肉剧烈的疼痛。

2. 局限性抽搐　以身体某一局部连续性肌肉收缩为主要表现，大多见于口角、眼睑、手足等。而手足搐搦症则表现间歇性双侧强直性肌痉挛，以上肢手部最典型，呈“助产士手”表现。

3. 晕厥　发作为一过性大脑广泛性缺血所致。晕厥发作时一般无癫痫发作时的表现，但少数晕厥者晕倒在地时可有轻度抽动，双眼上翻、流涎等。

4. 癔症　发作时可被误诊为癫痫。区别在于癔症发作有明显诱因，发作时带有感情色彩，发作样式不固定，时间较长。

5. 热性惊厥　为高热引起的惊厥。一般发生于 6 个月至 6 岁之间的儿童。发作时体温多在 39℃以上。

6. 低钙抽搐　发作的式样较特殊，手足呈鸡爪样，重时可出现类似癫痫大发作样的表现，婴幼儿有时仅有面部抽搐。患儿常伴有缺钙的其他症状，如鸡胸、肋骨外翻、佝偻病。成人多见于导致低钙的内分泌疾病，如甲状腺功能低下。

三、伴随症状

1. 伴发热　多见于小儿的急性感染，也可见于胃肠功能紊乱、重度失水等。

2. 伴血压增高　可见于高血压、肾炎、子痫、铅中毒等。

3. 伴脑膜刺激征　可见于脑膜炎、脑膜脑炎、假性脑膜炎、蛛网膜下腔出血等。

4. 伴瞳孔扩大与舌咬伤　见于癫痫大发作。

5. 惊厥发作前有剧烈头痛　见于高血压、急性感染、蛛网膜下腔出血、颅脑外伤、颅内占位性病变等。

6. 伴意识丧失 见于癫痫大发作、重症颅脑疾病等。

第十七节 意识障碍与昏迷

意识障碍（disturbance of consciousness）是指人对周围环境及自身状态的识别和觉察能力出现障碍，多由于高级神经中枢功能活动（意识、感觉和运动）受损所引起，可表现为嗜睡、意识模糊和昏睡，严重的意识障碍表现为昏迷（coma）。

一、病 因

任何感染性、机械性、中毒性因素累及脑干或双侧大脑皮质均可引起意识障碍和昏迷。常见的病因有重症急性感染、颅脑非感染性疾病、内分泌与代谢障碍、心血管疾病、水电解质紊乱、外源性中毒、物理性及缺氧性损害。

二、临床表现

1. 嗜睡 是最轻的意识障碍，是一种病理性嗜睡，患者陷入持续的睡眠状态，可被唤醒，并能正确回答和做出各种反应，但当刺激去除后很快又再入睡。

2. 意识模糊 是意识水平轻度下降，较嗜睡为深的一种意识障碍。患者能保持简单的精神活动，但对时间、地点、人物的定向能力发生障碍。

3. 昏睡 是接近于人事不省的意识状态。患者处于熟睡状态，不易唤醒。虽在强烈刺激下（如压迫眶上神经，摇动患者身体等）可被唤醒，但很快又再入睡。醒时答话含糊或答非所问。

4. 昏迷 严重的意识障碍，表现为意识持续的中断或完全丧失。按其程度可区分三个阶段。①轻度昏迷：意识大部分丧失，无自主运动，对声、光刺激无反应，对疼痛刺激尚可出现痛苦的表情或肢体退缩等防御反应。角膜反射、瞳孔对光反射、眼球运动、吞咽反射等可存在。②中度昏迷：对周围事物及各种刺激均无反应，对于剧烈刺激或可出现防御反射。角膜反射减弱，瞳孔对光反射迟钝，眼球无转动。③深度昏迷：全身肌肉松弛，对各种刺激全无反应。深、浅反射均消失。

此外，还有一种以兴奋性增高为主的高级神经中枢急性活动失调状态，称为谵妄。临床上表现为意识模糊、定向力丧失、感觉错乱（幻觉、错觉）、躁动不安、言语杂乱。谵妄可发生于急性感染的发热期间，也可见于某些药物中毒（如颠茄类药物中毒、急性酒精中毒）、代谢障碍（如肝性脑病）、循环障碍或中枢神经系统疾病等。由于病因不同，有些患者可以康复，有些患者可发展为昏迷状态。

三、伴随状态

1. 伴发热 先发热然后有意识障碍可见于重症感染性疾病；先有意识障碍然后有发热，见于脑出血、蛛网膜下腔出血、巴比妥类药物中毒等。

2. 伴呼吸缓慢 是呼吸中枢受抑制的表现，可见于吗啡、巴比妥类、有机磷杀虫药等中毒，银环蛇咬伤等。

3. 伴瞳孔散大 可见于酒精、氰化物等中毒及癫痫、低血糖状态等。

4. 伴瞳孔缩小 可见于吗啡类、巴比妥类、有机磷杀虫药等中毒。

5. 伴心动过缓 可见于颅内高压症、房室传导阻滞及吗啡类、毒蕈等中毒。

6. 伴高血压 可见于高血压脑病、脑血管意外、肾炎尿毒症等。

7. 伴低血压 可见于各种原因的休克。

8. 伴皮肤黏膜改变 出血点、瘀斑和紫癜等可见于严重感染和出血性疾病；口唇呈樱桃红色提示一氧化碳中毒。

9. 伴脑膜刺激征 见于脑膜炎、蛛网膜下腔出血等。

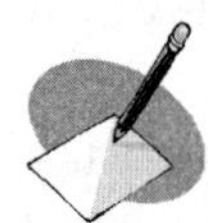

思考题

1. 常见的临床症状有哪些？其伴随症状各有什么临床意义？
2. 常见临床症状（如发热、腹痛、腹泻、胸痛等）的病因有哪些？

（牟青杰）

第二章 问 诊

问诊（inquiry）是医生通过对患者或陪诊者进行有目的的询问，以获取患者资料的一种诊察方法。问诊的范围较广，内容涉及患者的一般情况、主诉、现病史、既往史、个人生活史、家族史等。因此，问诊是病史采集（history taking）的主要手段，是每个临床医生必须掌握的基本技能。

病史（medical history）即医生将与患者或知情人交谈中采集到的病情或有关资料整理编排后所做的记录，是病历的主要组成部分。病史的完整性和准确性对疾病的诊断及处理有很大的影响。病史的采集多在患者陈述和医生提问互相穿插中完成，由于患者往往不能一次就把病情叙述得完全、确切，加之在病程中病情还会出现新的变化，所以应在与患者继续接触的过程中随时询问，不断对病史进行补充或更正。通过问诊可了解疾病的发生、发展、诊病经过、既往健康及患病情况等，对当前疾病的诊断有很重要的意义，尤其是对某些疾病的早期，患者尚无病理形态改变，体格检查、实验室检查均无阳性发现，仅表现为自觉症状时，问诊所得的资料却能更早地作为诊断的依据，如心绞痛、癫痫、肩周炎等。此外，一个具有丰富临床经验的医生，通过问诊抓住患者主诉后，利用自己头脑中的知识与经验围绕患者的主诉进行一系列有目的、重点的体格检查或诊断性检查，有利于疾病的早期诊断。相反，如果忽视问诊，病史采集不全，可导致漏诊和误诊。因此，问诊是诊断疾病的第一步。

在临床实际中，医生通过问诊了解患者生活习惯，如遇到患者目前的疾病状态与其不良生活习惯或方式有直接或间接联系时，不仅有助于疾病的诊断，而且应对患者及时进行健康教育。此外，通过问诊，建立良好的医患信任关系，及时了解患者情绪状态，给予患者针对性较强的解释及心理疏导，减轻患者心理负担，提高依从性，有利于疾病的早日康复。

第一节 问诊的方法

一、创造宽松的问诊环境

医生应主动消除患者就诊前的紧张情绪，创造宽松和谐的环境，建立良好的医患关系。注意保护患者隐私，不要在陌生人前问诊。医生应举止端庄、态度和蔼可亲、具有耐心和同情心，避免急躁情绪和不良语言表情，以获得患者信任。此外，恰当地运用一些评价、赞扬与鼓励性语言，可促使患者乐于与医生合作进而积极提供信息，如“这很好，说得更详细些”“你已经戒烟了？有毅力”等。

二、学会倾听

在问诊的开始阶段，倾听不会浪费医生的时间，而是促使医生达到更有效的接诊。切勿一个问题接着一个问题，没有留给患者思考的时间。医生应仔细倾听患者描述病情，而不是把注意力放在下一个问题问什么。此外，善于运用语言与非语言技巧，让患者感知到你在听，这一信息的传递有助于鼓励患者继续说下去，如告诉患者“嗯，接着说”，或面带微笑点头，而不是低头记笔记。只有在患者的陈述偏离病情太远时，才需要根据陈述的主要线索灵活地把话题转回，切不可生硬地打断患者的叙述。在倾听的同时，医生还要开动脑筋，提取患者的语言与非语言线索，确定患者就诊的主要原因。

三、语言通俗易懂，避免医学术语

在问诊过程中，不同文化背景的患者对医学词汇的理解有较大的差异。因此，在与患者交谈过程中建议选用易懂的词语代替难懂的医学术语。如遇患者主诉腰酸、无尿、腿肿等症状时，医生想了解患者是否有血尿或蛋白尿的情况，应采用“你的尿液有没有变红的情况？尿里有没有泡沫？”这类通俗易懂的提问。

四、选用合适的方式问诊

开放式问诊：提问没有可供选择的答案，只是引导患者回忆某些方面的情况，完全用患者自己的时间顺序、语言和观念来叙述，不受医生的思考范围和思维方式的限制。开放式问诊的优点是没有限制、没有思维定式，能让患者自由发挥，有利于了解到医生没有考虑到的一些问题。如“你今天来，有哪里不舒服”，其缺点是患者可能抓不住重点，不知道哪些与健康问题有关，信息量较大。

封闭式问诊：提问有可供选择的答案，如痛不痛、有没有、是不是等，常用于问病、问症状和体征、问既往健康状况等，也可以用于澄清有关问题。或用于收集一些特定问题的直接提问，如“扁桃体切除时你多少岁”“您何时开始腹痛的呢”使获得的信息更有针对性。封闭式问诊的优点是能单刀直入，直接针对需要了解的问题，得到确切的答案。

避免使用诱导性提问或暗示性提问，在措辞上已暗示了期望的答案，使患者易于默认或附和医生的诱问，如“用这种药物后病情好多了，对吧”。

五、追溯首发时间，了解疾病演变过程

医者应问清症状开始的确切时间，跟踪首发症状至目前的演变过程。根据时间顺序追溯症状的演变可避免遗漏重要的资料。仔细按时间线索询问病情可使询问者更有效地获得这些资料。询问者可用以下方式提问，如“……以后怎么样”“然后又……”，这样在核实所得资料的同时，可以了解事件发展的先后顺序。如有几个症状同时出现，有必要确定其先后顺序。例如，56 岁男性患者，胸骨后疼痛逐渐加重 2 小时就诊。2 年前，患者首次活动后发生胸痛，于几分钟后消失。一年前，发作频繁，诊断为心绞痛，口服硝苯地平片（10mg）每日三次，治疗半个月后疼痛消失。2 小时前患者胸骨后疼痛再发，1 小时前伴出汗、头晕和心悸，胸痛放射至左肩部。如此收集的资料能准确反映疾病的时间发展过程。

六、避免重复提问

问诊一般由主诉开始，采取逐步深入、有目的、有层次、有顺序地进行询问。问诊多从简易问题开始，待患者对环境适应和心情稳定后，再问需要思考和回忆才能回答的问题。如“你病了几天了？哪里不舒服”。如患者主诉头痛，可问：“你头痛有多长时间了？能说出痛的性质与特点吗”“多在什么情况下发病”“什么情况下疼痛可加重或减轻”“疼痛发作时还有无其他症状”“经过些什么

方法治疗”“你认为效果怎样”。如要问重复的问题一定要说明原因，争取患者配合。必要时要印证核实患者提供的信息。

七、善于归纳总结

询问病史的每一部分结束时进行归纳小结，可达到以下目的：①唤起医生自己的记忆和理顺思路，以免忘记要问的问题；②让患者知道医生如何理解他的病史；③提供机会核实患者所述病情。对现病史进行小结常常显得特别重要。小结家族史时，只需要简单的概括，特别是阴性或不复杂的阳性家族史。对其他医疗单位转来的病历，只能作为参考，不能代替医生的亲自问诊。

问诊结束时，应谢谢患者的合作、告知患者或体语暗示医患合作的重要性，说明下一步对患者的要求、接下来做什么、下次就诊时间或随访计划等。

第二节 问诊的内容与病史

问诊的内容即住院病历所要求的内容，一般包括以下内容。

一、一般项目

一般项目（general data）包括姓名、性别、年龄、籍贯、出生地、民族、婚姻、通信地址、电话号码、工作单位、职业、入院日期、记录日期、病史陈述者及可靠程度等。若病史陈述者不是本人，应注明其与患者的关系。因年龄本身具有诊断参考意义，记录时应填写实际年龄，不能用“儿童”或“成人”等模糊概念填写。

二、主 诉

主诉（chief complaint）为患者感受最主要的痛苦或最明显的症状和（或）体征，也就是本次就诊最主要的原因及持续时间。主诉应言简意明，用一两句话全面概括，并注明疾病发生到就诊的时间，如“畏寒、咽喉肿痛、高热 2 天”“腹痛、呕吐伴腹泻 4 小时”“咳嗽、咳痰 1 年，咯血 3 天”等。主诉应尽量采用患者描述性语言，而非医生对患者的诊断用语，如“心悸、气短 2 年”，不应记录为“心脏病 2 年”。然而，有些患者病情比较复杂，不容易简单地概括其主要的不适症状，应该结合整个病史，综合分析以归纳出更能反映其患病特征的主诉。

三、现 病 史

现病史（history of present illness）是病史中的主体部分，它记述患者病后的全过程，即发生、发展、演变和诊治经过，是问诊中的重点内容。主要包括以下几个方面。

1. 起病情况与患病时间 包括起病时间、发病急缓、发病时的状况。每种疾病的起病或发作都有各自的特点，详细询问起病的情况对疾病病因的探索具有重要的鉴别作用。脑栓塞、心绞痛、急性阑尾炎、急性肾盂肾炎等均起病急骤，而肿瘤、风湿性心脏病、胃溃疡等则起病较缓。患病时间指起病到就诊或入院的时间。如果先后出现数个症状或体征，则需追溯到首发症状的时间，按顺序记录，如“心悸 3 个月，劳累后呼吸困难 2 周，下肢浮肿 3 日”，从以上症状及其发生的时间顺序可以看出是心脏病患者逐渐出现心力衰竭的发展过程。时间长短可按数年、数月、数日计算，发病急骤者可按小时、分钟为计时单位。

2. 主要症状特点 包括主要症状出现的时间、部位、性质、持续时间和程度、缓解或加剧的因素。不同疾病可能表现出相同的症状。如胃、十二指肠溃疡均可表现为上腹痛；妇科卵巢等疾病、急性阑尾炎则表现为下腹部疼痛。而慢性支气管炎、肺结核、支气管扩张同样以咳嗽为主要症状。因此在区分部位后，对主要症状的特点应全面记述，如腹泻腹痛患者，细菌性痢疾为左下腹痛，大便为脓血便；阿米巴痢疾则为右下腹痛，大便为果酱色。此外，弄清主要症状的特点与持续时间对诊断与鉴别诊断十分重要，如灼痛、绞痛、胀痛、隐痛及症状为持续性或阵发性；又如消化性溃疡，其主要症状为上腹部疼痛，可持续数日或数周，在几年之中可以时而发作、时而缓解，与进食有一定关系，有秋末春初加重等特点。

3. 病因与诱因 尽可能了解疾病有无明显的病因和诱因。如急性肠胃炎、细菌性痢疾多与饮食不洁有关；支气管哮喘、鼻炎可能与气候变化和过敏史有关；而情绪波动、饮酒则可能是心绞痛、脑出血的诱因之一。因此了解患者发病的诱因，有助于明确诊断与拟定治疗措施。如遇疾病病因复杂或病程较长等情况，患者不能提供明确病因与诱因，而是提出一些似是而非的因素，医师要有所鉴别地记入病史中。

4. 病情发展及演变 在疾病发展过程中出现新症状或症状的改变，都可视为病情的发展与演变，应按照症状发展的先后顺序进行记录。如肝硬化患者忽然出现鼻腔出血，皮肤瘀点、瘀斑，胃肠黏膜糜烂伴有呕血与黑粪等出血征象时，可能是疾病进展到了肝硬化晚期；心绞痛患者疼痛持续时间延长或突然转为心前区持续性压榨性疼痛时，则应考虑发生心肌梗死的可能；又如慢性阻塞性肺炎患者，可进一步发展为肺气肿和肺源性心脏病，出现气短、心慌、双下肢水肿等。因此，问清楚疾病的发展与演变有助于疾病的诊断与鉴别诊断。

5. 伴随症状 是指在主要症状的基础上又同时出现的一系列其他症状，伴随症状常常是鉴别诊断的依据，或提示并发症的出现。如头痛可为多种病因所引起，头痛伴有剧烈呕吐一般为颅内压增高，而头痛在呕吐后减轻者见于偏头痛；头痛伴眩晕者见于小脑肿瘤、椎基底动脉供血不足症状；头痛伴有发热者常见于感染性疾病，包括颅内或全身性感染；慢性进行性头痛出现精神症状的患者应注意颅内肿瘤；慢性头痛突然加剧并有意识障碍的患者出现上述问题提示可能发生脑疝；头痛伴视力障碍者见于青光眼或脑肿瘤；头痛伴脑膜刺激征者提示有脑膜炎或蛛网膜下腔出血；头痛伴癫痫发作者可见于脑血管畸形、脑内寄生虫病或脑肿瘤；头痛伴神经功能紊乱症状的患者可能是神经功能性头痛。一份好的病史不应放过任何一个主要症状之外的细小伴随症状，因为这往往是明确诊断的重要线索。

6. 诊治经过 本次就诊前已经接受过的诊断检查及其结果，治疗所用药物的名称、剂量、给药途径、疗程及疗效，应记述清楚，以备制订诊断治疗方案时参考。但不可以用既往的诊断代替自己的诊断。

7. 病程中的一般情况 病后的精神、体力状态、饮食情况、睡眠与大小便等，对评价患者的全身一般情况，采取何种辅助治疗也能够提供重要的参考资料。

四、既 往 史

既往史（past history）又称为过去病史，即就医时医生向患者问询的患者既往的健康状况和过去曾经患过的疾病等方面的问题，包括外伤手术、预防接种、过敏，特别是与目前所患疾病有密切关系的情况。按先后顺序简要记录疾病发生的时间及治疗结果。例如，对风湿性心瓣膜病患者应询问过去是否反复发生过咽痛、游走性关节痛等；对慢性心脑血管疾病的患者应询问是否患有高血压。在记述既往史时应注意不要和现病史混淆，如肺炎患者不能把数年前患过肺炎的情况记入现病史。

此外，对居住或生活地区的主要传染病、地方病史和其他接触物的过敏史等，也应记录于既往史中。

五、系统回顾

系统回顾（review of systems）由一系列直接提问组成，用来作为最后一遍搜集病史资料，避免问诊过程中患者或医生所忽略或遗漏的内容。帮助医师在短时间内扼要地了解除现患疾病以外的其他系统是否有目前尚存在或已痊愈的疾病及与现症的因果关系。主要情况应分别记录在现病史或既往史中。

1. 呼吸系统 有无咳嗽及咳嗽的性质、发生和加剧的时间，咳嗽程度、频率及与气候变化及体位改变的关系。有无咳痰及咯血，以及咳出物的色、量、气味等。有无呼吸困难及呼吸困难发生的时间、性质、程度。有无胸痛，胸痛的部位、性质，与呼吸、咳嗽、体位的关系及发冷、发热、盗汗、食欲不振等伴随症状。有无与结核患者接触史。吸烟情况，有无职业性或环境工业空气污染等。

2. 循环系统 有无心悸及心悸发生的时间与诱因；有无心前区疼痛及其性质、程度、出现和持续的时间，有无放射及放射的部位，引起疼痛发作的诱因和缓解方法。有无呼吸困难及其发生的时间、性质和程度，发作时与体力活动和体位的关系。有无咳嗽、咳痰、咯血等；有无水肿及出现的部位和时间，尿量的改变；有无突然晕厥等症状。有无风湿热、高血压、动脉硬化等病史。

3. 消化系统 有无腹痛、腹泻及发生时间、部位、性质、程度、放射及与饮食和药物的关系；是否伴有腹胀、反酸、嗳气、恶心呕吐、呕血、便血、发热、皮肤黏膜黄染等。腹部是否探及肿块，肿块部位及大小，有无疼痛与压痛，疼痛有无规律性及向其他部位放射等情况。有无恶心呕吐及发生的时间、次数、与饮食的关系；有无呕血及其量和颜色，是否伴有食物及胃液；排便次数，粪便颜色，有无黏液、脓血及不消化的食物。体力、体重的变化情况。

4. 泌尿系统 有无腰痛、尿频、尿急、尿痛、血尿、少尿、无尿等现象；尿的颜色（洗肉水样或酱油色）及清浊度；有无水肿及其部位、程度、时间；是否伴有腹痛，疼痛的部位，有无放射痛及尿流中断；有无贫血、高血压、出血等病史。

5. 血液系统 有无头昏眼花、心悸、乏力、皮肤黏膜苍白、虚弱等。有无出血、瘀斑、皮肤黄染、水肿、发热、淋巴结肿大、肝脾大、骨骼痛等症状。营养、消化和吸收情况。

6. 代谢与内分泌系统 有无怕热、多汗、乏力、心悸、多饮、多食、多尿、烦渴、视力障碍、水肿等症状。有无肌肉震颤、痉挛及局部麻木。有无性器官异常发育、骨骼、甲状腺、体重、皮肤、毛发、性格、智力、体格的异常与改变。有无外伤、手术、产后大出血。

7. 神经系统 有无头痛及其部位、性质、时间及疼痛特点。有无失眠、嗜睡、意识障碍、记忆力减退、晕厥、抽搐、痉挛、瘫痪、感觉异常、运动异常及性格改变。若有精神状态改变，还应了解情绪状态、思维过程、智能、能力、自知力等。

8. 运动系统 关节有无肿胀、疼痛、变形，有无活动受限等。有无肌肉麻木、萎缩、骨外伤、关节脱位、先天畸形等。

六、个人史

个人史（personal history）包括出生地、居住地和居留时间（特别是疫源地和地方病流行区），生活条件、受教育程度、工种、工作环境、特别是有无职业性危害，嗜好，有无冶游史，对工业毒物接触情况及时间等。烟酒嗜好时间与摄入量，以及其他异嗜物和麻醉药品、毒品等。

七、婚 姻 史

婚姻史（marital history）包括未婚或已婚、结婚年龄、对方健康状况、夫妻关系、性生活等情况。

八、月 经 史

月经史（menstrual history）包括月经初潮年龄、月经周期和经期长短、月经量及颜色、经期症状、有无痛经与白带、末次月经日期或停经年龄。

九、生 育 史

生育史（childbearing history）指已婚女性的妊娠次数，生产胎数，有无人工或自然流产、早产、难产或死产史等。有无避孕措施。对男性患者也应询问有无患过影响生育的疾病。

十、家 族 史

家族史（family history）包括询问直系亲属的健康与疾病情况，特别是否有与患者同类的疾病，有无与遗传有关的疾病，如血友病、糖尿病、精神病、乳腺癌等。对已死亡的直系亲属要问明死因与年龄。若在几个成员或几代人中皆有同样疾病发生可绘家系图示明。

第三节　病历书写的格式与内容

病历是指医务人员在医疗活动过程中形成的文字、符号、图表、影像、切片等资料的总和，包括门（急）诊病历和住院病历，记录了患者发病、病情演变、转归和诊疗情况的全过程，是正确诊断、抉择治疗和制订预防措施的科学依据；病历既是医院管理、医疗质量和医生业务水平的反映，也是教学、科研和信息管理的基本资料。

一、病历书写的基本要求

病历书写应当客观、真实地反映病情和诊疗经过，不能臆断和虚构。内容真实可靠，表述准确、语言简练、通顺，用规范的汉语和汉字，书写工整、清楚，标点符号正确，不可潦草和涂改。记录或上级医师修改后，注明日期和时间并签全名。度量单位必须用法定计量单位。各种表格栏必须按项认真填写，无内容者划“/”或“－”。每张记录用纸均须完整填写楣栏（姓名、住院号、床号、科别）及页码。凡药物过敏者，应在病历中用红笔注明过敏药物的名称。

二、住院病历书写

住院病历包括完整病历和入院记录、病程记录、会诊记录、转科记录、出院记录、死亡记录、麻醉手术记录等。因相同疾病再次住院者可书写再次入院记录。完整病历要求患者入院 24 小时内完成，一般由实习医师书写。

（一）住院病历格式内容

住院病历

姓名　　出生地
性别　　现住址
年龄　　工作单位
民族　　入院时间
婚姻　　记录时间
籍贯　　病史陈述者
职业　　病史可靠程度

主诉
现病史
既往史
系统回顾
个人史
婚姻史
月经生育史
家族史

体格检查

体温　　脉搏　　呼吸　　血压

一般状况：发育（正常与异常），营养（良好、中等、不良），体位（自主、被动、强迫或辗转不安），步态，面容与表情（急性或慢性病容、表情痛苦、忧虑、恐惧、安静），神志（清晰、模糊、昏睡、昏迷），能否与医师合作。

皮肤及黏膜：颜色（潮红、发绀、苍白、黄染、色素沉着），温度，湿度，弹性，有无水肿、皮疹、出血、皮下结节或肿块、蜘蛛痣、溃疡及瘢痕，毛发分布情况等；明确记录部位，范围（大小）及形态等。

淋巴结：全身或局部浅表淋巴结有无肿大（部位、大小、数目、压痛、硬度、移动性、瘘管、瘢痕等）。

头部及其器官

头颅：大小，形态，有无压痛、包块，头发（量、色泽、分布、秃发及斑秃）。婴儿需记录前囟门大小、饱满或凹陷。

眼：视力（必要时检查），眉毛（脱落、稀疏），睫毛（倒睫），眼睑（水肿、运动、下垂），眼球（凸出、凹陷、运动、斜视、震颤），结膜（充血、出血、苍白、水肿），巩膜（黄染），角膜（透明、混浊、反射），瞳孔（大小、形状、对称、对光及调节反应）。

耳：听力，有无畸形、分泌物、乳突压痛。

鼻：有无畸形、鼻翼扇动、分泌物、出血、阻塞、鼻旁窦区压痛。

口：口腔气味，唾液分泌，唇（畸形、颜色、疱疹、皲裂、溃疡、口角偏斜），牙（龋齿、缺齿、义齿、残根，标明位置），牙龈（色泽、肿胀、溢脓、出血、铅线），黏膜（发疹、溃疡、出血），舌（形态、舌质、舌苔、溃疡、运动、震颤 、偏斜），扁桃体（大小、充血、分泌物、假膜），咽（色泽、分泌物、反射），喉（发音清晰或嘶哑、喘鸣、失音）。

颈部：是否对称，有无强直、颈静脉怒张、肝颈静脉回流征、颈动脉异常搏动、肿块等，气管位置，甲状腺（大小、硬度、压痛、结节、震颤、杂音、随吞咽上下活动度）。

胸部：胸廓（对称、畸形、局部隆起或塌陷、压痛），呼吸（频率、节律、深度），有无异常搏动、静脉曲张。乳房疾病按乳房检查要求描述。

肺

视诊：呼吸运动（两侧对比），呼吸类型，有无肋间隙增宽或变窄。

触诊：语颤，有无胸膜摩擦感、皮下捻发感。

叩诊：叩诊音（清音、浊音、实音、过清音或鼓音），肺下界、肺下界移动度。

听诊：呼吸音（性质、强弱、异常呼吸音），有无干、湿啰音及胸膜摩擦音，语音传导（注意对称部位）等。

心

视诊：心尖搏动（位置、范围、强度），有无心前区隆起。

触诊：心尖搏动（性质、位置、范围、强度），有无震颤（部位、期间）和心包摩擦感。

叩诊：心脏左、右浊音界（相对浊音界）用各肋间距正中线的距离表示。

听诊：心率，心律，心音（强度、分裂、P2 与 A2 的比较、额外心音、奔马律），有无杂音（部位、性质、时期、强度、传导方向）和心包摩擦音。

血管检查

桡动脉：脉率，节律（规则或不规则、脉搏短绌），有无奇脉、交替脉，左、右桡动脉脉搏的比较，动脉壁的性质、紧张度。

周围血管征：有无毛细血管搏动、枪击音、水冲脉。

腹部

视诊：外形（对称、平坦、膨隆、凹陷），呼吸运动，脐，有无皮疹、条纹、瘢痕、包块、静脉曲张（如有，记录血流方向）、胃肠蠕动波、上腹部搏动。

触诊：腹壁：腹壁紧张度，有无压痛、反跳痛、液波震颤感及包块（部位、大小、形态、硬度、压痛、搏动、移动度）。有腹水或腹部包块时应测量腹围。

肝脏：大小、质地、表面、边缘，有无压痛和搏动。

胆囊：大小、形态，有无压痛。

脾脏：大小、硬度、表面、边缘状态，有无压痛。

肾脏：大小、形状、硬度、移动度，肾区及输尿管压痛点有无压痛。

膀胱：有无膨胀。

叩诊：肝浊音界，有无肝区叩击痛、移动性浊音、高度鼓音及肾区叩击痛。

听诊：肠鸣音（正常、增强、减弱或消失），有无振水音、血管杂音。

肛门及直肠：有无痔、肛裂、脱肛、肛瘘。肛门指检时应注意肛门括约肌紧张度、狭窄、内痔、压痛，前列腺大小、硬度；特别注意有无触及肿块（大小、位置、硬度、移动度等）。指检退出时应注意指套便染的颜色。

外生殖器：根据病情需要做相应检查。

男性：阴毛分布，有无发育畸形、阴茎瘢痕、尿道分泌物，包皮，睾丸，附睾，精索，精索静脉曲张，鞘膜积液。

女性：包括外生殖器（阴毛、阴阜、大阴唇、小阴唇、阴蒂）和内生殖器（阴道、子宫、输卵管、卵巢）。必要时请妇科检查。男医师检查必有女医护人员陪同。

脊柱及四肢

脊柱：有无畸形、压痛、叩击痛，活动度。

四肢：有无畸形、杵状指（趾）、静脉曲张、骨折、水肿、肌肉萎缩、肢体瘫痪或肌张力增强，关节（红肿、疼痛、压痛、积液、脱臼、活动度受限、强直）。

神经反射

生理反射：角膜反射，腹壁反射，提睾反射，肱二头肌反射，肱三头肌反射，膝反射，跟腱反射。

病理反射：巴宾斯基（Babinski）征等。

脑膜刺激征：颈项强直，布鲁辛斯基（Brudzinski）征，克尼格（Kernig）征。

必要时做运动、感觉及神经系统其他检查。

专科情况：记录专科疾病的特殊情况，如外科情况、眼科情况、妇科情况等。

实验室及特殊检查

实验室检查：记录与诊断有关的实验室及器械检查结果，包括入院24小时内的三大常规检查及其他检查结果。如系入院前所做的检查，应注明检查地点及日期。

血常规。

尿常规。

大便常规。

特殊检查：X线，超声波、胃镜等特殊实验室检查。

摘 要

将病史、体格检查、实验室检查及器械检查等主要资料摘要综合，重点突出阳性发现，以提示诊断的根据。

初步诊断

写在病历最后的右半侧。按疾病的主次列出，与主诉有关或对生命有威胁的疾病排列在前。诊断除疾病全称外，还应尽可能包括病因、疾病解剖部位和功能的诊断。

入院诊断

入院诊断由主治医师在患者入院后72小时内做出。用红墨水笔书写在病历最后的左半侧（与初步诊断同高处），标出诊断确定日期并签名。

记录 审阅者签名

×××/×××

（二）入院记录

入院记录的内容与住院病历大致相同，是完整病历的缩影，应能反映疾病的概况和要点。其主诉、现病史与住院病历内容相同，其他病史（既往史、个人史、家族史）和体格检查可简明记录，免去摘要。

再次或多次入院记录是指患者因同一种疾病再次或多次住入同一医疗机构时书写的记录。要求及内容基本同入院记录。

患者入院不足24小时出院的，可以书写24小时内入出院记录。内容包括患者姓名、性别、年龄、职业、入院时间、出院时间、主诉、入院情况、入院诊断、诊疗经过、出院情况、出院诊断、出院医嘱、医师签名等。

患者入院不足24小时死亡的，可以书写24小时内入院死亡记录。内容包括患者姓名、性别、年龄、职业、入院时间、死亡时间、主诉、入院情况、入院诊断、诊疗经过（抢救经过）、死亡原因、死亡诊断、医师签名等。

（三）病程记录

病程记录是指继住院之后，对患者病情和诊疗过程所进行的连续性记录。内容包括患者的病情变化情况、重要的辅助检查结果及临床意义、上级医师查房意见、会诊意见、医师分析讨论意见、所采取的诊疗措施及效果、医嘱更改及理由、向患者及其近亲属告知的重要事项等。

首次病程记录：是指患者入院后由经治医师或值班医师书写的第一次病程记录，应当在患者入院8小时内完成。首次病程记录的内容包括病例特点、诊断依据及鉴别诊断、诊疗计划等。

日常病程记录：是指对患者住院期间诊疗过程的经常性、连续性记录。对病危患者应当根据病情变化随时书写病程记录，每天至少 1 次，记录时间应当具体到分钟。对病重患者，至少 2 天记录一次病程记录。对病情稳定的患者，至少 3 天记录一次病程记录。对病情稳定的慢性病患者，至少 5 天记录一次病程记录。

上级医师查房记录：是指上级医师查房时对患者病情、诊断、鉴别诊断、当前治疗措施疗效的分析及下一步诊疗意见等的记录。主治医师首次查房记录应当于患者入院 48 小时内完成。内容包括查房医师的姓名、专业技术职务、补充的病史和体征、诊断依据与鉴别诊断的分析及诊疗计划等。科主任或具有副主任医师以上专业技术职务任职资格医师查房的记录，内容包括查房医师的姓名、专业技术职务、对病情的分析和诊疗意见等。

（四）会诊记录

会诊记录（含会诊意见）：是指患者在住院期间需要其他科室或者其他医疗机构协助诊疗时，分别由申请医师和会诊医师书写的记录。申请会诊记录应当简要载明患者病情及诊疗情况、申请会诊的理由和目的、申请会诊医师签名等。会诊意见记录应当有会诊意见、会诊医师所在的科别或者医疗机构名称、会诊时间及会诊医师签名等。

（五）转科记录

转科记录：是指患者住院期间需要转科时，经转入科室医师会诊并同意接收后，由转出科室和转入科室医师分别书写的记录，包括转出记录和转入记录。转出记录由转出科室医师在患者转出科室前书写完成（紧急情况除外）；转入记录由转入科室医师于患者转入后 24 小时内完成。转科记录内容包括入院日期、转出或转入日期、患者姓名、性别、年龄、主诉、入院情况、入院诊断、诊疗经过、目前情况、目前诊断、转科目的及注意事项或转入诊疗计划、医师签名等。

（六）病例讨论记录

病例讨论记录包括疑难病例讨论记录、手术前讨论记录、死亡病例讨论记录。除死亡病例讨论记录外，其他不必另立专页。

另外还有出院记录、死亡记录、交接班记录、手术记录、手术后病程记录等。

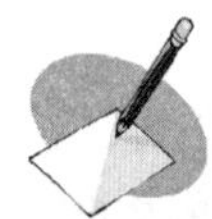

思考题

1. 现病史内容有哪些？
2. 问诊都包括哪些内容？

（李怡文）

第三章　体格检查

体格检查（physical examination）是医生运用自己的感官或借助于传统的检查工具来了解机体健康状况的一组最基本的检查方法。常用的检查工具包括体温表、血压计、叩诊锤、听诊器、软尺、压舌板、检眼镜等。通过体格检查结合临床表现和实验室检查的结果，可对大多数疾病做出初步的临床诊断。

体格检查有视诊、触诊、叩诊、听诊和嗅诊五种基本方法，等同于中医学的“望、闻、问、切”，一般于采集病史完毕后开始。体格检查的过程既是基本技能的训练过程，也是临床经验的积累过程，需要反复地进行临床实践和有丰富的临床经验。检查时操作应轻柔细致，精确规范，系统全面，突出重点，它也是与患者交流、沟通、建立良好医患关系的过程。检查应按一定的顺序进行，先观察一般情况，然后按照头、颈、前胸、后胸、腹部、脊柱、肛门、生殖器、四肢的顺序进行检查。此外，应注意左、右及相邻部位等的对照检查。避免不必要的重复或遗漏。

第一节　基本检查法

一、视　　诊

视诊（inspection）是用视觉来观察患者全身或局部表现的检查方法，类似于中医学的“望诊”。视诊可观察患者一般状态和许多全身性的体征，如发育、营养、意识状态、面容、体位、步态、姿势等。局部视诊可了解患者机体各部分的改变，如皮肤、黏膜、眼、耳、鼻、口、舌、头、颈、肌肉、骨骼、关节外形等。特殊部位的视诊需借助于某些仪器如耳镜、鼻镜、检眼镜等帮助检查。局部视诊是对患者身体某一部分进行更细致和深入观察，以补充一般视诊的不足，如皮肤、黏膜颜色、外形的异常变化。有时仅靠视诊即可发现诊断某些疾病的重要征象，如重症哮喘的喘息状态，严重循环衰竭的肢端发绀、发凉和出汗等。

不同部位的视诊内容和方法不同，常常提供重要的诊断资料和线索。只有通过深入细致、敏锐的观察和反复的临床实践，才能做到局部征象联合外部表现，才能发现具有诊断意义的临床征象。

二、触　　诊

触诊（palpation）是医生通过手指或触觉判断所触器官特征的一种检查方法。它通过触、摸、按、压被检查局部以了解体表（皮肤及皮下组织等）及脏器（心、肺、肝、脾、肾、子宫等）的物理特征。触诊可进一步补充视诊未能发现的异常征象及体征，如体温、湿度、震颤、波动、摩擦感，以及包块的位置、大小、轮廓、表面性质、硬度、压痛及移动度等。此外，触诊时必须紧密结合解剖部位及脏器、组织间的关系进行分析方有诊断价值。

手的感觉以指尖和掌指关节部掌面的皮肤最为敏感，故多用此两个部位进行触诊。按检查部位和目的的不同，可嘱患者采取适当的体位予以配合。

（一）浅部触诊法

浅部触诊法（light palpation）是以一手轻放于被检查的部位，利用掌指关节和腕关节的协调动作，轻柔地进行滑动触摸。浅部触诊一般不引起患者痛苦或痛苦较轻。试探检查部位应观察有无抵抗感、疼痛或搏动，如有肿块应注意其大小及与邻近脏器之间的关系等。浅部触诊适用于体表浅在病变，如皮下结节、肌肉中的包块、关节腔积液、肿大的表浅淋巴结、胸腹壁的病变等及浅部的动脉、静脉、神经、阴囊和精索等。

（二）深部触诊法

深部触诊法（deep palpation）主要用于诊察和评估腹腔病变及脏器情况。深触诊时，嘱患者平卧，屈膝以松弛腹肌，与患者谈话常有助于腹肌的松弛。嘱患者张口平静呼吸，医生以一手或两手重叠，由浅入深，逐渐加压以达深部。腹部深部触诊法触及的深度常常在 2cm 以上，有时可达 4～5cm，根据检查目的和手法不同可分为以下几种。

1. 深部滑行触诊法（deep slipping palpation） 嘱患者张口平静呼吸，腹部放松。检查者以并拢的食指、中指、无名指指端，逐渐触向腹腔的脏器或包块，并在其上作上下左右滑动触摸。该触诊法常用于腹腔深部包块和胃肠病变的检查。

2. 双手触诊法（bimanual palpation） 将左手置于被检查脏器或包块的后部，并将被检查部位或脏器向右手方向推动，既可发挥固定作用，又可使被检查的脏器或包块更接近体表，以便右手触诊。此法适用于肝、脾、肾、子宫和腹部包块的评估。

3. 深压触诊法（deep press palpation） 用一个或两个手指逐渐深压以探测腹腔深处病变的部位或确定腹腔压痛点，如阑尾压痛点、胆囊压痛点或输尿管压痛点等。或将深压的手指迅速松开，患者感到疼痛加重，即为反跳痛，可并询问患者是否感觉疼痛加重。

4. 冲击触诊法（ballottement） 又称为沉浮触诊法，以 3～4 个手指并拢稍用力急促地反复向下冲击被检查局部，通过指端以感触有无浮动的肿块或脏器。此时指端可有腹腔脏器浮沉的感觉。一般仅用于大量腹水且伴有脏器肿大或肿块患者的触诊。冲击触诊常使患者感到不适，操作时应避免用力过猛。

三、叩　诊

叩诊（percussion）是用手指叩击身体某部表面，使之震动而产生音响，根据震动和音响的特点可判断被检查部位的脏器有无异常的一种诊断方法。根据叩诊目的和叩诊手法的不同分为间接叩诊法和直接叩诊法两种，后者适用于胸部或腹部面积较广泛的病变，常用于确定肺尖的宽度和肺下界的定位、肺部病变的范围与性质、纵隔的宽度、心界的大小与形态、肝脾的边界、胸腔积液或积气含量、腹水的有无与多少，以及子宫、卵巢有否肿大，膀胱有无充盈等。

（一）叩诊方法

1.间接叩诊法（indirect percussion） 医生以左手中指第二指节紧贴于叩诊部位，其他手指稍微抬起，勿与体表接触，右手指自然弯曲，以中指指端叩击左手中指第二指骨末端指关节处。叩击方向应与叩诊部位的体表垂直，以腕关节与指掌关节的活动为主，避免肘关节和肩关节参与运动。动作要灵活、短促、富有弹性。叩击后右手应立即抬起，以免影响音响的振幅与频率。此法在叩诊方法中较为常见。为了检查患者肝区或肾区有无叩击痛，医师可将左手手掌平置于被检查部位，右手握成拳状，并用其尺侧叩击左手手背，询问或观察患者有无疼痛感。

2. 直接叩诊法（direct percussion） 以右手中间三指的掌面或指端直接拍击被检查的部位。该法适用于胸、腹部病变面积广泛或胸壁较厚的患者，如胸膜增厚、气胸或大量胸腔积液或腹水等。

（二）叩诊音

叩诊时被叩击部位产生的反响称为叩诊音（percussion sound）。叩诊音的不同取决于被叩击部位组织或器官的致密度、弹性、含气量及与体表的间距。根据音响的频率、振幅的不同，临床上可分为清音、鼓音、过清音、浊音和实音。

1. 清音（resonance） 是叩击弹性含气器官所产生的音响强、音调低、振动持续时间较长的声音，为正常肺部的叩诊音，频率为100～128次/秒，提示肺组织的弹性、含气量、致密度正常。

2. 鼓音（tympany） 声如击鼓，为叩击含有大量气体的空腔器官时产生的音响更强、音调更低、振动持续时间更长的声音，多见于胃泡区及腹部。病理情况下常见于肺内空洞、气胸和气腹等。

3. 过清音（hyperresonance） 介于鼓音与清音之间的一种音响，音调较清音低，音响较清音强的声音。正常人一般不会出现病态叩击音，多见于肺组织含气量增多、弹性减弱的疾病，如肺气肿。正常儿童可叩出相对过清音。

4. 浊音（dullness） 叩击被少量含气组织覆盖的实质脏器时产生的音调较高、音响较弱、振动持续时间较短的叩诊音。正常情况下，如心脏或肝脏的相对浊音区；病理情况下，如肺炎，因肺组织含气量减少，叩诊时常表现为浊音。

5. 实音（flatness） 音调更高，音响更弱，振动持续时间更短的叩诊音，多由不含气的实质性器官所产生。正常情况下见于心脏或肝脏的中央部分。病理情况下见于大量胸腔积液和肺实变。

四、听　诊

听诊（auscultation）是用耳或听诊器来探听人体各部的声音以判断其正常与否的一种诊断方法，是临床上诊断疾病的一项基本技能和重要手段，在诊断心、肺疾病中尤为重要，常用以听取正常与病理呼吸音，各种心音、杂音等来诊断相关脏器的病变情况。

听诊可分为间接听诊法（indirect auscultation）和直接听诊法（direct auscultation）。①间接听诊法：指应用听诊器进行听诊的检查方法。此法应用范围很广，可在任何体位时使用，对器官运动所发出的声音，还能起到放大作用，如心音、肺呼吸音、腹部的肠鸣音。对其他部位发出的声音，也能超到放大作用，如皮下气肿音、肌束颤动音、关节活动音、骨折面摩擦音。②直接听诊法：为检查者用耳郭直接贴附于被检查者的体表进行听诊的检查方法。该法听的音响很弱。目前除特殊或紧急情况下已很少使用。

听诊时应注意，环境要安静，避免干扰；保持患者体位舒适；切忌隔着衣服听诊。此外应注意听诊器的正确使用方法，听心音时要摒除呼吸音的干扰，必要时嘱患者控制呼吸配合。听诊器进行听诊是临床医师的一项基本功，是许多疾病，尤其是心肺疾病诊断的重要手段。必须要勤学苦练、仔细体会、反复实践、善于比较，才能达到切实掌握和熟练应用的目的。

五、嗅　诊

嗅诊（olfactory examination）是以嗅觉来判断患者的异常气味与疾病之间关系的诊断方法。这些异常气味大多来自皮肤、黏膜和呼吸道的分泌物，胃肠道的呕吐物和排泄物，以及脓液与血液等，根据其特点和性质推断其所患疾病。在临床工作中通常具有重要意义。

正常痰液无特殊气味，如嗅到血腥味，多见于大咯血的患者，如嗅到恶臭味，则提示支气管扩张或肺脓肿的可能；呕吐物味如有粪臭味，则多见于肠梗阻，烂苹果味并混有脓液见于胃坏疽，酒味多见于醉酒等；正常汗液无特殊强烈刺激气味，如闻及酸性汗味多见于风湿热和长期服用阿司匹林等清热镇痛药物的患者；患者口中呼气如有烂苹果味，多为糖尿病酮症酸中毒患者的特征，氨味多见于尿毒症患者。在临床工作中，还应结合其他检查才能对患者所患疾病做出正确的诊断。

第二节　一般检查

一般检查对于了解患者全身状态，评价病情的严重程度，以及正确诊断疾病具有重要的意义。以视诊为主，配合触诊、叩诊、听诊和嗅诊进行检查。一般检查的内容有性别、年龄、体温、呼吸、脉搏、血压、发育与体形、营养状态、意识状态、面容、体位、姿势与步态、皮肤和淋巴结等。同时也要注意患者的服饰仪容、个人卫生、呼吸或身体气味，以及被检查者精神状态和对周围环境中人和物的反应和全身状况及器官功能的综合评估。

一、全身状态检查

（一）性别

正常人的性征明显，性别（sex）不难判断。性征的正常发育，在女性与雌激素和雄激素有关，在男性仅与雄激素有关。性别与某些疾病的发生率存在特定的关系，如甲状腺疾病和系统性红斑狼疮以女性为多见，而肺癌、食管癌多见于男性。某些疾病的发生又可引起性征的改变，如肾上腺皮质肿瘤及某些支气管肺癌可使男性患者乳房发育，第二性征（皮肤、毛发、脂肪分布及声音等）改变。

（二）年龄

随着年龄（age）的增长，机体出现生长发育、成熟、衰老等一系列改变。机体状态可随年龄的增长而发生变化，因此年龄与疾病发生、发展、预后判断密切相关。如佝偻病、麻疹、腮腺炎等多见于幼儿及儿童；近视、龋齿、结核病、风湿热多发生于少年与青年；颈椎病、心源性猝死多见于中年；动脉硬化性疾病、各种实体癌多发生于老年。如遇昏迷患者可通过观察皮肤、牙齿的状态等进行年龄估计。

（三）生命体征

生命体征（vital sign）是判断患者的病情轻重和危急程度的指征，包括体温、脉搏、呼吸和血压，医学称为四大体征，是体格检查时必须检查的指标之一。不论哪项异常都会导致严重或致命的疾病，同时某些疾病也可导致这四大体征的变化。正常人在安静状态下，脉搏为60～100次/分（一般为70～80次/分）。当患者出现心功能不全、休克、高热、严重的贫血和疼痛、甲状腺危象、心肌炎，以及阿托品等药物中毒时，心率和脉搏显著加快；当患者出现颅内压增高、完全性房室传导阻滞时，脉搏减慢；当患者出现心房颤动、频发性期前收缩等心律失常时，脉搏会少于心率，称为短绌脉。

1. 体温　人正常体温是比较恒定的，但因种种因素它会有变化，但变化有一定规律，国内一般按摄氏法进行记录。常用的方法有三种，口测法、肛测法、腋测法。

口测法：将消毒后的体温计置于患者舌下，让其紧闭口唇，5分钟后读数。正常值为36.3～37.2℃，此法禁用于神志不清患者和婴幼儿。嘱患者不能用牙咬体温计，不能讲话，防止咬断体温计和脱出。

肛测法：多用于昏迷患者或小儿。让患者取侧卧位或仰卧位，将肛门体温计头端涂上润滑剂后，徐徐插入肛门内达体温计长度的一半为止，5分钟后读数，正常值为36.5～37.7℃。

腋测法：擦干腋窝汗液，将体温计头端置于患者腋窝深处，用上臂将体温计夹紧，嘱患者不能乱动，10分钟后读数，正常值为36～37℃，该法简便、安全，且不易发生交叉感染，为最常用的体温测定方法。生理情况下，体温有一定的波动。早晨体温略低，下午略高，在24小时内波动幅度一般不超过1℃。运动或进食后体温略高；老年人体温略低，妊娠期妇女体温略高，此外，排卵期会出现体温升高的情况，育龄妇女可通过监测体温预测排卵期。

体温测定的结果，应按时记录于体温记录单上，描绘出体温曲线。测定前应将体温计的汞柱甩到35℃以下，避免测量结果高于实际体温的情况发生。

2. 呼吸 人体通过呼吸，吸进氧气，呼出二氧化碳，是重要的生命活动之一，一刻也不能停止，也是人体内外环境之间进行气体交换的必要过程。正常人的呼吸节律均匀，深浅适宜。临床上应注意观察患者呼吸的类型、节律、频率、深度，以及有无其他异常现象。平静呼吸时，成人12～20次/分，儿童30～40次/分，婴幼儿常为44次/分，儿童的呼吸随年龄的增长而减少，逐渐到成人的水平。呼吸次数与脉搏次数的比例为1∶4。

呼吸计数法：呼吸的计数可观察患者胸腹部的起伏次数，一吸一呼为一次呼吸；或用棉絮放在鼻孔处观察吹动的次数，数1分钟内棉絮摆动多少次即每分钟呼吸的次数。人正常呼吸有两种方式，即胸式呼吸和腹式呼吸。以胸廓起伏运动为主的呼吸为胸式呼吸，多见于正常女性和年轻人，也可见于腹膜炎患者和一些急腹症患者；以腹部运动为主的呼吸为腹式呼吸，多见于正常男性和儿童，也可见于胸膜炎患者。

3. 脉搏 一般用食指、中指、无名指的指尖置于桡动脉上触诊，观察记录患者脉搏的频率、强弱、节律、性质等。正常情况下脉率与心率一致，节律整齐，强度均匀。白天由于进行各种活动，血循环加快，因此脉搏快些，夜间活动少，脉搏慢些。婴幼儿130～150次/分，儿童110～120次/分，正常成人60～100次/分，老年人可慢至55～75次/分，新生儿可快至120～140次/分。

（1）常见的异常脉搏：脉搏增快（≥100次/分），多见于生理情况的有情绪激动、紧张、剧烈体力活动（如跑步、爬山、爬楼梯、扛重物等）、气候炎热、饭后、酒后等。病理情况有发热、贫血、心力衰竭、心律失常、休克、甲状腺功能亢进等；脉搏减慢（≤60次/分），多见于颅内压增高、阻塞性黄疸、甲状腺功能减退等；脉搏消失（即不能触到脉搏），多见于重度休克、多发性大动脉炎、闭塞性脉管炎、重度昏迷患者等。

（2）脉搏的计数法

1）直接测法：最常选用桡动脉搏动处。先让患者安静休息5～10分钟，手平放在适当位置，坐卧均可。检查者将右手食指、中指、无名指并齐按在患者手腕段的桡动脉处，压力大小以能感到清楚的动脉搏动为宜，数半分钟的脉搏数，再乘以2即得1分钟脉搏次数。

2）间接测法：用脉搏描记仪和血压脉搏监护仪等测量。具体使用方法看仪器说明书。

血压是衡量心血管功能的重要指标之一。当收缩压和舒张压均低于正常值下限（90/60mmHg）时，应考虑可能为急性周围循环衰竭、心肌梗死、心脏衰竭、急性心脏压塞等。当高血压脑病或颅内压增高时，血压常在200/120mmHg以上。

血压的正常值：正常成人收缩压为12～18.7kPa（90～140mmHg），舒张压8～12kPa（60～90mmHg）。新生儿收缩压为6.7～8.0kPa（50～60mmHg），舒张压4～5.3kPa（30～40mmHg）。在40岁以后，收缩压可随年龄增长而升高。39岁以下收缩压＜18.7kPa（140mmHg），40～49岁＜20kPa

(150mmHg)，50～59 岁<21kPa（160mmHg)，60 岁以上<22.6kPa（170mmHg)。

(3) 血压测量方法：一般选用上臂肱动脉为测量处，患者取坐位，暴露并伸直肘部，手掌心向上，打开血压计，平放，使患者心脏的位置与被测量的动脉和血压计上的水银柱的零点在同一水平线上。放尽袖带内的气体，将袖带缚于上臂防止过紧或过松，以能插入一到两个手指为宜，并塞好袖带末端，戴上听诊器，在肘窝内摸到动脉搏动后，将听诊器的头放在该处，并用手按住稍加压力。打开水银槽开关，手握气囊球，关闭气门后打气，一般使水银柱升到 21～24kPa（160～180mmHg）即可。然后微开气门，慢慢放出袖带中气体，当听到第一个微弱声音时，水银柱上的刻度就是收缩压。继续放气，当声音突然变弱或消失时水银柱上的刻度为舒张压。如未听清，将袖带内气体放完，使水银柱降至零位，稍停片刻，再重新测量。

（四）发育与体形

1. 发育（development） 发育是否正常，应通过年龄、智力和体格成长状态（身高、体重及第二性征）之间的关系来综合评价。发育正常者，其年龄、智力与体格的成长状态处于均衡一致。通常人们把青春期与儿童期加以明显区分，区分的界限是性的成熟。

机体的发育受种族遗传、内分泌、营养代谢、生活条件及体育锻炼等多种因素的影响。临床上的病态发育多与内分泌的改变密切相关。在发育成熟前，如出现垂体前叶功能亢进，可致体格异常高大称为巨人症；如发生垂体功能减退，可致体格异常矮小称为垂体性侏儒症。

性激素决定第二性征的发育。性激素分泌受损，可导致第二性征的改变。男性患者多出现无胡须、毛发稀少、皮下脂肪丰满、外生殖器发育不良、发音女声；女性患者出现乳房发育不良、闭经、多毛、皮下脂肪减少、发音男声等症状。性早熟儿童，常因骨骺过早闭合而限制其后期的体格发育。

2. 体形（habitus） 是身体各部发育的外观表现，包括骨骼、肌肉的成长与脂肪分布的状态等。成年人的体形可分为①无力型：亦称为瘦长型，表现为体高肌瘦、颈细长、肩窄下垂、胸廓扁平、腹上角小于 90°；②正力型：亦称为匀称型，表现为身体各个部分结构匀称适中，腹上角 90°左右，见于多数正常成人；③超力型：亦称为矮胖型，表现为体格粗壮、颈粗短、面红、肩宽平、胸围大、腹上角大于 90°。

（五）营养状态

营养状态与食物的摄入、消化、吸收和代谢等因素密切相关，可作为鉴定健康和疾病程度的标准之一，通常采用肥胖和消瘦进行描述。营养状态的评价，是根据皮肤、毛发、皮下脂肪、肌肉的发育情况进行综合判断。临床常用良好、中等、不良三个等级对营养状态进行描述。营养良好，系指黏膜红润、皮肤光泽、弹性良好，皮下脂肪丰满而有弹性，肌肉结实，指甲、毛发润泽，肋间隙及锁骨上窝深浅适中，肩胛部和股部肌肉丰满；营养不良，系指皮肤黏膜干燥、弹性降低，皮下脂肪菲薄，肌肉松弛无力，指甲粗糙无光泽、毛发稀疏，肋间隙、锁骨上窝凹陷，肩胛骨和髂骨嶙峋突出；营养中等，介于两者之间。

临床上常见的营养状态异常包括营养不良和营养过度两个方面。

1. 营养不良 由于摄食不足和（或）消耗增多引起。一般轻微或短期的疾病不易导致营养状态的异常，故营养不良多见于长期或严重的疾病。当体重减轻低于正常（标准体重）的 10%时称为消瘦（emaciation），极度消瘦者称为恶病质（cachexia）。引起营养不良的常见原因主要有摄食障碍、消化障碍、消化增多等。

2. 营养过度 体内中性脂肪积聚过多，主要表现为体重增加，当超过标准体重的 20%以上者称为肥胖（obesity），亦可计算体重质量指数［体重（kg）/ 身高的平方（m^2）］，按 WHO 的标准，男性大于 27，女性大于 25 即为肥胖症。肥胖的最常见原因为热量摄入过多，超过消耗量，常与内分泌、遗传、生活方式、运动和精神因素有关。肥胖又可分为外源性肥胖和内源性肥胖两种。

（六）意识状态

意识状态（consciousness）是大脑高级神经中枢功能活动的综合表现。正常人意识清楚，定向力正常，反应敏锐，思维活动正常，语言流畅、准确。凡能影响大脑功能活动的疾病，可引起不同程度的意识改变，称为意识障碍。患者可出现语言表达能力减退，情感活动异常，嗜睡、意识模糊、谵妄、昏迷等症状，判断患者意识状态多采用问诊的方式。

（七）面容

面容（facial features）与表情是评价情绪状态的重要指标。健康人表情自然，神态安怡，由于某些疾病困扰或病情发展到一定阶段时，可出现特征性的面容与表情，因此对疾病的诊断具有重要价值，通过视诊，可进行初步的判断。

（1）急性病容：面色潮红，兴奋不安，鼻翼扇动，口唇疱疹，表情痛苦，多见于肺炎球菌肺炎、疟疾、流行性脑脊髓膜炎等急性感染性疾病。

（2）慢性病容：面容憔悴，面色晦暗或苍白无华，目光暗淡，见于慢性消耗性疾病，如恶性肿瘤等。

（3）肝病面容：面色晦暗，额部、鼻背、双颊有褐色色素沉着。

（4）肾病面容：面色苍白，眼睑、颜面水肿，舌色淡、舌缘有齿痕。

（5）肢端肥大症面容：头颅增大，面部变长，下颌增大、向前突出，眉弓及两颧隆起，唇舌肥厚，耳鼻增大。

（6）二尖瓣面容：面色晦暗、双颊紫红、口唇轻度发绀，见于风湿性心瓣膜病二尖瓣狭窄（图3-2-1）。

（7）甲状腺功能亢进面容：面容惊愕，眼裂增宽，眼球凸出，目光炯炯，兴奋不安，烦躁易怒，见于甲状腺功能亢进症（图3-2-2）。

（8）满月面容：面圆如满月，皮肤发红，常伴痤疮和小须，见于长期应用糖皮质激素者（图3-2-3）。

（9）病危面容：表现为面容枯槁，面色苍白或铅灰，表情淡漠，目态失神，眼眶凹陷，四肢厥冷等。中医认为属亡阴或亡阳范畴；西医认为多见于大出血、严重休克、脱水等急危重症。

（10）先天愚型面容：表现为外眦过高，眼裂向外上方倾斜，眼球突出，或斜视或震颤；鼻根部低平，鼻孔朝上。

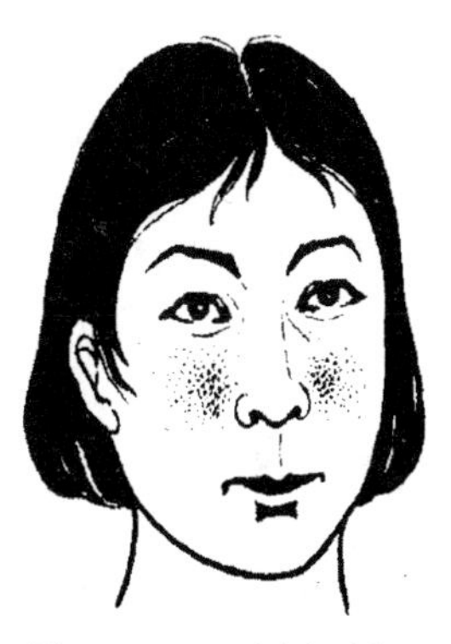

图3-2-1　二尖瓣面容

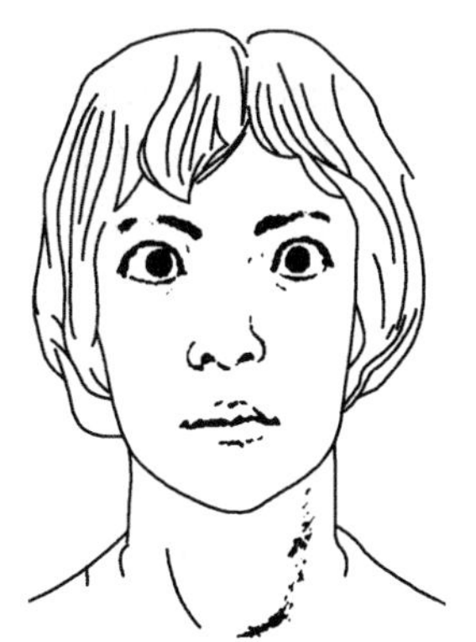

图3-2-2　甲状腺功能亢进面容

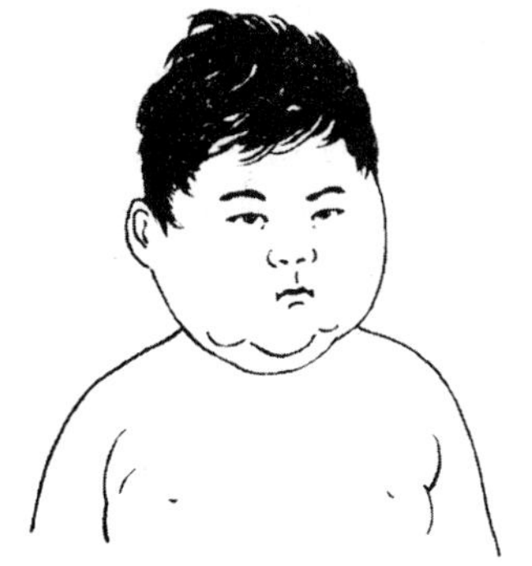

图3-2-3　满月面容

（八）体位

体位（position）是指患者卧位时身体所处的状态。体位的改变对某些疾病的诊断具有一定的意义。常见体位如下。

1. 自主体位（active position） 身体活动自如，不受限制，见于正常人、疾病早期或病情较轻的患者。

2. 被动体位（passive position） 患者不能自己调整或变换身体的位置，见于极度衰竭或意识丧失者。

3. 强迫体位（compulsive position） 为减轻痛苦，患者被迫采取某种体位，如强迫仰卧位、强迫俯卧位、强迫侧卧位、强迫坐位（端坐呼吸）、强迫蹲位、辗转体位与角弓反张体位等。

（九）姿势与步态

姿势（posture）是指举止的状态。正常的姿势主要依靠骨骼结构和各部分肌肉的紧张度来保持，患者因疾病的影响可出现姿势的改变。颈部活动受限提示颈椎疾病；当胃、十二指肠溃疡或胃肠痉挛性疼痛发作时，患者常捧腹而行。

步态（gait）是指走动时所表现的姿态。当患某些疾病时可导致姿势和步态发生改变，并具有一定的特征性，有助于疾病的诊断。常见的典型异常步态有蹒跚步态、醉酒步态、共济失调步态、慌张步态、间歇性跛行等。

二、皮　肤

皮肤本身的疾病很多，许多疾病在病程中可伴随着多种皮肤病变和反应。皮肤的病变和反应有的是局部的，有的是全身的。检查时应注意观察皮肤有无颜色、湿度、弹性的改变，以及是否出现皮疹、出血点、紫癜、水肿及瘢痕等现象，必要时可配合触诊检查皮下是否有结节等情况。

1. 颜色 皮肤的颜色与毛细血管的分布、色素量的多少、皮下脂肪的厚薄有关。患者皮肤苍白，可由贫血、末梢毛细血管痉挛或充盈不足所致，若仅见肢端苍白，可能与肢体动脉痉挛或阻塞有关，如雷诺病；皮肤发红，多由于毛细血管扩张充血、血量增加及红细胞量增多所致，在生理情况下见于运动、饮酒后；病理情况下见于发热性疾病，如肺炎球菌肺炎、肺结核等；患者皮肤黄染，常与黄疸、胡萝卜素升高或长期服用含有黄色素的药物有关；色素沉着或脱失，病理性的色素沉着多见于慢性肾上腺皮质功能减退、肝硬化、晚期肝癌、黑热病等，色素脱失多见于白癜风、白斑及白化病。

2. 湿度 皮肤湿度（moisture）与汗腺分泌功能有关，在病理情况下，风湿病、甲状腺功能亢进和布鲁氏菌病出汗较多；夜间睡后出汗称为盗汗，多见于肾阴虚患者。

3. 弹性 皮肤弹性（elasticity）与年龄、营养状态、皮下脂肪及组织间隙所含液体量有关。儿童及青年皮肤紧张富有弹性；中年以后皮肤组织逐渐松弛，弹性减弱；老年皮肤组织萎缩，皮下脂肪减少，弹性减退。

4. 皮疹 为临床上诊断某些疾病的重要依据。皮疹的种类很多，常见于传染病、皮肤病、药物及其他物质所致的过敏反应等。其出现的规律和形态有一定的特异性，发现皮疹时应仔细观察和记录其出现与消失的时间、发展顺序、分布部位、形态大小、颜色及压之是否褪色、平坦或隆起、有无瘙痒及脱屑等。临床上常见的皮疹如玫瑰糠疹、荨麻疹等。

5. 皮下出血（subcutaneous hemorrhage） 根据其直径大小及伴随情况分为以下几种，小于

2mm 称为瘀点（petechia），3～5mm 称为紫癜（purpura），大于 5mm 称为瘀斑（ecchymosis）；片状出血并伴有皮肤显著隆起称为血肿（hematoma）。检查时，较大面积的皮下出血易于诊断，对于较小的瘀点应注意与红色的皮疹或小红痣进行鉴别，皮疹受压时，一般可褪色或消失，瘀点和小红痣受压后不褪色。

三、淋 巴 结

淋巴结分布于全身，一般只能检查身体各部表浅的淋巴结。正常情况下，淋巴结较小，直径多在 0.2～0.5cm，质地柔软，表面光滑，无压痛，与毗邻组织无粘连，不易触及。

检查时主要使用触诊，并按一定的顺序进行，依次为耳前、耳后、乳突区、枕骨下区、颌下淋巴结、颏下淋巴结、颈前三角、颈后三角、锁骨上窝、腋窝、滑车上、腹股沟、腘窝，以免遗漏。检查内容包括部位、大小、形状、数目与排列、表面性质、质地、界限是否清楚、有无压痛、局部皮肤有无红肿、瘢痕、瘘管等，并注意寻找引起淋巴结肿大的原发病灶。

淋巴结肿大主要有局限性肿大和全身性肿大。局限性肿大主要是由局部的非特异性炎症、特异性淋巴结结核、恶性肿瘤局部转移等原因引起；全身性肿大可见于急性淋巴结炎、慢性淋巴结炎、淋巴瘤、白血病等。

（李怡文）

第三节 头部及颈部检查

一、头 颅

检查时应注意头颅的大小、外形变化和有无异常活动，有无压痛和异常隆起。头发分布情况、色泽、疏密。

二、眼

眼的检查内容为外眼、眼前节、内眼和视功能的检查。外眼包括眼睑、泪器、结膜、眼球位置和眼压检查；眼前节包括角膜、前房、虹膜、瞳孔和晶状体；内眼即眼球后部，包括玻璃体和眼底，需用检眼镜在暗室内进行；视功能的检查包括视力、视野、色觉和立体视的检查。

检查时应注意观察眼眉毛的疏密及有无脱落；眼睑有无下垂、内翻、水肿、闭合障碍、包块、倒睫；结膜有无充血、水肿、苍白、出血点、颗粒滤泡；巩膜有无黄染；角膜是否透明，有无混浊、白斑、溃疡、老年环等；眼球有无突出、下陷、运动障碍、眼球压力有无改变；瞳孔两侧是否对称、大小有无变化、对光和调节反射是否正常；同时还应检查视功能是否正常，眼底有无变化（图 3-3-1）。

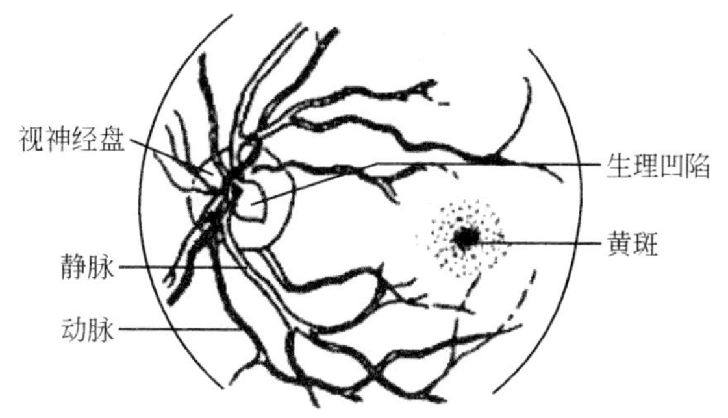

图 3-3-1 左眼视网膜线条图

三、耳

耳是听觉和平衡器官，分为外耳、中耳、内耳三部分。检查时应注意耳郭的外形、大小、位置和对称性，是否畸形、瘢痕、红肿、结节；外耳道有无溢液，如有脓液流出并有全身症状，则应考虑急性中耳炎；检查中耳时观察鼓膜有无内陷、外凸，是否穿孔并注意穿孔位置；乳突有无压痛；听力有无障碍。听力减退见于耳道有耵聍或异物、听神经损害、局部或全身血管硬化、中耳炎、耳硬化等。

四、鼻

鼻的外形检查时应注意皮肤颜色，有无色素沉着、红斑、丘疹及毛细血管扩张；鼻外形有无改变；有无鼻翼扇动；鼻中隔是否偏曲和穿孔、出血；鼻腔黏膜有无充血、肿胀、肥厚、萎缩、干燥；检查鼻窦有无压痛；嗅觉是否正常。

五、口

1. 口唇和口腔黏膜 检查时应注意口唇的颜色有无苍白、发绀；有无疱疹；口角有无糜烂或㖞斜。口腔黏膜有无色素沉着、溃疡、出血、麻疹黏膜斑、分泌物。

2. 牙齿与牙龈 对牙齿的检查应注意牙齿的色泽，有无龋齿、残牙和义齿等；检查牙龈有无肿胀、出血、溢脓。

3. 舌 许多局部或全身疾病均可使舌的感觉、运动与形态发生变化，这些变化往往是临床诊断的重要依据。观察舌形态、舌苔、舌质、运动情况及有无偏斜。

4. 咽部及扁桃体 咽部可分为三部分，即鼻咽部、口咽部、喉咽部；以口咽部检查为主。注意咽部色泽，黏膜有无充血、水肿、出血、溃疡，咽壁有无滤泡、分泌物及假膜；检查扁桃体有无肿大、充血，有无分泌物覆盖。

六、颈　部

1. 颈部外形 正常人颈部直立，两侧对称，男性甲状软骨比较突出，女性则平坦不显著，转头时可见胸锁乳突肌突起。正常情况下颈部伸屈、转动自如。

2. 颈部血管 正常人在静坐或立位时颈部血管不显露，平卧时可稍充盈，充盈的水平仅限于锁骨上缘至下颌角距离的下 2/3 以内。若正常人取 30°～45°的半卧位时，静脉充盈度超过正常水平，称为颈静脉怒张，提示静脉压增高。正常人颈部动脉的搏动，只在剧烈活动后心搏出量增加时可见，且很微弱。如在安静状态下出现颈动脉的明显搏动，则多见于主动脉瓣关闭不全、高血压者。

3. 颈部的皮肤与包块 颈部皮肤检查时注意有无蜘蛛痣、感染及其他局限性或广泛性病变。颈部包块是颈部最重要的体征之一，应根据部位、大小、质地、活动性、发生和增长的特点及全身的情况来判断。

4. 甲状腺 位于甲状软骨下方和两侧，表面光滑，柔软不易触及，在做吞咽动作时可随吞咽向上移动。甲状腺可通过视诊、触诊和听诊来检查。检查时注意对称性、硬度、表面情况、有无肿大、压痛、震颤及血管杂音等。

5. 气管 检查时注意气管有无偏移，根据气管的偏移方向可以判断病变的性质，如大量胸腔积液、积气、纵隔肿瘤及单侧甲状腺肿大可将气管推向健侧，而肺不张、肺硬化、胸膜粘连可将气管拉向患侧。

第四节 胸部检查

胸部指颈部以下和腹部以上的区域。胸廓由12个胸椎和12对肋骨、锁骨及胸骨组成。胸部检查的内容很多，包括胸廓外形、胸壁、乳房、胸壁血管、纵隔、支气管、肺、胸膜、心脏和淋巴结等。传统的胸部物理检查包括视诊、触诊、叩诊和听诊四部分。一般先检查前胸部及两侧胸部，然后再检查背部。这样可避免重要体征的遗漏。

一、胸部体表标志

胸廓内含有心、肺等重要脏器，胸部检查的目的即是判断这些脏器的生理、病理状态。胸廓内各脏器的位置可通过体表检查予以确定。

1. 骨骼标志 有胸骨上切迹、胸骨柄、胸骨角、腹上角、剑突、肋骨、肋间隙、肩胛骨、脊柱棘突、肋脊角（图3-4-1）。

2. 垂直线标志 前正中线、锁骨中线、胸骨线、腋前线、腋后线、腋中线、肩胛线、后正中线（图3-4-2）。

3. 自然陷窝和分区 自然陷窝有腋窝、胸骨上窝、锁骨上窝、锁骨下窝；另外，还有肩胛上区、肩胛区、肩胛下区、肩胛间区。

4. 肺和胸膜的界限 肺尖突出于锁骨之上，其最高点近锁骨的胸骨端，达第1胸椎的水平，距锁骨上缘3cm；肺上界于前胸壁的投影呈一向上凸起的弧线；左右两侧肺下界的位置基本相似，前胸部的肺下界始于第6肋骨，向两侧斜行向下，于锁骨中线处达第6肋间隙，至腋中线处达第8肋间隙。后胸壁的肺下界于肩胛处位于第10肋骨水平。

覆盖在肺表面的胸膜称为脏胸膜；覆盖胸廓内面、膈上面及纵隔的胸膜称为壁胸膜；胸膜的脏壁两层在肺根部互相反折延续，围成左右两个完全封闭的胸膜腔。腔内为负压。使两层胸膜紧密相贴，构成一个潜在的无气空腔。胸膜腔内有少量浆液，以减少呼吸时两层胸膜之间的摩擦。

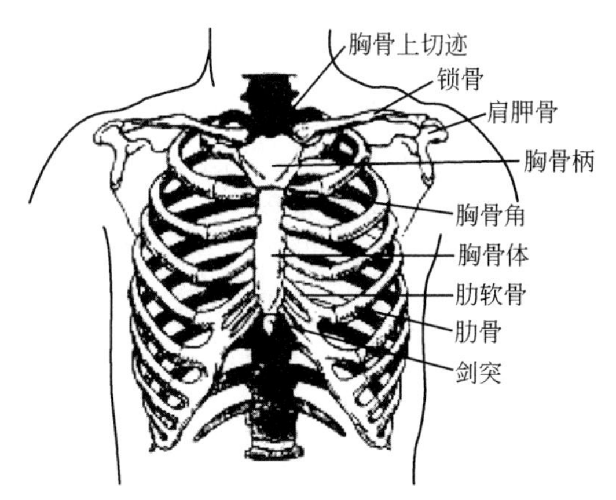

图3-4-1 胸廓的骨骼结构图

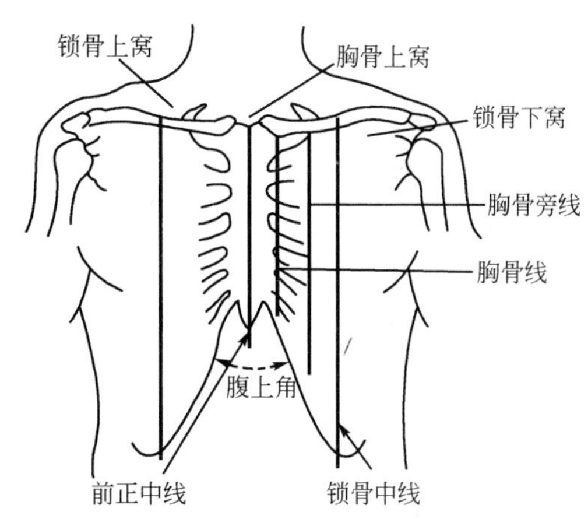

图3-4-2 胸廓的体表标线与分区

二、胸壁、胸廓与乳房检查

1. 胸壁 检查胸壁时，在注意营养状态、皮肤、淋巴结和骨骼肌发育的同时，着重检查胸壁静脉是否充盈或曲张；正常胸壁无明显静脉可见，当上、下腔静脉血流受阻侧支循环建立时，胸壁可见静脉。有无皮下气肿；胸壁有无压痛及肋间隙有无回缩或膨隆；正常情况下胸壁无压痛。

2. 胸廓 正常胸廓两侧大致对称，呈椭圆形，双肩基本在同一水平上。锁骨稍突出，锁骨上、下稍下陷。成人的前后径较左右径为短，两者的比例约为 1∶1.5。小儿和老年人胸廓的前后径略小于左右径或几乎相等，故呈圆柱形。常见异常胸廓形态有扁平胸、桶状胸、佝偻病胸、胸廓一侧变形、胸廓局部隆起或因脊柱畸形引起的胸廓改变等。

3. 乳房 正常儿童及男性乳房一般不明显，乳头位置大约位于锁骨中线第 4 肋间隙。正常女性乳房在青春期逐渐增大，呈半球形，乳头也逐渐长大呈圆柱形。

检查时以视诊和触诊为主，需观察乳房两侧的对称性；皮肤有无红、肿、热、压痛、溃疡、皮疹、色素沉着和瘢痕；应详细观察腋窝和锁骨上窝有无红肿、包块、溃疡、瘘管和瘢痕等。

三、肺和胸膜检查

（一）视诊

1. 呼吸运动 健康人在静息状态下呼吸运动稳定而有节律。正常情况下吸气是主动运动，此时胸廓增大，胸膜腔内负压增高，肺扩张，空气经上呼吸道进入肺内。呼气是被动运动，此时肺脏弹力回缩，胸廓缩小，胸膜腔内负压降低，肺内气体随之呼出。

正常男性和儿童的呼吸以膈肌运动为主，形成腹式呼吸；女性的呼吸则以肋间肌的运动为主，形成胸式呼吸。实际上该两种呼吸运动均不同程度同时存在。某些疾病可使呼吸运动发生改变，肺或胸膜疾病、肋骨骨折等，均可使胸式呼吸减弱而腹式呼吸增强。腹膜炎等腹部疾病或妊娠晚期时，膈肌向下运动受限，则腹式呼吸减弱，而代之以胸式呼吸。

上呼吸道部分阻塞患者，吸入气流受阻，呼吸肌收缩，造成肺内负压增高，出现胸骨上窝、锁骨上窝及肋间隙向内凹陷，称为“三凹征”。因吸气时间延长，又称之为吸气性呼吸困难，常见于气管阻塞。当下呼吸道阻塞时，气流呼出不畅，呼气用力，呼气时间延长，称为呼气性呼吸困难，常见于支气管哮喘、阻塞性肺气肿。

2. 呼吸频率和节律 正常人平静呼吸时，每分钟 16～20 次，节律基本上均匀而规律。在某些疾病状态下，可使呼吸频率发生改变，如呼吸过速、过缓，呼吸深度变化等。某些病理状态下可发生呼吸的节律变化，常见的呼吸节律改变：①潮式呼吸，是一种由浅慢逐渐变深快，然后由深快转为浅慢，随之出现一段呼吸暂停后，又开始如上变化的周期性呼吸。②间停呼吸，表现为有规律的呼吸几次后，突然停止一段时间后又开始呼吸，即周而复始的间停呼吸。以上两种呼吸变化多由于呼吸中枢兴奋性降低，使调节呼吸的反馈系统失常所致，见于脑炎、脑膜炎或某些中毒。③叹气样呼吸，表现为一般正常呼吸节律中插入一次深大呼吸，并伴有叹息声，多为功能性或尿毒症患者。

（二）触诊

1. 胸廓扩张度 即呼吸时的胸廓动度，于胸廓前下部检查较易获得。观察两侧呼吸动度是否对称。

2. 语音震颤 为被检查者发出语音时，声波沿气管、支气管及肺泡、传到胸壁所引起共鸣的振动，可由检查者的手触及，故又称为触觉震颤（tactile fremitus）。根据其振动的增强或减弱，可判断胸内病变的性质。语音震颤减弱或消失主要见于：①肺泡内含气量过多，如肺气肿；②支气管阻塞，如阻塞性肺不张；③大量胸腔积液或气胸；④胸膜高度增厚粘连；⑤胸壁皮下气肿。语音震颤增强主要见于：①肺泡内有炎症浸润，肺组织实变，如大叶性肺炎实变期、肺梗死等；②接近胸膜的肺内巨大空腔，如空洞型肺结核、肺脓肿等。

3. 胸膜摩擦感 当急性胸膜炎时，因纤维蛋白沉着于两层胸膜，使其表面变为粗糙，呼吸时脏胸膜和壁胸膜相互摩擦，可由检查者的手感觉到，故称为胸膜摩擦感。

（三）叩诊

用于胸廓或肺部的叩诊方法有间接和直接叩诊法两种。正常胸部叩诊为清音，其音响强弱和高低与肺脏的含气量的多少、胸壁的厚薄及邻近器官的影响有关。当肺、胸膜、膈或胸壁发生病理改变时，在正常的清音区内可出现浊音、实音、过清音或鼓音，称为异常叩诊音。

（四）听诊

1. 正常呼吸音 正常肺部可听到三种呼吸音：①肺泡呼吸音，是一种颇似叹息样或吹风样的“fu”声，其音调相对较低。吸气时音响较强，音调较高，时限较长；呼气时音响较弱，音调较低，时限较短。在大部分肺野内均可听到。②支气管呼吸音，为吸入空气在声门、气管或主支气管形成湍流所产生的声音，颇似“ha”音，吸气相较呼气相短，呼气音较吸气音强而高调。正常人于喉部、胸骨上窝、背部第6～7颈椎和第1～2胸椎附近可闻及。③支气管肺泡呼吸音，兼有支气管呼吸音和肺泡呼吸音的特点，又称为混合呼吸音。其吸气性质与正常肺泡呼吸音相似，但音调较高且响亮。其呼气音的性质与支气管呼吸音相似，但强度稍弱，音调较低。正常人胸骨侧第1～2肋间隙、肩胛区第3～4胸椎水平附近可闻及。

2. 异常呼吸音 ①异常肺泡呼吸音：肺泡呼吸音增强，可见于运动、发热、贫血；肺泡呼吸音减弱或消失可见于胸廓活动受限、支气管阻塞、气胸、大量胸腔积液；呼吸音延长见于支气管炎、支气管哮喘等；呼吸音粗糙见于肺部炎症早期；②异常支气管呼吸音：如在正常肺泡呼吸音的区域听到支气管呼吸音为异常呼吸音，见于肺组织实变、肺内大空腔、压迫性肺不张；③异常支气管肺泡呼吸音：为正常肺泡呼吸音区域听到的支气管肺泡呼吸音，常见于支气管肺炎、肺结核、大叶性肺炎初期。

3. 啰音（rale） 是呼吸音以外的附加音，该音正常情况下并不存在。①湿啰音：系由于吸气时气体通过呼吸道内的分泌物如渗出液、痰液、血液、黏液和脓液等，形成的水泡破裂所产生的声音，故又称为水泡音。其特点为断续而短暂，于吸气时或吸气终末较为明显；中、小水泡音可同时存在，咳嗽后可减轻或消失。捻发音是一种极细而均匀一致的湿啰音，多在吸气的终末闻及，颇似在耳边用手指捻搓一束头发时所发出的声音。②干啰音：亦称哮鸣音，系由于气管、支气管或细支气管狭窄或部分阻塞，空气吸入或呼出时发生湍流所产生的声音。其特点为一种持续时间较长带乐性的呼吸附加音，音调较高，持续时间较长，吸气及呼气时均可闻及，但以呼气时为明显。常见的干啰音有哨笛音、鼾音、鸟鸣音等。

4. 语音共振 是被检查者发出声音产生的振动，经气管、支气管、肺泡传至胸壁，由听诊器闻及，也称为听觉语颤。其临床意义与触觉语颤基本相同，如支气管阻塞、胸腔积液时听觉语颤减弱；肺实变时听觉语颤增强。

5. 胸膜摩擦音 正常胸膜表面光滑，胸膜腔内并有微量液体存在，因此，呼吸时脏胸膜和壁胸膜之间相互滑动并无音响发生。然而，当胸膜面由于炎症、纤维素渗出而变得粗糙时，则随着呼吸便可出现胸膜摩擦音。胸膜摩擦音常发生于纤维素性胸膜炎、肺梗死、胸膜肿瘤及尿毒症等患者。

四、心脏检查

（一）视诊

1. 心前区隆起 正常人心前区与右侧相应部位对称，无异常隆起。异常隆起见于先天或后天的原因导致心脏增大者。急性心包炎大量心包渗液挤压胸壁以致外观显得饱满。

2. 心尖搏动 正常心尖搏动位于胸骨左缘第 5 肋间锁骨中线内 0.5～1.0cm 处，范围为 2.0～2.5cm。心尖搏动的位置可因体位改变和体形不同有所变化，仰卧时心尖搏动略上移；左侧卧位心尖搏动可左移 2～3cm；右侧卧位可右移 1.0～2.5cm。生理情况下肥胖体形者、小儿及妊娠时，横膈位置较高呈横位，心尖搏动向上外移，可在第 4 肋间左锁骨中线外。

（二）触诊

心脏触诊的主要内容是检查心尖搏动和心前区异常搏动、震颤及心包摩擦感。往往与视诊同时进行，能起互补效果。

1. 心尖搏动及心前区搏动 用触诊确定心尖搏动的位置较视诊更为准确，触诊感知的心尖搏动冲击胸壁的时间，即心室收缩的开始，有助于确定第一心音。触诊时若手指被强有力心尖搏动抬起，称为抬举性搏动。这种抬举性搏动伴心尖搏动范围增大，为左室肥厚的体征。

2. 震颤 为触诊时手掌感到的一种细小震动感，称为猫喘，为心血管器质性病变的体征，常见于某些先天性心血管病及狭窄性瓣膜病变，但瓣膜关闭不全时，则较少有震颤。

3. 心包摩擦感 是一种与胸膜摩擦感相似的心前区摩擦振动感。触诊特点在心前区以胸骨左缘第 4 肋间明显，收缩期和舒张期皆可触及，以收缩期更易触及，前倾体位或呼气末更明显。

（三）叩诊

运用叩诊法确定心界大小及其形状称为心脏叩诊。心浊音区包括相对及绝对浊音区两部分。心脏左右缘被肺遮盖的部分叩诊呈相对浊音；而不被肺遮盖的部分则叩诊呈绝对浊音。叩心界指叩心相对浊音界，反映心脏的实际大小。

正常心浊音界自第 2 肋间起向外逐渐形成一外凸弧形，直至第 5 肋间。右界仅第 4 肋间稍偏离胸骨右缘，其余各肋间几乎与胸骨右缘一致。正常人左锁骨中线至前正中线的距离为 8～10cm（表 3-4-1）。

表 3-4-1 正常心脏相对浊音界

右界（cm）	肋间	左界（cm）
2～3	Ⅱ	2～3
2～3	Ⅲ	3.5～4.5
3～4	Ⅳ	5～6
	Ⅴ	7～9

注：左锁骨中线至前正中线的距离为 8～10cm

（四）听诊

心脏听诊是心脏物理诊断中最重要的组成部分，也是较难掌握的方法。通过听诊可获得心率、节律、心音变化和杂音等多种信息。心脏听诊有助于心血管疾病的诊断与鉴别诊断。

心脏各瓣膜开放与关闭时所产生的声音传导至体表最易听清的部位称为心脏瓣膜听诊区，包括二尖瓣区、肺动脉瓣区、主动脉瓣区、主动脉瓣第二听诊区（即胸骨左缘第 3 肋间）、三尖瓣区。

听诊顺序：通常从心尖区开始至肺动脉瓣区，再依次为主动脉瓣区、主动脉瓣第二听诊区和三尖瓣区。

听诊内容：包括心率、心律、心音和异常心音、心脏杂音及心包摩擦音。

1. 心率 正常成人心率范围为 60～100 次/分，老年人偏慢，儿童偏快。成人心率超过 100 次/分，称为心动过速；心率低于 60 次/分，称为心动过缓。心动过速与过缓均可由多种生理性、病理性因素引起。

2. 心律 正常人心律规则，部分青年人可出现随呼吸改变的心律。吸气时心率增快，呼气时减慢，称为窦性心律不齐，一般无临床意义。听诊发现最常见的心律失常有期前收缩（早搏）和心房颤动（房颤）。期前收缩是指在规则心律基础上，突然提前出现一次搏动，其后有一较长间歇（代偿间歇），可分为房性、交界性和室性三种，在心电图上易于辨认，听诊则难以区分。期前收缩规律出现，可形成联律，如每次窦性搏动后出现一次期前收缩称为二联律；每两次窦性搏动后出现一次期前收缩称为三联律。心房颤动的听诊特点是心律绝对不规则，第一心音强弱不一致和心率快于脉率，称为脉搏短绌，常见于二尖瓣狭窄、冠心病等。

3. 心音 包括第一心音（S1）、第二心音（S2）、第三心音（S3）和第四心音（S4）。通常只能听到第一、第二心音。第三心音可在青少年中闻及。

第一心音：出现在心室收缩早期，标志着心室收缩的开始。心室收缩时二尖瓣、三尖瓣突然关闭，瓣叶突然紧张产生振动而形成。另外，半月瓣的开放及血流冲入大血管所产生的振动、心房、心室肌收缩也参与第一心音的形成。第一心音在心前区各部均可听到，以心尖部最清晰。听诊特点为音调较低钝，强度较响，历时较长，与心尖搏动同时出现。

第二心音：是由血流在主动脉与肺动脉内突然减速和半月瓣突然关闭引起瓣膜振动所产生的，标志心室舒张的开始。听诊特点为音调较高而脆，强度较第一心音弱，历时较短，在心底部最响。

第三心音：出现在心室舒张早期，距第二心音后 0.12～0.18 秒，为低频低振幅的振动。正常情况下只在儿童和青少年中听到。

第四心音：出现在心室舒张末期，约在第一心音前 0.1 秒（收缩期前）。此心音较弱，正常时听不到，如能听到常为病理性。

4. 异常心音 包括心音强度、性质的改变，心音分裂和额外心音。额外心音又包括收缩期喷射音、舒张期奔马律、心包叩击音等。

5. 心脏杂音 指除心音和额外心音外，由心室壁、瓣膜或血管壁振动产生的异常声音。特点是持续时间较长，性质特异，可与心音分开或连续或遮盖心音。由于杂音的不同特性，对某些心脏病的诊断有重要意义。杂音的听诊要注意其部位、性质、时期、传导、强度、体位及呼吸和运动对杂音的影响。

6. 心包摩擦音 指心包脏层与壁层由于生物性或理化因素致纤维蛋白沉积而粗糙，以致在心脏搏动时产生摩擦而出现的声音，见于各种感染性心包炎，也可见于急性心肌梗死、尿毒症和系统性红斑狼疮等非感染性情况。当心包腔有一定积液量后，摩擦音可消失。

五、血管检查

（一）脉搏

检查脉搏主要用触诊。检查脉搏时应注意脉率、节律、紧张度和动脉壁弹性、强弱和波形变化。特别应注意某些特殊脉搏的出现及临床意义。如水冲脉常见于主动脉瓣关闭不全、甲状腺功能亢进；迟脉主要见于主动脉瓣狭窄；交替脉常见于高血压性心脏病、急性心肌梗死和主动脉瓣关闭不全等。

（二）血压

血压通常指动脉血压或体循环血压（systemic blood pressure，BP），是重要的生命体征。

1. 测量方法 血压测定方法有直接测量法和间接测量法。

2. 根据 1999 年 10 月中国高血压联盟参照了 WHO/ISH 指南（1999）公布的中国高血压防治指南的新标准（表 3-4-2）。

表 3-4-2 成人血压水平定义和分类

类别	收缩压（mmHg）	舒张压（mmHg）
理想血压	<120	<80
正常血压	<130	<85
正常高值	130～139	85～89
1 级高血压（轻度）	140～159	90～99
亚组：临界高血压	140～149	90～94
2 级高血压（中度）	160～179	100～109
3 级高血压（重度）	≥180	≥110
单纯收缩期高血压	>140	<90
亚组：临界收缩期高血压	140～149	<90

注：如收缩压与舒张压水平不在一个级别时，按其中较高的级别分类

3. 血压测定的临床意义 3 次非同日血压值达到或超过 140/90mmHg，或仅舒张压达到标准，即可认为有高血压；仅收缩压达到标准则称为收缩期高血压；高血压绝大多数是原发性高血压；约＜5%继发于其他疾病，称为继发性或症状性高血压。血压低于 90/60mmHg 时称为低血压，见于严重病症，如休克、心肌梗死等。收缩压与舒张压之差称为脉压差，当脉压＞40mmHg 时，为脉压增大，见于甲状腺功能亢进、主动脉瓣关闭不全等；若脉压＜30mmHg，则为脉压减小，可见于主动脉瓣狭窄、心包积液及严重衰竭患者。临床上常用汞柱式血压计以间接方法测量血压。

近年来在血压监测方面除了重危患者的床旁监测外尚有动态血压监测（ambulatory blood pressure monitoring，ABPM），是高血压诊治中的一项进展。

（三）周围血管征

1. 枪击音 指在四肢动脉处可听到一种短促如同射枪的声音，称为枪击音，主要见于主动脉瓣关闭不全、甲状腺功能亢进和严重贫血。

2. 毛细血管搏动征 用手指轻压患者指甲末端或以玻片轻压患者口唇黏膜，可使局部发白，当心脏收缩时则局部又发红，随心动周期局部发生有规律的红、白交替改变即为毛细血管搏动征。主要见于脉压增大的疾病，如主动脉瓣重度关闭不全、甲状腺功能亢进等。

第五节 腹部检查

一、腹部的体表标志及分区

（一）体表标志

常用的有肋弓下缘、腹上角、脐、髂前上棘、腹直肌外缘、腹中线、腹股沟韧带（图 3-5-1）。

（二）腹部分区

1. 四区分法 通过脐划一水平线与一垂直线，两线相交，将腹部分为四区，即右上腹、右下腹、左上腹和左下腹。

2. 九区分法 由两条水平线和两条垂直线将腹部分为井字形的九区，上面的水平线为两侧肋弓下缘连线，下面的水平线为两侧髂前上棘连线，通过左、右髂前上棘至腹中线连线的中点划两条垂直线，四线相交将腹部分为左、右季肋部，左、右侧腹（腰）部，左、右髂窝部及上腹部，中腹部和下腹部 9 个区域（图 3-5-2）。

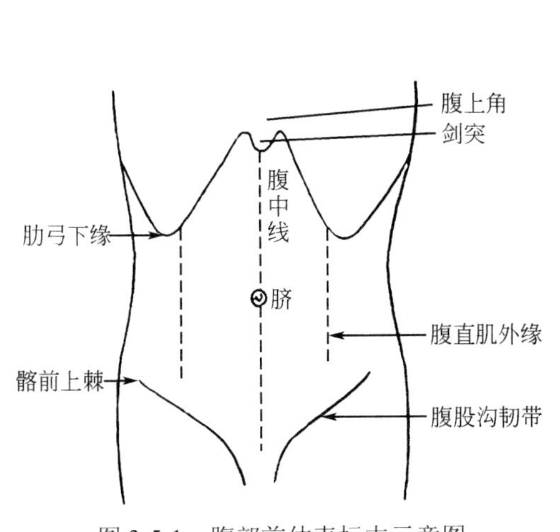

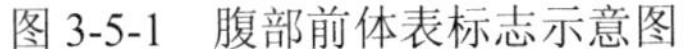
图 3-5-1 腹部前体表标志示意图

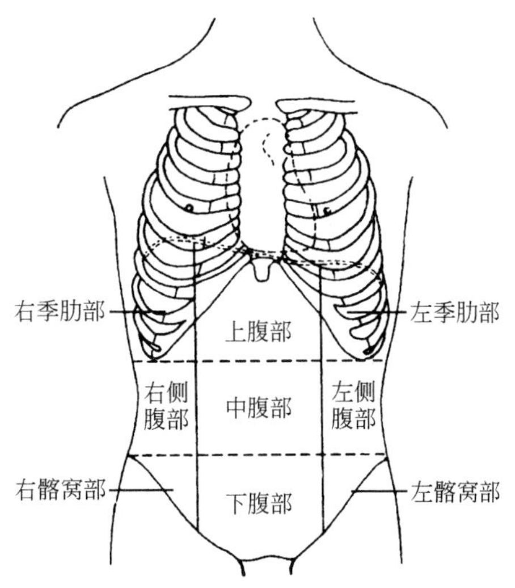

图 3-5-2 腹部体表分区示意图（九分区法）

二、视 诊

1. 腹部外形 应注意是否对称，有无膨隆或凹陷及局部隆起，有腹水或腹部包块时，还应测量腹围大小。正常腹部两侧对称，仰卧腹部平坦或稍凹陷。腹部有明显膨隆或凹陷常见于病理情况。临床上全腹膨隆多见于腹腔积气、气腹、巨大肿块及肥胖；局部膨隆见于肿瘤或包块、疝。全腹凹陷见于显著消瘦、脱水及恶病质；局部凹陷较少见，多由于手术后腹壁瘢痕收缩所致。

2. 呼吸运动 正常人可以见到呼吸时腹壁上下起伏，即为呼吸运动，男性及小儿以腹式呼吸为主，而成年女性则以胸式呼吸为主，腹壁起伏不明显。

3. 腹壁静脉 正常人腹壁皮下静脉一般不显露。腹壁静脉曲张（或扩张）常见于门静脉高压致循环障碍或上、下腔静脉回流受阻而侧支循环形成时，可见腹壁静脉迂曲变粗。

4. 胃肠型和蠕动波 正常人腹部一般看不到胃和肠的轮廓及蠕动波形。当胃肠道发生梗阻时，梗阻近端的胃或肠段饱满而隆起，可显出胃型或肠型，同时伴有该部位的蠕动加强，可看到蠕动波。

腹部视诊时，除上述各项外尚需注意检查皮肤颜色、湿度、皮疹、体毛分布、弹性、腹纹、瘢痕、疝等。

三、触 诊

触诊是腹部检查的主要方法，对腹部体征的认知和疾病的诊断有重要作用。触诊可以进一步确定视诊所见。腹膜刺激征、腹部包块、脏器肿大等疾病主要靠触诊发现。

（一）腹壁紧张度

正常人腹壁有一定张力，但触之柔软，较易压陷。肠胀气、气腹、大量腹水腹壁紧张度增加，但无压痛；急性腹膜炎时，腹壁明显紧张，可硬如木板称为板状腹；局部腹壁紧张可由局部脏器炎症波及腹膜所致，如急性胰腺炎、急性胆囊炎、急性阑尾炎均可引起脏器所在部位腹壁紧张；腹壁紧张度减低常见于慢性消耗性疾病，如大量放腹水后。

（二）压痛及反跳痛

正常腹部触摸时不引起疼痛。如由浅入深按压时发生疼痛，称为压痛；腹腔内脏器炎症、肿瘤、破裂、扭转及腹膜受刺激均可引起压痛；一般为病变所在部位。触诊发现压痛后，手指在该处停留片刻，然后将手迅速抬起，此时患者感疼痛加重，并有痛苦表情，称为反跳痛，提示炎症累及壁腹膜。熟知腹内重要脏器病变所致的压痛点对诊断有很大的价值。常见的压痛点有胆囊触痛点、阑尾压痛点、季肋点、上输尿管点、肋脊点、肋腰点等。

（三）脏器触诊

1. 肝胆触诊 触及肝时应注意检查和描述大小、质地、表面状态和边缘、有无压痛、搏动、摩擦感和震颤。正常人一般在肋缘下触不到肝，通常在右肋缘下不超过 1cm，剑突下不超过 3cm。如超过上述标准，为肝大或肝下移。正常人肝质地软；肝炎、瘀血肝者质地中等硬度；肝癌、肝硬化者肝质硬，表面常有结节，边缘厚薄不一。正常时胆囊隐于肝之后，不能触及。

2. 脾触诊 触诊脾脏时应注意其大小、质地、表面情况、有无压痛等。正常情况下脾不能触及。一旦触到脾，即提示有脾大。

3. 肾触诊 除肾下垂或腹壁松弛外，肾脏一般不能触及。肾肿大常见于肾结核、肾积水、肾积脓、肾肿瘤。另外，泌尿系统有炎症时，在肋脊点、肋腰点、上输尿管点处有压痛，具有临床诊断意义。

4. 腹部包块 除以上脏器外，腹部还可能触及一些包块，包括肿大或异位的脏器、炎症性包块、囊肿、肿大淋巴结及恶性肿瘤、胃内结石、肠内粪块等。

四、叩 诊

正常腹部除肝、脾部位叩诊为浊音或实音外，其余部位叩诊均为鼓音。

五、听 诊

腹部听诊内容包括肠鸣音、血管杂音、摩擦音和搔弹音等。其中以肠鸣音听诊为主，当肠蠕动时，肠管内气体和液体随之而流动，产生的一种断断续续的咕噜声（或气过水声）称为肠鸣音。正常情况下，肠鸣音每分钟 4～5 次；肠鸣音达每分钟 10 次以上，但音调不特别高亢，称为肠鸣音活跃。如次数多且肠鸣音响亮、高亢，甚至呈金属音，称为肠鸣音亢进。

第六节 脊柱与四肢检查

一、脊 柱

脊柱是支持体重、维持躯体姿势的重要支柱，并作为躯体活动的枢纽。脊柱的病变主要表现为疼痛、姿势或形态异常、活动度受限等。检查时应注意其弯曲度，有无畸形、压痛，活动范围是否受限，有无叩击痛等。

1. 脊柱弯曲度 正常人直立时脊柱从侧面观察有四个生理弯曲，即颈段稍向前凸、胸段稍向后凸、腰椎明显向前凸、骶椎明显向后凸。正常人脊柱无侧弯。脊柱后凸：指脊柱过度向后弯曲，也称为驼背。脊柱前凸：指脊柱过度向前凸出性弯曲，多发生在腰椎部位。脊柱离开后正中线向左或右偏曲称为脊柱侧凸。其中姿势性侧凸是指无脊柱结构异常，其脊柱的弯曲度多不固定（特别是早期），改变体位可使侧凸得以纠正。器质性侧凸的特点是改变体位不能使侧凸得到纠正。

2. 脊柱活动度 正常人脊柱有一定活动度，但各部位活动范围明显不同。颈椎段和腰椎段的活动范围最大；胸椎段活动范围较小。脊柱颈段活动受限见于颈椎及其关节、肌肉病变；脊柱腰段活动受限见于腰肌韧带劳损、椎间盘脱出、结核致腰椎骨质破坏等。

二、四肢关节

正常人四肢与关节左右对称，形态正常，无肿胀、无压痛，活动不受限。检查时应注意有无形态异常，如匙状指、杵状指、膝内外翻、骨折与关节脱位、肌肉萎缩、下肢静脉曲张、水肿、运动障碍等。

第七节 神经系统检查

神经系统主要包括中枢神经系统与周围神经系统两大部分。其检查包括脑神经、运动神经、感觉神经、神经反射和自主神经等方面的检查。同时不能忽视意识状态与精神状态的整体检查。这是一项准确性要求很高的专科检查，本文重点讲述反射检查。

一、神经反射检查

反射检查主要有深反射、浅反射、病理反射和脑膜刺激征。

（一）浅反射

1. 角膜反射 嘱被检者向内上注视，以细棉签纤维由角膜外缘向内轻触被检者角膜，正常时该眼睑迅速闭合，称为直接角膜反射。若刺激一侧引起对侧眼睑闭合，则称为间接角膜反射。

2. 腹壁反射 检查者可用火柴杆分上、中、下三个部位，按一定方向迅速轻划被检查者腹壁皮肤，正常时受刺激部位可见腹肌收缩。腹壁反射消失见于昏迷或急腹症患者。

（二）深反射

1. 肱二头肌反射 被检者前臂屈曲 90°，检查者以左手拇指置于被检者肘部肱二头肌腱上，然后右手持叩诊锤叩左拇指指甲，可使肱二头肌收缩，引发屈肘动作。

2. 膝反射 坐位检查时，被检者小腿完全松弛，检查者以左手托起其膝关节使之屈曲 120°，用右手持叩诊锤叩击膝盖髌骨下方股四头肌肌腱，可引起小腿伸展。

3. 跟腱反射 患者仰卧，髋及膝关节稍屈曲，下肢取外旋外展位。检查者左手将被检者足部背屈成直角，以叩诊锤叩击跟腱，反应为腓肠肌收缩，足向跖面屈曲。

（三）病理反射

1. Babinski 征 用棉签沿患者足底外侧缘，由后向前划，至小趾跟部并转向内侧。正常反应为足趾向跖面屈曲，称为 Babinski 征阴性。Babinski 征阳性表现为第一跖趾背曲，其余四趾似扇形展开，见于锥体束损害。

2. Oppenheim 征 医生用拇指及食指沿被检者胫骨前缘用力由上向下滑压。阳性表现同 Babinski 征。

二、脑神经检查

脑神经检查包括嗅神经、视神经（视力、视野、眼底）、三叉神经（面部感觉、咀嚼运动）、面神经、舌下神经等十二对脑神经检查。

三、运动功能检查

运动功能检查包括肌力、肌张力、不随意运动、共济运动检查。

（沈　昕）

第四章　呼吸系统疾病

第一节　急性上呼吸道感染及急性气管-支气管炎

一、急性上呼吸道感染

急性上呼吸道感染（acute upper respiratory tract infections）是指鼻腔、咽或喉部急性炎症的概称，是呼吸道最常见的一种传染病，多数由病毒感染所致，少数由细菌引起。其发病无年龄、性别、职业和地区的差异。不仅具有较强的传染性，少数还可引起严重并发症，应积极防治。

（一）病因

急性上呼吸道感染有 70%～80%由病毒引起。主要有流感病毒（甲、乙、丙）、副流感病毒、呼吸道合胞病毒、腺病毒、鼻病毒、埃可病毒、柯萨奇病毒、麻疹病毒、风疹病毒等。细菌感染可直接或继病毒感染之后发生，以溶血性链球菌为多见，其次为流感嗜血杆菌、肺炎链球菌和葡萄球菌等，偶见革兰氏阴性杆菌。

本病全年皆可发病，冬春季节多发，可通过含有病毒的飞沫或被污染的用具传播，多数为散发性，但常在气候突变时流行。由于病毒的类型较多，人体对各种病毒感染后产生的免疫力较弱且短暂，并且无交叉免疫，同时在健康人群中有病毒携带者，故机体一年内可有多次发病。当有受凉、淋雨、过度疲劳等诱发因素，使全身或呼吸道局部防御功能降低时，原已存在于上呼吸道或从外界侵入的病毒和细菌可迅速繁殖，引起本病，尤其是老幼体弱或有慢性呼吸道疾病如鼻旁窦炎、扁桃体炎者，更易罹患。

（二）临床表现

根据病因不同，临床表现可有不同的类型。

1. 普通感冒　俗称“伤风”或“上感”，又称为急性鼻炎或上呼吸道卡他，以鼻咽部卡他症状为主要表现。起病较急，初期有咽干、咽痒或烧灼感，发病的同时或数小时后，可有喷嚏、鼻塞、流清水样鼻涕，2～3 天后变稠，可伴咽痛，有时由于耳咽管炎使听力减退，也可出现流泪、味觉迟钝、呼吸不畅、声嘶、少量咳嗽等。一般无发热及全身症状，或仅有低热、不适、轻度畏寒和头痛。检查可见鼻腔黏膜充血、水肿、有分泌物，咽部轻度充血。如无并发症，一般经 5～7 天痊愈。

2. 病毒性咽炎和急性喉炎　病毒性咽炎临床特征为咽部发痒和灼热感。当有吞咽疼痛时，常提示有链球菌感染，咳嗽少见。急性喉炎的临床特征为声嘶、讲话困难、咳嗽时疼痛，常有发热、咽炎或咳嗽。体检可见喉部水肿、充血，局部淋巴结轻度肿大和触痛，可闻及喘息声。

3. 疱疹性咽峡炎　表现为明显咽痛、发热，病程约为一周。检查可见咽充血，软腭、腭垂、咽及扁桃体表面有灰白色疱疹及浅表溃疡，周围有红晕，多于夏季发作，多见于儿童，偶见于成人。

4. 咽结膜热 临床表现有发热、咽痛、畏光、流泪、咽及结合膜明显充血。病程4～6天，常发生于夏季，可在游泳时传播，儿童多见。

5. 细菌性咽–扁桃体炎 起病急，明显咽痛、畏寒、发热，体温可达39℃以上。检查可见咽部明显充血，扁桃体肿大、充血，表面有黄色点状渗出物，颌下淋巴结肿大、压痛，肺部无异常体征。

6. 流行性感冒 是由流感病毒引起的急性传染病（简称流感），起病急，以全身症状为主，呼吸道症状轻微为特点。临床上可分为：①单纯型，最常见。主要有畏寒或寒战、发热，体温可高达39～40℃。全身不适、腰背酸痛、无力，部分患者有食欲不振、恶心、便秘等消化道症状。轻症患者类似普通感冒。②肺炎型，好发生于老年、儿童或有慢性基础疾病患者。表现为高热、烦躁、呼吸困难、咳血痰、发绀、肺部可闻及干湿啰音，胸片检查阳性。病程常在10～30天。多数可恢复，少数病例可因呼吸或循环功能衰竭死亡。③胃肠型，以恶心、呕吐、腹泻等消化道症状为主。④中毒型，少见，患者高热不退、昏迷，可有谵妄、抽搐。部分患者可出现循环功能衰竭。

7. 实验室检查 ①血象：病毒性感染，白细胞计数多为正常或偏低，淋巴细胞比例升高。细菌感染有白细胞计数与中性粒细胞增多和核左移现象。②病毒和细菌的测定：通过对病毒或病毒抗体的检测，可判断病毒的类型。细菌培养可判断细菌类型和进行药物敏感试验。

本病可并发中耳炎、气管–支气管炎。部分患者可继发风湿病、肾小球肾炎、心肌炎等。

（三）诊断

根据病史、流行情况、鼻咽部发生的症状和体征，结合周围血象和胸部X线检查可做出临床诊断。病毒和细菌的测定，对病因诊断有意义。

（四）治疗

上呼吸道病毒感染目前尚无特殊抗病毒药物，以对症处理、休息、忌烟、多饮水、保持室内空气流通、防治继发细菌感染为主。

1. 抗感染治疗 细菌感染者合理选用抗生素。经验用药，常选青霉素、第一代头孢菌素、大环内酯类或氟喹诺酮类。病毒感染尚无成熟的抗病毒药，可用金刚烷胺、吗啉胍抗病毒治疗。

2. 对症治疗 可选用含有解热镇痛及减少鼻咽充血和分泌物的抗感冒复合剂或中成药，如对乙酰氨基酚（扑热息痛）、双酚伪麻片等。

3. 中药治疗 板蓝根、银翘解毒片、桑菊感冒片等。

4. 预防 坚持有规律的适合个体的体育活动，增强体质，劳逸适度，生活规则，是预防上呼吸道感染最好的方法。注意对患有呼吸道疾病的患者进行隔离，防止交叉感染。

二、急性气管–支气管炎

急性气管–支气管炎（acute tracheo-bronchitis）是由感染、物理、化学刺激或过敏等因素引起的气管–支气管黏膜的急性炎症。临床主要症状有咳嗽和咳痰，常见于寒冷季节或气候突变时节，也可由急性上呼吸道感染迁延而来。

（一）病因

1. 感染 可以由病毒、细菌直接感染，也可因急性上呼吸道感染的病毒或细菌蔓延引起本病。常见致病菌为流感嗜血杆菌、肺炎链球菌、链球菌、葡萄球菌等。

2. 物理、化学因素 过冷空气、粉尘、刺激性气体或烟雾（如二氧化硫、二氧化氰、氨气、氯气等）的吸入，对气管–支气管黏膜急性刺激等亦可引起。

3. 过敏反应　常见的致敏原包括花粉、有机粉尘、真菌孢子等吸入；或对细菌蛋白质的过敏，引起气管-支气管的过敏炎症反应。

（二）临床表现

1. 症状与体征　起病较急，常先有急性上呼吸道感染症状。全身症状一般较轻，可有发热，38℃左右，多于3～5天降至正常。咳嗽、咳痰，先为干咳或少量黏液性痰，随后可转为黏液脓性，痰量增多，咳嗽加剧，偶尔可痰中带血。咳嗽、咳痰可延续2～3周才消失，如迁延不愈，日久可演变成慢性支气管炎。如支气管发生痉挛，可出现程度不等的气促，伴胸骨后发紧感。体征不多，呼吸音常正常，可以在两肺听到散在干、湿啰音。啰音部位不固定，咳嗽后可减少或消失。

2. 实验室和其他辅助检查　周围血中白细胞计数和分类多无明显改变。细菌感染较重时，白细胞总数和中性粒细胞增高。痰培养可发现致病菌。胸片检查，大多数表现正常或仅有肺纹理增粗。

（三）诊断

根据病史、咳嗽和咳痰等呼吸道症状及两肺散在干、湿啰音等体征，结合血象和胸片检查，可做出临床诊断，进行病毒和细菌检查，可确定病因诊断。

本病需与下列疾病相鉴别：①流行性感冒，起病急骤，发热较高，全身中毒症状如全身酸痛、头痛、乏力等明显，常有流行病史，并依据病毒分离和血清学检查，可供鉴别。②急性上呼吸道感染，鼻咽部症状明显，一般无咳嗽、咳痰，肺部无异常体征。③其他，支气管肺炎、肺结核、肺癌、肺脓肿、麻疹、百日咳等多种肺部疾病可伴有急性支气管炎的症状，应详细检查，以资鉴别。

（四）治疗

1. 一般治疗　休息、保暖、多饮水、足够的热量。

2. 病因治疗　根据感染的病原体及病情轻重情况，可以选用红霉素、罗红霉素、乙酰螺旋霉素、青霉素、阿莫西林（羟氨苄青霉素）等，或用抗病毒药物治疗。多数患者用口服抗菌药物即可，症状较重者可用肌内注射或静脉滴注。

3. 对症治疗　咳嗽无痰，可用右美沙芬、喷托维林（咳必清）或可待因。咳嗽有痰而不易咳出，可选用复方氯化铵合剂、溴己新（必嗽平）等，也可雾化帮助祛痰。中成药止咳祛痰药也可选用。发生支气管痉挛，可用平喘药如茶碱类、β_2肾上腺素受体激动剂等。发热可用解热镇痛剂。

4. 预防　增强体质，防止感冒。改善劳动卫生环境，防止空气污染，净化环境。清除鼻咽、喉等部位的病灶。

第二节　慢性支气管炎

慢性支气管炎（chronic bronchitis，简称慢支）是指气管、支气管黏膜及其周围组织的慢性非特异性炎症。临床上以咳嗽、咳痰或伴有喘息及反复发作的慢性过程为特征。病情若缓慢进展，常并发阻塞性肺气肿甚至肺动脉高压、肺源性心脏病。慢性支气管炎、慢性阻塞性肺气肿如有慢性气道阻塞，通气受限时可统称慢性阻塞性肺疾病（chronic obstructive pulmonary disease，COPD）。它是一种严重危害人民健康的常见病，尤以老年人多见。我国患病率约为3.2%，50岁以上的人群患病率为15%。

一、病　因

慢性支气管炎是由多种致病因素长期、反复作用而致。

（一）病因

1. 感染因素　长期、反复呼吸道感染是慢性支气管炎发病和加重的一个重要因素。主要有病毒、细菌和肺炎支原体。在慢性支气管炎急性发作期分离出来的病毒有鼻病毒、乙型流感病毒、呼吸道合胞病毒等。肺炎链球菌、流感嗜血杆菌、甲型链球菌及奈瑟球菌可能是本病急性发作的最主要病原菌。

2. 理化因素　①大气污染：刺激性烟雾、粉尘、居家环境的污染，特别是有害化学气体如二氧化硫、二氧化氮、臭氧等长期刺激，可损害呼吸道黏膜，使呼吸道的防御功能减退而引起慢性炎症。吸烟是慢性支气管炎发病因素之一。②吸烟：易使支气管黏膜引起鳞状上皮化生，纤毛变短，运动障碍造成气管狭窄、痉挛，增加气道阻力。吸烟年龄越早、吸烟量越大，发病率越高，而戒烟可使症状缓解。

3. 呼吸道防御功能减退　老年体弱、慢性消耗性疾病、营养不良、反复受凉、疲劳均可导致全身或呼吸道抗感染防御能力下降。

4. 过敏因素　过敏因素与慢性支气管炎的发病有一定关系。特别是喘息型慢性支气管炎患者，有过敏史的较多。

5. 其他　气候变化，特别是寒冷空气，能引起支气管黏膜血液循环障碍、黏液分泌物增多，排出受阻可致发病。自主神经功能失调也可能是一个内在因素，大多数患者有自主神经功能失调现象。主要表现为副交感神经功能亢进，如支气管黏膜腺体增生、肥大、分泌亢进，支气管痉挛等。

（二）病理

早期，气道上皮细胞的纤毛发生粘连、倒伏、脱失，上皮细胞空泡变性、坏死、增生、鳞状上皮化生。病程较久而病情又较重者，炎症由支气管壁向周围扩散，黏膜下平滑肌束断裂、萎缩。病变发展至晚期，黏膜有萎缩性改变，气管周围纤维组织增生，造成管壁的僵硬或塌陷。病变蔓延至细支气管和肺泡，可形成肺组织结构破坏或纤维组织增生，进而发生阻塞性肺气肿和间质纤维化。这些变化在并发肺气肿和肺源性心脏病患者中尤为显著。

二、临床表现

（一）症状

本病多缓慢起病，病程较长，反复急性发作而加重。主要症状可概括为“咳、痰、喘、炎”四症，但以长期反复慢性咳嗽最为突出。初期症状较轻微，仅寒冷季节、吸烟、过度劳累、受凉感冒后，可引起急性发作或加重。或由上呼吸道感染迁延不愈，演变发展为慢性支气管炎，以冬季为最重。夏天气候转暖时多可自然缓解。一般白天较轻，早晚加重，晚间睡前有阵咳或排痰。这是因为夜间睡眠后，迷走神经相对兴奋，支气管腺体分泌增多，管腔内蓄积痰液，因而在起床后体位变动时引起刺激所致。痰液一般为白色黏液或浆液泡沫性，偶可带血。急性发作伴有细菌感染时，则变为黏液脓性，咳嗽和痰量亦随之增加。一般无发热，伴感染时可有不规则发热。部分患者有支气管痉挛而出现喘息，常伴有哮鸣音，称为喘息型慢性支气管炎。早期无气促现象。反复发作数年，并发阻塞性肺气肿时，可伴有轻重程度不等的气促，先有劳动或活动后气喘，严重时则喘甚，生活难以自理。

（二）体征

早期可无任何异常体征，急性发作期可有散在的干、湿啰音，多在背部及肺底部，咳嗽后可减少或消失。喘息型者可听到哮鸣音及呼气延长，而且不易完全消失。并发肺气肿时有肺气肿体征，如胸部呈桶状、呼吸运动减弱、语颤减弱或消失、心浊音界缩小、呼吸音减弱等。缺氧明显时可见口唇、指（趾）甲发绀。

（三）临床分型和分期

1. 临床分型　可分为单纯型和喘息型两种。单纯型的主要表现为咳嗽、咳痰；喘息型除有咳嗽、咳痰外尚有喘息，伴有哮鸣音，喘鸣在阵咳时加剧，睡眠时明显。

2. 分期　按病情进展可分为三期：①急性发作期，指在一周内出现脓性或黏液脓性痰，痰量明显增加，或伴有发热等炎症表现，或“咳”“痰”“喘”等症状任何一项明显加剧。②慢性迁延期，指有不同程度的“咳”“痰”“喘”症状迁延一个月以上者。③临床缓解期，经治疗或自然缓解，症状基本消失或偶有轻微咳嗽，少量痰液，保持两个月以上者。

（四）辅助检查

1. 血液检查　细菌感染时白细胞计数、中性粒细胞增多。

2. 痰液检查　痰涂片和痰培养常见肺炎链球菌、流感嗜血杆菌、甲型链球菌及奈瑟球菌。

3. 胸片检查　早期无异常，随着病情发展出现肺纹理增多，呈网状或索状阴影。

4. 呼吸功能检查　早期无明显变化，随着病情进展逐渐出现阻塞性通气功能障碍。

三、诊　断

根据咳嗽、咳痰或伴喘息，每年发病持续 3 个月，连续两年以上，并排除其他心、肺疾病后，可做出诊断。如每年发病持续不足 3 个月，而有明确的客观检查依据（如 X 线、呼吸功能等）亦可诊断。本病需与支气管哮喘、支气管扩张、肺结核、肺癌、矽肺及其他尘肺相鉴别。

四、治　疗

针对慢性支气管炎的病因、病期和反复发作的特点，采取防治结合的综合措施。在急性发作期和慢性迁延期应以控制感染为主，根据痰培养药敏选择抗生素，并辅以祛痰、镇咳药。伴发喘息时，应予以解痉平喘治疗。对临床缓解期宜加强锻炼，增强体质，提高机体抵抗力，预防复发为主，应宣传、教育患者自觉戒烟，避免和减少各种诱发因素。

第三节　慢性肺源性心脏病

慢性肺源性心脏病（简称慢性肺心病），是由肺组织、肺血管或胸廓的慢性病变引起肺组织结构和（或）功能异常，导致肺血管阻力增加，肺动脉压力增高，使右心室扩张或（和）肥厚，伴或不伴右心衰竭的心脏病，诊断时需要排除先天性心脏病和左心病变引起者。

在我国，肺心病是常见病、多发病，主要继发于慢性阻塞性肺疾病。1992 年在北京、湖北、辽宁农村调查 102 230 例居民的慢性肺心病患病率为 4.4‰，其中≥15 岁人群的患病率为 6.7‰。其流行病学特点：患病率随年龄增长而增加；吸烟者明显高于不吸烟者，并与烟龄及日吸烟量密切相关；患病率存在地区差异，东北、西北、华北患病率高于南方地区；农村患病率高于城市；男女无明显差异；冬、春季节和气候骤然变化时，易出现急性发作。

一、病因和发病机制

1. 支气管、肺疾病 以慢性阻塞性肺疾病最为多见，占 80%～90%，其次为支气管哮喘、支气管扩张、重症肺结核、间质性肺炎、尘肺等。

2. 胸廓运动障碍性疾病 较少见，严重的胸廓或脊椎畸形，以及神经肌肉疾病如脊髓灰质炎等引起胸廓活动受限、肺受压、支气管扭曲或变形，导致肺功能受损。

3. 肺血管疾病 较少见，慢性血栓栓塞性肺动脉高压、肺小动脉炎、原因不明的原发性肺动脉高压等导致肺动脉狭窄、阻塞，引起肺血管阻力增加、肺动脉高压和右心室负荷加重，发展成慢性肺心病。

4. 其他 原发性肺泡通气不足、睡眠呼吸暂停低通气综合征等均可产生低氧血症，引起肺血管收缩，导致肺动脉高压，发展成慢性肺心病。

二、临 床 表 现

从慢性肺部疾病发展到肺心病的过程缓慢，初期仅有长时间的呼吸道症状，如咳嗽、咳痰、气喘、肺部不适等。以后逐步出现肺、心功能衰竭及其他器官损害的征象。

（一）肺、心功能代偿期

1. 症状 咳嗽、咳痰、气促，患者感到容易疲劳，动则有气短、心慌等。急性感染时上述症状加重。少数有胸痛或咯血。

2. 体征 主要有肺气肿体征和不同程度的发绀。胸部呈桶状，呼吸运动减弱，语颤减弱，叩诊呈过清音，听诊呼吸音减弱，呼气延长，两肺可听到散在的干、湿啰音，心音遥远，$P_2>A_2$，三尖瓣区可出现收缩期杂音，提示有三尖瓣关闭不全，剑突下心脏搏动增强，提示有右心室肥厚。部分患者因肺气肿使胸腔内压升高，阻碍腔静脉回流而导致颈静脉充盈。

（二）肺、心功能失代偿期

1. 呼吸衰竭 ①症状：呼吸困难加重，常有头痛、失眠、食欲不振，夜间失眠而白天嗜睡（昼夜颠倒现象），甚至出现表情淡漠、神志恍惚、昏睡、昏迷等肺性脑病的表现。②体征：发绀，球结膜充血、水肿，严重时可有视盘水肿等颅内压升高的表现。腱反射减弱或消失，出现病理反射。高碳酸血症导致周围血管扩张的表现，如皮肤潮红、多汗。

2. 右心衰竭 ①症状：心慌、气促更明显，食欲不振、腹胀、恶心呕吐等。②体征：发绀更明显，颈静脉怒张，心脏增大、心率增快，可出现心律失常，剑突下闻及收缩期杂音。肝大且有压痛，肝颈静脉回流征阳性，下肢水肿。

3. 多脏器功能衰竭 严重时可发生肝功能不全，可出现黄疸；肾功能失代偿可出现尿毒症；消化道可见胃、小肠黏膜糜烂、溃疡与食管炎，可并发消化道出血；血液方面可合并弥散性血管内凝血。

三、实验室检查及特殊检查

（一）X 线检查

X 线检查可显示肺部原发病的特征及心脏形态和肺血管的改变。

1. 肺病变的 X 线改变　肺心病多由慢性支气管炎合并阻塞性肺气肿引起。胸部 X 线表现为肺纹理增多、扭曲和变形；肺气肿改变为肺透光度增强，膈肌下降，胸廓增大，侧位前后径增大。

2. 肺血管的 X 线改变　右下肺动脉干扩张，其横径≥15mm；右下肺动脉干横径与气管横径比值≥1.07；后前位肺动脉段凸度≥3mm，中央动脉扩张，外周血管纤细，形成“残根”征。

3. 心脏的 X 线改变　心尖上翘或圆凸，右前斜位片显示肺动脉圆锥部凸出，侧位片示心前缘向前凸出。心脏的大小与肺部原发病有关，如肺气肿患者心胸比值常＜0.4，而肺结核和肺纤维化的心胸比值常＞0.5。

（二）心电图检查

由于肺气肿的低电压现象，又因成人左心室比右心室肥厚，轻微改变难以从心电图上显示。只有当右心室明显肥厚超过左心室，心电图上才有改变。故心电图在肺心病时的阳性率仅有 30%左右。主要表现有右心室肥大改变，如电轴右偏、额面平均电轴≥+90°、重度顺钟向转位、RV_1+SV_5≥1.05mV 及肺型 P 波。

（三）超声心动图检查

通过测定右心室流出道内径（≥30mm）、右心室内径（≥20mm）、右心室前壁的厚度≥5mm、左右心室内径比值（＜2）、右肺动脉内径或肺动脉干及右心房增大等指标，可诊断为慢性肺心病。

（四）血气分析

肺心病的病因很多，发生低氧血症和高碳酸血症的机制不同，但基本原因是肺泡通气不足、通气/血流比例失调、弥散功能损害和分流。当 PaO_2＜60mmHg、$PaCO_2$＞50mmHg 时，表示有呼吸衰竭。

（五）血液检查

红细胞及血红蛋白可升高。全血黏度及血浆黏度可增加；合并感染时白细胞总数增高，中性粒细胞增加。部分患者可有肾功能或肝功能改变、电解质紊乱。

四、诊断和鉴别诊断

（一）诊断

1. 病史　有慢性支气管炎、肺气肿、其他胸肺疾病或肺血管病变。

2. 临床表现　肺动脉高压、右心室增大或右心功能不全表现，如 P_2＞A_2、颈静脉怒张、肝大压痛、肝颈静脉反流征阳性、下肢水肿及体静脉压升高等。

3. 实验室及特殊检查　心电图、胸片、超声心动图有右心增大肥厚的征象。

（二）鉴别诊断

肺心病应与冠心病、风心病、缩窄性心包炎、原发性心肌病、先天性房间隔缺损等鉴别。慢性肺心病合并冠心病时鉴别有较多困难，应详细询问病史，并结合体格检查和有关心、肺功能检查加以鉴别。

五、并 发 症

1. 肺性脑病 是由于呼吸功能衰竭所致缺氧、二氧化碳潴留而出现的精神障碍及神经系统症状的一种临床综合征。需要除外脑动脉硬化、严重电解质紊乱、单纯性碱中毒、感染中毒性脑病等。肺性脑病是慢性肺心病死亡的首要原因。

2. 酸碱失衡及电解质紊乱 肺心病可发生各种不同类型的酸碱失衡及电解质紊乱，使呼吸衰竭、心力衰竭、心律失常的病情更为恶化，应进行严密监测，正确判断酸碱失衡及电解质紊乱，及时采取处理措施。常见呼吸性酸中毒、呼吸性酸中毒合并代谢性酸中毒、呼吸性酸中毒合并代谢性碱中毒。

3. 心律失常 多表现为房性期前收缩及阵发性室上性心动过速，其中以紊乱性房性心动过速最具特征性，也可有心房扑动及心房颤动。少数病例由于急性严重心肌缺氧，可出现心室颤动甚至心搏骤停，应注意与洋地黄中毒等引起的心律失常相鉴别。

4. 休克 慢性肺心病休克并不多见，一旦发生，预后不良。发生原因有严重感染、失血（多由上消化道出血所致）、严重心力衰竭或心律失常。

5. 其他 并发症如消化道出血、弥散性血管内凝血。

六、治 疗

由于慢性阻塞性肺疾病是慢性肺心病的主要基础疾病，急性呼吸道感染是肺心病急性发作最常见的诱因，因此，治疗慢性肺心病急性发作的主要环节包括控制感染；保持呼吸道通畅，改善呼吸功能；纠正缺氧和二氧化碳潴留；控制呼吸和心力衰竭；积极处理并发症。在肺心病急性发作后的缓解期主要注意恢复其心肺功能、提高抗病能力，预防再度急性发作。由于肺心病患者的肺脏和气道病理改变难以修复，所以治疗目标多为缓解肺心病的发展进程或减轻症状。

（一）急性加重期

1. 控制感染 在没有痰培养结果前，根据感染的环境及痰涂片革兰氏染色选用抗生素。社区获得性感染以革兰氏阳性菌占多数，医院内感染则以革兰氏阴性菌为主；根据痰菌培养及药物敏感试验选择抗生素。常用青霉素类、氨基糖苷类、喹诺酮类及头孢菌素类等抗感染药物。应用抗生素的原则：早期、足量、联合、敏感、静脉。应用抗生素的指征：发热、症状加重、白细胞异常等。

2. 保持呼吸道通畅，纠正缺氧和二氧化碳潴留 祛痰：祛痰剂、雾化、翻身拍背、吸痰；解痉平喘：扩张支气管药物；建立人工气道：气管插管或气管切开；氧疗：可用鼻导管吸氧或面罩给氧；应用呼吸兴奋剂；必要时使用呼吸机。

3. 控制心力衰竭 慢性肺心病心力衰竭患者一般在积极控制感染、改善呼吸功能后心力衰竭便能得到改善，如果患者尿量增多，水肿消退，则不需加用控制心力衰竭药物。但对治疗无效的重症患者，可适当选用利尿药、正性肌力药或血管扩张药物。

（1）利尿药：原则上使用作用轻、小剂量的利尿药，利尿药应用不当可出现低钾、低氯性碱中毒，痰液黏稠不易排痰和血液浓缩，应注意预防。

（2）正性肌力药：单用利尿药能控制心力衰竭则不用正性肌力药。原则：小剂量、作用快、排泄快，如毒毛花苷 K 或毛花苷丙。应用指征：①感染已被控制、呼吸功能已改善、用利尿药后有反复水肿的心力衰竭患者；②以右心衰竭为主要表现而无明显感染的患者；③合并急性左心衰竭的患者。

（3）血管扩张药：对部分顽固性心力衰竭有一定效果，但并不像治疗其他心脏病那样效果明显。顽固性心力衰竭者适用。

4. 控制心律失常 一般经过治疗慢性肺心病的感染、缺氧后，心律失常可自行消失。

（二）缓解期

缓解期采用中西医结合的综合治疗措施。

增强患者的免疫功能；去除诱发因素，减少或避免急性加重期的发生；康复治疗，使肺、心功能得到部分或全部恢复；长期家庭氧疗，氧流量 1～2 升/分，吸氧时间＞15 小时/天；营养支持治疗等。

第四节 支气管哮喘

支气管哮喘是由多种细胞（如嗜酸粒细胞、肥大细胞、T 淋巴细胞、中性粒细胞、气道上皮细胞等）和细胞组分参与的气道慢性炎症性疾病。对易感者，此类炎症可引起不同程度的广泛多变的可逆性通气受限，产生反复发作性喘息、呼吸困难、胸闷和（或）咳嗽等症状，多在夜间或凌晨发作、加剧，这种慢性炎症与气道高反应性相关，多数患者可自行缓解或经治疗缓解。

世界各国哮喘的患病率相差较大，从 0.3%～17%不等，个别地区甚至高达 20%～30%。新西兰、澳大利亚、美国等地的患病率较高，且呈上升趋势。我国五大城市的资料显示同龄儿童的哮喘患病率为 3%～5%。一般认为儿童患病率高于青壮年，老年人群的患病率有增高的趋势。成年男女患病率大致相同，发达国家高于发展中国家，城市高于农村。约 40%的患者有家族史。

一、病因和发病机制

哮喘的病因和发病机制非常复杂，迄今尚未完全阐明，可能与遗传因素、变态反应性炎症、神经系统功能异常及多种环境因素有关。

（一）病因

哮喘的病因并不十分清楚，与多基因遗传有关，同时受环境因素的影响。

1. 遗传因素 许多调查资料表明，哮喘患者亲属患病率高于群体患病率，而且亲缘关系越近，患病率越高；患者病情越严重，其亲属患病率也越高。目前，哮喘的相关基因尚未完全明确。

2. 环境因素 主要包括某些诱发因素，如尘螨、花粉、真菌、动物毛屑、二氧化硫、氨气等各种特异和非特异性吸入物；感染，如细菌、病毒、原虫、寄生虫等所致感染；食物，如鱼、虾、蟹、蛋类、牛奶等；药物，如普萘洛尔、阿司匹林等；气候变化、运动、妊娠等都可能是哮喘的诱发因素。

（二）发病机制

哮喘的发病机制尚未完全清楚，包括免疫-炎症反应、神经机制和气道高反应性及其相互作用。

哮喘的炎症反应是由多种炎症细胞、炎症介质和细胞因子参与的相互作用的结果，关系十分复杂，有待进一步研究。

神经因素被认为是哮喘发病的重要环节。支气管接受复杂的自主神经支配。除胆碱能神经、肾上腺素能神经外，还有非肾上腺素能非胆碱能神经系统。支气管哮喘与β肾上腺素受体功能低下和迷走神经张力亢进有关，并可能存在有α肾上腺素能神经的反应性增加。非肾上腺素能非胆碱能可释放舒张支气管平滑肌的神经介质如血管活性肠肽、一氧化氮，以及收缩支气管平滑肌的介质如P物质、神经激肽，两者平衡失调，则可引起支气管平滑肌收缩。

气道高反应性，表现为气道对各种刺激因子出现过强或过早的收缩反应，是哮喘患者发生发展的另一个重要因素。

二、临 床 表 现

哮喘呈反复发作的慢性病程。发作期与缓解期交替出现。急性发作时起病快，多数患者发病前常有明显的过敏原接触史或诱因。

（一）症状

1. 先兆症状 部分患者发作前有鼻痒、眼睑痒、打喷嚏、流涕、流泪、干咳等。

2. 呼吸困难 继先兆症状之后出现胸闷、胸部紧迫甚至窒息感。10～15 分钟后发生呼气性呼吸困难，严重者被迫采取坐位或呈端坐呼吸。可持续数十分钟到数小时，自行或经支气管舒张药治疗后缓解。某些患者在缓解数小时后可再次发作。在夜间及凌晨发作和加重常是哮喘的特征之一。

3. 咳嗽、咳痰 一般为干咳。发作期咳嗽减轻，以喘息为主，待发作缓解时咳嗽、咳痰加重，咳出较多白色泡沫痰或黏液性痰栓。合并感染时咳脓痰，少数患者以咳嗽为唯一表现。

4. 其他 少数患者可有呕吐、大小便失禁。重度者可有神经精神症状，如头痛、焦虑、嗜睡、昏迷等。

（二）体征

发作程度轻重及病程长短不等，而体征有所不同。轻度者可仅有两肺呼气音延长及散在的哮鸣音；中、重度者有明显的肺过度充气体征，甚至哮鸣音减弱或消失；危重患者或并发气胸或纵隔气肿，则出现相应体征。

典型者发作时胸部呈过度充气状态，有广泛的哮鸣音，呼气音延长。严重哮喘发作出现心率增快、奇脉、胸腹反常运动和发绀。

非发作期体检可无异常。

三、实验室检查及特殊检查

1. 血象及血液检查 发作期红细胞及血红蛋白多正常，嗜酸粒细胞可增高。如有细菌感染时白细胞总数及中性粒细胞可增高。外源性哮喘时血清 IgE 水平显著升高，一种或多种特异性 IgE 升高。

2. 痰液检查 痰多呈白色泡沫状。合并感染时可呈黏液脓性，显微镜检可见由嗜酸粒细胞膜蛋白形成的夏科-莱登结晶及在细支气管内塑形而成的黏液栓即库什曼螺旋体，并可见大量嗜酸粒细胞。

3. 呼吸功能检查 ①通气功能：哮喘发作时呈阻塞性通气功能障碍，呼气流速指标均显著下降，第 1 秒用力呼气量（FEV_1）、FEV_1 占预计值的百分率（$FEV_1\%$），1 秒率（第 1 秒用力呼气量占用力肺活量比值（FEV_1 / FVC%）及最高呼气流量均减少，其中 FEV_1%最为可靠。肺容量指标可见用力肺活量减少、残气量增加、功能残气量和肺总量增加，残气量占肺总量百分比增高。缓解期通气功能指标可逐渐恢复。病变迁延、反复发作者，其通气功能可逐渐下降。②支气管激发试验：用以测定气道反应性。常用吸入激发剂为醋甲胆碱、组胺、甘露醇等。吸入激发剂后其通气功能下降、气道阻力增加。如 FEV_1 下降≥20%，可诊断为激发试验阳性。③支气管舒张试验：用以测定气道可逆性。有效的支气管舒张药可使发作时的气道痉挛得到改善，肺功能指标好转。常用吸入型的支气管舒张剂如沙丁胺醇、特布他林及异丙托溴铵等。

4. 动脉血气分析　哮喘发作时由于气道阻塞且通气分布不均，通气/血流值失衡，可致肺泡-动脉血氧分压差增大；中、重度发作时 PaO_2 下降，$PaCO_2$ 多正常或偏低，一旦升高则提示病情严重，发生呼吸性酸中毒；由于过度通气可使 $PaCO_2$ 下降，pH 上升，发生呼吸性碱中毒。若重症哮喘，病情进一步发展，气道阻塞严重，可有缺氧及 CO_2 滞留，$PaCO_2$ 上升，表现为呼吸性酸中毒，若缺氧明显，可合并代谢性酸中毒。

5. X 线检查　急性发作期可见肺透亮度增强，肺门血管影加深，同时应注意肺不张、气胸及纵隔气肿等并发症。缓解期多无异常。

6. 特异性变应原的检测　哮喘患者大多数伴有过敏体质，对众多的变应原和刺激物敏感。测定变应性指标结合病史有助于对患者的病因诊断和脱离致敏因素的接触。方法有体外检测特异性 IgE 和在体试验：①皮肤过敏原测试，用于指导避免过敏原接触和脱敏治疗，临床较为常用；②吸入过敏原测试，有一定的危险性，目前临床应用较少。在体试验应尽量防止发生过敏反应。

四、诊断和鉴别诊断

（一）诊断标准

（1）反复发作喘息、气急、胸闷或咳嗽，多与接触变应原、冷空气、物理或化学性刺激、病毒性上呼吸道感染、运动等有关。

（2）发作时在双肺可闻及散在或弥漫性、以呼气相为主的哮鸣音，呼气相延长。

（3）上述症状可经治疗缓解或自行缓解。

（4）排除可引起喘息或呼吸困难的其他疾病。

（5）临床表现不典型者（如无明显喘息或体征）应有下列三项中至少一项阳性：①支气管激发试验或运动试验阳性；②支气管舒张试验阳性；③昼夜最高呼气流量变异率≥20%。

符合（1）～（4）条或（4）、（5）条者，可以诊断为支气管哮喘。

（二）支气管哮喘的分期及控制水平分级

支气管哮喘可分为急性发作期、非急性发作期。

1. 急性发作期　是指气促、咳嗽、胸闷等症状突然发生或加重，常有呼吸困难，以呼气量降低为特征，常因接触变应原等刺激物或治疗不当所致。哮喘急性发作时其程度轻重不一，病情加重可在数小时或数天内出现，偶尔可在数分钟内危及生命，故应对病情做出正确评估，以便给予及时有效的紧急治疗。哮喘急性发作时根据严重程度可分为轻度、中度、重度和危重 4 级。

2. 非急性发作期（慢性持续期）　指急性发作后的间歇期。患者即使没有急性发作，但在相当长的时间内仍有不同频度和（或）不同程度的喘息、咳嗽、胸闷等症状，肺通气功能下降。

目前认为长期评估哮喘的控制水平是更为可靠和有用的严重性评估方法，对哮喘的评估和治疗具有很大的指导意义。哮喘控制水平分为控制、部分控制和未控制 3 个等级。

（三）鉴别诊断

1. 左心衰竭引起的喘息样呼吸困难 过去称为心源性哮喘。患者多有高血压、冠心病、风湿性心脏病等病史。表现为阵发性咳嗽，咳粉红色泡沫痰，两肺可闻及广泛的湿啰音和哮鸣音，心界向左扩大，心率增快，心尖部可闻及奔马律。进行胸部 X 线检查时，可见心脏增大、肺淤血征象，有助于鉴别。

2. 慢性阻塞性肺疾病 多见于中老年人，有慢性咳嗽、咳痰史，喘息长年存在，急性加重期症状加重。患者多有长期吸烟或接触有害气体的病史，有肺气肿体征。但临床上严格将慢性阻塞性肺疾病和哮喘区分有时十分困难，用支气管舒张剂、口服或吸入激素作治疗性试验可能有所帮助。慢性阻塞性肺疾病可与哮喘同时存在。

3. 上气道阻塞 可见于中央型支气管肺癌、异物吸入等，导致支气管狭窄或伴发感染时，可出现喘鸣或类似哮喘样呼吸困难、肺部可闻及哮鸣音。但根据病史，特别是出现吸气性呼吸困难，以及痰液细胞学或细菌学检查、胸部 X 线摄片、CT 检查或支气管镜检查等，常可明确诊断。

五、治　　疗

目前无特效的治疗方法，但长期规范化治疗可使哮喘症状得到控制，减少复发乃至不发作。哮喘的防治目标：①控制症状；②防止反复发作及加重；③改善肺功能和气道高反应性到最佳水平；④维持正常生活和工作能力；⑤避免哮喘治疗中药物的副作用；⑥避免哮喘的致命性后果。为达到上述目标，总的防治策略：①教育患者；②训练患者对病情严重度的评价和自我监测；③避免和控制激发因素；④制订长期的防治方案，按阶梯规范调整（升阶或降阶）药物疗法；⑤制订急性发作时的处理方案；⑥正规化的管理和随访。

（一）脱离变应原

部分患者能找到引起哮喘发作的变应原或其他非特异刺激因素，立即使患者脱离变应原的接触是防治哮喘最有效的方法。

（二）药物治疗

1. 缓解哮喘发作 药物主要作用为舒张支气管，也称为支气管舒张药。

（1）β_2 肾上腺素受体激动剂（简称 β_2 受体激动剂）：是控制哮喘急性发作的首选药物。常用的短效 β_2 受体激动剂有沙丁胺醇、特布他林和非诺特罗等，作用时间为 4～6 小时。长效 β_2 受体激动剂有福莫特罗、沙美特罗及丙卡特罗，作用时间为 10～12 小时。长效 β_2 受体激动剂还具有一定的抗气道炎症、增强黏液-纤毛运输功能的作用。

（2）抗胆碱药：吸入抗胆碱药如异丙托溴铵，为胆碱能受体（M 受体）拮抗剂，具有舒张支气管和减少痰液分泌的作用。本药与 β_2 受体激动剂联合吸入有协同作用，尤其适用于夜间哮喘及多痰的患者。

（3）茶碱类：是目前治疗哮喘的有效药物。茶碱与糖皮质激素合用具有协同作用。口服给药：包括氨茶碱和控（缓）释茶碱，用于轻、中度哮喘。静脉给药主要应用于重、危症哮喘。

2. 控制或预防哮喘发作 药物主要治疗哮喘的气道炎症，亦称为抗炎药。

（1）糖皮质激素：由于哮喘的病理基础是慢性非特异性炎症，糖皮质激素是当前控制哮喘发作最有效的药物，可分为吸入、口服和静脉用药。吸入治疗是目前推荐长期抗炎治疗哮喘的最常用方法。常用吸入药物有倍氯米松、布地奈德、氟替卡松、糠酸莫米松等。通常需要规律吸入一周以上方能生效。

（2）白三烯调节剂：通过调节白三烯的生物活性而发挥抗炎作用，同时具有舒张支气管平滑肌作用。

（3）其他药物：酮替酚和新一代组胺 H_1 受体拮抗剂如阿司咪唑、氯雷他定等。

（三）急性发作期的治疗

急性发作期的治疗目的是尽快缓解气道阻塞，纠正低氧血症，恢复肺功能，预防进一步恶化或再次发作，防止并发症。一般根据病情的程度进行综合性治疗。

1. 轻度　每日定时吸入糖皮质激素；出现症状时吸入短效 β_2 受体激动剂，效果不佳时可加用口服 β_2 受体激动剂控释片或小量茶碱控释片或加用。抗胆碱药如异丙托溴铵气雾剂吸入。

2. 中度　吸入倍氯米松一般为每日 500～1000μg；规则吸入 β_2 受体激动剂或联合抗胆碱药吸入或口服长效 β_2 受体激动剂。若不能缓解，可持续雾化吸入 β_2 受体激动剂（或联合用抗胆碱药吸入），或口服糖皮质激素（<60mg/d）。必要时可用氨茶碱静脉注射。

3. 重度至危重度　应立即吸氧，联用糖皮质激素及平喘药物。注意维持水电解质平衡，防止失水造成痰液黏稠咳不出，或痰栓形成阻塞气道。纠正酸碱失衡。病情恶化缺氧严重不能纠正者，可进行机械通气治疗。选用敏感抗生素治疗合并的下呼吸道感染。消除诱因，避免接触过敏原，注意并发症的及时处理，如气胸、纵隔气肿的及时引流。

（四）哮喘非急性发作期的治疗

哮喘患者气道的慢性炎症病理生理改变仍然存在，因此，必须制订哮喘的长期治疗方案。根据哮喘的控制水平选择合适的治疗方案。

（五）免疫疗法

免疫疗法分为特异性和非特异性两种，前者又称为脱敏疗法（或称为减敏疗法）。

1. 特异性疗法　由于 60%的哮喘发病与特异性变应原有关，采用特异性变应原（如螨、花粉等）作定期反复皮下注射的方法，剂量由低至高，以避免产生免疫耐受性，使患者脱（减）敏。

2. 非特异性疗法　如注射卡介苗、转移因子、疫苗等生物制品抑制变应原反应，有一定辅助的疗效。

六、哮喘的教育与管理

脱离变应原的接触是提高疗效，减少复发，提高患者生活质量的重要措施。在医生指导下患者要学会自我管理、学会控制病情。医生应为每个初诊哮喘患者制订防治计划，使其了解或掌握相关知识和内容。

（沈　昕）

第五节　支气管扩张症

支气管扩张症（bronchiectasis）是一种解剖异常疾病，是指直径大于 2mm 中等大小的近端支气管由于管壁的肌肉和弹性组织破坏引起的异常扩张。本病多见于儿童和青年，大多继发于急、慢性呼吸道感染和支气管阻塞后，反复发生的支气管炎症，致使支气管壁结构破坏，引起支气管异常和持久性扩张。临床主要表现为慢性咳嗽、咳大量脓痰和（或）反复咯血。

一、病因和发病机制

支气管扩张的主要病因是支气管-肺组织感染和支气管阻塞。两者相互影响，促使支气管扩张的发生和发展。部分为先天性支气管缺陷或遗传性疾病，如囊性纤维化、先天性γ球蛋白血症、纤毛无运动综合征等；较多则为后天获得性疾病，常并发于百日咳、麻疹肺炎、肺结核、异物吸入等；另有约30%支气管扩张患者病因未明。

在支气管扩张形成的机制中，支气管的阻塞、感染和牵拉是三个主要因素。

二、临 床 表 现

（一）症状

1. 慢性咳嗽、大量脓痰 体位改变时咳嗽咳痰明显，这是由于支气管扩张部位分泌物积储，体位改变时分泌物刺激支气管黏膜引起咳嗽和排痰。其严重度可用痰量估计：轻度＜10ml/d；中度10～150ml/d；重度＞150ml/d。痰液收集于玻璃容器中静置后可出现分层的特征：上层为泡沫；中层为混浊黏液；下层悬脓性成分为坏死组织沉淀物。如有厌氧菌感染，痰有恶臭。引起感染的常见病原体为铜绿假单胞菌、金黄色葡萄球菌、流感嗜血杆菌、肺炎链球菌和卡他莫拉菌。

2. 反复咯血 50%～70%的患者有不同程度的咯血，从痰中带血至大量咯血，咯血量与病情严重程度、病变范围有时不一致。部分患者以反复咯血为唯一症状，临床上称为“干性支气管扩张”，其病变多位于引流良好的上叶支气管。

3. 反复肺部感染 其特点是同一肺段反复发生肺炎并迁延不愈。由于扩张的支气管清除分泌物的功能丧失，引流差，易于反复发生感染。

4. 慢性感染中毒症状 如反复感染，可出现发热、乏力、食欲减退、消瘦、贫血等。

（二）体征

早期或干性支气管扩张可无异常肺部体征，病变严重或继发感染时常在下胸部、背部闻及固定而持久的局限性粗湿啰音，有时可闻及哮鸣音，部分慢性患者伴有杵状指（趾）。出现肺气肿、肺心病等并发症时有相应体征。

三、实验室检查及特殊检查

1. 实验室检查 痰液检查常显示含有丰富的中性粒细胞及定植或感染的多种微生物。痰涂片染色及痰细菌培养结果可指导抗生素治疗。

2. X 线检查 胸片可见肺纹增加、囊腔形成和肺不张等。

根据其发现情况可表现为：①无特殊发现，尤其在早期阶段，柱状支气管扩张在平片上不易显示，占7%～10%；②肺纹理粗乱，支气管壁增厚及周围结缔组织增生，可显示肺纹理增多、变粗、紊乱、边缘模糊。③肺实质炎症，为继发感染的结果，X线表现为小斑片状模糊影或大片状非均匀的密度增高影。④肺不张，支气管扩张常和肺不张并存，两者互为因果。⑤蜂窝状或卷发状表现，见于囊状支气管扩张，薄壁透亮区附近常有肺纹理改变及肺实质炎症，囊内有时见气液平面。

支气管造影可明确诊断支气管扩张，是经导管或支气管镜在气道表面滴注不透光的碘脂质造影

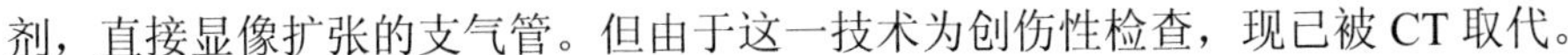

剂，直接显像扩张的支气管。但由于这一技术为创伤性检查，现已被 CT 取代。

CT 检查可在横断面上清楚地显示扩张的支气管，高分辨 CT 提高了 CT 诊断支气管扩张的敏感性。由于其无创、易重复、易被患者接受，现已成为支气管扩张的主要诊断方法。

3. 纤维支气管镜检查　这一检查不是用来诊断支气管扩张，而是确定阻塞存在与否、出血的来源和清除分泌物。通过支气管镜黏膜活检可有助于纤毛功能障碍的诊断。

四、诊断和鉴别诊断

1. 诊断　根据慢性咳嗽、大量脓痰、反复咯血的病史和既往有诱发支气管扩张的呼吸道感染史，高分辨 CT 显示支气管扩张的异常影像学改变，即可明确诊断为支气管扩张。纤维支气管镜检查或局部支气管造影，可明确出血、扩张或阻塞的部位。

2. 鉴别诊断　本病主要与慢性支气管炎、肺脓肿、肺结核、先天性肺囊肿、支气管肺癌等进行鉴别，参考胸片、高分辨 CT、纤维支气管镜和支气管造影的特征常可明确诊断。

五、治　　疗

1. 病因治疗　治疗基础疾病。对活动性肺结核伴支气管扩张者应积极行抗结核治疗，低免疫球蛋白血症可用免疫球蛋白替代治疗、囊性纤维化的治疗等。

2. 控制感染　抗生素的选择要根据感染细菌的种类，同时考虑到药物的特性及对支气管分泌物和肺组织的穿透力等。

出现痰量及其脓性成分增加等急性感染征象时需应用抗生素。开始时经验治疗，后依据痰革兰氏染色和痰培养指导抗生素应用。

3. 改善气流受限　支气管舒张剂可改善气流受限，并协助清除分泌物，伴有气道高反应及可逆性气流受限的患者常有明显疗效。

4. 清除气道分泌物　体位引流是支气管扩张患者清除分泌物的有效措施，可先雾化吸入以湿化气道改善纤毛的清除功能而增强排痰效果；同时吸入支气管扩张剂如β_2受体激动剂、胆碱能受体拮抗剂，以及给予祛痰剂、黏液裂解剂如溴己新（必嗽平）、氨溴索（沐舒坦）扩张支气管，稀释痰液。然后按病变部位，采用不同体位加以引流排痰。

5. 外科治疗　扩张支气管的外科手术切除，应从病变的性质和范围结合患者的全身情况加以考虑。

第六节　肺　　炎

肺炎（pneumonia）是指终末气道、肺泡和肺间质的炎症，主要由病原微生物、物理化学因素、免疫损伤、过敏及药物等因素引起的临床常见病。其中细菌性肺炎是最常见的肺炎，对儿童及老年人的健康威胁很大。近年来，尽管应用强力的抗菌药物和有效的疫苗，但肺炎总的病死率不再降低，甚至有所上升，可能与病原体变迁、产生耐药菌、吸烟人群增多及人口老龄化等有关。肺炎病死率门诊肺炎患者＜1%～5%，住院患者平均为 12%，入住重症监护病房者约占 40%。

病原体到达下呼吸道后，孳生繁殖，引起肺泡毛细血管充血、水肿，肺泡内纤维蛋白渗出及炎性细胞浸润。除了金黄色葡萄球菌、铜绿假单胞菌和肺炎克雷伯菌等可引起肺组织的坏死易形成空洞外，肺炎治愈后多不遗留瘢迹，肺的结构与功能均可恢复。

肺炎按病理解剖学或影像学分类，可分为大叶性（肺泡性）肺炎、小叶性（支气管性）肺炎和间质性肺炎等。

肺炎按病因学分类，可分为细菌性肺炎如肺炎链球菌、金黄色葡萄球菌、肺炎克雷伯菌、流感嗜血杆菌、铜绿假单胞菌肺炎等；非典型病原体所致肺炎如军团菌、支原体和衣原体等；病毒性肺炎如冠状病毒、腺病毒、流感病毒、麻疹病毒等；肺真菌病如白念珠菌、曲霉菌等；其他病原体所致肺炎如立克次体（如 Q 热立克次体）、寄生虫（如肺包虫、肺吸虫、肺血吸虫）等；理化因素所致的肺炎如放射性损伤引起的放射性肺炎，胃酸吸入引起的化学性肺炎等。

肺炎按患病环境分类，可分为社区获得性肺炎和医院获得性肺炎。社区获得性肺炎是指在医院外罹患的感染性肺实质炎症，包括具有明确潜伏期的病原体感染而在入院后平均潜伏期内发病的肺炎；医院获得性肺炎是指患者入院时不存在，也不处于潜伏期，而于入院 48 小时后在医院（包括老年护理院、康复院等）内发生的肺炎。

肺炎的诊断程序：①确定肺炎诊断；②评估严重程度；③确定病原体。

一、肺炎链球菌肺炎

肺炎链球菌肺炎是由肺炎链球菌（*Streptococcus pneumoniae*）或称为肺炎球菌（*Pneumococcal pneumoniae*）所引起的肺炎，约占社区获得性肺炎的半数。起病急骤，以高热、寒战、咳嗽、血痰及胸痛为特征。胸部 X 线片呈肺段或肺叶急性炎性实变，近年来因抗菌药物的广泛使用，致使本病的起病方式、症状及 X 线改变均不典型。

（一）病因和发病机制

肺炎链球菌于 1881 年首先由巴斯德培养和分离出来，为革兰氏染色阳性球菌，多成双排列或短链排列。有荚膜，其毒力大小与荚膜中的多糖结构及含量有关。根据荚膜多糖的抗原特性，肺炎链球菌可分为 86 个血清型。成人致病菌多属 1～9 及 12 型，以第 3 型毒力最强，儿童则多为 6、14、19 及 23 型。从 50%～60%的正常人上呼吸道可培养出肺炎链球菌，带菌率常随年龄、季节及免疫状态的变化而有差异，以冬春季阳性率为高。

本病以冬季与初春多见，常与呼吸道病毒感染相伴行。患者常为原先健康的青壮年、老年及婴幼儿，男性较多见。吸烟者、慢性支气管炎、支气管扩张、充血性心力衰竭、慢性病患者及免疫抑制宿主均易受肺炎链球菌侵袭。

当机体免疫功能受损时，有毒力的肺炎链球菌入侵人体而致病。肺炎链球菌除引起肺炎外，少数可发生菌血症或感染性休克，老年人及婴幼儿的病情尤为严重。肺炎链球菌不产生毒素，不引起原发性组织坏死或形成空洞。其致病力是由于有高分子多糖体的荚膜对组织的侵袭作用，首先引起肺泡壁水肿，出现白细胞与红细胞渗出，含菌的渗出液经 Cohn 孔向肺的中央部分扩展，甚至累及几个肺段或整个肺叶。病变开始于肺的外周，叶间分界清楚。

（二）临床表现

1. 症状 发病前常有受凉、淋雨、疲劳、醉酒、病毒感染史，多有上呼吸道感染的前驱症状。起病多急骤，高热、寒战，全身肌肉酸痛，体温通常在数小时内升至 39～40℃，高峰在下午或傍晚，或呈稽留热。部分患者可形成典型铁锈色痰，痰量不多。病变早期即可累及胸膜，75%的病例有胸痛、咳嗽。若肺炎在肺下叶累及外周胸膜时疼痛可反射到胸下部和上腹部，若累及膈中央胸膜则可反射到同侧肩部。病变范围广泛者，因通气/血流比例失调可出现低氧血症，表现为发绀、呼吸急促。患者也可有食欲不振、呕吐腹泻。严重感染可伴休克及神经症状如神志模糊、烦躁不安、嗜睡、谵妄、昏迷等。

2. 体征　呈急性病容，面颊绯红，皮肤干燥，约 1/3 的患者口角、鼻周可出现单纯性疱疹，呼吸加快，鼻翼扇动。肺部实变体征：早期肺部体征无明显异常，仅有胸廓呼吸运动幅度减小，叩诊稍浊音，可有呼吸音减低；肺实变时患侧呼吸运动减弱、语颤增强、叩诊浊音、呼吸音降低、可听到支气管呼吸音、有时可听到胸膜摩擦音。在消散期，可听到湿啰音。病变广泛时可出现发绀。有败血症者，可出现皮肤、黏膜出血点，巩膜黄染。重症感染时可伴休克、急性呼吸窘迫综合征及神经精神症状，表现为神志模糊、烦躁、呼吸困难、嗜睡、谵妄、昏迷等。累及脑膜时有颈抵抗及病理性反射。

3. 并发症　肺炎链球菌肺炎的并发症现已少见。严重败血症或毒血症患者易发生感染性休克，尤其是老年人。表现为血压下降、四肢湿冷、发绀、心动过速、小便量减少等，而高热、胸痛、咳嗽等症状并不突出。其他并发症有胸膜炎、脓胸、心包炎、脑膜炎和关节炎等。

（三）实验室检查及特殊检查

1. 实验室检查　①血液检查：血白细胞计数（10～20）$\times 10^9$ / L，中性粒细胞多在 80%以上，并有核左移，细胞内可见中毒颗粒。年老体弱、酗酒、免疫功能低下者的白细胞计数可不增高，但中性粒细胞的百分比仍增高。②痰液检查：痰直接涂片做革兰氏染色及荚膜染色镜检，如发现典型的革兰氏染色阳性、带荚膜的双球菌或链球菌，即可初步做出病原学诊断。痰培养 24～48 小时可以确定病原体。痰标本送检应注意器皿洁净无菌，在抗菌药物应用之前漱口后采集，取深部咳出的脓性或铁锈色痰。③重症肺炎应做血培养，10%～20%患者合并菌血症。如合并胸腔积液者，应积极抽取积液进行细菌培养。

2. X 线检查　①早期：仅见肺纹理增粗，或受累的肺段、肺叶稍模糊。②实变期：肺泡内充满炎性渗出物，表现为大片炎性浸润阴影或实变阴影，在实变阴影中可见支气管充气征，肋膈角可有少量胸腔积液。③消散期：X 线显示炎性浸润逐渐吸收，可有片状区域吸收较快，呈现“假空洞”征，多数病例在起病 3～4 周后才完全消散。老年患者肺炎病灶消散较慢，容易出现吸收不完全而成为机化性肺炎。

（四）诊断和鉴别诊断

根据临床典型症状，如畏寒高热、铁锈色痰、实变体征；X 线见大片密度均匀增高的阴影，临床不难诊断。如痰涂片检查有大量白细胞和革兰氏阳性成对或短链状的细菌在细胞内或痰培养有肺炎球菌生长，则可确诊。继发于其他疾病或呈灶性肺炎改变者，临床表现常不典型，需加以鉴别。病原菌检测是确诊本病的主要依据。

本病主要应与干酪性肺炎、急性吸入性肺脓肿、肺癌等进行鉴别。

（五）治疗

1. 抗菌药物治疗　首选青霉素 G，用药途径及剂量视病情轻重及有无并发症而定。对轻症患者用青霉素 G 或普鲁卡因青霉素肌内注射；病情较重者可用青霉素加入补液中静脉滴注；对青霉素过敏者，或耐青霉素菌株感染者，可用氟喹诺酮类、头孢噻肟或头孢曲松等药物；多重耐药菌株感染者可用万古霉素、新糖肽抗生素如替考拉宁等。

2. 对症及支持疗法　患者应卧床休息，注意蛋白质、热量、维生素及水分的摄入。重症患者要给予静脉补液 2500～3000ml/d，密切监测生命体征及尿量变化，注意是否发生休克。咳嗽剧烈时给予复方甘草合剂等止咳化痰药物；发热一般不用退热剂；气急明显时则用鼻导管低流量吸氧；剧烈胸痛者，可酌用少量镇痛药，如可待因 15mg；若有明显麻痹性肠梗阻或胃扩张者，应暂时禁食、禁饮和胃肠减压，直至肠蠕动恢复；烦躁不安、谵妄、失眠者酌情使用地西泮 5mg，禁用抑制呼吸的镇静药。

3. 并发症的处理 经适当抗菌药物治疗后，高热常在24小时内消退，或数日内逐渐下降。若体温降而复升或3天后仍不降者，应考虑肺炎链球菌的肺外感染，如脓胸，需积极排脓，更换抗生素，必要时行胸腔外科切开引流。10%～20%患者可并发纤维蛋白渗出性胸膜炎，应抽取积液。并发心肌炎者应按心肌炎处理。持续发热的其他原因尚有耐青霉素的肺炎链球菌或混合细菌感染、药物热或并存其他疾病。肿瘤或异物阻塞支气管时，经治疗后肺炎虽可消散，但阻塞因素未除，肺炎可再次出现。10%～20%肺炎链球菌肺炎伴发胸腔积液者，应酌情抽取胸腔积液进行检查及培养以确定其性质。若治疗不当，约5%并发脓胸，应积极排脓引流。

并发感染性休克时应注意补充血容量，只有当血容量得到适当补充后，其他抗休克药物才能有效，一般先输平衡液及低分子右旋糖酐，以维持血容量，下列证据反映血容量已补足（口唇红润、肢端温暖、收缩压＞90mmHg、脉率＜100次/分、血红蛋白和血细胞比容恢复到基础水平）。正确应用血管活性药物以改善微循环、维持血压。加强感染控制，换用高效抗生素。对病情严重、全身毒血症明显者，酌情短期应用糖皮质激素。纠正水、电解质和酸碱平衡紊乱，有明显酸中毒时，应加用适量5%碳酸氢钠。补液过多或中毒性心肌炎者，出现心功能不全时则应减慢输液速度，适当强心利尿。并发呼吸衰竭则应考虑气管插管、气管切开及机械通气。

二、葡萄球菌肺炎

葡萄球菌肺炎（staphylococcal pneumonia）是由葡萄球菌引起的急性肺化脓性炎症，常发生于有基础疾病如糖尿病、血液病、艾滋病或原有支气管肺疾病者，多急骤起病，出现高热、寒战、胸痛，痰脓性，可早期出现循环衰竭。X线表现为坏死性肺炎，如肺脓肿、肺气囊肿和脓胸。

（一）病因和发病机制

葡萄球菌是革兰氏阳性球菌，有金黄色葡萄球菌和表皮葡萄球菌两类，常聚集在一起如葡萄样，能产生凝固酶、溶血素和肠毒素，具有溶血、坏死、杀白细胞及血管痉挛等作用。对人致病的重要因素是凝固酶。凝固酶阴性的葡萄球菌多数对人类不致病。下列情况容易发生葡萄球菌肺炎：流行性感冒后；住院患者如在外科手术后，或有慢性基础疾病者，或长期应用免疫抑制剂者，在医院环境中葡萄球菌几乎都是青霉素耐药菌；应用多种抗生素治疗的住院患者；身体有葡萄球菌感染者，如皮肤感染灶、疖和脓肿等；老年人患有慢性心、肺疾病者；住院患者进行气管切开、雾化吸入时，消毒不严等。

（二）临床表现

1. 症状 吸入性葡萄球菌肺炎的典型表现为起病多急骤，寒战、高热，体温多高达39～40℃，呈弛张热或不规则热，多有明显胸痛、呼吸急促，初起咳嗽、痰少，几天后即咳出较多痰液，呈脓性，量多，带血丝或为脓血痰，每日约100ml或更多，一般无臭味。

住院患者患葡萄球菌肺炎者，起病较隐袭，体温逐渐上升，有咳嗽、发热、脓痰、血痰，但很少胸痛和寒战，痰细菌常是耐青霉素的葡萄球菌。老年人症状可不典型。

2. 体征 葡萄球菌肺炎的体征变化很大。早期可无体征，常与严重的中毒症状和呼吸道症状不平行，其后可出现两肺散在湿啰音。病变较大或融合时可有肺实变体征，可有气胸、脓气胸体征。血源性葡萄球菌肺炎应注意肺外病灶。

（三）实验室检查及特殊检查

1. 实验室检查 血白细胞常升高至（15～25）×10^9/L，中性白细胞增多至 80%～90%，核左移。但严重病例和老年病弱者白细胞可不升高，甚至降低。

痰液送培养或抽胸腔积液培养可观察到大量葡萄球菌生长；血液培养在血源性感染者约 50%呈阳性。

2. X 线检查 主要显示肺段或肺叶实变，可形成空洞，或小叶状浸润，有单个或多发的液气囊腔。开始常为支气管炎，然后蔓延到连属的肺泡。依病情轻重，肺实变可呈斑片状阴影、斑片阴影逐渐融合成大片状阴影。另一特征是 X 线阴影的易变性，表现为一处炎性浸润消失而在另一处出现新的病灶，或很小的单一病灶发展为大片阴影。治疗有效时，阴影密度逐渐减低，2～4 周后病变完全消失，可遗留少许条索状阴影或肺纹理增多等。

（四）诊断和鉴别诊断

根据全身毒血症状，咳嗽、脓血痰，白细胞计数增高、中性粒细胞比例增加和核左移，以及 X 线表现为斑片状阴影、小脓肿，常并发胸腔积液、气胸，其胸片有特征性变化，且呈动态表现，可做出初步诊断。确诊有赖于痰、胸腔积液、血的阳性细菌培养。

（五）治疗

1. 抗菌药物治疗 强调早期清除引流原发病灶，选用敏感的抗菌药物（参考细菌培养、药物敏感试验），应早期、联合、长疗程使用抗生素。金黄色葡萄球菌对青霉素 G 的耐药率已高达 90%左右，因此可选用耐青霉素酶的半合成青霉素或头孢菌素，如苯唑西林钠、氯唑西林、头孢呋辛钠等，联合氨基糖苷类如阿米卡星等治疗。

2. 对症及支持疗法 患者应卧床休息，多饮水。高热时吃流食，因发病时间长，在可能情况下宜吃易消化、高蛋白食物以增加营养。有脱水者应补液。

3. 并发症的处理 气胸者可抽气减压。有脓胸者，将脓液抽出，不易抽出时可考虑外科引流术。

三、肺炎克雷伯菌肺炎

肺炎克雷伯菌肺炎（klebsiella pneumoniae pneumonia）又称为肺炎杆菌肺炎，是由肺炎杆菌引起的急性肺部炎症。其感染占医院内革兰氏阴性杆菌肺炎的 30%，可见于某些侵入性检查，创伤性治疗和手术，使用污染的呼吸器、雾化器等。本病多为内源性感染，当机体防御及免疫功能降低时，吸入口咽部带菌分泌物而致病，如果使用激素和免疫抑制药及抗代谢药物等，也可造成全身免疫功能紊乱而导致肺部炎症反应。

本病多见于中老年人群、营养不良者、慢性酒精中毒者、已有慢性支气管肺疾病和全身衰竭的患者。临床表现与一般肺炎相似，但病死率高。

（一）病因和发病机制

肺炎克雷伯菌为革兰氏阴性杆菌，无芽孢，有荚膜、菌毛，突变后可产生超广谱β-内酰胺酶，导致对多种抗生素耐药，常存在于人体上呼吸道和肠道，是一种条件致病菌。当机体抵抗力降低时，经呼吸道进入肺内而引起大叶或小叶融合性实变，以肺上叶较多见。细菌在肺泡内生长繁殖时，引起组织坏死、液化，形成单个或多发性脓肿。渗出液黏稠而重，致使叶间隙下坠。病变累及胸膜、心包时，可引起渗出性或脓性积液。病灶纤维组织增生活跃，易于机化；纤维素性胸腔积液可早期出现粘连。

（二）临床表现

1. 症状 本病较多见于中年以上男性患者，常有慢性疾病史或近期手术史。起病迅速、寒战、高热、体温达 39～40℃。呼吸困难、咳嗽、咳痰，痰呈脓性外观，典型者咳棕红色黏稠胶冻状痰，为血与黏液的均一混合物，具有特征性，有些患者亦可大量咯血。约 80%患者有胸痛，主要为炎症侵犯壁胸膜所致。部分患者有消化道症状，如恶心、呕吐、腹泻、黄疸等，可有发绀、气急、心悸。若病情严重，可早期出现休克和呼吸衰竭。极少数患者表现为慢性病程，也可由急性病程迁延而来。表现为低热、咳嗽、体重减轻。

2. 体征 急性热病容，大叶分布者有肺部实变体征，语颤增强，叩诊浊音，听诊呼吸音减低、有管状呼吸音或湿啰音。重者发绀、血压下降。并发脓胸者有相应体征。

（三）实验室检查及特殊检查

1. 实验室检查 白细胞一般中度增多，也可减少或正常，后两者预后不良。痰培养可有克雷伯杆菌生长。在抗生素应用前，血培养 5%～15%阳性，痰涂片可见有荚膜的革兰氏阴性粗短杆菌。

2. X 线检查 胸部 X 线片呈多样性，包括肺叶实变、小叶浸润及脓肿形成，主要为炎性实变。病变可产生大量炎性渗出液，胸腔积液或脓胸较常见。

（四）诊断和鉴别诊断

老年体衰患者有急性肺炎、中毒性症状严重且有血性黏稠痰者须考虑本病，确诊有赖于痰的细菌学检查，并与葡萄球菌、结核菌及其他革兰氏阴性杆菌所引起的肺炎相鉴别。主要诊断依据：①在原有全身或肺部疾病基础上出现重复感染或院内感染，临床上有发热、咳嗽、咳痰，咳棕（砖）红色黏稠胶冻样痰。重症者可有发绀或休克表现。查体可发现双肺湿啰音，实变或胸腔积液体征。②血白细胞计数多数增加，但也可正常或减少。③痰涂片或培养找到革兰氏阴性杆菌。④胸部 X 线片可见密度增高的片状阴影或伴空洞形成及胸腔积液现象。

（五）治疗

及早使用有效抗生素是治愈本病的关键。治疗原则包括针对致病菌并结合药敏试验选用有效抗生素；对症及支持治疗；积极治疗并发症。

1. 抗菌药物治疗 抗感染治疗有效与否直接影响疾病的预后。目前多主张抗生素联合疗法。药物的选用应尽可能以药敏试验结果和机体的肾功能等情况而定。对肺炎克雷伯菌有抗菌活性的药物较多，包括第一至四代头孢菌素、广谱青霉素、氨基糖苷类抗生素、氟喹诺酮类、碳青霉烯类和单环β-内酰胺类等。在抗生素治疗下，病死率已有明显下降，但由于克雷伯菌耐药率较高，病死率为 20%～30%，仍超过肺炎链球菌肺炎。

肺炎克雷伯菌肺炎的抗感染疗程一般为 10～14 天，病变广泛特别是出现多发性小脓肿时，则至少 3 周。

2. 对症及支持疗法 患者应卧床休息；保证营养和足量的液体；高热者可用冰袋降温；给氧并保持呼吸道湿润；呼吸道分泌物可使用祛痰剂或吸引清除；胸痛可用局部热敷或冷敷。要注意纠正水、电解质紊乱和酸碱失衡，在肺炎克雷伯菌肺炎的治疗中应予以重视。

3. 并发症的处理 伴有脓胸的患者，单纯应用抗生素往往达不到治疗目的，必须反复抽脓、灌洗，必要时切开引流。慢性病例有时需行肺叶切除。

（六）预后

本病预后较差，因多为院内感染，并且对多种抗生素耐药，治疗困难。有效抗生素治疗前病死率为50%～97%，抗菌药物适当治疗后仍有20%~50%的病死率。血源性感染者死亡率高达80%。

四、非典型肺炎

传染性非典型肺炎是由SARS冠状病毒（SARS-CoV）引起的一种具有明显传染性、可累及多个器官系统的特殊肺炎，世界卫生组织（WHO）将其命名为严重急性呼吸综合征（severe acute respiratory syndrome，SARS）。其主要临床特征为急性起病、发热、干咳、呼吸困难，白细胞不高或降低、肺部浸润和抗菌药物治疗无效。人群普遍易感，呈家庭和医院聚集性发病，多见于青壮年，儿童感染率较低。

（一）病因和发病机制

WHO把从SARS患者分离出来的病原体命名为SARS冠状病毒（SARS-CoV），简称SARS病毒（SARS virus）。SARS病毒和其他人类及动物已知的冠状病毒相比较，经典冠状病毒感染主要发生在冬春季节，广泛分布于世界各地。该病毒包括三个群，第一、二群主要为哺乳动物冠状病毒，第三群主要为禽类冠状病毒。人冠状病毒有两个血清型（HCoV-229E，HCoV-OC43），是人呼吸道感染的重要病原。基因组学研究结果表明，SARS-CoV的基因与已知三个群经典冠状病毒均不相同，第一群病毒血清可与SARS-CoV反应，而SARS患者血清却不能与已知的冠状病毒反应。作为一种新的冠状病毒，根据无根进化树分析，有人建议将SARS-CoV归为第四群。

室温24℃条件下，病毒在尿液里至少可存活10天，在腹泻患者的痰液和粪便里能存活5天以上，在血液中可存活约15天，在塑料、玻璃、马赛克、金属、布料、复印纸等多种物体表面均可存活2～3天。病毒对温度敏感，随温度升高病毒的抵抗力下降，37℃可存活4天，56℃加热90分钟、75℃加热30分钟能够灭活病毒。紫外线照射60分钟可杀死病毒。病毒对有机溶剂敏感，乙醚4℃条件下作用24小时可完全灭活病毒，75%乙醇作用5分钟可使病毒失去活力，含氯的消毒剂作用5分钟可以灭活病毒。

资料表明，SARS患者是最主要的传染源。极少数患者在刚出现症状时即具有传染性。一般情况下传染性随病程而逐渐增强，在发病的第2周最具传染力。通常认为症状明显的患者传染性较强，特别是持续高热、频繁咳嗽、出现急性呼吸窘迫综合征时传染性较强，退热后传染性迅速下降。尚未发现潜伏期内患者及治愈出院者有传染他人的证据。

SARS-CoV感染以显性感染为主，存在症状不典型的轻型患者，并存在隐性感染者。迄今为止，尚未发现隐性感染者的传染性。SARS作为一种新发传染病，其传染来源尚未明确。但已有越来越多的流行病学和分子生物学的证据支持SARS-CoV由某种动物宿主传播给人类的观点。

近距离呼吸道飞沫传播，即通过与患者近距离接触，吸入患者咳出的含有病毒颗粒的飞沫，是SARS经呼吸道传播的主要方式，是SARS传播最重要的途径，也可通过气溶胶或接触污染的物品传播。

本病发病机制尚不明确，推测SARS病毒通过其表面蛋白与肺泡上皮等细胞上的相应受体结合，导致肺炎的发生。病理改变主要显示弥漫性肺泡损伤和炎症细胞浸润，早期的特征是肺水肿、纤维素渗出、透明膜形成、灶性肺出血等病变；机化期可见到肺泡内含细胞的纤维黏液样渗出物及肺泡间隔的成纤维细胞增生，仅部分病例出现明显的纤维增生，导致肺纤维化甚至硬化。

（二）临床表现

1. 症状 SARS 的潜伏期通常限于 2 周之内，一般为 2～10 天。急性起病，自发病之日起 2～3 周内病情都可处于进展状态。主要有以下三类症状：①发热及相关症状，常以发热为首发和主要症状，体温一般高于 38℃，常呈持续性高热，可伴有畏寒、肌肉酸痛、关节酸痛、头痛、乏力。在早期，使用退热药可有效；进入进展期，通常难以用退热药控制高热。②呼吸系统症状，咳嗽不多见，表现为干咳、少痰，少数患者出现咽痛。可有胸闷，严重者逐渐出现呼吸加速、气促甚至呼吸窘迫，常无上呼吸道卡他症状，呼吸困难和低氧血症多见于发病 6～12 天以后。③其他方面症状，部分患者出现腹泻、恶心、呕吐等消化道症状。

2. 体征 SARS 患者的肺部体征常不明显，部分患者可闻及少许湿啰音，或有肺实变体征，偶有局部叩诊浊音、呼吸音减低等少量胸腔积液的体征。

3. 并发症 SARS 的并发症一般发生在疾病高峰期之后。肺部继发细菌感染是严重的并发症，可使病变影像的范围增大及病程延长；肺间质纤维化表现为密度高的条索和蜂窝状影像，可引起牵拉性支气管扩张；纵隔气肿、皮下气肿和气胸；局限性胸膜增厚；心影增大，可能为心肌病变所致；骨缺血性坏死，患者在使用糖皮质激素治疗后若出现关节疼痛和活动受限等症状，需要做影像学检查。

（三）实验室检查及特殊检查

1. 实验室检查 多数患者白细胞计数在正常范围内，部分患者白细胞计数减低。大多数 SARS 患者淋巴细胞计数绝对值减少，呈逐步减低趋势，并有细胞形态学变化。部分患者血清转氨酶、乳酸脱氢酶升高。

病原诊断早期可用鼻咽部冲洗/吸引物、血、尿、便等标本行病毒分离和聚合酶链反应（PCR）。平行检测进展期和恢复期双份血清 SARS 病毒特异性 IgM、IgG 抗体，抗体阳转或出现 4 倍或以上升高，有助于诊断和鉴别诊断，常用免疫荧光抗体法（IFA）和酶联免疫吸附法（ELISA）检测。

2. 影像检查 是 SARS 临床综合诊断的主要组成部分，也是指导治疗的重要依据。影像检查的目的在于疾病的早期发现、鉴别诊断，监视动态变化和检出并发症。

SARS 的 X 线和 CT 基本影像表现为磨玻璃密度影和肺实变影。①早期：从临床症状出现到肺部出现异常影像时间一般为 2～3 天，X 线及 CT 表现为肺内小片状影，一般为磨玻璃密度影，少数为肺实变影，病变以两肺下野及肺周围部位较多见；②进展期：肺部影像改变多在发病 3～7 天后进行性加重，多数患者在 2～3 周进入最为严重的阶段，X 线和 CT 显示发病初期的小片状影进展为大片状影，单发病变进展为多发或弥漫性病变，病变可由一个肺野扩散到多个肺野，由一侧肺发展到双侧肺，以磨玻璃密度影多见，或可合并实变影；③恢复期：病变吸收一般出现在发病 2～3 周后，影像表现为病变范围逐渐减小，密度减低，直至消失，肺内病变影像的完全消失需要较长的时间。

（四）诊断和鉴别诊断

结合流行病学史、临床症状和体征、一般实验室检查、肺部 X 线影像变化，配合 SARS 病原学检测阳性，排除其他表现类似的疾病，可以做出 SARS 的诊断。

流行病学方面有明确支持证据和能够排除其他疾病，是能够做出临床诊断的最重要支持依据。对于就诊时未能追及明确流行病学依据者，就诊后应继续进行严密的流行病学追访，具有临床症状和出现肺部 X 线影像改变，是诊断 SARS 的基本条件。动态观察病情演变（症状、氧合状况、肺部 X 线影像）、抗菌药物治疗效果和 SARS 特异性病原学检测结果，对于疾病诊断具有重要意义。

需要与 SARS 进行鉴别的重点疾病包括普通感冒、流行性感冒（流感）、人禽流感、普通细菌性肺炎、肺炎支原体肺炎、肺炎衣原体肺炎、军团菌性肺炎、真菌性肺炎、普通病毒性肺炎、肺结核等。

（五）治疗

虽然SARS的病原体已经基本明确，但发病机制仍不清楚，目前尚缺乏针对病因的治疗。临床上应以对症支持治疗和针对并发症的治疗为主。避免盲目应用药物治疗，尤其应避免多种药物（如抗生素、抗病毒药、免疫调节剂、糖皮质激素等）长期、大剂量地联合应用。

1. 一般治疗与病情监测　患者应卧床休息，注意维持水、电解质平衡，避免用力和剧烈咳嗽。密切观察病情变化。一般早期给予持续鼻导管吸氧，吸氧浓度一般为1～3L/min。定期复查血常规、尿常规、血电解质、肝肾功能、心肌酶谱和胸片等。

2. 对症治疗　体温高于38.5℃或全身酸痛明显者，可使用解热镇痛药。高热者给予冰敷、酒精擦浴、降温毯等物理降温措施。儿童禁用水杨酸类解热镇痛药。咳嗽、咳痰者可给予镇咳、祛痰药。有心、肝、肾等器官功能损害者，应采取相应治疗。腹泻患者应注意补液及纠正水、电解质紊乱。

3. 糖皮质激素的使用　应用糖皮质激素的目的在于抑制异常的免疫病理反应，减轻严重的全身炎症反应状态，防止或减轻后期的肺纤维化。具体剂量可根据病情及个体差异进行调整。开始使用糖皮质激素时宜静脉给药，当临床表现改善或胸片显示肺内阴影有所吸收时，应及时减量停用。一般每3～5天减量1/3，通常静脉给药1～2周后可改为口服泼尼松或泼尼松龙，一般不超过4周，不宜过大剂量或过长疗程。应同时应用制酸剂和胃黏膜保护剂，还应警惕骨缺血性改变和继发感染，包括细菌和（或）真菌感染，以及原已稳定的结核病灶的复发和扩散。

4. 抗病毒治疗　目前尚未发现针对SARS-CoV的特异性药物。临床回顾性分析资料显示，利巴韦林等常用抗病毒药对SARS无效。

5. 免疫治疗　胸腺素、干扰素、静脉用丙种球蛋白等非特异性免疫增强剂对SARS的疗效尚未肯定，不推荐常规使用。

6. 抗菌药物的使用　抗菌药物的应用目的主要有两个，一是用于对疑似患者的试验治疗，以帮助鉴别诊断；二是用于治疗和控制继发细菌、真菌感染。在诊断不清时可选用新喹诺酮类或β-内酰胺类联合大环内酯类药物试验治疗。

7. 心理治疗　对疑似病例，应合理安排收住条件，减少患者担心院内交叉感染的压力；对确诊病例，应加强关心与解释，引导患者加深对本病的自限性和可治愈性的认识。

8. 重症SARS的治疗原则　尽管多数SARS患者的病情可以自然缓解，但大约有30%的病例属于重症病例，其中部分可能进展至急性肺损伤或急性呼吸窘迫综合征，甚至死亡。因此对重症患者必须严密动态观察，加强监护，及时给予呼吸支持，合理使用糖皮质激素，加强营养支持和器官功能保护，注意水、电解质和酸碱平衡，预防和治疗继发感染，及时处理合并症。

9. 中医药治疗　可根据发热、咳嗽等临床表现归纳为相应的中医证型，辨证论治，治疗思路与方法参考中医“温病学”理论。

五、病毒性肺炎

病毒性肺炎（virus pneumonia）是由上呼吸道病毒感染、向下蔓延侵犯肺组织引起的炎症，属于病毒性传染病的一部分。本病多发于冬春季节，儿童及免疫功能低下者为主要的患病人群，成人相对较少，可暴发或散发流行。在非细菌性肺炎中，病毒感染占25%～50%，以流感病毒最常见。密切接触的人群或有心肺疾病者容易罹患。临床表现轻重不一，除与病毒种类有关外，婴幼儿、老人、原有慢性心肺疾病者或妊娠妇女，病情较重，甚至导致死亡。本病也可继发细菌感染。

（一）病因和发病机制

引起肺炎的病毒有多种，以流行性感冒病毒最为常见，主要是甲型流感病毒或其亚型，其次为副流感病毒、呼吸道合胞病毒、腺病毒、鼻病毒、冠状病毒和某些肠道病毒，如柯萨奇病毒、埃可病毒等，以及单纯疱疹、水痘-带状疱疹、风疹、麻疹等病毒，可同时有两种或两种以上的病毒感染。由于免疫抑制药物广泛应用于肿瘤与器官移植，单纯疱疹病毒、巨细胞病毒、水痘-带状疱疹病毒等均可引起严重的肺炎。

病毒性肺炎为吸入性感染，主要通过人与人之间的咳嗽产生的空气溶胶传播（直径＜10μm 的小颗粒气溶胶传染性最强），且传播迅速、传播面广，亦可通过污染物直接接触传播，如巨细胞病毒、呼吸道合胞病毒等。家畜如马、猪等有时带有某种流行性感冒病毒，偶尔可接触传染给人类。肠道病毒通过粪-口传播，呼吸道合胞病毒通过尘埃传播，器官移植的病例可以通过多次输血甚至移植的器官感染病毒。

（二）临床表现

1. 症状 好发于病毒疾病流行季节，临床症状通常较轻，与支原体肺炎的症状相似。早期起病急，主要症状为头痛、全身酸痛、乏力、发热、咳嗽及咳少量黏痰等上呼吸道感染症状和食欲减退。体温可达 39～40℃，同时有相关病毒流行所致的流感、麻疹、水痘等全身表现。如果并发肺炎常在急性流感症状尚未消退时，持续高热不退，咳嗽加剧，咳痰、痰量少，可有血痰，出现呼吸困难及发绀。病程一般为 1～2 周。有免疫缺损者、小儿或老年人易发生重症病毒性肺炎，表现为呼吸困难、发绀、嗜睡、精神萎靡，甚至发生休克、心力衰竭和呼吸衰竭等合并症，也可发生急性呼吸窘迫综合征。并发细菌性肺炎时，则患者在病情一度好转后，又突然出现寒战、发热、胸痛、咳脓痰或血痰。

2. 体征 本病常无显著的胸部体征，病情严重者有呼吸浅速、心率增快、发绀，在病变相应部位可闻及干、湿啰音。并发细菌性肺炎时可出现肺实变体征，严重者可见三凹征。

（三）实验室检查及特殊检查

1. 实验室检查 白细胞计数正常、稍高或偏低，血沉通常在正常范围，痰涂片所见的白细胞以单核细胞居多，痰培养常无致病细菌生长。血气分析可出现低氧血症及血氧饱和度下降。

确诊有赖于病原学检查，包括病毒的分离、血清学检查及病毒抗体的检测，呼吸道分泌物中的细胞核内有包涵体可提示病毒感染。血清学检查常用的方法是检测特异性 IgG 抗体，包括补体结合试验、血凝抑制试验和中和试验等，但主要为回顾性诊断，不能早期诊断。病毒的特异性 IgM 抗体检测仅需病程早期的单份血清即可迅速做出诊断，常用的检测方法有免疫荧光法、酶联免疫吸附检测法和放射免疫检测法等。病毒和病毒抗体的检测，应在病程早期采集下呼吸道分泌物或肺组织活检标本。

2. X 线检查 疾病初期可无异常发现。主要表现为肺部斑点状、片状或均匀的炎症浸润阴影，病情严重者显示双肺弥漫性结节性浸润，但大叶实变及胸腔积液者均不多见。肺纹理增多，可呈网状结节阴影，多呈节段性，以下肺野多见。有时可见局部肺泡过度充气或肺不张，偶见胸腔积液。病毒性肺炎的病原体不同，其 X 线征象也有不同的特征。

（四）诊断和鉴别诊断

本病诊断依据为流行病学、临床症状及 X 线改变，并排除由其他病原体引起的肺炎。确诊有赖于病原学检查，包括病毒分离、血清学检查及病毒抗原的检测。血清学检查常用的方法是检测特异性 IgG 抗体。但仅能作为回顾性诊断，无早期诊断价值。

本病需与细菌性和其他病原体，特别是与支原体肺炎相鉴别。

（五）治疗

本病的治疗主要是对症治疗，尚无特效药物。

患者应卧床休息，居室保持空气流通，注意隔离消毒，预防交叉感染。给予足量维生素及蛋白质，多饮水及少量多次进软食，酌情静脉输液及吸氧。保持呼吸道通畅，及时消除上呼吸道分泌物等。出现低氧血症和呼吸衰竭者应采用氧疗和气管插管或气管切开机械通气。

目前已经证实比较有效的病毒抑制药物有利巴韦林、阿昔洛韦、更昔洛韦、奥司他韦、阿糖腺苷、金刚烷胺等。可选用上述抗病毒药物进行预防，接种疫苗对本病也有预防作用，但儿童不宜接种呼吸道合胞病毒疫苗，因发病时可产生严重过敏反应而使病情加重，人体免疫球蛋白被动免疫对易感人群，特别是对水痘和麻疹易感人群有一定保护作用。

干扰素对易感细胞的病毒感染具有保护作用，可防止其播散。原则上不宜应用抗菌药物预防继发性细菌感染，一旦明确已合并细菌感染，应及时选用敏感的抗菌药物。

（张燕燕）

第七节 肺 结 核

20 世纪 80 年代中期以来，结核病出现全球恶化趋势，随着卡介苗的推广接种，高效抗结核药物问世和合理应用，结核病的流行得到基本控制，患病率和死亡率明显下降。但目前在发展中国家结核病疫情仍然严重，而在发达国家由于艾滋病流行和移民涌入，结核病患病率递减趋缓，甚至呈回升趋势，因此结核病依然是一个全球性需要高度重视的公共卫生和社会性问题。

我国分别在 1979 年、1984 年、1990 年和 2000 年进行了 4 次全国结核病流行病学抽样调查，结核菌感染者近 5.5 亿，城市人群的感染率高于农村。每年因结核病死亡的人数高达 25 万，为各种传染病死亡人数总和的 2 倍。所以结核病仍是全国十大死亡病因之一，应引起严重关注。需值得注意的是，由于一些地区对结核病的诊断不规范、治疗不彻底，致使我国结核病患者中耐药者所占比例高达 28%～41%，出现大量复治患者。

结核病（pulmonary tuberculosis）是由结核分枝杆菌引起的慢性传染病，可侵及许多脏器，以肺部受累形成肺结核最为常见。由于结核分枝杆菌主要随着痰排出体外而播散，排菌患者为其重要的传染源。人体感染结核分枝杆菌后不一定发病，当抵抗力降低或细胞介导的超敏反应增高时，才可能引起临床发病。除少数起病急骤外，临床上多呈慢性过程，表现为低热、消瘦、乏力等全身症状与咳嗽、咯血等呼吸系统表现。若能及时诊断，并予以合理治疗，大多数患者可获临床痊愈。

肺结核的病因明确，防有措施，治有办法，只要认真做好治疗、管理、预防及检查各个环节，切实做到查出必治、治必彻底，才能使结核病流行情况有所改善，直至控制。

一、病 因

（一）结核分枝杆菌

结核分枝杆菌为分枝杆菌属，结核分枝杆菌为需氧菌，涂片染色具有抗酸性，亦称为抗酸杆菌；结核分枝杆菌分为人型、牛型、非洲型及鼠型等种类。前两型为人类结核病的主要病原菌，以人型结核分枝杆菌感染为主，牛型感染较少见。结核菌的致病性与菌体成分有关，其致病作用是它在宿主体内繁殖并与宿主反应性相互作用的结果。

结核分枝杆菌的特点如下。

1. 生长缓慢 结核分枝杆菌对营养有特殊要求，适宜生长的温度为 37℃，在培养基中增殖一代需 14～20 小时，生长成可见的菌落一般需 4～6 周。

2. 耐药性 是结核分枝杆菌的重要生物学特性，关系到治疗的成败。

（1）原发耐药：结核菌在自然繁殖过程中出现极少量的天然耐药菌。患者以往未用过某药，但其痰菌对该药耐药，导致治疗失败，称为原始耐药菌感染。

（2）继发耐药：结核分枝杆菌与抗结核药物接触一定时间后逐渐产生耐药。长期不合理用药，经淘汰或诱导机制出现耐药菌。复治患者中很多为继发耐药病例。近年来对多种药物耐药的结核分枝杆菌日渐增多，成为临床上很难治愈的病例。

任何药物联合错误、药物剂量不足、用药不规则、中断治疗或过早停药，均可导致细菌耐药。发生耐药的后果必然是近期治疗失败或远期复发。因此避免与克服细菌耐药，是结核病化学治疗成功的关键。

3. 对外界抵抗力较强 结核分枝杆菌在阴湿环境中能生存5个月以上，但在烈日下暴晒2小时，75%乙醇接触 2 分钟或煮沸 1 分钟均能被杀死。将痰吐在纸上直接焚烧是最简单的灭菌方法。

4. 菌体结构复杂 结核分枝杆菌主要由类脂质、蛋白质和多糖类组成。类脂质占 50%～60%，菌体蛋白质以结合形式存在，是结核菌素的主要成分，诱发皮肤超敏反应。多糖类与血清反应等免疫应答有关。

（二）感染途径

呼吸道感染是肺结核的主要感染途径，飞沫感染为最常见的方式。传染源主要是排菌的肺结核患者（尤其是痰涂片阳性、未经治疗者）的痰液。健康人吸入患者咳嗽、打喷嚏时喷出的带菌飞沫而受感染。感染的次要途径是经消化道进入体内。少量、毒力弱的结核分枝杆菌多能被人体免疫防御机制所杀灭；只有受大量毒力强的结核分枝杆菌侵袭而机体免疫力低下时，感染后才能发病。其他感染途径，如经皮肤、泌尿生殖系统，均很少见。

（三）易感人群

机体抵抗力低下的人群均是结核病的易感人群，包括婴幼儿细胞免疫系统不完善，老年人、HIV 感染者、免疫抑制剂使用者、慢性疾病患者、血糖控制不理想的糖尿病患者，以及生活贫穷、居住拥挤、营养不良人群，新移居到城市的移民，尘肺患者和与传染性肺结核患者密切接触者，都容易感染结核分枝杆菌。

（四）人体的反应性

1. 免疫与超敏反应 结核菌具有抗原性，进入人体后，对人体有强烈的抗原刺激，人体对其发生明显的免疫反应。这种反应，对人体来说具有双重性：一方面可杀死侵入的结核菌，将其清除消灭，产生有利的保护作用，即免疫性。另一方面在一定程度上这种免疫反应又可损伤机体组织，产生一系列病理变化，即超敏反应。

（1）免疫反应：结核感染在人群中相当普遍，成人结核感染率达 70%，但发病的并不多。人体对结核分枝杆菌的自然免疫力（先天性免疫力）是非特异性的。接种卡介苗或受过结核分枝杆菌感染后所获得的免疫力（后天性免疫力）则具有特异性，能将入侵的结核分枝杆菌杀死或严密包围，制止其扩散，使病灶愈合。获得性免疫显然强于自然免疫，但两者对防止结核病的保护作用是相对的。人体感染结核分枝杆菌后，因具有免疫力而不发展成结核病。锻炼身体有助于增强免疫；反之，麻疹、糖尿病、艾滋病及其他慢性疾病营养不良或使用糖皮质激素、免疫抑制剂等，减低人体免疫功能，容易受结核分枝杆菌感染而发病，或使原先稳定的病灶重新活动。年龄可影响人对结核感染的自然抵抗力，老人与幼儿是易感者，与老年时细胞免疫低下及幼儿的细胞免疫系统尚不完善有关。

结核病的免疫主要是细胞免疫，表现为淋巴细胞的致敏与吞噬细胞功能的增强。入侵的结核分枝杆菌被吞噬细胞吞噬后，经加工处理，将抗原信息传递给 T 淋巴细胞，使之致敏。当致敏的 T 淋巴细胞再次接触结核分枝杆菌，可释出多种淋巴因子（包括趋化因子、巨噬细胞移动抑制因子、巨噬细胞激活因子等），使巨噬细胞聚集在细菌周围，吞噬并杀灭细菌，然后变成类上皮细胞及朗汉斯巨细胞，最终形成结核结节，使病变局限化。

（2）超敏反应：结核分枝杆菌侵入人体后 4～8 周，身体组织对结核分枝杆菌及其代谢产物所发生的敏感反应称为超敏反应。这种细胞反应属Ⅳ型（迟发型）超敏反应。具有超敏反应的机体再次接触结核分枝杆菌时，局部出现炎性渗出甚至干酪样坏死，常伴有发热、乏力及食欲减退等全身症状。此时如用结核菌素作皮肤试验，可呈阳性反应。注射局部组织充血水肿，并有大量致敏的 T 淋巴细胞浸润。感染结核菌后，尚可发生皮肤结节性红斑、多发性关节炎或疱疹性结合膜炎等，均为结核病超敏反应的表现，常发生于原发结核感染患者。

人体感染结核分枝杆菌后发生免疫与超敏反应则常同时存在，如接种卡介苗后可产生免疫力，同时结核菌素反应（超敏反应）亦转为阳性。两者的出现亦可能与机体不同 T 淋巴细胞亚群所产生的淋巴因子有关。免疫对人体起保护作用，而超敏反应则通常伴有组织破坏，对细菌亦不利，实际上也是一种防御作用。严重疾病、营养不良或使用免疫抑制药物，均可能削弱免疫力，超敏反应也同时受到抑制，表现为对结核菌素试验的无反应；当全身情况改善或停用抑制免疫反应的药物后，随着免疫与超敏反应的恢复，结核菌素反应又复阳性。免疫与超敏反应有时亦不尽平行，与人体复杂的内外环境、药物的影响，以及感染菌量及毒力等因素有关。总之，入侵结核分枝杆菌的数量、毒力及人体免疫力、超敏反应高低决定感染后结核病的发生、发展与转归。人体抵抗力处于劣势时，结核病常易发展；反之感染后不易发病，即使发病亦比较轻，且易治愈。

2. 初感染与再感染 给豚鼠初次接种一定量的结核分枝杆菌，最初几天可无明显反应，10～14 天之后，注射局部发生红肿，逐渐形成溃疡，经久不愈，结核分枝杆菌大量繁殖，到达局部淋巴结，并沿淋巴结及血液循环向全身播散，豚鼠易于死亡，表明豚鼠对结核菌无免疫力。

如将同量结核菌注入 4～6 周前已受少量结核分枝杆菌感染的豚鼠体内，则所发生的反应显然与上述不同。注射后，动物高热，2～3 天之后，注射局部出现组织红肿、溃疡、坏死等剧烈反应，但不久即可结痂愈合；局部淋巴结并不肿大，不发生全身结核播散，亦不致死亡。这种由于再感染引起的局部剧烈超敏反应，通常易愈合，亦无全身播散，均为豚鼠对结核菌已具有免疫力的结果。机体对结核分枝杆菌再感染与初感染所表现出不同反应的现象，称为科赫（Koch）现象。

（五）病理

1. 结核病的基本病理变化 是炎性渗出、增生和干酪样坏死。①渗出为主的病变：表现为充血、水肿与白细胞浸润。渗出性病变通常出现在结核炎症的早期或病灶恶化时，亦可见于浆膜结核。当病情好转时，渗出性病变可完全消散吸收。②增生为主的病变：开始时可有一短暂的渗出阶段。当大单核细胞吞噬并消化了结核菌后，菌的磷脂成分使大单核细胞形态变大而扁平，类似上皮细胞，称为“类上皮细胞”。类上皮细胞聚集成团，中央可出现朗汉斯巨细胞。后者可将结核分枝杆菌抗原的信息传递给淋巴细胞，在其外围常有较多的淋巴细胞；形成典型的结核结节，为结核病的特征性病变，“结核”也因此得名。结核结节中通常不易找到结核分枝杆菌。增生为主的病变多发生在菌量较少、人体细胞介导免疫占优势的情况下。③变质为主的病变（干酪样坏死）：

常发生在渗出或增生性病变的基础上。若机体抵抗力降低、菌量过多、超敏反应剧烈，渗出性病变中结核分枝杆菌战胜巨噬细胞后不断繁殖，使细胞混浊肿胀后，发生变性，溶解直至细胞坏死，释放蛋白溶解酶，使组织溶解坏死，形成凝固性坏死。病灶呈黄灰色，质松而脆，状似干酪，故名干酪样坏死。

上述三种病变可同时存在于一个肺部病灶中，但通常有一种为主要的。例如，在渗出性及增生性病变的中央，可出现少量干酪样坏死；而变质为主的病变，常同时伴有程度不同的渗出与结核结节的形成。

2. 结核病变的转归 干酪样坏死病灶中结核分枝杆菌大量繁殖引起液化，液化的干酪样坏死物部分可被吸收，部分由支气管排出后形成空洞，或在肺内引起支气管播散。当人体免疫力增强及使用抗结核药物治疗，病灶可逐渐愈合。渗出性病灶通过单核-吞噬细胞系统的吞噬作用而吸收消散；甚至不留瘢痕，较小干酪样坏死或增生性病变亦可经治疗后缩小、吸收；仅留下轻微纤维瘢痕。病灶在愈合过程中常伴有纤维组织增生，形成条索状瘢痕。干酪样病灶亦可因失水、收缩及钙盐沉着，最终形成钙化灶而愈合。

3. 结核病灶的播散与恶化 人体初次感染结核分枝杆菌时，结核分枝杆菌可被细胞吞噬，经淋巴管带至肺门淋巴结，少量结核分枝杆菌可进入血循环播散至全身，但可能并无显著临床症状（隐性菌血症）。肺内结核分枝杆菌可沿支气管播散，在肺的其他部位形成新的结核病灶。若坏死病灶侵蚀血管，结核分枝杆菌可通过血循环，引起包括肺在内的全身粟粒型结核，如脑膜、骨、肾结核等。大量含结核分枝杆菌的痰咽入胃肠道，亦可引起肠结核、腹膜结核等。肺结核可直接扩展至胸膜引起结核性胸膜炎。

结核病理改变的演变与机体全身免疫功能及肺局部免疫力的强弱有关。纤维化是免疫力强的表现，而空洞形成则常表示患者免疫力低下。

（六）感染与肺结核的发生、发展

肺结核分为原发性与继发性两大类。

1. 原发性肺结核 是指结核分枝杆菌初次感染而在肺内发生的病变，常见于小儿。此时，人体反应性较低，病灶局部反应亦轻微，结核分枝杆菌常沿淋巴管抵达淋巴结。

2. 继发性肺结核 通常发生在曾受过结核分枝杆菌感染的成年人。此时人体对结核分枝杆菌具有一定的免疫与超敏反应，病灶部位多在肺尖附近，结核分枝杆菌一般不波及淋巴结，亦很少引起血行播散，但肺内局部病灶处炎症反应剧烈，容易发生干酪样坏死及空洞，显然与原发性肺结核有所不同，可认为是发生在人体内的 Koch 现象。

必须指出，大多数病变可在病程发展的某个阶段吸收消散或硬结钙化，尤其在合理使用抗结核化疗药物后更易愈合，临床痊愈。仅少数患者因抵抗力过低或治疗不当，病变进展恶化。

肺结核可分为原发型肺结核（Ⅰ型）、血行播散型肺结核（Ⅱ型）、浸润型肺结核（Ⅲ型）、慢性纤维空洞型肺结核（Ⅳ型）、结核型胸膜炎（Ⅴ型）五型。

二、临床表现

典型肺结核起病缓慢，病程较长，有低热、疲乏、食欲不振，咳嗽及少量咯血。但多数患者病灶轻微，无显著症状，经 X 线检查时偶尔发现，亦有以突然咯血才被确诊。少数患者急剧起病及高度毒性症状与呼吸道症状，而经 X 线检查确认为急性粟粒型肺结核或干酪样肺炎。老年肺结核患者，易被长年慢性支气管炎的症状所掩盖。

（一）症状

1. 全身症状　发热为最常见的症状，表现为午后低热、乏力、食欲减退、消瘦、盗汗等。若肺部病灶进展播散，常呈不规则高热。妇女可有月经失调或闭经。

2. 呼吸系统症状　①咳嗽咳痰：通常为干咳或带少量黏液痰，继发感染时，痰呈黏液脓性，如果合并支气管结核，可表现为刺激性干咳。②咯血：约 1/3 患者有不同程度咯血，痰中带血多因炎性病灶的毛细血管扩张所致；中等量以上咯血，则与小血管损伤或来自空洞的血管瘤破裂有关。咯血后常有低热，可能因小支气管内残留血块吸收或阻塞支气管引起的感染；若发热持续不退，则应考虑结核病灶播散。有时硬结钙化的结核病灶可因机械性损伤血管，或合并支气管扩张而咯血。大咯血时可发生失血性休克；偶因血块阻塞大气道引起窒息。此时患者极度烦躁、心情紧张、挣扎坐起、胸闷气促、发绀，应立即进行抢救。③胸痛：病灶炎症累及壁胸膜时，相应胸壁有刺痛，一般多不剧烈，随呼吸及咳嗽而加重。

慢性重症肺结核时，呼吸功能减退，常出现渐进性呼吸困难甚至缺氧、发绀。若并发气胸或大量胸腔积液，其呼吸困难症状尤为严重。

（二）体征

当病变范围较小时，病灶小或位于肺组织深部，多无异常体征。若病变范围较大，患侧肺部呼吸运动减弱，叩诊呈浊音，听诊时呼吸音减低，或为支气管肺泡呼吸音，咳嗽后偶可闻及湿啰音。肺部病变发生广泛纤维化或胸膜粘连增厚时，患侧胸廓常呈下陷、肋间隙变窄、气管移位，对侧可有代偿性肺气肿征。支气管结核可有局部性哮鸣音。

也有一部分患者有类似风湿热样的表现，称为结核性风湿症，多见于青少年女性，累及四肢大关节，可见结节性红斑或环形红斑，间歇出现。

（三）实验室检查

1. 结核分枝杆菌检查　①痰液检查：是确诊肺结核最特异性的方法，痰中找到结核分枝杆菌是确诊肺结核的主要依据，最好进行多次检查。痰菌阳性表明其病灶是开放性的，具有传染性。②血液、胸腔积液检查：血常规一般无异常。活动性肺结核患者可有血沉增快，但对诊断无特异性价值。渗出性胸膜炎可抽取胸腔积液作常规检查或细菌培养。胸腔积液为渗出液，一般呈黄色。少数为血性胸腔积液，应与癌性胸腔积液相鉴别。

2. X 线检查　胸部 X 线检查可以发现早期和无症状的肺结核，还可对肺内病变的部位、范围、性质、发展情况和治疗结果做出判断，并有助于决定治疗方案。结核病变多发生于上叶的尖后段和下叶的背段，密度不均匀、边缘较清楚，易生成空洞和播散病灶。

凡胸片上显示渗出性或渗出增殖性病灶、干酪样肺炎、干酪样病灶、空洞（除净化空洞外），均提示为活动性病变。增殖性病变、纤维包裹紧密的干酪硬结灶及纤维钙化灶等，均属于非活动性病变。活动性病灶的痰中仍可找到结核菌。由于肺结核多为混合性，在未达到完全增殖或纤维钙化时，均仍应考虑为活动性（图 4-7-1）。

胸部 CT 检查提供横断面图像，减少重叠影像，易发现微小或隐蔽性病变，能清晰地显示各型肺结核的病变特点和性质，与支气管的关系，有无空洞，以及进展情况等；也可用于引导穿刺、引流和介入性治疗等。

肺结核的常见 X 线表现：①纤维钙化的硬结病灶，表现为密度较高、边缘清晰的斑点、条索或结节；②浸润性病灶，表现为密度较淡，边缘模糊的云雾状阴影；③干酪样病灶，表现为密度较高、浓淡不一；④空洞：有环形边界透光区。肺结核病灶通常在肺上部、单侧或双侧，存在时间较长，且有多种不同性质的病灶混合存在及肺内播散迹象。

结核菌素（简称结素）试验：目前有旧结素和纯结素（纯蛋白衍生物）两种结核菌素可选，是诊断结核感染的参考指标。但是结核菌素实验的阳性结果不能区分是结核分枝杆菌的自然感染，还是卡介苗接种的免疫反应，所以，目前，WHO 推荐使用纯蛋白衍生物。

实验方法：取结核菌素 0.1ml（5U），在左前臂屈侧作皮内注射，产生凸起的皮丘，边界清楚，上面可见明显的小凹。注射后 48～72 小时测量皮肤硬结直径（图 4-7-2）。

判断标准：＜5mm（－）阴性；5～9mm 弱阳性（＋）；10～19mm 阳性（++）；＞20mm 或皮肤水疱、淋巴管炎强阳性（+++）。

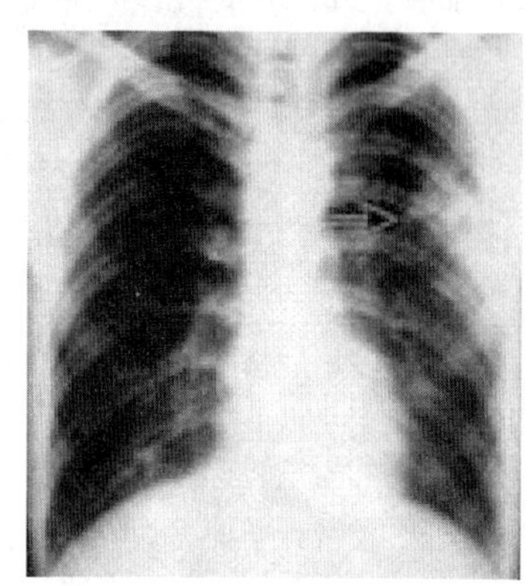

图 4-7-1　肺结核 X 线表现

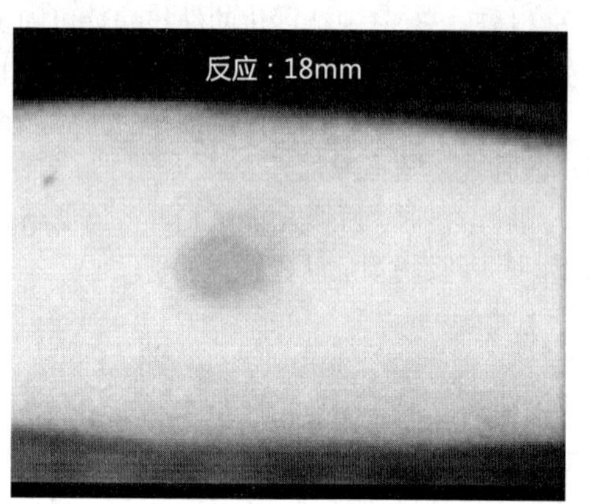

图 4-7-2　结核菌素试验结果

结核菌素试验仍为结核病综合诊断中常用手段之一，有助于判断有无结核分枝杆菌感染。若呈强阳性反应，常表示为活动性结核病。结核菌素试验对婴幼儿的诊断价值较成人为大，因年龄越小，自然感染率越低；3 岁以下强阳性反应者，应视为有新近感染的活动性结核病，有必要进行治疗。

（四）并发症

肺结核患者肺内空洞及干酪样病变靠近胸膜部位破溃时，可引起结核性脓气胸，粟粒型肺结核偶可引起双侧自发性气胸。渗出性胸膜炎的胸腔积液，如未及时治疗，亦可渐干酪化甚至变为脓性，成为结核性脓胸，常发生在气胸之后，伴有衰竭及对感染的抵抗力丧失。重症肺结核引起肺组织广泛破坏所致，慢性纤维空洞型肺结核或一侧肺毁损，并发肺气肿、肺大疱，可引起自发性气胸，亦可导致慢性肺源性心脏病甚至心肺功能衰竭。

艾滋病容易继发结核菌或非结核分枝杆菌感染，有些发达国家结核病疫情原已显著下降，但由于艾滋病的流行，卡氏肺孢子虫、巨细胞病毒感染致结核病患者有所增多。而发展中国家的人体免疫缺陷病毒感染及艾滋病患者，主要并发症是结核分枝杆菌感染。同时患有肺结核与艾滋病，其诊断困难，疗效差，病死率高。

三、诊断与鉴别诊断

1. 病史和临床表现　轻症肺结核可无症状，轻微症状也大多缺少特异性，但病史和临床表现仍是诊断的基础，下列情况者应高度警惕结核病的可能性：①反复发作或迁延不愈的咳嗽咳痰，或呼吸道感染经抗生素治疗 3～4 周仍无改善；②痰中带血或咯血；③长期低热或所谓“发热待查”；④体检肩胛间区有湿啰音或局限性哮鸣音；⑤有结核病诱因或好发因素尤其是糖尿病、免疫抑制性疾病和接受激素或免疫抑制剂治疗者；⑥关节疼痛和皮肤结节性红斑、滤泡性结膜角膜炎等过敏反应性表现；⑦有渗出性胸膜炎、肛瘘、长期淋巴结肿大既往史及婴幼儿和儿童有家庭开放性肺结核密切接触史者。

2. 影像学检查　X线检查是诊断肺结核的必要手段，对早期诊断、确定病变部位、范围、性质、了解其演变及选择治疗等均具有重要价值。肺结核的影像特点是病变多发生在上叶的尖后段和下叶的背段，密度不均匀、边缘较清楚和变化较慢，易形成空洞和播散病灶。

3. 痰菌检查　痰结核分枝杆菌检查不仅是诊断肺结核的主要依据，亦是考核疗效、随访病情的重要指标。肺结核患者痰液可呈间歇排菌，故应连续多次查痰。

肺结核应与肺癌、肺脓肿、慢性支气管炎、支气管扩张等多种非结核性肺病相鉴别。在鉴别过程中必须强调认真根据病史、相关实验室检查资料、X线片等综合分析，必要时尚需动态观察、审慎鉴别。

四、防　　治

（一）预防

控制传染源、切断传染途径及增强免疫力、降低易感性等，是控制结核病流行的基本原则。卡介苗可保护未受感染者，使受感染后不易发病，即使发病也易愈合。有效化学药物治疗（化疗）对已患病者，能使痰菌较快阴转，但在其阴转之前，尚须严格消毒隔离，避免传染。为此，抓好发现患者、正确治疗与接种卡介苗等环节均至关重要，各级防治网可为落实上述各项措施提供保证。

卡介苗是活的无毒力牛型结核分枝杆菌疫苗，接种后可使人体产生对结核分枝杆菌的获得性免疫力。其接种对象是未受感染的新生儿、儿童及青少年。

（二）治疗

抗结核化学药物治疗（简称化疗）对控制结核病起决定性作用，合理化疗可使病灶内细菌消灭，最终达到痊愈。休息与营养疗法仅起辅助作用。

1. 化疗原则　化疗是对于每个具体患者，为达到临床及生物学治愈的主要措施，其主要作用在于缩短传染期，降低死亡率、感染率及患病率。

化疗原则：是指对活动性结核病坚持早期、联用、适量、规律和全程使用敏感药物的原则。活动性肺结核是化疗的适应证。对硬结已久的病灶则不需化疗。至于部分硬结、痰菌阴性者，可观察一阶段，若X线病灶无活动表现、痰菌仍阴性、又无明显结核毒性症状，亦不必化疗。

活动性病灶内结核菌以A群菌为主，生长代谢旺盛，抗结核药物常可发挥最大的杀菌或抑菌作用。病灶局部血运丰富、药物浓度亦当，有助于促使炎症成分吸收、空洞缩小或闭合、痰菌转阴。故对活动性病灶早期合理化疗，效果满意。

如单用一种药物治疗，虽可消灭大部分敏感菌，但有可能留下少数耐药菌继续繁殖，最终耐药菌优势生长。如联用两种或两种以上药物，耐药菌减少，效果较单药为佳。用药剂量要适当，药量不足，组织内药物难以达到有效浓度，且细菌易产生继发性耐药。药量过大则易产生不良反应。结核分枝杆菌生长慢，因此应使药物在体内长期保持有效浓度。规律地全程用药，不过早停药，是化疗成功的关键。

2. 化疗方法

（1）“标准”化疗与短程化疗：过去常规采用12～18个月疗法，称为“标准”化疗，但因疗程过长，许多患者不能完成，疗效受到限制。自利福平问世后，与其他药物联用，发现6～9个月疗法（短程化疗）与标准化疗效果相同，故目前广泛采用短程化疗，但该方案中要求必须包括两种杀菌药物，异烟肼及利福平，具有较强杀菌及灭菌效果。

（2）间歇用药、两阶段用药：实验表明，结核分枝杆菌与药物接触数小时后，常延缓数天生长。因此，有规律地每周用药 3 次（间歇用药），能达到与每天用药同样的效果。在开始化疗的 1～3 个月内，每天用药（强化阶段），以后每周 3 次间歇用药（巩固阶段），其效果与每日用药基本相同，有利于监督用药，保证完成全程化疗。

3. 抗结核药物 理想的抗结核药物具有杀菌、灭菌或较强的抑菌作用，毒性低、不良反应少、价廉、药源充足，使用方便，经口服或注射后药物能在血液中达到有效浓度，并能渗入吞噬细胞、腹膜腔或脑脊液内，疗效迅速而持久。

（1）异烟肼（H）：具有杀菌力强、可以口服、不良反应少、价廉等优点。口服后，吸收快，渗入组织，通过血脑屏障，杀灭细胞内外的代谢活跃或静止的结核分枝杆菌。胸腔积液、干酪样病灶及脑脊液中的药物浓度亦相当高。常用剂量为成人每日 300mg（或每日 4～8mg/kg），一次口服；小儿每日 5～10mg/kg（每日不超过 300mg）。本药常规剂量很少发生不良反应，偶见周围神经炎、中枢神经系统中毒（兴奋或抑制）、肝脏损害（血清丙氨酸氨基转移酶升高）等。单用异烟肼 3 个月，痰菌耐药率可达 70%。

（2）利福平（R）：是广谱抗生素。利福平对细胞内外代谢旺盛及偶尔繁殖的结核分枝杆菌均有作用，常与异烟肼联合应用。成人每日 1 次，空腹口服 450～600mg。本药不良反应轻微，除消化道不适、流感症候群外，偶有短暂性肝功能损害。

（3）链霉素（S）：为广谱氨基糖苷类抗生素，对结核分枝杆菌有杀菌作用，能干扰结核分枝杆菌的酶活性，阻碍蛋白合成。对细胞内的结核分枝杆菌作用较小。剂量：成人每日肌内注射 1g。间歇疗法为每周 2 次，每次肌内注射 lg。妊娠期妇女慎用。链霉素的主要不良反应为第 8 对颅神经损害，表现为眩晕、耳鸣、耳聋，严重者应及时停药，肾功能严重减损者不宜使用。

（4）吡嗪酰胺（Z）：能杀灭吞噬细胞内、酸性环境中的结核菌。剂量：每日 1.5g，分 3 次口服，偶见高尿酸血症、关节痛、胃肠不适及肝损害等不良反应。

（5）乙胺丁醇（E）：对结核分枝杆菌有抑菌作用，与其他抗结核药物联用时，可延缓细菌对其他药物产生耐药性。剂量：25mg/kg，每日 1 次口服，8 周后改为 15mg/kg。不良反应甚少为其优点，偶有胃肠不适。

（6）对氨基水杨酸钠（P）：为抑菌药，与链霉素、异烟肼或其他抗结核药联用，可延缓对其他药物发生耐药性。剂量：成人每日 8～12g，分 2～3 次口服。不良反应有食欲减退、恶心、呕吐、腹泻等。本药饭后服用可减轻胃肠反应。

4. 对症治疗 中毒症状严重的结核病或有大量胸腔积液而不能很快吸收者，均应卧床休息及尽早使用抗结核药物。同时加用糖皮质激素（常用泼尼松，每日 15～20mg，分 3～4 次口服），以减轻炎症及过敏反应，促进渗液吸收，减少纤维组织形成及胸膜粘连。

咯血患者应消除紧张情绪，必要时可用止咳、镇静剂。中等或大量咯血时应严格卧床休息，胸部放置冰袋，并配血备用。取患侧卧位，轻轻将存留在气管内的积血咳出。或用有效止血药物，如垂体后叶素。反复咯血止血无效，对侧肺无活动性病变，肺功能储备尚可，又无明显禁忌证者，可在明确出血部位的情况下考虑肺叶、段切除术。咯血窒息是咯血致死的主要原因，需严加防范，并积极准备抢救，抢救措施中应特别注意保持呼吸道通畅，防止发生窒息。

第八节 肺 癌

肺癌（lung cancer）是常见的肺部原发性恶性肿瘤。由于 90%以上的肺癌是由支气管上皮化生而来，所以也称为支气管癌。近年来世界各国肺癌的发病率和死亡率明显上升，尤其是发达国家中，肺癌已占男性肿瘤发病率与死因中的首位，女性仅次于乳腺癌的死亡人数。本病多在 40 岁以上发病，并随年龄增长而增加，男性发病率高于女性。种族、家族史与吸烟对肺癌的发病均有影响。本病死亡率极高，患者虽经治疗，但平均 5 年生存率低。

一、病　因

迄今尚未完全明确。一般认为与以下因素有关。

1. 吸烟　是肺癌的重要危险因素。国内外的调查均显示 80%～90%的男性肺癌与吸烟有关，吸烟人群肺癌死亡率比不吸烟者高 10～13 倍。吸烟量越多，吸烟年限越长，开始吸烟年龄越早，肺癌死亡率越高。已戒烟者，戒烟年数越长，肺癌死亡率越低。病理资料表明，吸烟与支气管上皮细胞纤毛脱落，上皮细胞增生、鳞状上皮化生、核异型变有关，烟草中含各种致癌物质，如苯并芘，为主要致癌物质。被动吸烟也容易引起肺癌。

2. 空气污染　包括室内小环境和室外大环境，如室内燃料燃烧和烹调过程中油烟雾、室外工业废气、汽车废气、公路沥青等都有致癌物质存在。城市肺癌发病率明显高于农村，大城市比中小城市发病率高，这可能与工业废气和致癌物质污染大气有关。烹调过程中所释放的油烟雾也是致癌因素。

3. 其他因素　慢性呼吸道疾病、肺部慢性炎症、病毒感染、真菌感染、维生素 A 缺乏、机体免疫功能低下、内分泌失调、大剂量电离辐射和家族遗传等均可能对肺癌的发生起综合作用。

二、病理和分类

（一）病理

肺癌可发生于支气管黏膜的任何部位，其生长发展呈多样化。肿瘤可起源于黏膜，先有黏膜充血，粗糙肥厚，随后逐渐增生呈乳头样或菜花样突入腔内，引起不同程度阻塞；亦可沿支气管壁生长，破坏管壁结构，使支气管增厚变硬，管腔狭窄；亦可穿过支气管壁向附近肺组织浸润形成肿块；亦可侵犯纵隔、胸膜、胸壁、横膈等部位。

肺癌转移途径：①直接扩散，癌细胞沿支气管壁向管腔内蔓延生长或可直接通过支气管播散到肺的其他部分；②淋巴转移，癌肿常循淋巴管播散至肺门、纵隔、锁骨上和腋下淋巴结等；③血行转移，小细胞肺癌和腺癌的血行转移相对较常见，并且发生较早。肺癌细胞可直接侵犯血管，发生癌栓，造成远处转移。常见转移部位为肝、脑、骨骼、肾和胰腺。

（二）分类

肺癌一般常用解剖学分类和组织学分类。

根据解剖部位分类，凡肺癌发生在段支气管以上至主支气管的肺癌为中央型，约占肺癌的 3/4，以鳞状上皮细胞癌和小细胞未分化癌为多见；肿瘤发生在段支气管以下部位为周围型，病变位于肺的周边部，约占肺癌的 1/4，以腺癌较为多见（图 4-8-1）。

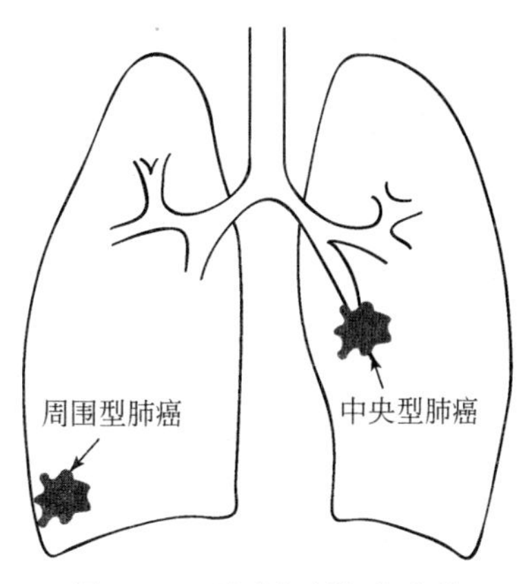

图 4-8-1　肺癌解剖部位分类

根据组织学分类可分为：①鳞状上皮细胞癌（简称鳞癌），为最常见的类型，占原发性肺癌的 40%～50%，多见于老年男性。该病的发生与吸烟关系密切，以中央型肺癌多见，常早期引起支气管狭窄或阻塞导致肺不张和阻塞性肺炎。巨大肿块易坏死形成空洞。生长缓慢，转移较晚，手术切除机会相对多。②未分化癌，是肺癌中恶性程度较高的一种，发病年龄较轻，多在40岁左右，该病的发生与吸烟关系比较密切。生长部位在较大支气管者多见。癌细胞生长快，远处转移较早。以淋巴转移为主（亦可由血行转移），故有时原发病灶尚小，而淋巴结已明显肿大，常在肺门或纵隔淋巴结形成不规则肿块。对放疗或化学药物治疗较敏感。③腺癌，腺癌的发生率仅次于鳞癌，约占原发性肺癌的25%。以女性多见，与吸烟关系不明显，腺癌多发生在较小支气管的黏液腺，在周围型肺癌中以腺癌较常见。腺癌倾向于管外生长，但也可循肺泡蔓延，常在肺泡边缘形成直径2～4cm肿块。腺癌血管丰富，所以局部浸润及血行转移较鳞癌早。易转移至胸膜引起胸腔积液。④细支气管肺泡癌，被认为是腺癌的一种特殊类型，占2%～5%，好发于中年，可表现为单个结节状病灶和弥漫播散小结节灶或呈大片炎症浸润，呼吸困难特别明显。前者手术机会较多，5年生存率较高。

三、临床表现

肺癌的表现与其部位、类型、发展阶段、有无转移密切相关。部分患者发现肺癌时无症状。

（一）呼吸系统表现

1. 咳嗽 为常见早期症状，主要表现为刺激性干咳或咳少量黏液痰。当肿瘤组织引起支气管狭窄时，咳嗽呈持续性，呈高音调金属音，是一种特征性的阻塞性咳嗽。

2. 咯血 癌组织血管丰富，可引起咯血，多为痰中带血或间断血痰，以中央型肺癌多见，不易控制。癌肿腐蚀血管时可出现大咯血。

3. 胸痛、胸闷气急 肿瘤可直接侵犯胸膜、肋骨和胸壁，引起不同程度的胸痛。肿瘤引起支气管狭窄，或肿大的肺门淋巴结压迫主支气管，或发生大量胸腔积液时均可导致胸闷、气急，严重者伴有发绀。肿瘤引起支气管部分阻塞，可引起局限性喘鸣。

（二）全身表现

1. 发热 肿瘤坏死组织可引起癌性发热。肿瘤引起阻塞性肺炎或肺脓肿时，可有发热等中毒症状。

2. 消瘦及恶病质 晚期患者由于感染、疼痛、肿瘤毒素引起的体质消耗等，皆可引起消瘦及恶病质。

3. 转移症状 肿瘤本身或肿大的淋巴结可压迫邻近器官产生不同症状。肿瘤转移至不同脏器可产生相应脏器的症状。如压迫喉返神经可发生声嘶；压迫膈神经引起膈肌麻痹；转移至脑部可发生头痛、呕吐、眩晕、共济失调及其他精神症状。转移至肝脏可出现肝大、肝区疼痛、黄疸、腹水。有些肺癌患者可先于呼吸道症状和X线征象之前出现肺外症状，如杵状指（趾）和肥大性骨关节病、内分泌紊乱、神经肌肉病变等。

（三）肺部影像学检查

1. X线表现 X线检查是发现肺癌的重要方法之一，可通过透视、正侧位胸部X线摄片，发现肿块阴影。进一步选用高电压摄片、体层摄片、CT、MRI、支气管或血管造影等检查，以明确肿块的形态、部位、范围、与心脏大血管的关系，了解肺门和纵隔淋巴结的肿大情况及支气管阻塞、变形的程度，以及肺部有无转移性病灶，以提供诊断和治疗依据。

常见征象：①中央型肺癌，多为一侧肺门类圆性阴影，边缘大多毛糙，有时向管外生长时常产生单侧性不规则的肺门部肿块。当肿瘤部分或完全阻塞支气管时，可见节段性肺不张。②周围型肺癌，常呈球形或类圆形，密度增高，边界清楚，常呈分叶或有毛刺。③肺泡细胞癌，在胸片上多呈两肺大小不等的结节状病灶，密度较深。

2. CT 扫描及磁共振（MRI）　CT 分辨率更高，能发现更小或特殊部位的病灶，对发现较早期的肺癌肿块、肺门纵隔淋巴结转移和癌肿的侵犯范围很有价值。MRI 对胸内淋巴结和血管的分辨具有意义，对判断胸壁受侵很有帮助。

（四）痰检查

痰脱落细胞检查，阳性率达 70%～90%。要求送检标本必须新鲜，检查仔细认真，疑有癌者须反复多次检查。

（五）纤维支气管镜检查

通过支气管镜检查可直接窥见支气管腔内病变，而且通过刷检、活检、灌洗、穿刺等检查获得细胞学或组织学证据。

（六）活组织检查

可明确诊断，肿大之浅表淋巴结可采用针吸涂片检查或摘取淋巴结做病理检查。肺周边部肿块可用特制细针经皮肺穿刺取肺组织检查。

四、诊　　断

肺癌的治疗效果取决于肺癌的早期诊断。应对肺癌早期征象提高警惕，避免漏诊、误诊，特别是对 40 岁以上长期重度吸烟而有下列情况者，应作为可疑肺癌对象进行有关排癌检查：①无明显诱因的刺激性咳嗽持续 2～3 周，治疗无效者；②原先慢性呼吸道疾病，咳嗽性质改变者；③持续反复在短期内痰中带血而无其他原因可解释者；④反复发作的同一部位的肺炎特别是段性肺炎；⑤原因不明的肺脓肿，无中毒症状，无大量脓痰，无异物吸入史，抗炎治疗效果不显著者；⑥原因不明的四肢关节痛及杵状指（趾）；⑦X 线片局限性肺气肿或段叶性肺不张；⑧X 线片孤立性圆形病灶和单侧性肺门阴影增大者；⑨原有肺结核、病灶已稳定者而形态或性质发生改变者；⑩无中毒症状的胸腔积液，尤其是血性、进行性增加者。

肺癌常与某些肺部疾病共存，或其影像学形态表现与某些疾病相类似，常易误诊或漏诊，必须及时进行鉴别，以利于疾病的早期诊断。本病主要应与肺结核、肺炎、肺脓肿、结核性渗出性胸膜炎等进行鉴别诊断。

五、治　　疗

肺癌治愈率较低，一方面是因早期诊断困难，大多数人确诊时已失去根治性治疗机会。另一方面肺癌患者多为高龄、吸烟者，肺功能不佳，无根治手术的条件。要提高肺癌的治愈率关键在于早期发现、早期诊断和合理治疗。目前使用治疗肺癌单一方法的临床疗效都不能令人满意，应树立整体观点，联合应用多种方法综合治疗能提高肺癌的治疗效果。以提高人体抗病能力为原则，既要根治局部病灶，又要保护人体不受重大损害。

常采用的治疗方法有手术治疗、放射治疗、化学药物治疗、中医中药治疗和免疫治疗等。其中以手术治疗的疗效最好，放射治疗次之，单纯药物治疗最差。一般认为鳞癌预后较好，腺癌次之，未分化小细胞癌最差。

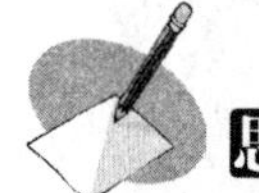

1. 肺癌的分类方法有哪些？
2. 慢性肺源性心脏病失代偿期的临床表现？
3. 支气管哮喘重度至危重度发作，如何处理？
4. 肺炎克雷伯菌肺炎的诊断依据是什么？

（田　昕）

第五章　循环系统疾病

第一节　心 力 衰 竭

心力衰竭（heart failure）亦称为心功能不全，是由不同病因引起的心脏功能障碍，发展到心肌收缩力下降使心排血量不能满足机体代谢的需要，从而导致器官、组织血液灌注不足，同时出现肺循环和（或）体循环淤血的表现。心力衰竭时通常伴有肺循环和（或）体循环的被动性充血，故又称为充血性心力衰竭。

心力衰竭按其发病过程分为急性和慢性心力衰竭；按其临床表现分为左心衰竭、右心衰竭和全心衰竭；按其发病机制分为收缩功能障碍型心力衰竭和舒张功能障碍型心力衰竭。

一、慢性心力衰竭

（一）病因

1. 基本病因　①心肌病变：如急性广泛性心肌梗死、扩张型心肌病；②心脏负荷过重：例如，心脏后负荷（压力负荷）过重或者心脏前负荷（容量负荷）过重；③心室舒张顺应性减低：见于心室肥厚、心肌缺血、陈旧性心肌梗死；④高动力循环：见于甲状腺功能亢进，严重贫血；⑤心室前负荷不足：见于二尖瓣狭窄、三尖瓣狭窄等。

2. 诱发因素　常见诱因：①感染，最多见，特别是肺部感染；②体力负荷过重或情绪激动；③钠盐摄入量过多；④严重快速或缓慢型心律失常；⑤妊娠和分娩；⑥心肌抑制药物：如β受体阻滞剂、奎尼丁、维拉帕米等，或洋地黄中毒；⑦严重电解质紊乱，如低血钾、低血钙或低血镁。

（二）临床表现

1. 左心衰竭　主要是由肺循环淤血及脑、肾等重要脏器供血不足所致。

症状：①呼吸困难，是左心衰竭最主要的症状，表现形式有劳力性呼吸困难、阵发性夜间呼吸困难、端坐呼吸、急性肺水肿。②咳嗽和咯血，咳嗽多在体力活动或夜间平卧时加重，咯血是肺淤血的严重表现，白色浆液性泡沫状痰为其特点，偶可见到痰中带血，如果支气管黏膜下形成的扩张性血管出血，则可能引起大咯血。③乏力和头晕，因心排血量减少，器官、组织灌注不足及代偿性心率加快所致的倦怠、乏力，脑缺氧可出现嗜睡、烦躁甚至精神错乱等。④少尿及肾功能损害，肾的血流量减少，患者出现少尿。久治不愈后可出现血尿素氮、肌酐升高并可伴有肾功能不全的症状。

体征：除原有心脏病的体征外，左室增大，常有心尖搏动向左下移位，心率增快，心尖部可闻及舒张期奔马律，肺动脉瓣区第二心音亢进。左室扩大可形成相对二尖瓣关闭不全，在心尖部闻及收缩期杂音。脉搏强弱交替，轻者仅在测血压时发现。两肺底可闻及湿啰音，甚至满肺湿啰音伴哮鸣音。严重者有发绀。少数患者有胸腔积液，多见于右侧，胸腔积液蛋白含量高。

2. 右心衰竭　主要表现为由体静脉系统淤血、静脉压升高所致的全身各部水肿。

症状：长期消化道淤血引起恶心、呕吐、食欲不振。肾脏淤血引起尿少、夜尿多、蛋白尿和肾功能减退。肝淤血引起上腹饱胀甚至剧烈腹痛，继发于心力衰竭的呼吸困难症状也较为明显。

体征：①除原有心脏病的体征外，右室增大可有心率增快，胸骨左缘第3～4肋间可闻及舒张期奔马律，右房室瓣区可闻及收缩期吹风样杂音。②颈静脉搏动增强、充盈、怒张是右心衰竭时的主要体征，肝颈静脉反流征阳性。③肝大和压痛感明显，持续右心衰竭可致心源性肝硬化，晚期出现黄疸、肝功能受损及大量腹水。④体静脉压力升高使皮肤等软组织出现水肿。⑤胸腔积液、腹水和心包积液。

3. 全心衰竭 左心衰竭、右心衰竭并存，但患者或以左心衰竭临床表现为主，或以右心衰竭临床表现为主。右心衰竭时因心排血量减少，可使左心衰竭的肺淤血临床表现减轻或不明显。

（三）实验室检查

实验室和其他检查：①心电图；②X线检查；③超声心动图；④循环时间测定；⑤Swan-Canz漂浮导管检查等。

（四）诊断和鉴别诊断

1. 诊断 左心衰竭诊断的主要依据：①原有心脏病病史；②左心衰竭的症状和体征；③肺淤血的X线表现等。右心衰竭诊断的主要依据：①有器质性心脏病；②体循环静脉淤血的症状和体征；③体循环静脉压增高。

心力衰竭的临床诊断应包括心脏病的病因诊断（基本病因和诱因）、解剖诊断、心律及心功能状态的诊断。

心功能状态分级：见表5-1-1。

表5-1-1 心功能分级

心功能分级	临床表现
Ⅰ级	患有心脏病，但活动量不受限制，平时一般活动不引起疲乏、心悸、呼吸困难或心绞痛
Ⅱ级	心脏病患者的体力活动受到轻度的限制，休息时无自觉症状，但一般体力活动下可出现疲乏、心悸、呼吸困难或心绞痛
Ⅲ级	心脏病患者体力活动明显受限，小于平时一般活动即引起上述的症状
Ⅳ级	心脏病患者不能从事任何体力活动。休息状态下出现心力衰竭的症状，体力活动后加重

2. 鉴别诊断 心力衰竭主要与以下疾病相鉴别。

（1）左心衰竭：主要应与肺部疾病所引起的呼吸困难或非心源性肺水肿相鉴别。

（2）右心衰竭：应注意与心包积液、缩窄性心包炎、肾炎、肝硬化等引起的水肿和腹水相鉴别。

（3）支气管哮喘：多见于青少年有过敏史，发作时双肺可闻及典型哮鸣音，咳出白色黏痰后呼吸困难可缓解。

（4）心包积液、缩窄性心包炎：由于腔静脉回流受阻同样可以引起颈静脉怒张、肝大、下肢水肿等表现，应根据病史、心脏及周围血管体征进行鉴别，超声心动图可得以确诊。

（5）肝硬化腹水伴下肢水肿：非心源性肝硬化不会出现颈静脉怒张等上腔静脉回流受阻的体征。

（五）治疗

1. 病因治疗 对每一例心力衰竭患者，都应仔细分析和寻找病因及诱因，并针对病因和诱因积极防治。最重要的是及早发现，并不满足于短期缓解症状，否则，拖延日久后可发展为严重的心力衰竭，而失去最佳的治疗时机，并要警惕感染、心律失常、甲状腺功能亢进、贫血等诱因。

2. 一般治疗 首先，对于慢性心力衰竭的患者，要尽量休息，避免精神刺激，以降低心脏负荷。

可以适当运动，防止产生静脉血栓。限制盐的摄入，以减少水肿。

3. 药物治疗　①利尿剂：常用的有呋塞米、氢氯噻嗪、螺内酯等；②血管紧张素转化酶抑制剂（angiotensin converting enzyme inhibitor，ACEI）：一般与β受体阻滞剂合用，应密切注意咳嗽和血管性水肿等不良反应；③地高辛：为正性肌力药，可以改善心力衰竭患者的临床症状，心力衰竭早期一般不应用；④β受体阻滞剂：用于轻度心力衰竭患者，常用的有美托洛尔、比索洛尔等；⑤血管扩张剂：常用的有硝酸甘油、异山梨酯、硝普钠、酚妥拉明、奈西利肽、ACEI 及钙通道阻滞剂等；⑥抗凝和抗血小板药物：常用的有阿司匹林、华法林或氯吡格雷。

二、急性心力衰竭

急性心力衰竭是指由于突然发生的心脏结构或功能的异常，使心肌收缩力急剧下降或心脏前负荷、后负荷突然加重，引起心排血量急剧减少，组织器官灌流不足和急性淤血的临床综合征。最常见的为急性左心衰竭，急性右心衰竭即急性肺源性心脏病。本节重点讨论急性左心衰竭。

（一）病因

1. 急性弥漫性心肌受损　如急性心肌炎、急性广泛性心肌梗死等。

2. 急性机械性梗阻　如严重二尖瓣或主动脉瓣狭窄。

3. 急性左心室前负荷增加　如急性乳头肌功能不全或乳头肌断裂、静脉补液过多过快等。

4. 急性左心室后负荷增加　如急进型高血压、高血压危象等。

5. 常见诱因　有劳累、情绪激动、感染、快速型心律失常等。

（二）临床表现

1. 一般体征　突发严重的呼吸困难，强迫坐位，严重者可出现发绀、脸部潮红、脉压减小、动脉收缩压下降。四肢末梢苍白、发冷及指趾发绀，以及窦性心动过速、心律失常等交感神经系统活性增高。同时频繁咳嗽，咳粉红色泡沫样痰。极重者可因脑缺氧而神志模糊。

2. 心脏体征　一般以左室增大为主。当发生急性心肌梗死、突发的心动过速、腱索断裂等急性病变时，心脏还没有扩大就已发生衰竭，可闻及舒张早期奔马律，心尖部可闻及收缩期杂音（左室扩大引起相对二尖瓣关闭不全），心功能代偿恢复后杂音常减弱或消失。

3. 肺部体征　肺底湿啰音是左心衰竭时肺部的主要体征，还可闻及哮鸣音及干啰音。在急性肺水肿时，双肺满布湿啰音、哮鸣音及咕噜音。在间质性肺水肿时，肺部未闻及干、湿啰音，仅有呼吸音减弱。约 1/4 的左心衰竭患者发生胸腔积液。

（三）诊断与鉴别诊断

根据临床有引起左心衰竭的病因，并有急性左心衰竭的典型症状和体征即可诊断，但应注意与支气管哮喘、神经性呼吸困难、成人呼吸窘迫综合征和非心源性肺水肿等相鉴别。

（四）治疗

针对本病应迅速、积极采取有效措施，以免危及生命。

1. 一般措施　立即让患者取坐位或半坐位，两腿下垂或放低，也可用止血带结扎四肢，每隔 15 分钟轮流放松一个肢体以减少静脉回流，减轻肺水肿。

2. 迅速有效地纠正低氧血症　立即供氧并消除泡沫，可将氧气先通过加入 40%～70%乙醇湿化瓶后吸入，也可用 1%硅酮溶液代替乙醇，或吸入二甲硅油去泡气雾剂，降低肺泡内泡沫的表面张力使泡沫破裂，改善肺通气功能。一般情况下可用鼻导管供氧，严重缺氧者亦可采用面罩高浓度、大剂量吸氧（5L/min），待缺氧纠正后改为常规供氧。

3. 迅速建立静脉通道 保证静脉给药和采集电解质、肾功能等血标本。尽快送检血气标本。

4. 心电图、血压等监测 以随时处理可能存在的各种严重的心律失常。

5. 药物治疗 ①硫酸吗啡：皮下或肌内注射吗啡或哌替啶（度冷丁），对高龄、哮喘、昏迷、严重肺部病变、呼吸抑制和心动过缓、房室传导阻滞者则应慎用或禁用；②洋地黄制剂：常首选毛花苷丙（西地兰）缓慢静脉注射，也可酌用β受体阻滞药；③利尿药：应立即选用快作用强利尿药，常用髓袢利尿药，如静脉注射呋塞米（速尿）或布美他尼（丁尿胺）；④血管扩张药：常用制剂有硝酸甘油、硝普钠、酚妥拉明等；⑤氨茶碱：适用于有明显哮鸣音者；⑥肾上腺皮质激素：可选用地塞米松静脉注射或静脉滴注，活动性出血者应慎用或禁用；⑦多巴胺和多巴酚丁胺：适用于急性左心衰竭伴低血压者，可单独使用或两者合用，从中、小剂量开始。

三、最 新 进 展

近来一种新型的 Na^+，K^+-ATP 酶抑制剂——istaroxime 已经进入临床试验阶段。该制剂通过刺激钙离子经由心肌后胞质膜钠钙离子交换器流入，从而增强心肌收缩力。初步动物试验显示，与地高辛相比，该药的安全范围较地高辛更广，更安全。ACC 于 2008 年会上公布了 HORIZON-HF，其研究结果示，istaroxime 能增强心肌收缩和加快舒张，增强心脏的泵功能，不会降低急性心衰综合征患者的血压，也不会加快患者的心率。相信不久的将来，该药会在临床上为进一步控制心力衰竭症状做出贡献。

第二节 高 血 压

高血压（hypertension）系指体循环动脉血压病理性超过正常水平的疾病状态。高血压分为两类，第一类为原发性高血压，是一种以血压升高为主要临床表现而病因尚未明确的独立疾病，占所有高血压的 90%以上。第二类为继发性高血压，也称为症状性高血压，在这类疾病中，高血压是某种疾病的临床表现之一，占所有高血压的 5%～10%。我国高血压的患病率逐年上升。据我国普查资料显示，高血压的患病率在 3%～5%。

一、原发性高血压

（一）病因

1. 遗传和基因因素 高血压有明显的遗传倾向，双亲无高血压、一方有高血压或双亲均有高血压，其子女高血压发生概率分别为 3%、28%和 46%。单卵双生的同胞血压一致性较双卵双生同胞更为明显。高血压患者存在着遗传缺陷，本病是一种多基因疾病，这些基因的突变、缺失、重排和表达水平的差异，可能是导致高血压的基础。

2. 环境因素 高血压可能是遗传易感性和环境因素相互影响的结果。环境因素很早就起了作用，体重超重、膳食中高盐和中度以上饮酒是国际上已确定的与高血压发病密切相关的危险因素。城市脑力劳动者高血压的患病率超过体力劳动者，从事精神紧张度高的职业者发生高血压的可能性较大，长期生活在噪声环境中听力敏感性减退者患高血压也较多。

（二）发病机制

1. 肾素-血管紧张素-醛固酮系统激活 肾小球入球动脉的球旁细胞分泌肾素，激活从肝脏产生的血管紧张素原，生成血管紧张素，然后经肺循环的转化酶生成血管紧张素Ⅱ。血管紧张素Ⅱ是RAAS的主要效应物质，作用于血管紧张素Ⅱ受体，使小动脉平滑肌收缩，刺激肾上腺球状带分泌醛固酮，通过交感神经末梢突触前膜的正反馈使去甲肾上腺素分泌增加。这些作用均可使血压升高，参与高血压发病并维持。

2. 血管内皮功能异常 血管内皮在心血管功能的调节中起着极为重要的作用，可以通过代谢、生成、激活和释放各种血管活性物质来影响血压。内皮细胞可以生成前列环素、内皮源性舒张因子等使血管舒张物质，还可以生成内皮素、血管收缩因子、血管紧张素Ⅱ等使血管收缩物质。在发生高血压时，内皮源性舒张因子生成减少，而内皮素增加，血管平滑肌细胞对舒张因子的反应减弱而对收缩因子反应增强。

3. 肾性水钠潴留 各种原因引起的肾性水钠潴留，通过全身血流自身调节使外周血管阻力和血压升高，压力-利尿钠机制再将潴留的水钠排泄出去，也可能通过排钠激素分泌释放增加。

4. 精神神经学说 在各种外界或内在的不良刺激下，皮质和皮质下中枢互相调节作用失调，引起丘脑下部血管运动中枢的调节障碍，患者可表现为交感神经兴奋性增高，儿茶酚胺类物质分泌增多，引起的结果就是全身小动脉痉挛，血管外周的阻力加大，心肌收缩力量增强，最后导致血压升高。

5. 胰岛素抵抗 是指必须以高于正常的血胰岛素释放水平来维持正常的糖耐量，表示机体组织对胰岛素处理葡萄糖的能力减退。约50%原发性高血压患者存在不同程度的胰岛素抵抗，在肥胖、血三酰甘油升高、高血压与糖耐量减退同时并存的四联症患者中最为明显。

二、继发性高血压

（一）病因

继发性高血压的发病率很低，约占高血压人群的5%，病因相当复杂，首先掌握患者详细病史和全面查体资料的基础上，从最简单的检查（如尿常规、心电图、眼底检查、肾及肾上腺B超）中发现疾病的线索，然后再有重点地进行一些特殊检查，以明确继发性高血压的原因。有不少继发性高血压患者可以通过手术得到根治或改善，如原发性醛固酮增多症、嗜铬细胞瘤、肾血管性高血压、肾素分泌瘤等。

（二）发病机制

1. 肾实质病变 包括急慢性肾小球肾炎、糖尿病性肾病、慢性肾盂肾炎、多囊肾和肾移植后等多种肾脏病变引起的高血压，是最常见的继发性高血压。所有肾脏疾病在终末期肾病阶段80%～90%以上有高血压。肾实质性高血压的发生主要是由于肾单位大量丢失，导致水钠潴留和细胞外容量增加，以及肾脏肾素-血管紧张素-醛固酮系统激活与排钠激素减少。高血压又进一步升高肾小球囊压力，形成恶性循环，加重肾脏病变。

2. 肾血管性高血压 是单侧或双侧肾动脉主干或分支狭窄引起的高血压。常见病因有多发性大动脉炎、肾动脉纤维肌性发育不良和动脉粥样硬化，前两者主要见于青少年，后者见于老年人。肾血管性高血压的发生是由于肾血管狭窄，导致肾脏缺血，激活肾素-血管紧张素-醛固酮系统。早期解除狭窄，可使血压恢复正常；后期解除狭窄，因为已经有高血压维持参与或肾功能减退，血压也不能恢复正常。

3. 嗜铬细胞瘤 起源于肾上腺髓质、交感神经节和体内其他部位嗜铬组织，肿瘤间歇或持续释放过多肾上腺素、去甲肾上腺素与多巴胺。临床表现变化多端，典型的发作表现为阵发性血压升高伴心动过速、头痛、出汗、面色苍白。嗜铬细胞瘤大多为良性，约10%为恶性，手术切除效果好。术前或恶性病变已有多处转移无法手术者，选择α受体阻滞剂和β受体阻滞剂联合降压治疗。

4. 原发醛固酮增多症 是肾上腺皮质增生或肿瘤分泌过多醛固酮所致。临床上以长期高血压伴低血钾为特征，少数患者血钾正常，临床上常因此忽视了对本病的进一步检查。由于电解质代谢障碍，本病可有肌无力、周期性瘫痪、烦渴、多尿等症状。血压大多为轻、中度升高，约1/3表现为顽固性高血压。实验室检查有低血钾、高血钠、代谢性碱中毒、血浆肾素活性降低、放射性核素、CT、MRI 可确立病变性质和部位。选择性双侧肾上腺静脉血激素测定，对诊断确有困难的患者，有较高的诊断价值。

5. 皮质醇增多症 主要是由于促肾上腺皮质激素分泌过多导致肾上腺皮质增生或者肾上腺皮质腺瘤，引起糖皮质激素过多所致。80%患者有高血压，同时有向心性肥胖、满月脸、水牛背、皮肤紫纹、毛发增多、血糖增高等表现。24 小时尿中 17-羟和 17-醛类固酮增多，地塞米松抑制试验和肾上腺皮质激素兴奋试验有助于诊断。

6. 主动脉狭窄 多数为先天性，少数为多发性大动脉炎所致。临床表现为上臂血压增高，而下肢血压不高或降低。在肩胛间区、胸骨旁、腋部有侧支循环搏动和杂音，腹部听诊有血管杂音。胸部 X 线检查可见肋骨受侧支动脉侵蚀引起的切迹。主动脉造影可确定诊断。治疗主要采用介入扩张支架植入或血管手术方法。

三、临床表现及并发症

（一）一般症状

绝大多数原发性高血压属于缓进型，缺乏特殊的临床表现，多见于中老年人，起病隐匿，发展缓慢，病程常长达数年至数十年，约半数患者因体检或因其他疾病测量血压后，才偶然发现血压升高。30%～50%的高血压患者因头痛、头晕、心悸、高血压的严重并发症和靶器官功能性损害或器质性损害，才出现相应的临床表现。

（二）临床体征

血压值随季节、昼夜、情绪等因素有较大波动，一般冬季高些，夏季低些；夜间低些，晨起活动后高些。听诊时可有主动脉瓣区第二心音亢进、收缩期杂音或收缩早期喀喇音，少数患者可在颈部或腹部听到血管杂音。

（三）恶性或急进型高血压

少数患者病情急骤发展，舒张压持续≥130mmHg，并有头痛，视物模糊，眼底出血、渗出和乳头水肿，肾损害突出，持续蛋白尿、血尿与管型尿。病理上以肾小动脉纤维素样坏死为特征。

（四）主要并发症

本病并发症主要是心、脑、肾、眼及血管受累的表现。

1. 心脏 心脏症状主要与血压升高加重心脏后负荷，引起左心室肥厚，继而心脏扩大、心律失常和反复心力衰竭发作有关。

2. 肾脏 早期一般无泌尿系统症状，伴随病情进展，可出现夜尿增多伴尿电解质排泄增加，继之可出现尿液检查异常，如出现蛋白尿、管型、红细胞。

3. 脑　高血压可致脑小动脉痉挛，发生头痛，多发生在枕部，合并眩晕、头胀、眼花、耳鸣、健忘、失眠、乏力等。

4. 血管和视网膜　高血压是导致动脉粥样硬化和主动脉夹层破裂等血管性疾病的重要因素。

5. 主动脉夹层　血液渗入主动脉壁中层形成夹层血肿，并沿着主动脉壁延伸剥离引起严重心血管急症，极易猝死，这种突发的剧烈胸痛容易被误诊为急性心肌梗死。

四、诊断及分级

1. 诊断　高血压的诊断应包括以下内容：①确诊高血压，非同日静息状态下测量 3 次血压，取其平均值，凡达到 WHO 的诊断标准者，即可确诊；②除外症状性高血压；③临床类型、分期、分度；④重要脏器心、脑、肾功能估计；⑤有无合并可影响高血压病情发展和治疗的情况，如冠心病、糖尿病、高脂血症、高尿酸血症、慢性呼吸道疾病等。

2. 分级　1 级：收缩压 140～159mmHg 或舒张压 90～99mmHg；2 级：收缩压 160～179mmHg 或舒张压 100～109mmHg；3 级：收缩压≥180mmHg 或舒张压≥110mmHg。

3. 高血压患者心血管危险分层标准　见表 5-2-1。

表 5-2-1　高血压患者心血管危险分层标准

其他危险因素和病史	1 级	2 级	3 级
无其他危险因素	低	中	高
1～2 个危险因素	中	中	很高危
≥3 个危险因素或糖尿病或靶器官损害	高	高	很高危
有并发症	很高危	很高危	很高危

五、实验室检查

1. 尿常规　早期正常，随着病程延长可见少量蛋白、红细胞、透明管型等，提示有肾功能损害。

2. 肾功能　早期肾功能指标可无异常，肾实质损害逐渐加重可见血肌酐、尿素氮和尿酸升高，内生肌酐清除率降低，浓缩及稀释功能减退。

3. 血脂血清　总胆固醇、三酰甘油及低密度脂蛋白增高，高密度脂蛋白降低。

4. 血糖、葡萄糖耐量试验及血浆胰岛素测定　部分患者有空腹血糖升高、餐后 2 小时血糖及血胰岛素增高。

5. 眼底检查　根据 Keith-Wagener 眼底分级法，大多数患者仅为Ⅰ、Ⅱ级变化，3 级高血压患者可有Ⅲ级眼底变化。

6. 胸廓 X 线检查　可见主动脉弓迂曲延长，升、降部可扩张，左室肥大。左心衰竭时有肺淤血。

7. 心电图、超声心动图　心电图示左室肥大并劳损，超声心动图示主动脉内径增大、左室肥大，亦可反映心功能异常。

8. 动态血压监测　可客观地反映 24 小时内实际血压水平，测量各时间段血压的平均值，用以判断高血压的严重程度，了解其血压变异度和血压昼夜节律，严重高血压患者的昼夜节律可消失。

六、治　　疗

高血压治疗的主要目标是血压达标，降压治疗的最终目的是最大限度地减少高血压患者心、脑血管病的发生率和死亡率。降压治疗应该首先确立血压控制目标值。不同人群的降压目标不同，一般患者的降压目标为 140/90mmHg 以下，对合并糖尿病或肾病等高危患者，应酌情降至更低。对所有患者，不管其他时段的血压是否高于正常值，均应注意清晨血压的监测，有研究显示半数以上诊室血压达标的患者，其清晨血压并未达标。高血压常常与其他心、脑血管病的危险因素合并存在，治疗措施应该是综合性的。

（一）治疗目标

高血压的治疗目标是控制血压值并减少并发症，逆转靶器官的病理损害，保证生活质量。治疗原则是临界性高血压在定期随访的基础上，以非药物治疗为主。轻度高血压首先非药物治疗观察 4 周，若 4 周内能使血压稳定地降至 140/90mmHg（18.7/12.0kPa）以下，则坚持非药物治疗，但应定期监测有无脏器受累；如无效，则应开始药物治疗。对中、重度高血压患者则以药物治疗为主。对高血压危象、高血压脑病、急进型高血压等高血压急症患者则需紧急药物治疗。

（二）非药物治疗

首先要改善生活行为，要做到：①减轻并控制体重；②减少钠盐摄入；③补充钙和钾盐；④减少脂肪摄入；⑤增加运动，适当体育锻炼，如太极拳、气功、慢跑、骑自行车等；⑥戒烟、限制饮酒；⑦减轻精神压力，保持心理平衡，避免过度紧张，注意劳逸结合；⑧保证睡眠时间和质量，对顽固性睡眠不好者可适当使用镇静剂。

（三）药物治疗

基本原则：从小剂量开始，逐渐降压；个体化，包括剂量个体化与降压标准个体化；规律服药，持之以恒；联合用药，合理配伍。

常用降压药物：①利尿剂，使血浆和细胞外液容量减少，心排血量下降，继而血压降低，常用药为噻嗪类；②β受体阻滞剂，减慢心率，减弱心肌收缩力，降低心排血量和血浆肾素活性，使血压降低，常用药为美托洛尔等；③钙拮抗剂，主要通过钙离子的运动来影响心肌和平滑肌的收缩，使心肌收缩性降低，外周血管扩张，阻力下降，常用药为硝苯地平等；④ACEI，通过抑制转换酶而使血管紧张素Ⅱ生成减少，常用药为卡托普利等；⑤α_1 受体阻滞剂，此类药物可以选择性地阻滞突触后α_1 受体而引起周围血管阻力下降，产生降压作用，常用药为哌唑嗪类，此类药物还可以调节血脂，对胰岛素抵抗也有很好的作用；⑥其他降压药物等。

通过药物治疗，如果血压得到控制后，可以逐步减少降压药的剂量，如果突然停药，可发生停药综合征，除了血压升高带来的一系列不适之外，由于儿茶酚胺释放过多、心肌缺血可导致心绞痛、急性心肌梗死加重或严重的心律失常。

（四）降压药选择

1. 无并发症的降压治疗 大多数无并发症和合并症患者可以单独或联合使用噻嗪类利尿剂、β受体阻滞剂、ACEI 和血管紧张素Ⅱ受体阻滞剂（angiotensin Ⅱ receptor blocker，ARB）等降压药。2 级高血压在开始时就可以采用两种降压药物的联合治疗，有利于血压在相对较短时间内达到目标值。3 种降压药合理的联合治疗方案除有禁忌证外，必须包含利尿剂。

2. 有并发症的降压治疗 ①脑血管病：血压下降不能太快或太大，最好不减少脑血流量，可选择 ARB、长效钙离子拮抗剂、ACEI 或利尿剂。要从单种药物小剂量开始。②冠心病：合并稳定型心绞痛的降压治疗，应选择β受体阻滞剂和长效钙离子拮抗剂，发生过心肌梗死者应选择 ACEI 类和β受体阻滞剂，预防心室重构，减少血压波动，控制清晨血压。③心力衰竭：高血压合并无症状左心室功能不全，应选择β受体阻滞剂和长效钙离子拮抗剂，从小剂量开始。有心力衰竭症状的患者，应采用 ACEI 或 ARB、利尿剂和β受体阻滞剂联合治疗。④慢性肾衰竭：降压治疗的目的是延缓肾功能恶化，预防心、脑血管病发生。通常需要 3 种或 3 种以上降压药方能达到目标水平。⑤糖尿病：1 型糖尿病在出现蛋白尿或肾功能减退前通常血压正常，2 型糖尿病往往很早就与高血压并存。通常需要 2 种或 2 种以上降压药物联合治疗，ARB 或 ACEI，长效拮抗剂和小剂量利尿剂是较合理的选择。ACEI 或 ARB 能有效减轻和延缓糖尿病的进展，改善血糖控制。

七、高血压危象

（一）临床表现

危象发生时，出现头痛、烦躁、眩晕、恶心、呕吐、心悸、气急及视物模糊等严重症状，以及伴有动脉痉挛（椎基动脉、颈内动脉、视网膜动脉、冠状动脉等）累及相应的靶器官缺血症状。严重者可出现心绞痛、肺水肿、高血压脑病等。眼底有出血、渗出或视盘水肿。

（二）治疗原则

1. 迅速降低血压　选择有效的降压药，建立静脉通路，可以随时调整给药的剂量。如果条件允许，及早开始口服降压药。

2. 控制性降压　治疗高血压危象，要逐步控制性地降压，不能在短时间内快速降低，以免重要脏器发生组织灌流不足的表现，开始的 24 小时内，要把血压降低 20%～25%，在随后的 1 周内，把血压降低至正常水平。

3. 合理选择降压药　最好是短时间内迅速起效、作用持续时间短、停药后作用消失快、不良反应小、不影响心率和心脑血流量的。一般首选硝普钠，还有硝酸甘油、尼卡地平和地尔硫䓬注射液可以选用。

4. 避免使用的药物　在治疗初期，应尽量避免使用强力的利尿降压药，除非有心力衰竭或明显的体液容量负荷过度。

（田　昕）

第三节　冠　心　病

冠状动脉粥样硬化性心脏病（coronary atherosclerotic heart disease）指由于冠状动脉粥样硬化病变使向心脏本身供应血液的冠状动脉血管腔狭窄或阻塞，导致以心肌缺血、缺氧为表现的心脏疾病，简称冠心病（coronary heart disease，CHD），亦称为缺血性心脏病（ischemic heart disease）。患者可表现为心绞痛、心律失常、心肌梗死或猝死。

一、病　因

（一）危险因素

本病多发生于 40 岁以上成人，男性多于女性，脑力劳动者多见。近些年，患者发病年龄逐渐减小，而且，进展速度加快。冠心病是一个具有多种致病因素的慢性病。而每一种致病因素都不具有特异性，但它们单独或合并存在时能明确地增加人们发生冠心病的危险。目前研究者们提出的冠心病的危险因素已达 200 多种，其中公认的最重要、致病性最强的是高血清胆固醇、高血压和吸烟。糖尿病、高低密度脂蛋白水平也被认为是冠心病的危险因素。此外，超重和肥胖、缺少体力活动、精神压力、性格类型、人体某些性激素水平和某些疾病的家族遗传史也会增加冠心病的患病风险。

（二）分型

根据冠状动脉病变的部位、范围、血管和心肌供血情况，本病可分为以下 5 种临床类型。

1. 隐匿型或无症状型冠心病 是指有心肌缺血的客观证据，但无心肌缺血的临床症状。

2. 心绞痛型冠心病 为一过性心肌供血不足所引起的典型或不典型的缺血性胸痛，病理学检查可以没有组织形态的改变。

3. 心肌梗死型冠心病 是由冠状动脉闭塞，导致心肌严重而持久缺血，最终导致心肌细胞坏死的临床综合征。临床上可出现持续时间超过 15～30 分钟的性质剧烈的胸部压榨样疼痛，有时放射至肩部或上腹部。

4. 心力衰竭和心律失常型冠心病（缺血性心肌病） 是由于长期的心肌缺血导致心肌纤维化引起，可以表现为心脏增大、心力衰竭和心律失常，临床表现与原发性扩张型心肌病类似。

5. 猝死型冠心病 如果缺血的心肌局部发生电生理紊乱，引发严重的心律失常，可以使心脏骤停而导致猝死。

以上以心绞痛和心肌梗死较为常见，五种类型可以单独出现，也可以合并出现。

近年来，根据冠心病的发病特点和治疗原则，临床上趋向于将冠心病分为两大类：①慢性心肌缺血综合征（chronic ischemic syndrome，CIS），也称为慢性冠心病（chronic coronary artery disease，CAD），包括隐匿型或无症状型冠心病和稳定型心绞痛等。②急性冠状动脉综合征（acute coronary syndrome，ACS），包括不稳定型心绞痛（unstable angina，UA）、非 ST 段抬高型心肌梗死（non-ST-segment elevation myocardial infarction，NSTEMI）、ST 段抬高型心肌梗死（ST-segment elevation myocardial infarction，STEMI）和猝死型冠心病。

（三）发病机制

各种原因导致的冠状动脉血供与心肌需血之间发生矛盾，冠状动脉血流量无法满足心肌代谢需求，就会引起心肌缺血缺氧，心肌急剧的、暂时的缺氧可引起心绞痛，持续的、严重的心肌缺血缺氧则可引起心肌大面积坏死即心肌梗死。

当冠状动脉管腔存在显著的固定狭窄，且狭窄程度＞50%～70%时，安静状态下机体尚能代偿。然而，在剧烈运动、情绪激动导致心动过速时即可引起心肌需氧量增加，导致短暂的冠状动脉供血供氧和心肌需氧间的不平衡，称为“需氧增加性心肌缺血（demand ischemia）”，这是引起慢性稳定型心绞痛的主要机制。在一些情况下，当冠状动脉管壁存在的不稳定性粥样硬化斑块发生破裂、脱落，继发血小板聚集或血栓形成导致管腔狭窄程度急剧加重，或引发冠状动脉痉挛，均可使心肌氧供迅速减少，称为“供氧减少性心肌缺血（supply ischemia）”，这是引起急性冠脉综合征的主要原因。在许多情况下，心肌的缺血缺氧是需氧量增加和供氧量减少共同作用的结果。

患者产生疼痛的直接因素可能是在心肌缺血缺氧的情况下，心肌细胞代谢异常，多种代谢产物堆积，如乳酸、磷酸、丙酮酸及多肽类物质刺激心脏内的自主神经传入纤维末梢，经 1～5 胸交感神经节和相应脊髓段传至大脑，产生痛觉。这种感觉反映在与自主神经进入水平相同脊髓段的脊神经分布的区域，即胸骨后、两臂的前内侧及小指，以左侧更为明显，且多不直接在心脏部位。

二、稳定型心绞痛

稳定型心绞痛（stable angina pectoris）亦称为劳力性心绞痛，是在冠状动脉固定性严重狭窄的基础上，由于心肌负荷增加引起的心肌急剧、暂时的缺血缺氧的临床综合征。其特征为，阵发性的前胸压榨性疼痛或憋闷感，主要位于胸骨后，可放射至心前区和左上肢尺侧，常在劳力负荷增加时发生，持续数分钟，休息或使用硝酸酯类制剂后缓解或消失。发作程度、频率、性质及诱发因素相对稳定，在数周至数月内无明显变化。

（一）发病机制

稳定型心绞痛是冠状动脉存在固定狭窄或部分闭塞的基础上发生需氧量的增加。当冠状动脉狭窄或部分闭塞时，其扩张能力减弱，冠状动脉血流量减少，对心肌的供血供氧能力减弱但相对固定，在静息状态下，心肌血供尚能满足心肌细胞的能量代谢需要，则患者在静息状态下无症状。在体力活动加剧、情绪激动、寒冷或饱食状态下，心脏负荷突然增加，心率加快，心肌收缩力增加导致心肌耗氧量增加，但此时冠状动脉的血供却不能随之增加以满足心肌对血氧的需求，即可发生心绞痛。

（二）临床表现

1. 症状

（1）典型心绞痛发作有如下特点。

1）诱因：情绪激动、劳累、恐惧、寒冷、饱餐、饮浓茶或过度吸烟等，贫血、心动过速或休克亦可诱发。

2）部位：疼痛通常位于胸骨上段或中段之后，可波及心前区，范围如手掌大小，边界不清，可放射至左上肢，尤其是左臂内侧及小指。疼痛的其他常见部位包括牙、颈、下颌、喉及肩胛区。

3）性质：多呈压榨性、闷胀性或窒息性疼痛，偶伴濒死的恐惧感觉，迫使患者立即停止活动。

4）持续时间和发作频度：疼痛发作后常逐步加重，持续时间多为 1～5 分钟，很少超过 15 分钟。疼痛发作可一日多次，亦可间隔较长时间，两次发作之间患者可无任何症状。

5）缓解方式：休息或舌下含服硝酸甘油后，多在 1～2 分钟内缓解，很少超过 5 分钟。

（2）不典型心绞痛发作可表现为以下几点。

1）诱因不典型：表现为劳力强度与心绞痛发作无严格关系，如重劳动时不发作，轻劳动时反而发作；或活动后诱发心绞痛，继续活动反而减轻。

2）部位不典型：疼痛可出现在下颌、颈部、左肩胛部、右前胸或腹上区，个别放射至双侧或一侧下肢，包括大腿前侧、胫前部，甚至足背及第 2～3 足趾。

3）性质不典型：表现为牙痛、胸部不适、发闷感或食管烧灼感等。

2. 体征　心绞痛不发作时一般无体征，发作时可出现以下体征：①面色苍白、出冷汗、面容焦虑；②心率增快和血压升高；③有时出现病理性第三心音及第四心音；④若发生乳头肌功能失调，在心尖部可闻及收缩中、晚期杂音。

3. 实验室及辅助检查

（1）实验室检查：胸痛明显者血清心肌损伤标志物如心肌肌钙蛋白 I 或 T、肌酸激酶、肌酸激酶同工酶均可发生异常。同时，可检测患者血糖、血脂、血常规，判断危险因素及有无贫血。必要时检查甲状腺激素水平判断甲状腺功能。

（2）心电图：静息状态时 60%～75%患者的心电图正常。发作时可表现为 ST 段水平型或下斜型压低≥1mm，T 波低平或倒置。变异性心绞痛发作时常见 ST 段抬高。如心电图无改变，可通过动态心电图检查和运动负荷试验捕捉异常心电图。

（3）超声心动图：多数稳定型心绞痛患者静息状态下超声心动图检查无异常；有陈旧性心肌梗死或严重心肌缺血患者二维超声心动图可探查到坏死区域或缺血区域心室壁运动异常；运动或药物负荷超声心动图检查可以评价心肌灌注情况和心肌存活性。此外，超声心动图还有助于鉴别梗阻性心肌肥厚型心肌病、瓣膜病等，可提供与冠状动脉狭窄导致的心绞痛相鉴别的证据。

（4）放射性核素检查：是一种无创性估测心肌血流灌注的方法，目前临床应用的正电子发射断层成像（positron emission tomography，PET）技术，通过发射正电子的核素标记心脏受体激活剂或拮抗剂来反映心肌血流、代谢及受体情况，通过对心肌血流灌注和代谢影响匹配分析可准确评估心肌活力。

（5）冠状动脉计算机体层血管成像：为无创检查方法，是通过多层螺旋 CT 对冠状动脉进行扫描，显示冠状动脉管腔情况，从而了解冠状动脉病变情况。它可以显示冠状动脉的狭窄部位和狭窄程度。但由于检查受心率和呼吸频率的影响，有一定产生伪象的概率，目前尚不能代替冠状动脉造影。

（6）冠状动脉造影：被称为冠心病诊断的“金标准”。冠状动脉造影可显示冠状动脉粥样硬化病变部位及狭窄程度。冠状动脉造影指征有胸痛疑似心绞痛不能确诊者，需明确冠状动脉病变情况而考虑手术者，心脏增大、心力衰竭、心律失常、怀疑患有冠心病而无创检查不能确诊者。

（7）血管内超声：通过导管上的超声探头探查冠状动脉的层次结构，粥样硬化斑块的部位、大小、类型及组织学特征，对较小的偏心性病变的检出率高于 X 线血管造影，但不能反映区域性血流和心肌灌注情况。

（8）血管镜检查：通过经皮穿刺较浅表的血管，获得全身其他部位、管径 3mm 以上血管的内膜面和血流情况的实时彩色图像。一般应用于冠状动脉系统和外周血管。

冠状动脉造影、血管内超声和血管镜检查均为有创伤的介入检查，需要专门的技术人员在导管室进行。

（三）诊断

根据典型心绞痛发作的特点和体征，结合发作时心电图的缺血型改变或心电图运动负荷试验阳性即可诊断，如果仍然不能诊断，可作 24 小时动态心电图连续监测或进行心电图负荷试验。必要时可考虑放射性核素检查和冠状动脉计算机体层血管成像检查，有助于评价冠状动脉管腔狭窄程度和管壁病变情况。冠状动脉造影检查可以明确病变的严重程度。

（四）鉴别诊断

本病应与心脏神经症、急性冠状动脉综合征、肋间神经痛、肋软骨炎、颈椎病、食管病变及其他疾病导致的胸部疼痛相鉴别。

（五）预后

大多数稳定型心绞痛患者能生存很多年，但有急性心肌梗死和猝死风险。决定预后的主要因素包括冠状动脉病变部位、累及心肌供血的范围和心功能，以冠状动脉左主干病变最为严重，既往年病死率可达 30%左右，病变支数越多，预后越差。左前降支病变一般较其他两支冠状动脉病变预后差。

（六）治疗

治疗原则是减少心肌耗氧量，增加心肌供血，促使冠状动脉侧支循环形成，并防止动脉粥样硬化的进一步发展。

1. 发作期的治疗 目的在于快速终止发作。①即刻停止活动，患者休息后一般可缓解；②硝酸甘油 0.3～0.6mg 舌下含化，1～2 分钟见效，作用持续 20～30 分钟；③硝酸异山梨酯 5～10mg 舌下含化，2～3 分钟见效，作用持续 2 小时；④硝苯地平 10mg 舌下含化，5 分钟内见效，作用持续 6～8 小时，适用于疑为冠状动脉痉挛者或高血压伴心绞痛发作者。

在应用上述药物的同时，可考虑联合应用镇静药。

2. 缓解期的治疗 控制危险因素，消除诱因，戒烟戒酒，调节饮食，减轻精神负担，根据自身情况科学安排日常生活，使用作用持久的抗心绞痛药物，预防心绞痛发作。

常用药物如下。

（1）β受体阻滞剂：抑制心脏β肾上腺素受体，减弱心肌收缩力，减慢心率，降低血压，降低心肌耗氧量。多与硝酸酯类药物合用，用量宜小，且应逐步减量，低血压、支气管哮喘、心动过缓、Ⅱ度以上房室传导阻滞患者不宜使用。常用药物包括美托洛尔、比索洛尔、普萘洛尔等。

（2）钙通道阻滞剂：通过抑制钙离子进入细胞内，抑制心肌细胞兴奋-收缩偶联中钙离子的利用。抑制心肌收缩，减少心肌耗氧量；扩张冠状动脉，改善心内膜下心肌血供；扩张周围血管，降低动脉压，减轻心脏负荷，适用于合并高血压的患者。常用药物包括硝苯地平、氨氯地平、维拉帕米、地尔硫䓬等。

（3）冠状动脉扩张剂：硝酸酯类药物，通过非内皮依赖途径扩张血管，有效减少心肌需氧量，改善心肌缺血，降低心绞痛的发作频率和程度。缓解期常用的硝酸酯类药物为硝酸甘油、单硝酸异山梨酯、二硝酸异山梨酯等。

（4）抗血小板制剂：阿司匹林，通过抑制血栓烷 A_2 和环氧化酶合成达到抑制血小板聚集的作用，最佳剂量范围为 75～150mg/d，主要不良反应为胃肠道出血和阿司匹林过敏；氯吡格雷通过选择性抑制血小板二磷酸腺苷受体阻断后者依赖激活的血小板糖蛋白Ⅱb/Ⅲa 复合物，减少血小板的激活和聚集。目前临床将氯吡格雷与阿司匹林联合应用于支架植入后患者的抗凝治疗。

（5）调血脂药：他汀类药物为稳定型心绞痛患者常用的调血脂药。现有研究表明，他汀类药物能够有效降低总胆固醇和低密度脂蛋白水平，同时具有稳定斑块、抑制斑块形成、抗炎等作用。常用药物包括阿托伐他汀、辛伐他汀、普伐他汀、氟伐他汀、瑞舒伐他汀等。

（6）中医中药治疗，目前以活血化瘀、祛痰通络、芳香温通等治法最为常用。

另外，还可采用血管重建治疗：①冠状动脉旁路移植术（coronary artery bypass graft，CABG）；②经皮腔内冠状动脉介入治疗（percutaneous coronary intervention，PCI）。PCI 和 CABG 的选择需根据冠状动脉病变位置、支数、程度及患者对开胸手术的耐受程度和意愿等进行综合考量。对合并糖尿病和肾功能不全患者，手术策略应谨慎评价和选择。

三、急性冠状动脉综合征

急性冠状动脉综合征是一组由急性心肌缺血引起的临床综合征，包括不稳定型心绞痛（UA）、非 ST 段抬高型心肌梗死（NSTEMI）及急性 ST 段抬高型心肌梗死（STEMI）。急性冠状动脉综合征是由冠状动脉闭塞、血流中断，导致部分心肌因严重而持久的急性缺血而局部坏死。临床表现为较持久的胸骨后剧烈疼痛、发热、白细胞计数和血清心肌酶增高及心电图进行性改变；重者可发生心律失常、心力衰竭或休克。

（一）不稳定型心绞痛和非 ST 段抬高型心肌梗死

UA 和 NSTEMI 是动脉粥样硬化斑块破裂或脱落，激活凝血机制，同时引起血管痉挛和远端血栓栓塞导致的一系列临床症状，称为非 ST 段抬高型急性冠脉综合征（non-ST-segment elevation acute coronary syndrome，NSTEACS）。UA 和 NSTEMI 在病因和临床表现方面是相似的，但在心肌缺血的严重程度和心肌损害程度方面存在差异。

根据临床表现分为静息型心绞痛（rest angina pectoris），发作于休息时，持续时间多大于 20 分钟；初发型心绞痛（new-onset angina pectoris），较轻的体力活动即可诱发，通常在首发症状 1～2 个月内；恶化型心绞痛（crescendo angina pectoris），在相对稳定的劳力性心绞痛基础上心绞痛程度逐渐增强，表现为发作更为频繁，持续时间更长，疼痛更剧烈等。

1. 临床表现

（1）症状：UA 患者胸部不适的症状与典型稳定型心绞痛相似，但程度更重，持续时间更长，可在休息时发生。可以依据以下临床表现诊断：心绞痛发生频率、严重程度和持续时间均有增加；出现静息状态下或夜间心绞痛；诱发心绞痛的体力活动阈值下降；胸痛面积增大或放射至新的部位；发作时伴有新的相关症状，如恶心、呕吐、出汗、心悸甚至呼吸困难。休息或舌下含服硝酸甘油无明显缓解。

（2）体征：查体可发现一过性第三心音或第四心音，以及由于二尖瓣反流引起的一过性收缩期杂音。这些均为非特异性体征，稳定型心绞痛和心肌梗死患者亦可出现。

（3）实验室和辅助检查

1）心电图：心电图可以帮助诊断，且可以根据心电图异常的严重程度和范围判断预后，以心绞痛发作时的心电图尤为有意义。大多数患者在胸痛发生时有一过性的 ST 段改变（抬高或压低）和 T 波异常（低平或倒置）。

通常情况下，心电图的动态改变可随心绞痛的环节而完全或部分消失，若心电图的 ST 段发生动态改变（大于等于 0.1mV 的抬高或压低）则可能是严重冠状动脉疾病的表现，可能会发生急性心肌梗死或猝死。若心电图改变持续 12 小时以上，则提示存在 NSTEMI 的可能。

24 小时动态心电图监测可用于发现无症状或心绞痛发作时的 ST 段改变。有研究表明，24 小时连续心电监测发现 85%～90%的心肌缺血可无心绞痛症状。

2）冠状动脉造影和其他检查：冠状动脉造影能够准确评价血管病变的相关信息，为治疗方案的确定和预后评价提供依据。冠状动脉内超声显像和光学相干断层显像可以提供斑块分布、性质、大小、是否有斑块破裂及血栓形成等疾病信息。

血清检查：心肌肌钙蛋白 T 及肌钙蛋白 I 是目前认为较为敏感和可靠的心肌梗死血清标志物。在心绞痛症状发生后 24 小时内，肌钙蛋白的峰值超过正常值的 99 个百分位需考虑 NSTEMI 的诊断。肌钙蛋白阳性患者较阴性患者预后较差。

2. 诊断 典型临床表现、特征性心电图改变和血清学指标变化，可以做出 UA/NSTEMI 诊断。对于症状不典型且病情稳定的患者，可以进行负荷心电图或负荷超声心动图、冠脉造影及核素心肌灌注显像等检查。

3. 鉴别诊断 本病应注意与急性 STEMI、急性心包炎、急性肺动脉栓塞、急腹症和主动脉夹层动脉瘤等相鉴别。

4. 治疗 缓解缺血和预防心肌梗死或再梗死导致的严重不良后果是治疗 UA/NSTEMI 的两个主要目的。其治疗包括抗缺血、抗血栓和根据病变程度进行有创治疗。

（1）预防冠心病：防止动脉粥样硬化的发生和发展，监测血脂水平，注意休息，保持心情舒畅，长期口服小剂量的阿司匹林或双嘧达莫以抗凝。

（2）监护和一般治疗：休息，卧床休息 1 周，保持环境安静，消除患者紧张情绪，可以使用小剂量镇静剂和抗焦虑药。

1）吸氧：对于呼吸困难、口唇发绀或其他高位表现患者，可给予吸氧治疗，采用间断或持续通过鼻管或面罩吸氧，检测血氧饱和度，使其维持在 90%以上。

2）监测：在冠心病监护室进行心电图、血压和呼吸的监测5～7日，密切观察心律、心率、血压和心功能的变化。

3）护理：第1周患者卧床休息；给予易消化、低钠、低脂肪饮食；保持大便通畅。第2周帮助患者逐步离床站立和在室内缓步走动。第3～4周帮助患者逐步从室内到室外慢步走动。

4）抗心肌缺血治疗：使用硝酸酯类药物扩张静脉，降低心脏前负荷，降低左室舒张末期压力，降低心肌耗氧量，改善心功能，可舌下含服硝酸甘油，每次0.5mg，必要时每隔5分钟含化或喷雾吸入硝酸酯类制剂1次，共用3次，如不能缓解，用硝酸甘油或硝酸异山梨酯持续静脉滴注或微泵输注；β受体拮抗剂，通过作用于心肌$β_1$受体而降低心肌耗氧量，降低心肌梗死的发生概率，常用口服药物包括美托洛尔、比索洛尔、艾司洛尔等，口服β受体拮抗剂的剂量应个体化，可调整到患者安静时心率50～60次/分；钙通道阻滞剂，为治疗血管痉挛性心绞痛的首选药物，能有效降低心绞痛的发生频率。

5）抗栓治疗：阿司匹林，ADP受体拮抗剂氯吡格雷，血小板糖蛋白Ⅱb/Ⅲa（GP Ⅱb/Ⅲa）受体拮抗剂阿昔单抗、替罗非班、依替巴肽和拉米非班等。

6）抗凝治疗：是不稳定型心绞痛中的重要治疗措施，其目的在于防止血栓形成，阻止病情向心肌梗死方向发展常用抗凝药包括普通肝素、低分子肝素和比伐卢定。

7）调脂治疗：现有研究表明，他汀类药物在急性冠状动脉综合征急性期应用可促使内皮细胞释放一氧化碳，发挥类硝酸酯作用，长期应用有抗炎和稳定斑块的作用，能降低心肌梗死发生率和冠状动脉疾病的死亡率，少部分患者会出现肝酶和肌酶升高等副作用。

8）有创治疗：药物治疗效果不佳或病情极端严重者，可在有条件的医院实行PCI或CABG治疗，弥漫性冠状动脉远端病变的患者，并不适合行PCI或CABG。

（3）预后和二级预防：对于UA/NESTEMI患者急性期一般为2个月左右，在此期间有较高的发生心肌梗死或死亡的风险。因此，需通过出院后的长期药物治疗改善缺血症状，降低心肌梗死的发生概率。同时，积极控制血压、血糖、戒烟、限酒，控制饮食也是心血管疾病二级预防的重要因素。

（二）急性ST段抬高型心肌梗死

STEMI 指急性心肌缺血性坏死多为在冠状动脉病变基础上，发生由不稳定斑块破裂、溃烂，继发血栓形成而导致冠状动脉血流急剧减少或中断，相应心肌严重而持久地缺血。

1. 病因和发病机制　基本病因是冠状动脉粥样硬化造成一支或多支血管管腔狭窄，心肌血供不足，而侧支循环未充分建立。在此基础上，一旦血供急剧减少或中断，造成心肌的急性缺血持续20～30分钟以上，即可发生，具体情况：①冠状动脉完全闭塞，管腔内血栓形成、粥样斑块破溃、血管持续痉挛等。②冠状动脉灌流锐减，休克、脱水、出血、手术或严重的心律失常等，导致心排血量骤降。③冠状动脉供血不足，情绪激动、重体力劳动或各种原因引起血压骤升，导致心排血量骤降，而心肌的需氧量猛增。

2. 病理

（1）冠状动脉病变：绝大多数急性心肌梗死患者冠状动脉内可见引起管腔闭塞的血栓，但也存在无严重粥样硬化病变的血管痉挛患者。临床观察发现，急性心肌梗死的发生与冠状动脉粥样硬化病变累及的支数及其所造成的管腔狭窄程度之间并非平行相关。冠状动脉闭塞部位与心肌梗死部位相互关系如下：左前降支闭塞，引起左心室前壁、心尖部、下侧壁、前间隔和二尖瓣前乳头肌梗死；右冠状动脉闭塞，引起左心室膈面（右冠优势型时）、后间隔和右心室梗死，并可累及窦房结和房室结；左回旋支闭塞，引起左心室高侧壁、膈面（左冠优势型时）和左心房梗死，可累及房室结；左主干闭塞，引起左心室广泛梗死；右心室和左、右心房梗死则较少见。

（2）心肌病变：冠状动脉持续闭塞 20～30 分钟后，受心肌血供减少的影响，心肌开始发生坏死，急性心肌梗死病理过程开始。1～2 小时后，绝大部分受累心肌呈凝固性坏死，心肌间质充血、水肿，伴大量炎细胞浸润。随后，坏死的心肌细胞逐渐溶解，形成肌溶灶，随后逐渐形成肉芽组织。病理上，大面积心肌梗死累及心室壁全层或大部分者，被称为透壁性心肌梗死，是临床常见的急性心肌梗死心肌病理改变。心肌梗死可波及心包，引起心包炎；波及心内膜诱发心室腔内附壁血栓。心电图检查可相继出现 ST 段抬高、T 波倒置和病理性 Q 波，称为 Q 波性心肌梗死。心肌缺血坏死仅累及心室壁内层者，称为心内膜下心肌梗死，心电图可见 ST 段压低或 T 波变化，常无病理性 Q 波形成，称为非 Q 波性心肌梗死。

目前，临床强调以 ST 段是否抬高对急性心肌梗死进行分类。当心电图见某导联 ST 段抬高时，除变异型心绞痛外，可判断相应区域已发生冠状动脉闭塞而导致全层心肌损伤，同时伴有心肌坏死血清标志物升高，则可临床诊断为 STEMI。此类患者多进展为大面积 Q 波性心肌梗死。如处理及时，迅速开通闭塞血管，可使 Q 波不出现。心肌缺血不伴 ST 段抬高时，提示相应冠状动脉尚未完全闭塞，心肌损伤尚未波及心肌全层，心电图表现为 ST 段下移和（或）T 波倒置等，临床诊断为 NSTEMI。此类心肌梗死若处置不当亦可进展为 STEMI 或透壁性心肌梗死。

急性心肌梗死的继发性病理变化包括在心腔内压力作用下，坏死心壁向外膨出，形成室壁瘤，可产生心脏破裂（心室游离壁破裂、心室间隔穿孔或乳头肌断裂）。坏死心肌组织在急性心肌梗死发生 1～2 周后开始吸收，并逐渐纤维化，在 6～8 周形成瘢痕，称为陈旧性心肌梗死。

3. 临床表现

（1）前驱症状：15%～65%的急性心肌梗死患者可以描述出前驱症状。可表现为：①首次心绞痛发作持续 15～30 分钟或更长，含硝酸甘油效果差；②原有心绞痛发作频率及持续时间明显增加，或疼痛程度加重；③心绞痛伴恶心、呕吐、大汗及头昏等；④与通常的心绞痛不同的是，它常出现于休息或进行较轻松的活动时。

（2）症状

1）疼痛：常发生于安静或睡眠时，是最先出现的症状。疼痛的部位和性质与心绞痛相同，但多无明显诱因，而且程度较重，持续时间可长达数小时或数日，休息和含硝酸甘油多不能缓解。患者常烦躁不安、出汗、恐惧，或有濒死感。

2）全身症状：由坏死物质吸收引起。一般在疼痛发生后 24～48 小时出现，表现为发热、心动过速、白细胞增高和红细胞沉降率增快等，程度与梗死范围常呈正相关，体温一般在 38℃左右，很少超过 39℃，持续约一周。

3）胃肠道症状：与坏死心肌刺激、心排血量降低和组织灌注不足刺激迷走神经有关。剧烈疼痛时常伴有频繁恶心、呕吐、腹上区胀痛，梗死后一周内常有食欲不振、腹胀；重症者发生呃逆。

4）心律失常：见于 75%～95%的患者，多发生于起病后 24 小时内，1～2 周内也常有发生。室性心律失常最多，尤其是室性期前收缩。

5）低血压和休克：疼痛患者有血压降低表现，如疼痛缓解但收缩压仍低于 80mmHg，有面色苍白、皮肤湿冷、脉细而快、大汗淋漓、尿量减少（＜20ml/h）、烦躁不安或迟钝甚至晕厥者，则为休克表现。休克多发生在起病后数小时至数日内，主要为心源性休克，发生概率为 20%左右。发生原因为广泛心肌坏死，心排血量急剧下降，神经反射引起的周围血管扩张为次要因素，有些患者尚合并血容量不足等因素。

6）心力衰竭：常见急性左心衰竭，多发生于起病初几天内，或在疼痛、休克好转阶段出现，多为心肌梗死后舒缩功能减弱所致，发生率为 30%～50%。患者出现发绀、呼吸困难、咳嗽、烦躁等症状，严重者可发生肺水肿，随后可出现颈静脉怒张、肝大、水肿等右心衰竭表现。右心室心肌梗死患者可出现右心衰竭表现，伴血压下降。

（3）体征

1）心脏体征：心脏浊音界可出现轻度至中度增大；心率增快或减慢；心尖区第一心音减弱；可出现房性奔马律，少数室性奔马律；10%～20%患者在发病后2～3日出现心包摩擦音，多在1～2日内消失，少数持续1周以上；二尖瓣乳头肌功能失调或断裂时，心尖区可出现粗糙的收缩期杂音或伴收缩中、晚期喀喇音。

2）出现心律失常、休克或心力衰竭时，亦可有相关体征。

3）血压：除极早期血压可增高外，几乎所有患者都有血压降低，且常不能恢复到起病前的水平。

（4）实验室及辅助检查

1）心电图：发生特征性改变或有动态变化，包括宽而深的Q波（病理性Q波）、ST段抬高呈弓背向上型，以及在面向损伤区周围心肌缺血区的导联上出现 T 波倒置。这些改变对心肌梗死的存在、定位、范围及演变均有诊断价值。

2）超声心动图：可查及心室壁运动和左心室功能，诊断室壁瘤和乳头肌功能，检测心包积液及室间隔穿孔等并发症。

3）放射性核素检查：新的PET方法可用来观察心肌的代谢变化，判断心肌的存活性。

4）血常规检查：在发病24～48小时内白细胞可以增至（10～20）$\times 10^9$/L，中性粒细胞增多，嗜酸粒细胞减少或消失；在急性心肌梗死后的第1天和第2天，血沉常正常，在第4天或第5天达到最高。

5）血清检查：①肌钙蛋白I或肌钙蛋白T在起病3～4小时内升高，肌钙蛋白I于11～24小时达高峰，7～10天降至正常水平；肌钙蛋白T于24～48小时达高峰，10～14天降至正常。②肌酸激酶在发病6小时内出现，24小时达高峰，峰值为正常值的2～20倍，48～72小时后消失。阳性检出率为 92.77%。本酶特异性高，且适于早期诊断。③门冬氨酸氨基转移酶（AST）和乳酸脱氢酶也曾广泛用于急性心肌梗死的心肌酶测定，但由于其特异性和敏感性显著低于上述心肌坏死血清学标志物，现已较少应用。

4. 诊断与鉴别诊断　典型临床表现、特征性心电图改变和血清心肌酶变化等三项中具备两项即可做出诊断。对老年人，突然发生严重心律失常、休克、心力衰竭而原因未明，或突然发生较重而持久的胸闷或胸痛者，都应考虑本病的可能。宜先按急性心肌梗死处理，尽早进行心电图和血清心肌酶测定，并持续动态观察以确定诊断。无Q波的心肌梗死，血清心肌酶的诊断价值更大。

本病还应注意与心绞痛、急性心包炎、急性肺动脉栓塞、急腹症和主动脉夹层动脉瘤等相鉴别。

5. 并发症　乳头肌功能失调或断裂，心脏破裂，心室附壁血栓脱落引起的脑、肾、脾或四肢动脉栓塞，心室壁瘤及其导致的心功能不全和室性心律失常，约 10%患者会于心肌梗死后数周至数月内出现心包炎、胸膜炎、肺炎等伴发热、胸痛等症状。

6. 治疗　STEMI 的治疗原则为及早发现、及早住院，加强住院前的就地处理，应尽快恢复心肌灌注以挽救濒死的心肌，防止梗死范围扩大或缩小心肌缺血范围，保护和维持心脏功能，及时处理严重的心律失常、心力衰竭和各种并发症，防止猝死的发生。

（1）监护和一般治疗

1）休息：急性期卧床休息，保持环境安静，解除患者焦虑情绪，减少探视，防止不良刺激。

2）心电监护：对患者进行血压、呼吸和心电图监测，除颤仪应随时处于备用状态。对于严重心力衰竭患者需监测肺毛细血管压和静脉压。密切观察患者心律、心率、血压和心功能的变化，能够适时采取治疗措施，避免患者发生猝死。

3）建立静脉通道：保持给药途径畅通。

4）吸氧：对于血氧饱和度降低和呼吸困难的患者，应采取间断或持续鼻管面罩吸氧。

5）护理：急性期 12 小时内患者卧床休息，若无并发症，24 小时内应鼓励患者在床上进行肢体活动，若可耐受，第 3 天可在病房内走动，急性心肌梗死后第 4～5 天，逐渐增加活动量，直至每天 3 次行 100～150 步。

（2）解除疼痛：可使用硝酸酯类药物、β受体拮抗剂、吗啡或哌替啶等药物尽快解除疼痛。

（3）抗血小板治疗：各种类型的急性冠状动脉综合征均需要联合应用包括阿司匹林和 ADP 受体拮抗剂（氯吡格雷）在内的口服抗血小板药物，药物选择和用法与 NSTEMI 相同。

（4）抗凝治疗：肝素、低分子肝素和比伐卢定被应用于 STEMI 的抗凝治疗。肝素在溶栓治疗和非溶栓治疗的应用需视情况而定；低分子肝素可皮下给药，不需实验室检测，比普通肝素疗效更肯定，使用更方便；比伐卢定为直接凝血酶抑制剂，可用于直接 PCI 术中抗凝。

（5）再灌注心肌治疗：STEMI 患者起病 3～6 小时，最多 12 小时之内，采用经皮冠状动脉介入治疗、溶栓治疗、紧急冠状动脉旁路搭桥术等，使闭塞的冠状动脉再通，心肌得到再灌注，濒临坏死的心肌细胞可能得以存活或使坏死范围缩小，减轻心肌梗死后的心肌重构，改善预后，是一种积极的治疗措施。具体治疗方案的选择需结合当地医疗条件及患者自身病情选择。

（6）ACEI 或 ARB：ACEI 类药物有助于改善和恢复急性心肌梗死后的心肌重构，减少患者病死率和充血性心力衰竭的发生。建议在 STEMI 初期开始使用，以完成再灌注治疗后且血压稳定时开始使用效果更为理想。一般从小剂量口服开始，在 24～48 小时逐渐增加到目标剂量，以防首次应用时出现低血压。如患者不能耐受 ACEI 类药物，可考虑给予 ARB 类药物替代。

（7）调血脂药：常用的调血脂药为他汀类药物，使用与 UA/NSTEMI 患者相同。

（8）抗心律失常治疗：STEMI 患者的心律失常必须及时消除，否则可能演变为恶性心律失常甚至猝死。

患者发生心室颤动或持续多形性室性心动过速时，应尽快采用非同步直流电除颤或同步直流电复律；患者发生室性期前收缩或室性心动过速时应立即用利多卡因 50～100mg 静脉注射，每 5～10 分钟重复 1 次，期前收缩消失或总量达 300mg 后，以 1～3mg/min 静脉滴注维持；对于反复出现室性心律失常的患者可用胺碘酮治疗；对缓慢性心律失常可使用阿托品 0.5～1mg 肌内或静脉注射给药；二度或三度房室传导阻滞合并血流动力学障碍患者，可使用人工心脏起搏器作经静脉心内膜右心室起搏治疗，传导阻滞消失后撤除。

（9）抗休克治疗：需先判断休克是否为心源性休克，或合并周围血管舒缩障碍或血容量不足等因素分别处理。视患者情况，选择补充血容量，应用升压药、血管扩张剂进行治疗，治疗休克的过程中应注意纠正酸中毒、避免脑缺血、保护肾功能等。

（10）抗心力衰竭治疗：治疗急性左心衰竭，以应用吗啡（或哌替啶）和利尿剂为主，亦可选用血管扩张剂减轻左室负荷，亦可使用多巴酚丁胺静脉滴注或用短效 ACEI 类药物从小剂量开始治疗。洋地黄制剂可能引起心律失常，急性左心衰竭患者应慎用。右室梗死患者应慎用利尿剂。

（11）右室心肌梗死的处理：右室心肌梗死可引起右心衰竭伴低血压，在无左心衰竭表现时应扩张血容量。进行静脉输液的同时，注意血流动力学监测。如输液 1～2L 后，低血压仍未纠正，则使用正性肌力药，如多巴酚丁胺，不宜使用利尿剂。伴房室传导阻滞患者可给予临时起搏。

（12）其他治疗：β受体拮抗剂如美托洛尔、阿替洛尔、卡维地洛等能够防止前壁心肌梗死伴交感神经功能亢进者心肌梗死范围的扩大。改善患者预后，对β受体拮抗剂禁忌患者可考虑使用地尔硫䓬等钙通道阻滞剂。

极化液治疗能够促进心肌葡萄糖的摄取和代谢，使钾离子进入细胞内，恢复细胞膜的极化状态，有利于心脏的收缩和减少心律失常的发生。常用极化液为氯化钾 1.5g、胰岛素 10U 加入 10%葡萄糖溶液 500ml 中，静脉滴注 1～2 次/日，7～14 天为一个疗程。

（13）恢复期处理：急性心肌梗死恢复后，患者应积极进行康复治疗，逐步进行适当的体育锻

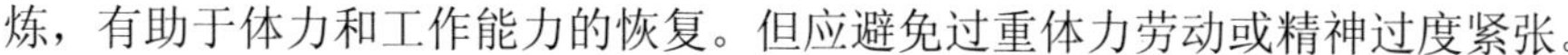

炼，有助于体力和工作能力的恢复。但应避免过重体力劳动或精神过度紧张。

7. 预后　患者预后与心肌梗死范围、侧支循环产生情况和治疗是否及时有关。住院 90 分钟内实施介入治疗术的患者死亡率可降至 4%左右。死亡多发生于第一周内，主要为严重心律失常、休克或心力衰竭患者。

8. 预防　正常人群预防动脉粥样硬化和冠心病属于一级预防。已有冠心病和心肌梗死病史者应预防再梗死和其他心血管事件，称为二级预防。二级预防内容同 UA/NSTEMI 的二级预防。

第四节　心律失常

心律失常（arrhythmia）指心律起源部位、心搏频率与节律及冲动传导等任一项异常。按照其发病机制，可以分为冲动形成异常和冲动传导异常。按心律失常发生时心率的快慢，可以分为快速性心律失常和缓慢性心律失常。心律失常可见于各种器质性心脏病，其中以冠心病、心肌病、心肌炎和风湿性心脏病（简称风心病）为多见，尤其在发生心力衰竭或急性心肌梗死时。

一、发病机制

（一）冲动形成异常

分布在窦房结、结间束、房室结远端、冠状窦口附近及房室束-蒲肯野系统等处的心肌细胞均具有自律性。自主神经系统病变及其兴奋性的改变均可导致异常冲动的发生。此外，正常状态下无自律性的心肌细胞，如心室、心房肌细胞，也可能在病理状态下出现异常自律性。例如，心肌缺血、电解质紊乱、药物等均可导致自律性异常增高而形成快速性心律失常。

后除极（after depolarization）即触发活动（triggered activity）是指心房、心室及房室束-蒲肯野纤维组织在动作电位后产生除极活动。后除极的振幅增高并达到阈值即可引起反复激动，持续的反复激动即形成快速性心律失常，可见于心肌缺血-再灌注、低血钾、高血钙、洋地黄中毒及局部儿茶酚胺浓度增高时。

（二）冲动传导异常

折返激动是快速性心律失常最常见的发生机制。冲动传导异常是产生折返的基本条件。常见的传导异常包括以下几种。

（1）心脏两个或两个以上部位的传导性和不应期各不相同，相互连接形成一个闭合环路。

（2）其中一条通道发生单向传导阻滞。

（3）另一条通道传导缓慢，使原先发生阻滞的通道有足够的时间恢复兴奋性。

（4）原先阻滞的通道再次激动，进而完成一次折返激动。

冲动在环内反复循环，产生持续且快速的心律失常。

二、诊　断

心律失常的诊断应从病史采集入手，配合心电图和体格检查等完成。

1. 病史采集　请患者客观描述发生心悸等症状时的感受，病史采集需尽量详尽。询问病史过程中注意捕捉心律失常的类型、诱发因素、发作频率及程度、起止方式，以及既往用药史等。

2. 心电图检查　心电图是诊断心律失常最重要的一项无创检查技术，应记录 12 导联心电图，

并选择 V_1 或Ⅱ导联，能够清楚显示 P 波导联的心电图以备分析。注意分析心房与心室节律是否规则，频率如何；PR 间期是否恒定；P 波与 QRS 波形态是否存在异常；P 波与 QRS 波的相互关系如何；等等。

3. 动态心电图（Holter ECG monitoring）检查 是使用一种小型便携式心电记录仪，连续记录患者 24 小时内的心电图。在记录期间，患者可以进行正常的工作和生活活动。此项检查有助于了解患者心律失常或心肌缺血发生的昼夜节律及与日常活动的相关性，并能够用于辅助评价抗心律失常药物的疗效和所植入的起搏器或除颤器的功能状态。本检查通常用于患者心律失常发作不频繁，难以用常规心电图检查发现时。

4. 运动试验 在运动时出现心悸症状的患者，可以通过运动试验协助诊断，即患者在运动后进行心电图检测，有助于异常心电图的捕获。但需要注意的是，正常人在接受运动试验检查时，亦可能发生室性期前收缩。

5. 其他 食管心电图和心腔内电生理检查亦可用于心律失常的诊断。

（1）食管心电图：由于解剖结构上，左心房后壁毗邻食管，因此，将电极导管插入食管并将其置于心房水平时，既能清楚地记录到心房电位，并能进行心房快速起搏或程序电刺激。

（2）心腔内电生理检查：该方法是将几根多电极导管经静脉和（或）动脉置入心腔内不同部位，通过 8～12 通道以上的多导生理仪同步记录心肌各部位的电活动，可以用于心律失常的诊断和治疗。

三、临 床 表 现

心律失常临床表现见表 5-4-1。

表 5-4-1　心律失常临床表现

病名	临床表现
窦性心律失常	
窦性心动过速	窦性心律频率大于 100 次/分。生理性窦性心动过速可见于婴幼儿、运动、焦虑、兴奋时，药理性窦性心动过速可由麻黄素、阿托品、酒精、咖啡、甲状腺素、烟酸等诱发，病理性窦性心动过速见于急性心肌梗死、心肌炎、心力衰竭、甲状腺功能亢进、低血压及休克、贫血、发热、感染、休克等
窦性心动过缓	窦性心律频率小于 60 次/分。生理性窦性心动过缓常见于年轻人，特别是运动员和部分老年人，药物性窦性心动过缓可由β受体阻滞剂、吗啡、维拉帕米、胺碘酮等引起，病理性窦性心动过缓见于某些缺血性心脏病、心肌淀粉样变、甲状腺功能减退、颅内压升高、阻塞性黄疸及某些传染病如伤寒。窦性心动过缓引起低血压等症状，需要治疗
窦性停搏	窦性停搏可见体表心电图上出现 P 波消失。急性心肌梗死、心肌退行性变、心肌纤维化、迷走神经张力亢进及洋地黄中毒等均可导致窦性停搏
心房性心律失常	
房性期前收缩	体表心电图上会出现与窦性 P 波不同的 P′波，P-R 间期超过 120ms，发生于舒张早期的房性期前收缩不能传入心室，被称为未下传的房性期前收缩。60%的正常人可存在房性期前收缩，尤其好发于焦虑、疲劳之际，药物性房性期前收缩见于过量吸烟、酗酒及饮用咖啡、洋地黄中毒等，病理性房性期前收缩见于充血性心力衰竭、心房扩大、心肌缺血缺氧
心房颤动	心房颤动时心房除极呈无序状态，无有效心房收缩。心电图上呈 f 波，围绕基线，振幅不等，形态不一。房室传导正常且未经治疗的心房颤动患者，心室率一般为 100～160 次/分。持续性心房颤动总伴有基础性心脏病，最常见于风湿性心脏病、房间隔缺损、肺栓塞心肌病、冠心病及心脏术后
心房扑动	心房扑动心房率约为 300 次/分，室率是房率的一半，因此心室率约为 150 次/分。阵发性心房扑动可发生于健康人，持久性心房扑动常伴器质性心脏病，如缺血性心脏病、心肌病和风湿性心脏病
心室性心律失常	
室性期前收缩	室性期前收缩是体表心电图出现提前发生且宽大畸形的 QRS 波，QRS 时相一般超过 120ms。室性期前收缩可以单独发生，也可以成对或者 3 个或更多连续出现（即室性心动过速），窦性节律不受影响。生理性室性期前收缩出现在焦虑、激动、运动后或迷走神经被刺激后，药物性室性期前收缩出现在过量使用酒、烟、咖啡等，使用儿茶酚胺类药物、奎尼丁、胺碘酮、氯喹等药物和洋地黄中毒情况下

续表

病名	临床表现
室性心动过速	室性心动过速是3个或更多的心室连续除极，速率大于100次/分，心电图出现畸形波。半数以上有症状的室性心动过速见于缺血性心脏病，其次是心肌病，包括充血或扩张型心肌病及肥厚性心肌病
房室交界性心律失常	房室交界性心律失常包括期前收缩、逸搏、非阵发性房室交界性心动过速、阵发性室上性心动过速等
心脏传导阻滞	心脏传导阻滞分为窦房传导阻滞、房室传导阻滞、房内传导阻滞和室内传导阻滞。Ⅰ度传导阻滞的传导时间延长，全部冲动仍能传导。Ⅱ度传导阻滞分为两型，Ⅰ型阻滞表现为传导时间进行性延长，直至一次冲动不能传导；Ⅱ型阻滞表现为间歇出现的传导阻滞。Ⅲ度又称为完全性传导阻滞，此时全部冲动不能被传导
预激综合征	心电图呈预激表现，临床上有心动过速发作。频率过于快速的心动过速，恶化为心室颤动或导致充血性心力衰竭、低血压

四、治　疗

及时纠正心律失常的目的为终止持续性心律失常发作、改善血流动力学、消除可能导致心动过速复发的因素。

（一）抗心律失常药物

在给予患者抗心律失常药物治疗之前，应充分了解心律失常发生的原因、心脏病变程度及原因，有无可纠正诱因，如电解质紊乱、甲状腺功能异常、心肌缺血或在进行原发性心脏病的治疗过程中是否为使用了抗心律失常药物而诱发的心律失常。

在使用抗心律失常药物治疗时应注意以下几点：①明确基础心脏病的病因及诱因，有针对性地进行纠正。②很多无明显症状和明显预后意义的心律失常，如短阵的非持续性心动过速、心室率正常的心房颤动、期前收缩、Ⅰ度或Ⅱ度房室传导阻滞一般不需要抗心律失常药物治疗。只有直接导致明显症状、诱发血流动力学障碍或可引起致命危险的恶性心律失常才需要针对性的药物治疗。③注意抗心律失常药物对心功能、致心律失常作用及对其他脏器和系统的不良作用。

目前临床常用的抗心律失常药物，根据Vaughan Williams分类法，将药物根据电生理效应分为四大类，其中Ⅰ类又包括三个亚类。

1. Ⅰ类药阻断快速钠通道　ⅠA类药物减慢动作电位0相上升速度，延长动作电位时程，奎尼丁、普鲁卡因胺等属此类。ⅠB类药物轻度降低动作电位0相上升速率，降低自律性，缩短或不影响动作电位时程，苯妥英钠与利多卡因属此类。ⅠC类药物减慢最大上升速度，减慢传导与轻微延长动作电位时程，氟卡尼、恩卡尼、普罗帕酮及莫雷西嗪均属此类。

2. Ⅱ类药物阻断β肾上腺素受体阻滞剂　减慢4相舒张期除极速率，降低自律性，减慢传导。普萘洛尔、美托洛尔、阿替洛尔、比索洛尔等属此类。

3. Ⅲ类药阻断钾通道与延长复极　包括胺碘酮和溴苄铵。

4. Ⅳ类药阻断慢钙通道　维拉帕米、普尼拉明、地尔硫䓬等属此类。

5. Ⅴ类抗心律失常药物即洋地黄类药物　其代表药物有毛花苷丙、地高辛等。

除以上五类抗心律失常药物外，还有司巴丁、卡泊酸、门冬氨酸钾镁、阿义马林、安地唑啉、常咯林、醋丁洛尔、普拉洛尔等，根据不同情况酌量使用。

值得注意的是，抗心律失常药物可能导致新的心律失常或使原有心律失常加重，成为致心律失常作用（arrhythmia effect）。发生率为5%～10%。大多数致心律失常现象发生在开始治疗后数天或药物剂量改变时，多表现为持续性室性心动过速、QT间期延长和尖端扭转型室性心动过速。氟卡尼和恩卡尼的致心律失常现象可发生于整个治疗期间。

（二）人工心脏起搏器

心脏起搏器技术是心律失常介入性治疗的重要方法之一，亦可用于临床心脏电生理研究及射频消融治疗。

心脏起搏器是一种医用电子仪器，它通过发放一定形式的电脉冲，刺激心脏，使之激动和收缩，即模拟正常心脏的冲动形成和传导，以治疗由于某些心律失常所致的心脏功能障碍。

起搏器由脉冲发生器、电极及其导线、电源三部分组成。从血流动力学效果的角度可以把起搏器分为单腔起搏器和双腔起搏器。单腔起搏器只有一根导管电极置于一个心腔，双腔起搏器有两根导管电极分别置于心房和心室，优点是心房和心室能按顺序起搏，符合生理要求。近些年，单或多功能程序可控性起搏器和抗快速心律失常起搏器也多用于临床。

安装心脏起搏器的适应证有心脏传导阻滞、病态窦房结综合征、反复发作的颈动脉窦性昏厥和心室停顿、异位快速心律失常和外科手术的保护性应用。

（三）心脏电复律术

电复律的机制是将一定强度的电流通过心脏，使全部或大部分心肌在瞬间除极，然后心脏自律性最高的起搏点（通常是窦房结）重新主导心脏节律，也称为心脏电除颤。

此法适用于心室颤动、心房颤动和心房扑动，对于药物治疗无效的异位快速心律失常，也可选用本法。

（四）心导管消融术

射频消融仪的工作原理为通过导管头端的电极释放射频电能，在导管头端与局部心肌内膜之间电能转化为热能，达到一定温度后，使特定的局部心肌细胞脱水、变性、坏死，自律性和传导性均能发生改变，从而使心律失常得以根治。

心导管消融术适用于预激综合征、房室反复性心动过速、房室折返性心动过速等药物治疗效果不好的心律失常。

（五）其他

心房颤动患者发生血栓栓塞的概率较高。对于合并瓣膜病患者，应使用华法林抗凝。对于非瓣膜病患者，需进行 $CHADS_2$ 评分并对患者进行危险分层。$CHADS_2$ 评分是根据患者是否有近期心力衰竭（cardiac failure，1 分）、高血压（hypertension，1 分）、年龄大于等于 75 岁（age，1 分）、糖尿病（diabetes，1 分）和血栓栓塞病史［stroke（doulbed），2 分］判定心房颤动患者的危险分层。该评分大于等于 2 的患者存在较高的血栓栓塞危险，应接受华法林抗凝治疗。在口服华法林的过程中应注意监测凝血酶原时间国际标准化比值（INR），该指标维持在 2.0～3.0，能有效预防脑卒中的发生，同时避免存在较高的出血风险。$CHADS_2$ 评分=1 的患者可以考虑使用华法林或阿司匹林（100～300mg/d）进行治疗。$CHADS_2$ 评分=0 的患者不需要接受抗凝治疗。目前研究认为，部分患者存在华法林抵抗，可建议患者在服用华法林抗凝治疗前接受华法林药物代谢相关基因位点检测，根据检测结果制订个体化用药方案。

第五节　风湿性心瓣膜病

风湿性心瓣膜病（rheumatic valvular heart disease）是急性风湿性心肌炎后遗留的，以心脏瓣膜狭窄和（或）关闭不全为主要病变的一种慢性疾病。临床表现是在受侵瓣膜相应听诊区听到心脏杂音，相应心房、心室增大，后期出现心力衰竭等。根据国内临床分析，本病的左房室瓣病变率为90%～98%；主动脉瓣病变率为25%左右；右房室瓣病变率为5%；肺动脉瓣病变率不足2%。本病在我国常见，多发生于20～40岁，北方多于南方，女性多于男性。

一、二尖瓣狭窄

风湿性心脏病是二尖瓣病变最常见的病因，病理表现为二尖瓣叶联合部位的相互融合，瓣膜开放受限，发生血流动力学障碍等临床表现。单纯二尖瓣狭窄约占风湿性心瓣膜病的40%，2/3为女性，大部分有风湿热史，发病时间多在风湿热后2年以上。

（一）临床表现

1. 症状　轻、中度病例可无症状，或仅有轻微的症状，大多数患者能胜任一般体力活动。主要症状在失代偿期产生：①呼吸困难，早期劳累后出现，晚期发展为端坐呼吸。发生急性肺水肿时呼吸困难程度加重。②咳嗽，常为干咳，多在夜间入睡时或活动时出现，劳累时加重。并发支气管炎或肺部感染时咳黏液痰或脓痰。③咯血，发生率为15%～30%，可表现为痰中带血丝或大咯血，晚期若并发肺梗死时，咯大量暗红色血；并发急性肺水肿时咳粉红色泡沫样痰。④血栓栓塞，约20%患者在病程中发生血栓栓塞，其中15%～20%可导致死亡。发生血栓栓塞的患者约80%有心房颤动，因此合并心房颤动患者，应服用抗凝药物降低血栓风险。⑤其他，左房显著扩大，压迫食管，可引起吞咽困难。左肺动脉扩张压迫喉返神经，可引起声嘶。晚期出现右心功能不全，表现为颈静脉怒张、肝淤血肿大和水肿等。

2. 体征

（1）二尖瓣面容见于严重二尖瓣狭窄患者，表现为口唇微绀，面颊呈紫红色。

（2）心尖部舒张期隆隆样杂音：呈低调，中等强度，舒张中晚期递增型杂音，局限于心尖部，左侧卧位、稍作活动或用力呼气后更清楚。此类杂音是二尖瓣狭窄最重要而有特征的体征。

（3）心尖部第一心音亢进：又称为“拍击性”第一心音，常见于隔膜型，可于舒张期杂音之前出现，是本病听诊第二特征。另外，还有二尖瓣开放拍击音、肺动脉瓣区第二心音亢进及分裂、肺动脉瓣区舒张期杂音、右心衰竭等体征。

3. 辅助检查

（1）X线检查：轻度狭窄者，后前位心影可正常。中度以上狭窄者，后前位可见增大的左房在增大的右室阴影内呈双重阴影。右心室增大，肺动脉段突出，心腰消失，心影呈梨形，称为“二尖瓣型心脏”，钡餐透视时可见扩大的左心房轻度压迫食管。

（2）心电图：轻度狭窄可正常。中度以上狭窄的典型改变为P波增宽＞0.1秒，呈双峰，称为“二尖瓣型P波”，可伴有心电轴右偏，右室肥厚或右束支阻滞等，晚期常合并心房颤动。

（3）超声心动图：M型超声心动图可见二尖瓣前叶曲线双峰消失，呈所谓“城墙样”改变，前后瓣叶呈同向运动；左房、右室增大，右室流出道变宽，有时可见左房内有血栓形成。二维超声心动图，可见瓣叶增厚，回声增强，前后叶开放受限，左房、右室增大。

（4）心导管检查：适用于症状、体征与超声心动图测定和计算二尖瓣口面积不一致的情况，便于正确判断狭窄程度。

（二）诊断

发现心尖区舒张期隆隆样杂音，并有左心房扩大，即可拟诊二尖瓣狭窄，超声心动图可明确诊断，但应注意与左心房黏液瘤、“功能性”二尖瓣狭窄、先天性二尖瓣狭窄及三尖瓣狭窄的心尖部舒张期杂音相鉴别。

（三）并发症

1. 心房颤动 为二尖瓣狭窄相对早期的常见并发症，也是二尖瓣狭窄最常见的心律失常，可能是患者就医的首发症状。二尖瓣狭窄导致的左房压力增高导致左房扩大及心房壁纤维化是心房颤动的主要病理基础。心房颤动可导致患者心力衰竭加重，发生呼吸困难和急性肺水肿。

2. 急性肺水肿 为重度二尖瓣狭窄的严重并发症。临床表现为突然发生的发绀和重度呼吸困难，患者不能平卧，咳粉红色泡沫样痰，双肺干、湿啰音。在剧烈体力活动或情绪激动、心律失常和感染等状态下易诱发，有致死风险。

3. 血栓栓塞 风心病伴心房颤动患者易发生血栓栓塞，栓塞部位以脑部最为常见，亦可发生四肢、肾脏、脾脏和肠系膜等动脉栓塞。来源于右心房的栓子可造成肺栓塞。

4. 右心衰竭 为风心病患者晚期常见并发症。出现右心排血量减少致肺循环血量减少，心排量减少，肺淤血减轻，呼吸困难有所减轻，发生急性肺水肿和咯血危险降低。表现为右心衰竭症状和体征。

5. 其他 此外，感染性心内膜炎和肺部感染也是风心病患者的常见并发症，后者可诱发或加重心力衰竭。

（四）治疗

1. 内科治疗 原则是保持和改善心功能，适当限制体力活动，限制钠盐摄入，防止链球菌感染、风湿复发，口服利尿剂。如有咯血、急性肺水肿、心房颤动、右心衰竭等并发症出现，应及时对症处理。

2. 解除瓣膜狭窄

（1）心导管球囊扩张成形术：适用于单纯、中重度二尖瓣狭窄，瓣膜弹性好，无钙化，窦性心律的年轻患者，以及伴有严重冠心病或因其他严重的肺、肾及肿瘤疾病不宜或拒绝手术者。

（2）二尖瓣成形术：适用于严重钙化，病变累及腱索、乳头肌，以及左心房内有血栓的患者。

（3）二尖瓣置换术：适用于瓣膜重度钙化者，心功能Ⅱ～Ⅲ级合并明显主动脉瓣和（或）二尖瓣关闭不全致左室明显扩大者。

（五）预后

开展手术治疗之前，风心病被确诊但无症状患者 10 年存活率为 84%，症状轻者为 42%，症状重者为 15%。发生严重肺动脉高压患者平均生存时间为 3 年。心力衰竭、血栓栓塞、感染性心内膜炎分别占死亡原因的 62%、22%和 8%。目前，抗凝治疗减少了血栓的发生概率，手术治疗也提高了患者的生存质量并延长了生存时间。

二、二尖瓣关闭不全

风湿热是二尖瓣关闭不全的主要病因，二尖瓣关闭不全者 50%以上合并二尖瓣狭窄。主要病理表现为慢性炎症及纤维化使瓣膜僵硬、缩短、变形，腱索粘连、融合缩短。风湿性二尖瓣关闭不全患者约半数合并二尖瓣狭窄。腱索断裂也是风湿性心脏病导致二尖瓣关闭不全的重要病理改变。其主要病理生理变化是左心室每搏喷出的血流一部分反流入左心房，使前向血流骤减，同时左房负荷和左室舒张期负荷均显著增加，而引起的一系列血流动力学改变。

（一）临床表现

1. 症状 轻度的二尖瓣关闭不全可无症状，一旦出现症状，病情多较严重。表现为乏力、心悸，劳累后呼吸困难等。急性肺水肿、咯血等较二尖瓣狭窄者为少。后期可有左心衰竭，继而出现右心衰竭症状。

2.体征

（1）心尖搏动向左下移位。

（2）心脏浊音界向左下扩大，心尖部可触及局限性抬举性搏动。

（3）心尖部全收缩期吹风样杂音，响亮、粗糙、调高，常向左腋下及左肩胛下传导，呼气时增强，吸气时减弱，常掩盖第一心音。

（4）第一心音减弱。

（5）肺动脉瓣区第二心音亢进和分裂。

3. 辅助检查

（1）X 线检查：左心室向左下扩大，肺动脉段突出。钡餐透视右前斜位可见因左心房扩大，食管向后、向右移位；二尖瓣环钙化为致密的 C 形阴影。

（2）心电图：早期正常，可见窦性心动过速。中晚期可见左房扩大和左室肥大及劳损特征性心电图。

（3）超声心动图：M 型超声心动图可见左房、左室增大；二维超声心动图可见二尖瓣关闭不全；多普勒超声可见瓣口左心房侧收缩期湍流，对于二尖瓣关闭不全诊断率极高。超声心动图还可提供心腔大小、心功能分级和合并其他瓣膜损害。

（4）左心室造影：能够观察收缩期血液反流入左房的量，准确度很高。

（二）诊断与鉴别诊断

患者可以表现为突发的呼吸困难，心尖区典型收缩期杂音，病程中晚期有左房、左室增大，结合风湿病史及超声心动图等辅助检查可明确诊断，但应注意与相对性二尖瓣关闭不全、二尖瓣乳头肌功能失调、二尖瓣脱垂综合征、三尖瓣关闭不全、室间隔缺损、主动脉瓣狭窄及左房室瓣区功能性收缩期杂音相鉴别。

（三）并发症

心力衰竭在急性患者早期即可出现，慢性患者出现较晚。约 3/4 慢性重度二尖瓣关闭不全患者合并心房颤动。血栓栓塞较二尖瓣狭窄患者少见，感染性心内膜炎较二尖瓣狭窄患者多见。

（四）治疗

急性发作期主要采取降低肺静脉压，增加心排血量和纠正病因治疗。慢性二尖瓣关闭不全可长时间轻度或无症状者，应预防风湿热和感染性心内膜炎的发生；左心衰竭时可用洋地黄、ACEI 和利尿剂；严重二尖瓣关闭不全者，一般需行瓣膜修补术和人工瓣膜置换术。

（五）预后

急性严重反流伴血流动力学异常患者，如不及时接受手术治疗，死亡率极高。慢性二尖瓣关闭不全患者可在相当长一段时间内无症状，一旦症状出现则预后较差。多数患者术后生活质量改善。

三、主动脉瓣狭窄

由风湿性心内膜炎导致的主动脉瓣狭窄主要表现为瓣膜交界处的融合粘连和钙化导致的瓣孔

开放受限。在风湿性主动脉瓣狭窄中，单纯性主动脉瓣狭窄较少见，多同时合并关闭不全或左房室瓣病变。

（一）临床表现

1. 症状 轻者多无症状。狭窄程度加重时，最早的自觉症状是疲乏感，劳力性呼吸困难，典型表现是眩晕或晕厥、心绞痛和左心衰竭且易猝死。部分患者可无自觉症状而猝死。

2. 体征

（1）主动脉区粗糙、响亮、喷射性收缩期杂音，向颈动脉、锁骨下动脉传导，有时向胸骨下端或心尖传导，常伴收缩期震颤。

（2）主动脉瓣区第二心音减弱，并可有逆分裂。

（3）心功能不全时，可闻及病理性第四心音（房性奔马律）。

（4）心尖搏动向左下移位，有抬举感。

（5）收缩压低，脉压小，脉搏细弱。

3. 辅助检查

（1）X 线检查：左心室增大，偶见主动脉瓣钙化。升主动脉多因受收缩期血流的急速喷射而发生狭窄后扩张。

（2）心电图：左室肥厚和劳损，有时伴左束支或室内传导阻滞，动态心电图可捕获复杂室性心律失常。

（3）超声心动图：M 型超声心动图见左室后壁及室间隔肥厚，左室流出道增宽；主动脉瓣叶增厚，开放幅度＜18mm，瓣叶反射光点增强。二维超声心动图主动脉瓣于收缩期呈向心性穹隆运动。

（4）心导管检查：适用于超声不能确定狭窄程度并考虑人工瓣膜置换时，可同时用来测量左室及主动脉收缩压。

（二）诊断

根据风湿病史，主动脉瓣区粗糙响亮的收缩期杂音和震颤，结合超声心动图可明确诊断，但应注意与特发性肥厚性主动脉瓣狭窄和先天性主动脉瓣狭窄相鉴别。

（三）并发症

心律失常、心脏性猝死、充血性心力衰竭、感染性心内膜炎、体循环栓塞、胃肠道出血等为本病可能发生的并发症。

（四）治疗

适当限制患者体力活动，谨防昏厥、心绞痛和猝死的发生，并给予对症处理，如使用硝酸甘油和抗心律失常药物等。青少年瓣膜无钙化者，可考虑行瓣膜分离术或球囊导管主动脉瓣成形术。成人频繁出现晕厥、心绞痛或心力衰竭者，可考虑行人造瓣膜置换术，如出现心律失常、心脏性猝死、感染性心内膜炎、体循环栓塞、心力衰竭、胃肠道出血等并发症，需及时给予对症处理。

（五）预后

无症状者存活率与正常群体相似，3%～5%患者可能发生猝死。约 50%心绞痛患者 5 年内死亡，约 30%出现昏厥患者 3 年内死亡；约半数继发充血性心力衰竭患者 2 年内死亡。经皮主动脉置换术成功患者一年死亡率可能由 50%降低至 30%。

四、主动脉瓣关闭不全

风心病单纯累及主动脉瓣者少见，多数同时伴左房室瓣病变，为风湿性主动脉瓣炎症继发的瓣叶缩短变形引起。

（一）临床表现

1. 症状 早期多无症状，或有心悸，颈部或头部有搏动感，活动后头晕、耳鸣。晚期可出现心绞痛，劳累后呼吸困难等。

2. 体征

（1）心脏体征：心尖搏动增强，呈抬举性，并向左下移位，心浊音界向左下扩大。主动脉瓣区尤其主动脉瓣第二听诊区可闻及高调、响亮、递减型舒张期杂音，以坐位前倾时最易听到，向心尖部传导；主动脉瓣区第二心音减弱；少数患者心尖区可闻及舒张期隆隆样杂音，系主动脉反流，血液冲击左房室瓣前叶，使其在舒张期开放受限所致。

（2）周围血管征：点头征（De-Musset 征），患者头部随心搏频率上下摆动，颈动脉搏动明显增强，水冲脉，毛细血管搏动，股动脉枪击音及听诊器轻压股动脉闻及双期杂音（Duroziez 杂音）。

3. 辅助检查

（1）X 线检查：左室向左扩大，主动脉弓突出，形如靴状，称为“主动脉型心脏”。

（2）心电图：左室肥厚与劳损，电轴左偏。后期可出现室内传导阻滞。

（3）超声心动图：M 型超声心动图可见左室腔及其流出道与主动脉根部内径增大，主动脉搏动幅度增大，主动脉关闭曲线呈双线，左房室瓣前叶舒张期有纤细扑动。二维超声心动图示主动脉瓣膜增厚，主动脉瓣关闭时不能合拢。

（4）磁共振显像：对于诊断主动脉疾病如主动脉夹层极为准确。

（二）诊断

根据风湿病病史，主动脉瓣区粗糙响亮的收缩期杂音及震颤，结合超声心动图可明确诊断，但应注意与肺动脉瓣关闭不全、主动脉窦瘤破裂和冠状动静脉瘘相鉴别。

（三）并发症

感染性心内膜炎为较为常见的并发症，常可加速心力衰竭的发生；慢性者晚期可发生充血性心力衰竭，急性者出现较早；其他并发症如室性心律失常较常见，但心脏性猝死较少见。

（四）治疗

本病与主动脉瓣狭窄治疗原则相似，应适当限制患者体力活动，谨防昏厥、心绞痛和猝死的发生，并给予对症处理，如使用硝酸甘油和抗心律失常药物等。青少年瓣膜无钙化者，可考虑行瓣膜分离术或球囊导管主动脉瓣成形术。成人频繁出现晕厥、心绞痛或心力衰竭者，可考虑行人造瓣膜置换术。

（五）预后

急性中毒主动脉关闭不全患者如不及时手术治疗，常出现致死性左心衰竭。慢性者无症状期长，一旦出现症状则病情恶化迅速。目前，手术后存活者大部分有明显临床改善，左室功能有一定程度恢复，但恢复过程较主动脉瓣狭窄者为长，远期术后存活率低于后者。

第六节　感染性心内膜炎

感染性心内膜炎（infective endocarditis，IE）是由微生物感染所引起的心内膜炎症，伴赘生物形成。引起感染性心内膜炎最常见的病原微生物是细菌，但霉菌、立克次体、衣原体和病毒等也可引起本病。其最常累及心脏瓣膜，也可发生在游离壁心内膜或心脏间隔缺损处，以及未闭动脉导管或动静脉分流处的大血管内膜。

感染性心内膜炎从不同的临床角度可分为不同类型。根据感染病原体可分为细菌性感染性心内膜炎、霉菌性感染性心内膜炎、衣原体性感染性心内膜炎和立克次体性感染性心内膜炎等；根据发生感染的部位，可分为左侧感染性心内膜炎与右侧感染性心内膜炎；根据病程分为急性与亚急性两型，两者在病原微生物、临床表现、病程、并发症及预后等方面常有较明显的差别，但有时却不能截然分开。急性感染性心内膜炎可伴有严重的全身中毒症状，而亚急性感染性心内膜炎病情较轻，病程较长。过去，急性感染性心内膜炎约占全部感染性心内膜炎患者的1/3，近年来呈逐渐增多趋势。

一、病　　因

（一）常见致病微生物

感染性心内膜炎最常见的致病微生物是细菌，几乎所有种类的细菌均可致病。

（1）亚急性感染性心内膜炎：70%～80%的亚急性心内膜炎由草绿色链球菌引起。近些年来，肠球菌、葡萄球菌和其他溶血性链球菌、革兰氏阴性杆菌、霉菌等的比例呈上升趋势。

（2）急性感染性心内膜炎：金黄色葡萄球菌在急性感染性心内膜炎感染中最常见，约占感染病例的50%，其次为溶血性链球菌、肺炎球菌、革兰氏阴性杆菌、真菌等。

（二）发病的相关因素

（1）亚急性：患者大多已患有心脏病，其中风湿性心脏病占60%～80%，以早期的二尖瓣和主动脉瓣关闭不全最为常见。少数患者无基础性心脏疾病，但由于其他系统疾病治疗需要长期应用抗生素或激素、免疫抑制剂等，增加了真菌感染机会。

致病微生物多由口腔、泌尿道、生殖道和胃肠道黏膜或皮肤伤口侵入血流而引起心内膜炎。拔牙、导尿、内镜检查、刮宫、心导管检查、血液透析等为常见的感染途径。

（2）急性：通常发生在化脓性感染的基础上，如并发于金黄色葡萄球菌败血症、肺炎球菌脑膜炎等。60%患者心脏无基础性心脏疾病，由致病菌侵入心脏后形成赘生物。

二、病　　理

感染性心内膜炎主要病理表现为心内感染和局部扩散，赘生物呈小疣状结节或息肉样、菜花样病变，大的赘生物可堵塞瓣口，可导致瓣叶破损、穿孔、腱索断裂，引起瓣膜关闭不全。感染的局部扩散可产生瓣环或心肌脓肿、乳头肌断裂或室间隔穿孔和化脓性心包炎。赘生物或其碎片脱落可导致动脉栓塞，造成组织器官梗死，脓毒性栓子栓塞动脉血管壁的滋养血管则可引起动脉血管壁的坏死，细菌可能直接破坏动脉血管壁。感染性心内膜炎患者菌血症可持续存在，有在除心脏外的机体其他部位播种化脓形成迁移性脓肿病灶的可能。此外，持续性的菌血症能够刺激细胞和体液交换的免疫系统，引起脾大、肾小球肾炎、关节炎、心包炎和微血管炎等。

三、临床表现

（一）亚急性感染性心内膜炎

1. 感染的全身表现 发热为最常见症状，热型多不规则，可为弛张型或间歇型，伴畏寒、出汗。体温大多在 37.5～39℃，也可高达 40℃以上；3%～15%患者体温可正常或低于正常。70%～90%患者有进行性贫血，有时可达严重程度，甚至可为最突出的症状。病程较长者有全身疼痛、关节痛及肌痛。约 1/3 患者可有脾大，呈进行性，多为轻度至中度肿大，质软，可有触痛。约 30%患者有杵状指。

2. 心脏改变 心脏出现新的杂音且原有杂音性质和强度在短时间内发生变化是本病特征之一，杂音的不断改变是因赘生物形成、脱落、瓣膜穿孔、腱索断裂所致，常由于瓣膜结构破坏和心肌受损引起心功能不全。心房颤动、期前收缩和房室传导阻滞等心律失常也较常见。

3. 皮肤、黏膜病损 由感染毒素引起的毛细血管脆性增加和破裂、出血或微栓塞所致，是本病特征之一。具备如下特征。

（1）瘀点：目前发生率为 19%～40%，多见于眼睑结膜、口腔黏膜、胸前和手足背皮肤，中央呈白色或黄色，常成群出现，持续数天，消失后可再现。约 5%的患者眼底可见中心发白的棉絮状出血区称为 Roth 点。

（2）指甲下出血呈条纹状，但少见。

（3）Janeways 结：位于手掌或足底，直径为 1～4mm，无痛性小结节状出血点或红斑性损害。

（4）Osler 结：分布于手指或足趾末端的掌面、足底或大小鱼际肌处，呈红色或紫色，略高出皮面，有明显压痛，目前发生率为 10%～20%。

4. 栓塞和血管损害 多见于病程后期，但约 1/3 的患者是首发症状，包括脑栓塞、脑出血或蛛网膜下腔出血、弥漫性脑膜脑炎、肾栓塞、脾栓塞、肺栓塞、血管损害等。

（二）急性感染性心内膜炎

本病临床表现常有寒战、高热、肌肉和关节疼痛、进行性贫血。治疗过程中心脏杂音易变化。赘生物大而脆、易脱落，栓塞发生早，皮肤黏膜病变多见，转移性脓肿及化脓性脑膜炎、肺炎多见。累及瓣膜后，常迅速穿孔、破裂，引起腱索或乳头肌断裂及心肌脓肿；心力衰竭出现早而急。患者白细胞常明显增高，病原菌血培养阳性率为 95%。超声心动图可见心瓣膜上团块状回声。

四、实验室及辅助检查

1. 血培养 75%～85%患者血培养阳性。对疑为亚急性感染性心内膜炎者，一般在 24～48 小时内采血 3～4 次进行培养。急性感染性心内膜炎则于 1～2 小时内采 2～3 次血标本后即开始治疗。值得注意的是，对于感染性心内膜炎的诊断，至少需要由同一病原微生物的 2 次以上阳性结果才有意义，仅 1 次阳性尚不能除外污染的可能。本病的菌血症为持续性，无须在体温升高时采血。每次取静脉血 10～20ml 同时进行需氧和厌氧培养，至少 3 周，同时做周期性革兰氏染色涂片和次代培养。必要时采用特殊培养技术。未曾用过抗生素治疗的亚急性细菌性心内膜炎患者，60%～70%可获得阳性培养结果。念珠菌、曲霉菌、Q 热柯克斯体、鹦鹉热衣原体、组织胞浆菌等致病时，血培养结果可为阴性。2 周内接受过抗生素治疗或培养技术不当，可降低血培养阳性概率。

2. 血、尿化验 约 70%患者红细胞降低，血红蛋白降低，大都在 60～100g/L。55%～65%的感染性心内膜炎患者和几乎全部亚急性感染性心内膜炎患者有正常色素、正常细胞性贫血。亚急性者白细胞分类计数多正常，可有核左移，急性感染性心内膜炎患者白细胞大多显著增高且伴有核左移。90%以上患者血沉加快。50%以上患者可出现蛋白尿和镜下血尿，约1/3患者可有血尿素氮和肌酐增高。

3. 血清免疫学检查 病程达6周者，50%患者类风湿因子阳性，经抗生素治疗后，其效价可迅速下降，可有高γ球蛋白血症或低补体血症。

4. 心电图 一般无特异性，偶可见急性心肌梗死或房室、室内传导阻滞，提示主动脉瓣环或室间隔脓肿，有重要的临床意义。

5. X线检查 心力衰竭或心包炎时心影可增大。右侧感染性心内膜炎时有多发性肺栓塞与肺脓肿表现。

6. 超声心动图 能探测到赘生物的部位、大小、数目和形态。经胸超声心动图可检出50%～70%的赘生物；经食管超声心动图可检测出＜5mm的赘生物，敏感性达95%以上。大部分患者接受经胸超声心动图即可诊断，对于接受人工心脏瓣膜置换术后、监测右心系统病变和检测心肌脓肿时才需进行经食管超声心动图检查。通常情况下，直径＜2mm则不能检出，因此对于超声心动图未监测到赘生物的患者并不能排除感染性心内膜炎，须结合临床密切观察。患者感染治愈后，赘生物可持续存在。超声心动图结合多普勒超声还可明确基础心脏病和感染性心内膜炎心脏并发症。

五、诊断及鉴别诊断

（一）诊断

1. 主要诊断标准

（1）血培养阳性：两次不同时间的血培养检出同一典型感染性心内膜炎致病微生物（如链球菌、草绿色链球菌、金黄色葡萄球菌等）；多次血培养检出同一感染性心内膜炎致病微生物（2次至少间隔12小时以上的血培养阳性，所有3次血培养均为阳性，4次或4次以上的多数血培养阳性）；Q热病原体1次血培养阳性或其IgG抗体滴度＞1∶800。

（2）心内膜受累指标：超声心动图检出赘生物、脓肿、人工瓣膜损坏等；出现新发瓣膜反流。

2. 次要诊断标准

（1）静脉药物成瘾者或患者心脏本身存在易患因素。

（2）发热。

（3）血管征象：主要动脉栓塞、感染性肺梗死、细菌性动脉瘤、颅内出血、结膜出血及Janeway损害。

（4）免疫征象：肾小球肾炎、Roth斑、Osler结节、类风湿因子阳性。

（5）致病微生物感染：不符合主要标准的血培养阳性或与感染性心内膜炎一致的活动性致病微生物感染的血清学证据。

确诊：满足2项主要标准，或1项主要标准+3项次要标准或5项次要标准。

疑诊：满足1项主要标准+1项次要标准，或3项次要标准。

患有瓣膜病、先天性心血管畸形或接受过人造瓣膜置换术的患者，出现1周以上原因不明的发热，应怀疑本病，如兼有栓塞、贫血、心脏杂音改变等应考虑本病，立即做血培养、超声心动图以明确诊断。有瓣膜杂音，反复用抗生素且反复发热的患者，应警惕本病。亚急性心内膜炎常发生于原有器质性心脏杂音者，出现杂音性质及部位的改变，伴发热、进行性贫血、皮肤黏膜瘀点、栓塞、杵状指、病原菌血培养阳性即可诊断本病。

（二）鉴别诊断

本病应注意与风湿热、结核病、伤寒、系统性红斑狼疮、心房黏液瘤及先天性心脏病合并心外感染等鉴别。此外，感染性心内膜炎如并发栓塞则应注意与相应的其他疾病进行鉴别，如脑栓塞时，需与脑血栓相鉴别；肾栓塞时需与肾结石、急性肾小球肾炎等相鉴别；肢体动脉栓塞时与脉管炎相鉴别；冠状动脉栓塞时与冠心病相鉴别等。

六、并 发 症

（1）心脏：心力衰竭为最常见并发症。心肌脓肿常见于急性心肌炎患者。急性心肌梗死多见于主动脉瓣感染患者。化脓性心包炎和心肌炎较少见。

（2）细菌性动脉瘤：发生于病程晚期，多见于亚急性感染患者，多无症状，或者可以扪及搏动性肿块。肿块在周围血管者较易诊断。若肿块发生在脑、肠系膜动脉或其他深部组织，则往往直到破裂出血才被发现。

（3）迁移性脓肿：多发生于肝、脾、骨骼和神经系统。

（4）神经系统：脑栓塞、脑细菌性动脉瘤、脑出血、中毒性脑病、脑脓肿、化脓性脑膜炎等。

（5）肾脏：肾动脉栓塞和肾梗死、免疫复合物所致局灶性和弥漫性肾小球肾炎、肾脓肿等。

七、治　　疗

（一）内科治疗

1. 一般治疗　卧床休息，物理降温，补充营养，纠正水电解质紊乱，贫血者可输红细胞混悬液。

2. 抗生素治疗应用原则

（1）早期诊断，早期治疗，在连续送 3～5 次血培养后即可开始治疗。

（2）根据血培养后药敏试验选药，首选杀菌药，在微生物不明时，急性者选用针对金黄色葡萄球菌、链球菌及革兰氏阴性杆菌均有效的广谱抗生素，亚急性者选用针对大多数链球菌的抗生素。

（3）剂量足，旨在杀菌而非抑菌。

（4）疗程长，一般 4～6 周以上，旨在完全消灭藏于赘生物内的致病菌。

（5）联合用药，可根据药敏试验选用两种或两种以上抗生素，能够起到快速的杀菌作用。

（6）静脉用药为主，有利于保持高且稳定的血药浓度。

3. 经验治疗　在病原菌尚未明确时，急性者可采用萘夫西林（Nafcillin）2g，每 4 小时 1 次静脉注射或滴注，联合氨苄西林（Ampicillin）2g，每 4 小时 1 次静脉注射，或联合庆大霉素（Gentamycin），每日 160～240mg 静脉注射。亚急性者按照链球菌的用药方案，以青霉素 320 万～400 万 U 静脉注射为主，联合庆大霉素治疗；对于不能耐受者可选择万古霉素（Vancomycin）每日 30mg/kg，分两次静脉滴注，联合环丙沙星（Ciprofloxacin）800mg，分两次静脉滴注，常规疗程 4～6 周。

4. 已知致病微生物时的治疗

（1）对青霉素敏感的细菌，如草绿色链球菌、肺炎链球菌、牛链球菌等。首选青霉素 1200 万～1800 万 U/d，分次静脉滴注，每 4 小时 1 次；亦可采用青霉素联合庆大霉素 1mg/kg，静脉滴注或肌内注射，每 8 小时 1 次；青霉素过敏者采用头孢曲松（Ceftriaxone）2mg/d 静脉注射，或万古霉素每日 30mg/kg，分 2 次静脉滴注，疗程 4～6 周。

（2）对青霉素耐药的链球菌，可使用青霉素联合庆大霉素或万古霉素治疗。

（3）肠球菌心内膜炎，使用青霉素联合庆大霉素或氨苄西林联合庆大霉素治疗；对于上述治疗方法效果不理想或患者不能耐受时可改用万古霉素治疗。

（4）金黄色葡萄球菌和表皮葡萄球菌（甲氧西林敏感），可使用萘夫西林或苯唑西林（Oxacillin）

均为2g，每4小时1次，静脉注射或滴注，用药4～6周；治疗起始阶段的3～5天加用庆大霉素；如青霉素和头孢菌素无效，可改用万古霉素，疗程同前。

（5）金黄色葡萄球菌和表皮葡萄球菌（甲氧西林耐药）：万古霉素治疗4～6周。

（6）其他细菌，可选用青霉素、头孢菌素或万古霉素，加或不加氨基糖苷类，疗程4～6周。革兰氏阴性杆菌感染可用氨苄西林、哌拉西林、头孢噻肟或头孢他啶，联合庆大霉素静脉滴注；环丙沙星静脉滴注也可有效。

（7）真菌感染，可静脉滴注两性霉素B进行治疗，同时应注意该药的毒副作用。两性霉素B用足疗程后口服氟胞嘧啶每日100～150mg/kg，每6小时1次，连续用药数月。

在我国，庆大霉素耐药性发生率高，且庆大霉素肾毒性较大，故临床多用肾毒性较小的阿米卡星（Amikacin）替代庆大霉素，常用剂量为0.4～0.6g/d，分次静脉注射或肌内注射。

（二）外科治疗

随着抗生素的使用，各种类型感染性心内膜炎的死亡率一直为10%～50%，死亡率与患者年龄和基础心脏病有关，而抗生素治疗不能纠正某些对生命有威胁的心脏并发症。在这种情况下，可通过手术治疗改善患者预后。外科治疗主要针对有严重心脏并发症或抗生素治疗无效的患者。

遇到下列情况可考虑手术：①药物不能控制的感染；②因瓣膜损伤致顽固性心力衰竭；③赘生物大并反复发生危及生命的栓塞者；④霉菌性心内膜炎；⑤人工瓣心内膜炎经内科治疗效果不佳者。

八、预后及预防

未经治疗的急性患者几乎均在4周内死亡。亚急性者的自然病史一般≥6个月。预后不良因素中以心力衰竭最为严重，其他主要包括肾损害、主动脉瓣病变、革兰氏阴性杆菌或真菌致病、心脏瓣环或心肌脓肿、患者免疫力低下等。死亡原因主要包括心力衰竭、肾衰竭、赘生物导致的栓塞、细菌性动脉瘤破裂和严重感染等。

近年来，虽然有效抗生素的使用逐渐增加及风湿性瓣膜病的相应减少，以及感染性心内膜炎的预防和治疗水平有了较大提高，但随着有创诊断医疗技术的发展和应用、心脏手术的开展、静脉药物成瘾者的增加和人口老龄化等问题的存在，感染性心内膜炎的发病率呈上升趋势。然而，迄今为止，尚无研究显示预防性使用抗生素有助于防止医学操作后感染性心内膜炎的发生风险。因此，医学界认为预防IE的最有效措施是形成良好的口腔卫生习惯和定期进行口腔科检查。在任何静脉导管插入或其他有创性医学操作的过程中都必须严格执行无菌操作。对于口腔链球菌患者，可采用抗生素预防IE的发生。推荐在操作前30～60分钟内使用以下抗生素1剂：阿莫西林或氨苄西林2g，口服或静脉给药；对青霉素或氨苄西林过敏的患者可用克林霉素600mg，口服或静脉滴注。

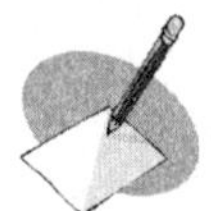

思考题

1. 降压药分为哪几大类？分别适用于哪些情况？
2. 高血压危象有哪些表现？如何处理？
3. 如何从体征上区别二尖瓣狭窄和二尖瓣关闭不全？
4. 哪些辅助检查有助于诊断主动脉瓣关闭不全？

（仇　琪）

第六章　消化系统疾病

第一节　胃　　炎

胃炎（gastritis）是胃黏膜对胃内各种刺激因素的炎症反应，常伴有上皮损伤和细胞再生，当炎症使胃黏膜屏障及胃腺结构受损，则可出现中上腹疼痛、消化不良、上消化道出血甚至癌变。胃炎是最常见的消化道疾病之一，根据发病的缓急和病程的长短，胃炎可大致分为急性、慢性和特殊类型胃炎。

一、急性胃炎

急性胃炎（acute gastritis）也称为急性胃黏膜病变，在胃镜下见胃黏膜糜烂、充血、水肿、出血。组织学上，通常可见胃黏膜急性炎症；但也有些急性胃炎仅伴很轻、甚至不伴有炎症细胞浸润，而以上皮和微血管的异常改变为主，称为胃病（gastropathy）。

（一）病因

急性胃炎病因多样，主要有应激（严重创伤、大手术、大面积烧伤、休克、败血症等）、药物（非甾体抗炎药、抗肿瘤化疗药物、口服铁剂、氯化钾等）、酒精、创伤和物理因素、十二指肠-胃反流（上消化道动力异常、幽门括约肌功能不全等）、胃黏膜血液循环障碍（门静脉高压等）。

（二）临床表现

本病临床表现常有上腹痛、胀满、恶心、呕吐和食欲不振等；重症可有呕吐、黑粪、脱水、酸中毒或休克；轻症患者可无症状，仅在胃镜检查时发现。门静脉高压性胃病可有门静脉高压或慢性肝病的症状和体征。

临床上急性糜烂出血性胃炎患者多以突然发生呕血和（或）黑粪的上消化道出血症状而就诊。

（三）诊断

上述临床症状及有相关病因者应就诊，确诊依靠胃镜发现糜烂及出血病灶。由于胃黏膜修复很快，当临床提示本病时，应尽早行胃镜检查确诊。

（四）防治

1. 治疗　去除病因，积极治疗原发病和创伤，纠正其引起的病理生理紊乱。对处于急性应激状态的患者，除积极治疗原发病外，应常规给予抑制胃酸分泌药物，如 H_2 受体拮抗剂和质子泵抑制剂及胃黏膜保护剂促进胃黏膜修复和止血。对于服用非甾体抗炎药的患者应根据患者情况应用 H_2 受体拮抗剂、质子泵抑制剂。上消化道大出血者，按照上消化道出血治疗原则采取综合措施进行治疗。临床常用的 H_2 受体拮抗剂有法莫替丁、尼扎替丁、雷尼替丁；常用的质子泵抑制剂有埃索美拉唑、兰索拉唑、奥美拉唑等；常用的胃黏膜保护剂有铝碳酸镁、磷酸铝、硫糖铝等。

2. 预防 停用不必要的非甾体抗炎药治疗。严重创伤、烧伤、大手术和重要器官衰竭及需要长期服用阿司匹林或氯吡格雷的患者，可预防性给予 H_2 受体拮抗剂。建议调整饮食习惯，避免酗酒。

二、慢性胃炎

慢性胃炎（chronic gastritis）是由各种病因引起的胃黏膜慢性炎症，组织学以显著炎症细胞浸润、上皮增殖异常、胃腺萎缩及瘢痕形成等为特点。幽门螺杆菌（Hp）感染是最常见的原因。

（一）病因和发病机制

1. 幽门螺杆菌感染 被认为是慢性胃炎最主要的病因。Hp 经口进入胃内，部分可被胃酸杀灭，部分附着于胃窦部黏液层，依靠鞭毛穿过黏液层，定居于黏液层与胃窦黏膜上皮细胞表面，一般不侵入胃腺和固有层内。Hp 产生的尿素酶可分解尿素，产生的氨可中和反渗入黏液内的胃酸，形成有利于 Hp 定居和繁殖的局部微环境，使感染慢性化。Hp 凭借其产生的氨及空泡毒素导致细胞损伤；促进上皮细胞释放炎症介质；菌体细胞壁 Lewis X、Lewis Y 抗原引起自身免疫反应等多种机制使炎症反应迁延或加重。

大多数慢性活动性胃炎患者胃黏膜可检出 Hp，其在胃内的分布与胃内炎症分布一致，根除 Hp 可使胃黏膜炎症消退，根据上述几点确定 Hp 为慢性胃炎最主要病因。

2. 自身免疫 以富含壁细胞的胃体黏膜萎缩为主，壁细胞损伤后其能作为自身抗原刺激机体的免疫系统而产生相应的壁细胞抗体和内因子抗体，终致壁细胞数减少，胃酸分泌减少乃至缺失，以及维生素 B_{12} 吸收不良，导致恶性贫血。本病还可伴有其他自身免疫病如桥本甲状腺炎、白癜风等，提示本病属于自身免疫疾病。

3. 十二指肠液反流 常由胃肠慢性炎症、消化吸收不良及动力异常所致。长期反流，十二指肠液可导致胃黏膜慢性炎症。

4. 年龄因素和胃黏膜营养因子缺乏 老年人的胃黏膜常见黏膜小血管扭曲，小动脉壁玻璃样变性，宫腔狭窄。这种胃局部血管因素可使黏膜营养不良、分泌功能下降和屏障功能降低，可视为老年人胃黏膜退行性改变。

长期消化吸收不良、食物单一、营养缺乏均可使胃黏膜修复再生功能降低，炎症慢性化，上皮增殖异常及胃腺萎缩。

（二）胃镜及组织学病理

胃镜下，慢性非萎缩性胃炎的黏膜呈红黄相间，或黏膜皱襞肿胀增粗；萎缩性胃炎的黏膜色泽变浅，皱襞变细而平坦，黏液减少，黏膜变薄，有时可透见黏膜血管纹。根据其在胃内的分布，慢性胃炎可有：①胃窦炎，多由 Hp 感染所致，部分患者炎症可波及胃体；②胃体炎，多与自身免疫有关，病变主要累及胃体和胃底；③全胃炎，可由 Hp 感染扩展而来。近年慢性胃炎分级诊断要求胃镜检查至少应取 5 块活检。不同病因所致胃黏膜损伤和修复过程中产生的慢性胃炎组织学变化如下。

1. 炎症 以淋巴细胞、浆细胞为主的慢性炎症细胞浸润，初在黏膜浅层，即黏膜层的上 1/3，称为浅表性胃炎。病变继续发展，可波及黏膜全层。由于 Hp 感染常呈簇状分布，胃窦黏膜炎症也有多病灶分布的特点，也常有淋巴滤泡出现。炎症的活动性是指中性粒细胞出现，它存在于固有膜、小凹上皮和腺管上皮之间，严重者可形成小凹脓肿。

2. 化生 长期慢性炎症使胃黏膜表层上皮和腺上皮被杯状细胞和幽门腺细胞所取代。其分布范围越广，发生胃癌的危险性越高。胃腺化生分为 2 种：①肠上皮化生，以杯状细胞为特征的肠腺替代了胃固有腺体；②假幽门腺化生，泌酸腺的颈黏液细胞增生，形成幽门腺样腺体，它与幽门腺在组织学上一般难以区别，需根据活检部位做出判断。

3. 萎缩 病变扩展至腺体深部，腺体破坏、数量减少，固有层纤维化，黏膜变薄。根据是否伴有化生而分为非化生性萎缩及化生性萎缩，以胃角为中心，波及胃窦及胃体的多灶萎缩发展为胃癌的风险增加。

4. 异型增生 又称为不典型增生，是细胞在再生过程中过度增生和分化缺失，增生的上皮细胞拥挤，有分层现象，核增大失去极性，有丝分裂象增多，腺体结构紊乱。异型增生是胃癌的癌前病变，根据异型程度分为轻、中、重三度，轻度者常可逆转为正常；重度者有时与高分化腺癌不易区别，应密切观察。

在慢性炎症向胃癌的进程中，化生、萎缩及异型增生被视为胃癌前状态。

（三）临床表现

由 Hp 引起的慢性胃炎多数患者无明显症状。有症状者表现为中上腹不适、饱胀、钝痛、烧灼痛等，也可呈食欲不振、嗳气、泛酸、恶心等消化不良症状。体征多不明显，有时上腹轻压痛。恶性贫血者常有全身衰弱、疲乏，可出现明显的厌食、体重减轻、贫血，一般消化道症状少。

（四）诊断

胃镜及组织学检查是慢性胃炎诊断的关键。临床症状程度和慢性胃炎组织学之间没有明显关系。病因诊断除通过了解病史外，可进行 Hp 检测、血清抗壁细胞抗体、内因子抗体及维生素 B_{12} 水平测定。

（五）防治

1. 治疗

（1）对因治疗：①Hp 相关胃炎，需要联合质子泵抑制剂抑制胃酸，才能发挥抗菌作用，常用的联合方案为 1 种质子泵抑制剂+2 种抗生素或 1 种铋剂+2 种抗生素，疗程 7～14 天，由于各地抗生素耐药情况不同，抗生素及疗程的选择应根据当地的情况而定。根除 Hp 的适应证：伴有胃黏膜糜烂、萎缩及肠化生、异型增生者；有消化不良症状者；有胃癌家族史者。②十二指肠-胃反流，可使用助消化、改善胃肠动力等药物，如多潘立酮。③自身免疫，可考虑使用糖皮质激素。④胃黏膜营养因子缺乏，补充复合维生素，改善胃肠营养。

（2）对症治疗：根据症状适度抑制或中和胃酸，缓解症状、保护胃黏膜；恶性贫血者需终生注射维生素 B_{12}。

（3）异型增生：是胃癌的癌前病变，应予高度重视，轻度异型增生除给予上述积极治疗外，关键在于定期随访。口服选择性非特异性环氧合酶-2 抑制剂塞来昔布对胃黏膜重度炎症、肠化、萎缩及异型增生的逆转有一定益处；也可适量补充复合维生素和含硒食物等。对药物不能逆转的局灶中、重度不典型增生，在确定没有淋巴结转移时，可在胃镜下行黏膜下剥离术，并应视病情定期随访。对药物不能逆转的局灶性重度不典型增生伴有局部淋巴结肿大时，应考虑手术治疗。

2. 预防 患者教育，食物应多样化，避免偏食，注意补充多种营养物质；不吃霉变食物；少吃熏制、腌制、富含硝酸盐和亚硝酸盐的食物，多吃新鲜食品；避免吃过于粗糙、浓烈、辛辣食物，避免长期大量饮酒、吸烟；保持良好心理状态及充分睡眠。

（六）本病最新研究进展

目前治疗 Hp 感染的药物主要包括 H_2 受体阻滞剂、质子泵抑制剂、抗生素（阿莫西林、克拉霉素、甲硝唑等）及铋剂（枸橼酸铋钾颗粒）。除此之外，叶酸能明显改善消化不良症状，可改善

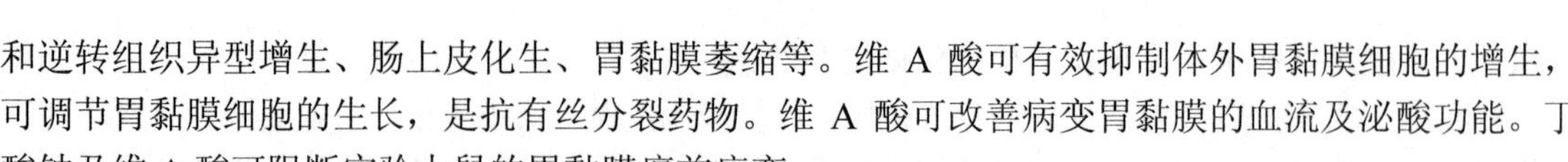

和逆转组织异型增生、肠上皮化生、胃黏膜萎缩等。维 A 酸可有效抑制体外胃黏膜细胞的增生，可调节胃黏膜细胞的生长，是抗有丝分裂药物。维 A 酸可改善病变胃黏膜的血流及泌酸功能。丁酸钠及维 A 酸可阻断实验大鼠的胃黏膜癌前病变。

第二节 消化性溃疡

消化性溃疡（peptic ulcer，PU）主要指胃肠道黏膜被自身消化而形成的溃疡，溃疡的黏膜缺损超过肌层，不同于糜烂，可发生于食管、胃、十二指肠、胃-空肠吻合口附近及含有胃黏膜的 Meckel 憩室，胃、十二指肠球部溃疡最为常见。

一、病 因

在正常情况下，胃十二指肠黏膜能够抵御侵袭胃黏膜的损害，维护黏膜的完整性，胃十二指肠黏膜具有一系列防御和修复机制，胃十二指肠黏膜的这一完整而有效的防御和修复机制，足以抵抗胃酸/胃蛋白酶的侵蚀。溃疡的发生是由于对胃十二指肠黏膜有损害作用的侵袭因素与黏膜自身修复因素之间失去平衡的结果。近年研究表明，Hp 和非甾体抗炎药是损害胃十二指肠黏膜屏障从而导致消化性溃疡发病的最常见病因。消化性溃疡是由多种病因所致的疾病。

（一）幽门螺杆菌（Hp）感染

现已公认 Hp 为消化性溃疡的一个重要发病原因，证据包括以下两个方面：消化性溃疡患者的 Hp 检出率显著高于对照组的普通人群；大量临床研究肯定成功根除 Hp 后溃疡复发率明显下降。Hp 感染导致消化性溃疡发病的确切机制尚未阐明，Hp 感染破坏了胃黏膜屏障，使氢离子和胃蛋白酶渗入黏膜，发生自身消化作用，形成溃疡。十二指肠溃疡患者的 Hp 感染率为 90%～100%，胃溃疡患者的 Hp 感染率为 80%～90%。

（二）药物

长期服用非甾体抗炎药、糖皮质激素、氯吡格雷、化疗药物、双膦酸盐等药物的患者可发生溃疡。非甾体抗炎药是导致胃黏膜损伤最常用的药物，有 10%～25%的患者可发生溃疡。

（三）遗传

遗传因素曾一度被认为是消化性溃疡发病的重要因素，但随着对 Hp 在该病发病中的重新认识，遗传因素的重要性受到挑战，消化性溃疡家族史可能是 Hp“家族聚集”现象。

（四）胃排空障碍

十二指肠-胃反流可导致胃黏膜损伤；胃排空延迟及食糜停留过久可持续刺激胃窦 G 细胞，使之不断分泌促胃液素，进一步损伤胃黏膜，导致溃疡发生。

应激、吸烟、长期精神紧张、进食无规律等是消化性溃疡发生的常见诱因。胃溃疡以黏膜屏障功能降低为主要机制，十二指肠球部溃疡则以高胃酸分泌起主导作用。

二、胃镜及病理

典型的胃溃疡多见于胃角和胃窦小弯，活动期消化性溃疡一般为单个，也可为多个，呈圆形或卵圆形。大多数活动性溃疡直径<10mm，边缘光整，底部由肉芽组织构成，覆以灰黄色或灰白色纤维渗出物。溃疡深者可累及浆膜层，累及血管时可导致出血，侵及浆膜层时可引起穿孔。愈合期溃疡周围黏膜炎症、水肿消退，边缘上皮细胞增生覆盖溃疡面，肉芽组织纤维转化，形成瘢痕。十二指肠球部溃疡的形态与胃溃疡相似，多发生在球部，以紧邻幽门环的前壁或后壁多见。显微镜下，溃疡所致的黏膜缺损超过黏膜肌层。

三、临床表现

（一）症状

上腹痛为主要症状，性质可为钝痛、灼痛、胀痛、剧痛、饥饿样不适，可能与胃酸刺激溃疡壁的神经末梢有关，常具有以下特点：①慢性过程，反复发作，病史可达数年或十余年。②周期性发作，发作期可为数周或数月，缓解期亦长短不一，发作有季节性，冬春发病多见，可因精神情绪不良或服药诱发。③节律性上腹痛，如饥饿痛或餐后痛。④腹痛可被抑酸或抗酸剂缓解。部分病例无上述典型的疼痛，仅表现为腹胀、厌食、嗳气、反酸等消化不良症状。

（二）体征

本病发作时剑突下可有局限性压痛，缓解后无明显体征。

（三）并发症

1. 出血　是消化性溃疡最常见的并发症，溃疡侵蚀周围血管可引起出血，15%～25%的患者可并发出血，十二指肠溃疡似比胃溃疡容易发生。一般出血 50～100ml 即可出现黑粪，超过 1000ml 时就可引起循环障碍，发生眩晕、出汗、血压下降、心率加速，在半小时内超过 1500ml 时会发生休克。

2. 穿孔　溃疡病灶向深部发展穿透浆膜层则并发穿孔，部分十二指肠溃疡和胃溃疡患者可发生游离穿孔（穿入腹腔）引起急性腹膜炎，称为急性穿孔，多发生于前壁及胃小弯处。主要表现为突发剧烈腹痛，腹痛持续而加剧，腹壁呈板样僵直，有压痛和反跳痛，肝浊音区消失，可出现休克状态。约 10%患者在穿孔时伴发出血。后壁溃疡一般多并发出血或穿透入实质器官。后壁穿孔发生较缓慢，与相邻的实质器官（肝、胰）相粘连。这种穿透性溃疡改变了腹痛规律，变得顽固而持续。

3. 幽门梗阻　主要由十二指肠溃疡或幽门管溃疡引起。溃疡急性发作时因炎症水肿和幽门部痉挛而引起暂时性梗阻，可随炎症的好转而缓解。幽门梗阻可使胃排空延迟，上腹胀满不适，并有恶心、呕吐，大量呕吐后症状可暂时缓解，呕吐物含发酵酸性宿食。严重呕吐可致失水和低钾低氯性碱中毒，常发生营养不良和体重减轻。体格检查可见患者腹上区膨隆，有明显胃蠕动和振水音。

4. 癌变　少数胃溃疡可发生癌变，十二指肠溃疡则不会发生。胃溃疡癌变发生于溃疡边缘，癌变率估计在 1%以下。对长期慢性胃溃疡病史、年龄在 45 岁以上、溃疡顽固不愈者应提高警惕。在胃镜下取多点活检做病理检查，并在积极治疗后复查胃镜，直到溃疡完全愈合，必要时定期随访复查。

（四）辅助检查

1. 幽门螺杆菌检测　应列为消化性溃疡诊断的常规检查项目，关系到治疗方案的抉择。有消化性溃疡病史者，无论溃疡处于活动期还是瘢痕期，均应检测 Hp。

2. X 线钡餐检查　X 线钡餐适用于：①了解胃的运动情况；②胃镜禁忌者；③不愿接受胃镜检

查者和没有做胃镜条件时。尽管气钡双重造影能较好地显示胃肠黏膜形态，但其效果仍逊于胃镜。溃疡的直接 X 线征象为龛影，间接征象为胃大弯侧痉挛性切迹、十二指肠球部激惹及球部畸形等。

3. 胃镜检查和黏膜活检 胃镜是消化性溃疡诊断的首选方法，其目的在于：①确定有无病变、部位及分期；②鉴别良恶性；③治疗效果的评价；④对合并出血者给予止血治疗。

4. 粪便隐血 了解溃疡有无合并出血。

四、诊断与鉴别诊断

（一）诊断

典型的慢性、周期性和节律性上腹部疼痛是疑诊消化性溃疡的重要病史，胃镜可以确诊。不能接受胃镜检查者，X 线钡餐发现龛影则可以诊断为溃疡，但难以区分良性或恶性。

（二）鉴别诊断

1. 其他引起慢性上腹痛的疾病 虽然通过胃镜可以检出消化性溃疡，但部分患者在消化性溃疡愈合后症状仍不缓解，应注意是否有慢性肝胆胰疾病、慢性胃炎、功能性消化不良等与消化性溃疡曾经共存。

2. 胃癌 胃镜发现胃溃疡时，应注意与癌性溃疡相鉴别，典型胃溃疡形态多不规则，常＞2cm，边缘呈结节状，底部凹凸不平，覆有污秽状苔。部分癌性溃疡与良性胃溃疡在胃镜下难以区别。因此，对于胃溃疡，应常规在溃疡边缘取活检。对有胃溃疡的中老年患者，当溃疡迁延不愈时，应多点活检，并在正规治疗 6～8 周后复查胃镜，直到溃疡完全愈合。

3. Zollinger-Ellison 综合征 当溃疡为多发或位于不典型部位、对正规抗溃疡药物疗效差、病理检查已除外胃癌时，应考虑 Zollinger-Ellison 综合征。该综合征由胃泌素瘤或促胃液素细胞增生所致，临床以高胃酸分泌，血促胃液素水平升高，多发、顽固及不典型部位消化性溃疡及腹泻为特征。胃泌素瘤是一种胃肠胰神经内分泌肿瘤，多位于胰腺和十二指肠，肿瘤病理性地分泌大量促胃液素，刺激胃酸过度分泌，致严重而顽固的溃疡，多数溃疡位于十二指肠球部和胃窦小弯侧，其余分布于食管下段、十二指肠球后及空肠等非典型部位。

五、防　　治

（一）治疗

治疗目的在于去除病因、控制症状、促进溃疡愈合、防止复发和避免并发症。

1. 根除 Hp 治疗 根除 Hp 可使大多数 Hp 相关性溃疡患者完全达到治疗目的。根除 Hp 的治疗方案大体上可分为质子泵抑制剂为基础和胶体铋剂为基础的方案两大类。一种质子泵抑制剂或一种胶体铋剂加上克拉霉素（甲红霉素）、阿莫西林（或四环素）、甲硝唑（或呋喃唑酮）抗菌药物中的 2 种，组成三联疗法，疗程一般为 7～14 天，对有并发症和经常复发的消化性溃疡患者，应追踪 Hp 的疗效，一般应在治疗后至少 4 周复查 Hp。

2. 抑制胃酸分泌 ①H_2 受体拮抗剂：是治疗消化性溃疡的主要药物之一，疗效好，用药方便，价格适中，长期使用不良反应少；②质子泵抑制剂：其抑酸作用很强，可使胃内达到无酸水平。

3. 保护胃黏膜治疗 ①铋剂：其在酸性溶液中呈胶体状，覆于溃疡表面，阻断胃酸、胃蛋白酶对黏膜自身的消化；②弱碱性抗酸剂：可中和胃酸，短暂缓解疼痛。

4. 治疗消化性溃疡的方案及疗程　为使溃疡愈合率超过 90%，抑酸药物的疗程通常为 4～6 周，部分患者需要 8 周，根除 Hp 所需的 1～2 周疗程可重叠在 4～8 周的抑酸药物疗程内，也可在抑酸疗程结束后进行。

5. 维持治疗　消化性溃疡愈合后，大多数患者可以停药。但对反复溃疡复发、Hp 阴性及已去除其他危险因素的患者，可给予维持治疗，即较长时间服用维持剂量的 H_2 受体拮抗剂或质子泵抑制剂，疗程因人而异，短者 3～6 个月，长者 1～2 年甚至更长时间。

6. 外科治疗　由于内科治疗的进展，目前仅限少数有并发症者，需要手术治疗。手术适应证：①大量出血经内科紧急处理无效时；②急性穿孔；③瘢痕性幽门梗阻；④内科治疗无效的顽固性溃疡；⑤胃溃疡疑有癌变。

（二）预防

生活要有规律，定时进餐，避免辛辣、过咸食物及浓茶、咖啡等饮料，戒烟酒。适当休息，减轻精神压力；停服不必要的非甾体抗炎药，如确有必要服用，可遵医嘱同时加用抑酸和保护胃黏膜的药物。

六、本病研究最新进展

根据最新美国胃肠病学学院的治疗指南，提出幽门螺杆菌感染检测的指征如下：所有活动性消化性溃疡、既往有消化性溃疡病史、低度胃黏膜相关淋巴组织（MALT）淋巴瘤或者有内镜下早期胃癌切除术病史的患者；活动性感染或消化性溃疡病史证据等级高、小于 60 岁无预警症状的不明原因消化不良患者。对于长期服用低剂量阿司匹林的患者，检测 Hp 可降低溃疡出血的风险，检测阳性患者需要接受根除治疗。对于已服用非甾体抗炎药的患者进行 Hp 检测和治疗的益处尚不清楚。

（姚　娓）

第三节　胃　　癌

胃癌（gastric carcinoma）是最常见的恶性肿瘤之一，全球每年新发胃癌病例近 100 万，我国大约占 40%以上，好发年龄在 50 岁以上，目前呈低龄化趋势，男女发病率之比约为 2∶1。胃癌好发于胃窦部，其次是胃底贲门部。

一、病　　因

胃癌的确切病因尚不明确，主要与以下因素密切相关。

1. 地域环境及饮食生活环境　胃癌发病有明显的地域性差别，在我国的西北与东部沿海地区胃癌发病率明显高于南方地区。在世界范围内，东亚发病率明显高于其他地区，日本发病率最高。长期食用含亚硝酸化合物、真菌毒素、多环芳烃化合物等致癌物的食物，可导致胃癌的发生率增高。长期的高盐饮食，食物中缺乏新鲜蔬菜、水果及吸烟是胃癌的高危因素。

2. 幽门螺杆菌感染　Hp 的感染与胃癌的发生密切相关。胃癌高发区人群中，Hp 感染的发生率高。长期的 Hp 感染，导致胃酸降低及细菌过度繁殖，可致亚硝酸盐的产生增加，并在胃内与氨结合生成具有致癌作用的亚硝胺化合物。

3. 慢性疾病和癌前病变　胃息肉、慢性萎缩性胃炎及胃部分切除后的残胃易发生胃癌。胃息肉分为炎性息肉、增生性息肉和腺瘤，前两者恶变的可能性很小，胃腺瘤易发生癌变。胃黏膜肠上皮化生或胃黏膜上皮异型增生，属于癌前病变，可发生癌变。胃大部切除术后残胃黏膜的慢性炎症可发展为残胃癌。

4. 遗传和基因 大部分胃癌是散发，但仍有 5%～10%的患者有家族因素且 3%～5%与遗传癌症倾向综合征相关。遗传性弥漫性胃癌是最常见的遗传学胃癌。胃癌是一多基因异常改变，经历多阶段、多步骤的发展过程。不同的基因可能在胃癌发展的不同阶段发挥作用。

二、临床表现

（一）症状

早期胃癌无特异性的症状，可出现上腹部不适，进食后饱胀恶心等类似慢性胃炎和十二指肠溃疡的症状，予以相应的内科治疗后，症状可暂时缓解，容易被忽视。随着肿瘤的发展，患者出现上腹疼痛加重，食欲下降、乏力、消瘦，体重减轻。根据肿瘤的部位不同，贲门胃底癌可有胸骨后疼痛和进食梗阻感；胃癌侵犯胰腺后可出现腰背部疼痛；胃癌致胃穿孔后可致腹部剧烈疼痛；幽门附近的胃癌可导致幽门部分或完全性梗阻而发生呕吐隔夜宿食和胃液；肿瘤破溃或侵犯胃周血管后可有呕血、黑粪等消化道出血症状；晚期胃癌可出现转移灶的症状。

（二）体征

早期患者多无明显体征，晚期患者可触及上腹部质硬、固定的肿块，锁骨上淋巴结肿大、直肠前凹扪及肿块、贫血、腹水、黄疸、营养不良甚至恶病质等表现。

（三）转移

1. 直接浸润 分化差浸润性生长的胃癌突破浆膜后，易扩散至网膜、结肠、肝、脾、胰腺等邻近器官。贲门胃底癌易侵及食管下端；胃窦癌可向十二指肠浸润。

2. 淋巴转移 是胃癌的主要转移途径，癌细胞常侵犯胃黏膜下淋巴丛，并由此向其他淋巴结发生转移，也可通过胸导管向左锁骨上淋巴结转移。

3. 血行转移 多发生于胃癌晚期，癌细胞进入门静脉或体循环向身体其他部位播散，形成转移灶。最常发生的器官为肝脏。

4. 腹膜种植转移 当胃癌组织浸润至浆膜外后，肿瘤细胞脱落并种植在腹膜和脏器浆膜上，形成转移结节，可种植于肠系膜上、小网膜囊、膀胱和直肠。女性患者胃癌可形成卵巢转移性肿瘤，称为 Krukenberg 瘤。

三、诊　　断

胃癌的诊断主要依靠 X 线钡餐检查和纤维胃镜检查。早期诊断是提高治愈率的关键。但早期胃癌无特异性症状，容易被忽视。为提高早期胃癌诊断率，应对以下人群进行定期检查：①40 岁以上，既往无胃病史而出现上述消化道症状者，或已有溃疡病史但症状和疼痛规律明显改变者；②有胃癌家族病史者；③有胃癌前期病变者，如萎缩性胃炎、胃溃疡、胃息肉、胃大部切除病史者；④有原因不明的消化道慢性失血或短期内体重明显减轻者。

1. X 线钡餐检查 本病主要采用胃气钡双重造影检查，同时将钡剂和气体注入胃内进行透视和摄片检查。通过黏膜相和充盈相的观察做出诊断。同时，钡餐检查对胃上部癌是否侵犯食管有诊断价值。

2. 纤维胃镜检查 加活检病理检查是目前诊断胃癌最有效的检查方式，在可疑病变组织四周取活检 4～6 处，不集中取材。采用带超声探头的纤维胃镜，可了解肿瘤在胃壁内的浸润深度及向壁外浸润和淋巴结转移情况，有助于判断胃癌的术前临床分期，拟施行内镜下黏膜切除和内镜黏膜下剥离手术者须进行此项检查，决定病变是否适合进行内镜下切除。

3. CT 检查 可了解胃癌局部浸润、淋巴结转移和远处转移的情况，对胃癌术前分期具有重要作用，可作为胃癌术前分期的常规方法。

4. 正电子发射计算机断层成像（PET-CT） 检查对进展期胃癌的诊断、区域淋巴结的转移、远处转移、化疗疗效的监测及术后复发的检测具有较为重要的作用。

5. 其他检查 血清肿瘤标志物对胃癌的诊断帮助不大，可作为判断胃癌预后和治疗效果的指标。常用的胃癌肿瘤标志物有癌胚抗原、CA19-9 和 CA125 等。胃蛋白酶原的水平与胃癌发生相关，胃蛋白酶原检测可作为胃癌筛查的初筛方式。

四、治　疗

胃癌的治疗采用手术治疗为主的综合治疗，根据肿瘤病理学类型及临床分期，结合患者一般状况和器官功能状态，采取多学科综合治疗，达到根治或最大幅度地控制肿瘤，延长患者生存期，改善生活质量的目的。

（一）手术治疗

手术切除是胃癌的主要治疗手段，也是目前治愈胃癌的唯一方法。胃癌手术分为根治性手术与姑息性手术两类。

1. 根治性手术 原则为彻底切除胃癌原发灶，按临床分期标准清除胃周围的淋巴结，重建消化道。根据肿瘤部位、进展程度及临床分期来选择手术方式。早期胃癌，可在内镜下行胃黏膜切除术或内镜黏膜下剥离。胃癌有肝、结肠等邻近脏器浸润可行联合脏器切除术。

2. 姑息性手术 是指原发灶无法切除，针对由于胃癌导致的梗阻、穿孔、出血等并发症状而做的手术，如胃空肠吻合术、空肠造口、穿孔修补术等。

（二）化疗

胃癌的化疗分为姑息化疗、辅助化疗和新辅助化疗，化疗应当充分考虑患者病期、体力状况、不良反应、生活质量及患者意愿，避免治疗过度或治疗不足。及时评估化疗疗效，密切监测及防治不良反应，并酌情调整药物和（或）剂量。

（三）其他治疗

胃癌的治疗还包括放疗、免疫治疗、靶向治疗、支持治疗等。放疗是胃癌综合治疗的重要组成部分，可缓解局部疼痛和降低局部复发率。胃癌的免疫治疗包括非特异生物反应调节剂如卡介苗、香菇多糖等；细胞因子如白细胞介素、干扰素、肿瘤坏死因子等。靶向治疗包括曲妥珠单抗、贝伐珠单抗和西妥昔单抗等。支持治疗可缓解症状、减轻痛苦、改善生活质量，包括纠正贫血、改善营养状况、改善食欲、缓解梗阻、镇痛、心理治疗等。

五、随访和预后

胃癌患者应当通过监测症状、体征和辅助检查进行定期随访。随访目的为监测疾病复发或治疗相关不良反应、评估改善营养状态等。随访频率为治疗后 3 年内每 3～6 个月一次，3～5 年每 6 个月一次，5 年后每年一次。内镜检查每年一次。

胃癌的预后与胃癌的病理分期、部位、组织类型、生物学行为及治疗措施有关。早期胃癌远比进展期胃癌预后要好。早期胃癌的预后与肿瘤浸润深度有关，黏膜内癌罕见胃周淋巴结转移，5 年生存率接近 100%；癌灶侵及黏膜下时发生淋巴结转移的占 15%～20%，平均 5 年生存率为 82%～95%。

（朱　敏）

第四节　急性阑尾炎

急性阑尾炎（acute appendicitis）是腹部外科常见病，居各种急腹症的首位，以青壮年多见。男女发病率之比为（2～3）∶1。Fitz 于 1886 年首先确定地描述本病的病史、临床表现和病理所见，并提出阑尾切除术是本病的合理治疗。目前，由于医疗手段及护理等方面的进步，绝大多数患者能够早期就医、早期诊断、早期手术，收到良好的治疗效果。

一、病　　因

阑尾易发生炎症是由其自身解剖特点决定的，其解剖结构为一细长盲管，腔内富含微生物，肠壁内有丰富的淋巴组织，容易发生感染。阑尾腔内机械性梗阻是引起急性阑尾炎最重要的因素。阑尾位于右髂窝部，为一蚯蚓状盲管，与盲肠相通处开口狭小；阑尾系膜短、较易发生扭曲；阑尾黏膜下淋巴组织较丰富，极易增生、肿胀，使阑尾腔狭小，腔内压升高、加之阑尾动脉系回结肠动脉的终末支，易导致血运障碍。同时由于阑尾管腔阻塞，细菌入侵繁殖，分泌内、外毒素，损伤黏膜上皮而形成溃疡。常见致病菌多为肠道内的革兰氏阴性杆菌和各种厌氧菌。当发生胃肠道疾病时，如急性胃肠炎，便秘、腹泻等所致的胃肠道功能紊乱，阑尾壁常发生反射性痉挛，加重阑尾腔的梗阻，导致血运障碍，也可引起阑尾炎症。

在急性阑尾炎的发病过程中，据其病理变化临床可分为四型：急性单纯性阑尾炎、急性化脓性阑尾炎、坏疽及穿孔性阑尾炎和阑尾周围脓肿。

二、临 床 表 现

（一）症状

1. 腹痛　为最常见且最显著的症状。腹痛始于上腹或脐周隐痛，逐渐移向脐部，数小时（6～8 小时）后转移并局限在右下腹。此过程的时间长短取决于病变发展的程度和阑尾位置，呈持续性腹痛伴阵发性加剧，临床上称其为转移性右下腹痛。部分患者可无转移性腹痛，一开始即为右下腹痛，腹痛若有突然减轻并向周围扩散，常提示阑尾穿孔。

2. 伴随症状　可伴有食欲减退、恶心呕吐、腹胀、腹泻等胃肠道症状。弥漫性腹膜炎时可致麻痹性肠梗阻，腹胀、排气排便减少。盆腔位阑尾炎，炎症刺激直肠和膀胱，引起排便、里急后重症状。弥漫性腹膜炎时可致麻痹性肠梗阻，腹胀、排气排便减少。

3. 全身反应　一般反应较轻微，无发热。炎症重时出现中毒症状，心率增快，发热，达 38℃左右。阑尾穿孔时体温会更高，达 39～40℃。

（二）体征

1. 右下腹压痛　是急性阑尾炎最常见、最重要的体征，压痛点通常位于麦氏点（脐与右髂前上棘连线中外 1/3 交界处），可随阑尾位置的变异而改变，但压痛点始终在一个固定的位置上。当阑尾炎症扩散至阑尾以外时，右下腹触痛范围亦扩大。当阑尾穿孔时，疼痛和压痛的范围可波及全腹，但此时仍以阑尾所在位置的压痛最明显，可用叩诊来检查，更为准确，也可嘱患者取左侧卧位，体检效果会更好。

2. 腹膜刺激征象　包括反跳痛（Blumberg 征）、腹肌紧张、肠鸣音减弱或消失等，出现化脓、坏疽或穿孔等病理改变，提示阑尾炎症加重。腹膜炎范围扩大，说明局部腹腔内有渗出或阑尾穿孔。但是，在小儿、老人、孕妇、肥胖者、虚弱者中或盲肠后位阑尾炎时，腹膜刺激征象可不明显。

3. 右下腹包块　如体检发现右下腹扪及一压痛性包块，边界不清，固定，可考虑阑尾周围脓肿。

4. 可作辅助诊断的其他体征　①结肠充气试验或间接压痛试验：患者取仰卧位，用一手挤压降结肠，另一手压迫近侧结肠，引起右下腹痛为阳性。②腰大肌试验：患者取左侧卧位，将右下肢向后过伸，引起右下腹痛为阳性，为炎症刺激腰大肌所致，常提示盲肠后位阑尾炎。③直肠指检：在阑尾炎症明显时，尤其是盆腔位阑尾炎，可触及直肠前壁疼痛；当有盆腔脓肿形成时，直肠前壁可触及肿块或波动感。

（三）实验室及辅助检查

1. 实验室检查　白细胞总数＞10×10^9/L，可发生核左移，中性、淋巴细胞均可能增高。

2. 影像学检查　①腹部 X 线：可见回肠末端反射性肠腔积气积液和阑尾区条索状气影，偶尔可见钙化的粪石可协助诊断；阑尾穿孔后部分患者可产生气腹、肠管扩张及积气、积液等。②B 超检查：有时可发现肿大的阑尾或脓肿。③CT 扫描：可见盲肠周围脂肪模糊、密度增高；有并发症者，还可出现局限于某处的脓肿、蜂窝织炎或腹膜炎。必须指出，这些特殊检查在急性阑尾炎的诊断中不是必需的，当诊断不肯定时可有选择性地应用。

三、诊断及鉴别诊断

根据转移性右下腹痛的病史，右下腹固定而明显的压痛点，伴腹膜刺激征，厌食、呕吐、便秘、低热，一般即可确诊。但若症状体征不典型，尤其阑尾炎位置异常时，应特别注意鉴别诊断、密切观察病情，反复检查，避免误诊。

需与急性阑尾炎鉴别的疾病：①胃、十二指肠溃疡穿孔，穿孔溢液可沿升结肠旁沟流至右下腹部，近似急性阑尾炎的转移性痛。但患者既往有消化性溃疡史，有突然发作的剧烈腹痛，体征有腹上区压痛，腹壁板状强直，有时出现休克，X 线检查多有膈下游离气体。②右侧输尿管结石，突然发生右下腹剧烈绞痛，并向会阴部、外生殖器放射，尿中有多量红细胞。③其他，需与右侧肺炎与胸膜炎的反射性右下腹痛、急性肠系膜淋巴结炎相鉴别。育龄妇女要注意与宫外孕等妇产科疾病相鉴别。

四、治　疗

1. 手术治疗　绝大多数急性阑尾炎一旦确诊，患者无禁忌证，应早期施行手术，手术方式有阑尾切除术和阑尾脓肿引流术。早期手术系指阑尾炎症还处于管腔阻塞或仅有充血水肿时就手术切除，此时手术操作较简易，术后并发症少，如化脓坏疽或穿孔后再手术，不但操作困难且术后并发症会明显增加。术前即应用抗生素，有助于防止术后感染的发生。对婴幼儿急性阑尾炎、老年人急性阑尾炎、妊娠期急性阑尾炎，一旦确诊应及时手术治疗。

2. 非手术治疗 对急性单纯性阑尾炎、阑尾周围脓肿等病情稳定者，可采取禁食、输液、卧床休息，使用大剂量抗生素，联合中药内服、外敷治疗。

五、本病研究最新进展

随着内镜技术的发展，许多疾病已经可以通过实施内镜微创技术而治愈，有临床治疗组提出内镜逆行治疗阑尾炎（ERAT）概念并成功治疗急性阑尾炎，目前已能够治疗各种类型的急性阑尾炎，包括阑尾周围脓肿。

（姚　娓）

第五节　肠　梗　阻

肠梗阻是指任何原因引起的肠内容物不能正常运行、顺利通过肠道，是外科常见急腹症之一。发病初期，梗阻肠段先有局部解剖和功能性改变，继而发生水、电解质的丢失，肠管膨胀，毒素的吸收和感染，导致呼吸和循环功能障碍，最后可因多器官功能衰竭而死亡。

一、病因和分类

（一）按梗阻原因分类

按肠梗阻发生的原因可为分机械性肠梗阻、动力性肠梗阻和血运性肠梗阻三类。其中动力性肠梗阻分为麻痹性肠梗阻和痉挛性肠梗阻（表 6-5-1）。

表 6-5-1　梗阻原因分类

类型	定义	常见原因
机械性肠梗阻	指各种原因引起肠腔狭窄，使肠内容物通过发生障碍	粘连带压迫、肠管炎症或肿瘤、肠外肿块压迫、绞窄性疝、肠套叠、肠扭转、蛔虫团堵塞肠腔、先天性肠道闭锁等均属于此类
动力性肠梗阻（分为麻痹性肠梗阻和痉挛性肠梗阻）	指由于神经反射或毒素引起肠壁肌功能紊乱，肠蠕动丧失或肠管痉挛，使肠内容物不能正常通过，但肠腔本身无器质性狭窄	腹部大手术后腹膜炎、腹部外伤、腹膜后出血、脓毒血症、低钾血症等；肠道炎症引起肠功能紊乱和慢性铅中毒
血运性肠梗阻	指由于肠系膜血管栓塞或血栓形成，使肠管血运障碍，继而发生肠麻痹而使肠内容物不能运行	动脉硬化疾病

（二）按肠壁血运有无障碍分类

1. 单纯性肠梗阻 只是肠内容物通过受阻，而无肠管血运障碍。

2. 绞窄性肠梗阻 系指梗阻并伴有肠壁血运障碍者，可因肠系膜血管受压、血栓形成或栓塞等引起。

（三）其他分类

根据梗阻的部位，分为高位（空肠）肠梗阻、低位小肠（回肠）和结肠梗阻；根据梗阻的程度可分为完全性和不完全性肠梗阻。

二、临 床 表 现

由于肠梗阻的原因、部位、病变程度、发病急慢的不同，临床表现也不尽相同。但共同表现是腹痛、呕吐、腹胀及肛门停止排气排便。

（一）症状

1. 腹痛　机械性肠梗阻表现为阵发性绞痛，腹痛发作时可伴有高亢的肠鸣，肠鸣音呈气过水声或高调金属音。若腹痛间歇期不断缩短，甚至成为剧烈的持续性腹痛，应警惕绞窄性肠梗阻的可能。麻痹性肠梗阻无阵发性腹痛，只有持续性胀痛或不适，听诊时肠鸣音减弱或消失。

2. 呕吐　高位肠梗阻呕吐出现早，呕吐较频繁，呕吐物为胃及十二指肠内容物。低位小肠梗阻呕吐出现晚，初为胃内容物，后期为粪样物。绞窄性肠梗阻呕吐物呈血性。麻痹性肠梗阻呕吐呈溢出性。

3. 腹胀　高位肠梗阻腹胀不明显，低位肠梗阻及麻痹性肠梗阻腹胀明显，遍及全腹。结肠梗阻时，表现为腹周膨胀显著。腹部隆起不均匀对称是闭袢性肠梗阻的特点。

4. 肛门停止排气排便　完全性肠梗阻发生后，肛门不再排气排便。绞窄性肠梗阻，如肠套叠、肠系膜血管栓塞或血栓形成，则可排出血性黏液样粪便（表 6-5-2）。

表 6-5-2　不同类型肠梗阻的症状

类型	腹痛	呕吐	腹胀	肛门停止排气排便
机械性肠梗阻	阵发性绞痛	高位梗阻，呕吐早而频繁，为胃液、肠液或胆汁；低位梗阻，呕吐量多，先为胃肠内容物、后为粪样；结肠梗阻，迟而少，粪样	高位梗阻腹胀不明显，有时可见胃型；低位梗阻时腹胀明显遍及全腹	完全性梗阻：有 不完全梗阻：可有少量粪便、气体排出
麻痹性肠梗阻	弥漫性胀痛	呕吐晚而轻	早期出现，腹胀显著遍及全腹	有
绞窄性肠梗阻	持续剧痛	剧烈持续，可为棕褐血性	不均匀对称	可排出血性黏液样便

（二）体征

单纯性肠梗阻早期，患者全身情况多无明显改变。晚期出现水、电解质紊乱甚至休克。绞窄性可出现全身中毒症状及休克。

1. 视诊　机械性肠梗阻常可见肠型和蠕动波。肠扭转时腹胀多不对称。麻痹性肠梗阻则腹胀均匀。

2. 触诊　单纯性肠梗阻可有轻度压痛，但无腹膜刺激征。绞窄性肠梗阻时，可有固定压痛和腹膜刺激征。

3. 叩诊　绞窄性肠梗阻时，腹腔有渗液，移动性浊音可呈阳性。

4. 听诊　肠鸣音亢进，有气过水声或金属音，为机械性肠梗阻表现。麻痹性肠梗阻时，则肠鸣音减弱或消失（表 6-5-3）。

表 6-5-3　不同类型肠梗阻的体征

类型	视诊	触诊	叩诊	听诊
机械性肠梗阻	可见肠型及肠蠕动波	可有轻微压痛，无腹膜刺激征	鼓音	肠鸣音高亢，有气过水声或金属音
麻痹性肠梗阻	腹式呼吸消失，见不到肠型及肠蠕动波	轻微压痛但无固定压痛点	呈均匀鼓音；肝浊音界缩小或消失	肠鸣音减弱或消失
绞窄性肠梗阻	腹胀不对称	可有固定压痛或压痛性包块，有腹膜刺激征	腹腔渗液多时，可有移动性浊音	肠鸣音减弱或消失

（三）辅助检查

1. 实验室检查 单纯性肠梗阻的早期，变化不明显。随着病情发展，血红蛋白值及血细胞比容升高。尿比重增高。绞窄性肠梗阻可出现白细胞计数和中性粒细胞明显增加。血气分析、血清电解质、尿素氮、肌酐可出现异常。呕吐物和粪便检查，有大量红细胞或隐血阳性，应考虑肠管有血运障碍。

2. 影像学检查

（1）X 线检查：对肠梗阻的诊断十分重要，一般在肠梗阻发生 4～6 小时，X 线检查即可显示肠腔内气体。立位或侧卧位透视或拍片，可见多数液平面及气胀肠袢。由于肠梗阻的部位不同，X 线表现也各有其特点：空肠黏膜的环状皱襞在肠腔充气时呈鱼骨刺状；回肠扩张的肠袢多，可见阶梯状的液平面；结肠胀气位于腹部周边，显示结肠袋形。

（2）钡剂灌肠：可用于肠套叠、乙状结肠扭转的检查。

三、诊　　断

肠梗阻的诊断首先根据肠梗阻临床表现的共同特点确定是否为肠梗阻，进一步确定梗阻的类型和性质，最后明确梗阻的部位和原因。

1. 是否为肠梗阻 根据腹痛、呕吐、腹胀、肛门停止排气排便四大症状和腹部可见肠型或蠕动波，肠鸣音亢进等，可做出诊断。实验室检查与 X 线检查有助于疾病的诊断。

2. 是机械性还是麻痹性肠梗阻 机械性肠梗阻表现阵发性绞痛，肠鸣音亢进。麻痹性肠梗阻表现胀痛，肠鸣音减弱或消失，腹胀显著。X 线检查有助于鉴别，麻痹性肠梗阻显示大肠、小肠全部充气扩张；机械性肠梗阻胀气限于梗阻以上的部分肠管。

3. 是单纯性还是绞窄性梗阻 因绞窄性肠梗阻预后严重，须及早进行手术治疗，所以判断肠梗阻是单纯性还是绞窄性梗阻尤其重要。当出现以下情况时，应考虑绞窄性梗阻的可能。

（1）腹痛发作急骤，起始即为持续性剧烈疼痛，或在阵发性加重之间仍有持续性疼痛。肠鸣音可不亢进。有时出现腰背部痛，呕吐出现早、剧烈而频繁。

（2）病情发展迅速，早期出现休克，抗休克治疗后改善不显著。

（3）有明显腹膜刺激征，体温上升、脉率增快、白细胞计数增高。

（4）腹胀不对称，腹部有局部隆起或触及有压痛的肿块（胀大的肠袢）。

（5）呕吐物、胃肠减压抽出液、肛门排出物为血性，或腹腔穿刺抽出血性液体。

（6）经积极非手术治疗而症状体征无明显改善。

（7）腹部 X 线检查见孤立、突出胀大的肠袢，不因时间而改变位置，或有假肿瘤状阴影；或肠间隙增宽，提示有腹腔积液。

4. 是高位还是低位梗阻 高位小肠梗阻呕吐发生早而频繁，腹胀不明显，X 线检查肠腔胀气不明显。低位小肠梗阻腹胀明显，呕吐出现晚而次数少，并可吐粪样物，X 线检查可见在腹中部，呈“阶梯状”排列的气液平面。结肠梗阻 X 线检查示扩大的肠袢分布在腹部周围，并可见结肠袋。

5. 是完全性还是不完全性梗阻 完全性梗阻呕吐频繁、腹胀明显，X 线腹部检查见肠袢明显充气和扩张。不完全梗阻呕吐与腹胀都较轻，X 线腹部检查肠袢明显充气和扩张不明显。

6. 是什么原因引起梗阻 粘连性肠梗阻最为常见，多发生在以往有过腹部手术、损伤或炎症史的患者。新生婴儿以肠道先天性畸形为多见。2 岁以内小儿，则肠套叠多见。儿童以蛔虫团多见。老年人以肿瘤及粪块堵塞多见。

四、治　　疗

肠梗阻的治疗原则是矫正因肠梗阻所引起的全身生理紊乱和解除梗阻。肠梗阻的治疗包括基础疗法和解除梗阻。

（一）基础疗法

无论采用非手术或手术治疗，均需采用基础疗法。

1. 胃肠减压　是治疗肠梗阻的重要方法之一。通过胃肠减压可以减轻腹胀，降低肠腔内压力，减少肠腔内的细菌和毒素，改善肠壁血循环，有利于改善局部病变和全身情况。

2. 矫正水、电解质紊乱和酸碱失衡　根据症状、体征和实验室检查，纠正水、电解质紊乱和酸碱失衡是治疗肠梗阻的重要措施。

3. 防治感染和中毒　应用抗肠道细菌，包括抗厌氧菌的抗生素，特别是绞窄性肠梗阻及手术治疗的患者。

4. 其他基础疗法　可应用镇静剂、解痉剂等对症治疗，可给予生长抑素减少胃肠道消化液的分泌。

（二）解除梗阻

解除梗阻可分为手术治疗和非手术治疗两大类。

1. 手术治疗　手术目的是解除梗阻、去除病因。绞窄性肠梗阻、肿瘤及先天性肠道畸形引起的肠梗阻，以及非手术治疗无效的患者，适应手术治疗。根据患者的情况与梗阻的部位、病因来选择手术方式。常用手术包括单纯解除梗阻的手术、肠段切除术、肠短路吻合术、肠造口或肠外置术。

2. 非手术治疗　适用于单纯性粘连性肠梗阻、麻痹性或痉挛性肠梗阻、蛔虫或粪块堵塞引起的肠梗阻、肠结核等炎症引起的不完全性肠梗阻。常用非手术治疗包括中医中药治疗、低压空气灌肠、钡剂灌肠等。

五、临床常见肠梗阻

（一）粘连性肠梗阻

粘连性肠梗阻占各类肠梗阻的20%～40%；据统计，粘连性肠梗阻患者中70%～90%有腹部手术史，主要是妇科、阑尾和下腹部手术。粘连性肠梗阻可发生在手术后任何时间，远期发生的多在术后2年左右，近期发生的多在术后5～7天。腹部手术后如已顺利恢复肛门排气排便，后又出现腹部绞痛、肛门停止排气排便等症状，腹部X线发现小肠充气阴影及阶梯状液平面，即可诊断为早期粘连性肠梗阻。治疗粘连性肠梗阻重要的是要区别是单纯性还是绞窄性，是完全性还是不完全性。因为手术治疗并不能消除粘连，相反的，术后必然还要形成新的粘连，所以对单纯性肠梗阻、不完全性肠梗阻，特别是广泛性粘连者，一般选用非手术治疗，首先应用胃肠减压、静脉补液、中医中药等方法治疗。如经非手术治疗不见好转甚至病情加重，或怀疑为绞窄性肠梗阻，手术须及早进行，以免发生肠坏死。对反复频繁发作的粘连性肠梗阻也应考虑手术治疗。近年来，腹腔镜治疗粘连性肠梗阻取得满意疗效。

（二）肠套叠

肠套叠是指一段肠管套入与其相连的肠腔内，并导致肠内容物通过障碍。肠套叠占肠梗阻的

15%～20%，多发生于2岁以下婴幼儿，是小儿肠梗阻的常见原因。

主要临床表现：①腹痛为肠套叠的首发症状，占就诊主诉的90%～100%。②呕吐为肠系膜受到牵拉引起的反射性呕吐。③便血常于腹痛后4～12小时发生，起初混有黄色便，很快即排出暗红色果酱样便，有时为深红色血水，也可仅为少许血丝。若患儿无自行排便，肛门指诊可见手套染血。④腹块是具有重要诊断意义的腹部体征，肿块的部位依套入点和套入程度而定，一般多在升结肠、横结肠和降结肠位置。⑤全身情况，发病早期患者全身情况尚好，体温正常，仅有面色苍白，精神不好，食欲不振或拒食。空气或钡剂灌肠造影有助于肠套叠的诊断，B超检查显示肠套叠包块。

肠套叠的治疗应因人施治，婴幼儿肠套叠可视病情选择结肠空气灌肠或手术治疗。

（三）肠扭转

肠扭转是肠管的某一段肠袢沿一个固定点旋转而引起，常常是因为肠袢及其系膜过长，肠扭转后肠腔受压而变窄，引起梗阻、扭转与压迫影响肠管的血液供应，因此，肠扭转所引起的肠梗阻多为绞窄性。饱餐后体力劳动或剧烈运动常是肠扭转的诱发因素，为一种闭袢性梗阻。扭转肠袢极易因血循环中断而坏死，大多数肠扭转发生在小肠，其次是乙状结肠。

肠扭转具有一般肠梗阻症状，但发病急骤，疼痛剧烈，患者辗转不安，休克可早期出现。其症状因小肠或乙状结肠扭转略有差异。小肠扭转、急性小肠扭转多见于青壮年。常有饱食后剧烈活动等诱发因素。表现为突然发作剧烈腹部绞痛，多在脐周围，常为持续性疼痛阵发性加重，腹痛常牵涉腰背部，患者往往不敢平仰卧，喜取胸膝位或蜷曲侧卧位，呕吐频繁，腹胀不显著或者某一部位特别明显，可以没有高亢的肠鸣音。腹部有时可扪及压痛的扩张肠袢。病程稍晚，极易发生休克。腹部X线检查符合绞窄性肠梗阻的表现。乙状结肠扭转：多见于老年男性，常有便秘习惯，或以往有多次腹痛发作经排气、排便后缓解的病史。临床表现除腹部绞痛外，有明显腹胀，而呕吐一般不明显。X线钡剂低压灌肠往往不足500ml便不能再灌入。检查见扭转部位钡剂受阻，钡影尖端呈“鸟嘴”形。

肠扭转是一种较严重的机械性肠梗阻，常可在短时期内发生肠绞窄、坏死，死亡率为15%～40%，死亡的主要原因常为就诊过晚或治疗延误，一般应及时手术治疗。

（朱　敏）

第六节　胆道疾病

一、胆　石　症

胆石症（cholelithiasis）包括发生在胆囊和胆管的结石，以腹痛、黄疸、发热等症状为主要临床表现，是胆道系统疾病的常见病和多发病。胆石可发生在胆管系统的任何部位，胆囊内的结石为胆囊结石，左右肝管汇合部以下的肝总管和胆总管结石为肝外胆管结石，汇合部以上的为肝内胆管结石。胆石症的发病率随年龄增长而增高。在我国，随着人民生活水平的提高，胆石症的发病率上升，胆囊结石的发病率已达10%。胆石症的收治率约占普通外科住院患者的11.5%，其中女性发病率明显高于男性，女性与男性比例约为2.57∶1。

（一）病因

胆石形成原因复杂，与多种因素有关，迄今仍未完全明确。根据结石成分的不同，胆石常分为三类：胆固醇类结石、胆色素类结石和其他结石（碳酸钙、磷酸钙或棕榈酸钙为主要成分的少见结

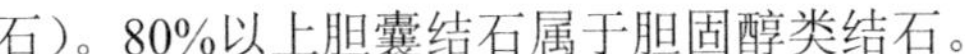

石）。80%以上胆囊结石属于胆固醇类结石。

1. 胆囊结石　任何影响胆固醇与胆汁酸和磷脂浓度比例改变和造成胆汁淤滞的因素都能导致结石形成，如代谢因素、高脂肪饮食、胆系感染、胆汁的淤滞、胆汁 pH 过低、肝硬化、溶血性贫血、胃肠吻合术后、维生素 A 缺乏、女性激素等。在我国经济发达城市及西北地区的胆囊结石发病率相对较高。

2. 肝外胆管结石　分为原发性结石和继发性结石。原发性结石的形成诱因多为胆道感染、胆道梗阻、胆管节段性扩张、胆道异物等。继发性结石主要是胆囊结石排进胆管并停留在胆管内。少数可能来源于肝内胆管结石。

3. 肝内胆管结石　病因复杂，主要与胆道感染、胆道寄生虫、胆管解剖变异、胆汁停滞、营养不良等有关。结石多为含有细菌的胆色素类结石。

（二）临床表现

1. 胆囊结石　20%～40%的胆囊结石患者可终身无症状，称为静止型胆囊结石（无症状胆囊结石）。部分患者表现为上腹不适、隐痛、嗳气、消化不良、厌油腻等不典型症状，常被误诊为“胃病”。胆囊结石的典型症状为胆绞痛，其发作多是在饱餐、进食油腻食物后或睡眠中体位改变时。疼痛位于右上腹或上腹部，呈阵发性，或者持续疼痛阵发性加剧，可向右肩胛部和背部放射，部分患者可伴有恶心、呕吐。首次胆绞痛出现后，约 70%的患者一年内会再发作。胆囊结石极少引起黄疸，即使有黄疸也较轻。Mirizzi 综合征是特殊类型的胆囊结石，其临床特点是反复发作胆囊炎及胆管炎，明显的梗阻性黄疸。

体格检查：如并发急性胆囊炎时，右上腹可有肌紧张及反跳痛，有时可扪及肿大的胆囊，Murphy 征阳性。

辅助检查：超声检查能发现结石并明确大小和部位。

2. 肝外胆管结石　患者平时一般无症状或仅有上腹不适。当结石造成胆道梗阻时可出现腹痛或黄疸。如继发胆管炎时，表现为较典型的 Charcot 三联征：腹痛、高热（寒战）、黄疸。腹痛多发生在剑突下或右上腹，可向右肩胛区或背部放射，多为绞痛，呈阵发性发作，或为持续性疼痛阵发性加剧，常伴恶心、呕吐。胆管梗阻继发感染导致胆管炎时，患者可在病程中出现寒战、高热，体温可达 39～40℃，一般表现为弛张热。胆管梗阻后可出现黄疸，其轻重程度、持续时间等取决于胆管梗阻的程度、部位和有无并发感染。

体格检查：患者无明显症状时可无阳性体征，或仅有剑突下和右上腹深压痛，如合并胆管炎时，可有不同程度的腹膜炎征象，严重时也可出现弥漫性腹膜刺激征，肝区叩击痛。

辅助检查：当合并胆管炎时，实验室检查白细胞计数及中性粒细胞升高，血清总胆红素及结合胆红素增高，血清转氨酶和碱性磷酸酶升高，尿中胆红素升高，尿胆原降低或消失，粪中尿胆原减少。B 超、CT、静脉胆道造影、内镜逆行胰胆管造影术、经皮肝穿刺胆道造影等，可了解胆管有无结石及梗阻存在，各级胆管有无扩张等。

3. 肝内胆管结石　可多年无症状或仅有上腹和胸背部胀痛不适。多数患者因体检或其他疾病行超声等影像学检查时偶然发现。合并急性胆管炎时多伴有腹痛和寒战、高热。合并肝外胆管结石或双侧肝胆管结石可有黄疸。严重者出现急性梗阻性化脓性胆管炎、全身脓毒症或感染性休克。结石遍及肝内外胆道系统时可出现胆汁性肝硬化、肝萎缩、肝脓肿等严重并发症。

体格检查：可能仅可触及肿大或不对称的肝脏，少数可有肝区叩击痛。有其他并发症则出现相应的体征。

辅助检查：主要有 B 超、CT、经皮肝穿刺胆道造影、内镜逆行胰胆管造影术、磁共振胰胆管造影、胆道镜、静脉胆道造影等。

不论是肝外胆管结石或肝内胆管结石，当胆管完全梗阻并发感染时，如不及时解除梗阻，可发展为急性梗阻性化脓性胆管炎，临床表现为 Reynolds 五联征，即 Charcot 三联征外，还有休克、神经中枢系统受抑制表现。

（三）诊断

主要依据胆石症的临床表现，临床典型的绞痛病史是诊断的重要依据。影像学检查可帮助确诊。超声检查能发现结石并明确大小和部位，准确率接近 100%，可作为首选的检查方法。如结石含钙量超过 10%，这时腹部 X 线检查有助于确诊。CT、MRI 也可显示胆囊结石，不作为常规检查。经皮肝穿刺胆道造影及内镜逆行胰胆管造影术为有创性检查，能清楚显示结石及部位，但可诱发胆管炎及急性胰腺炎和导致出血、胆漏等并发症。

胆石症应与下列主要疾病鉴别：胆道蛔虫症、急性胰腺炎、消化性溃疡穿孔、心绞痛或急性心肌梗死、急性肠梗阻、急性肠扭转、肠穿孔、急性阑尾炎并发穿孔、宫外孕及卵巢囊肿蒂扭转等。

（四）防治

1. 胆囊结石 无症状的胆囊结石以观察、随诊为主，一般不需预防性手术治疗。对于有症状和（或）并发症的胆囊结石，胆囊切除术为首选治疗。腹腔镜胆囊切除术治疗与传统的开腹胆囊切除术相比同样有效，且具有恢复快、损伤小、疼痛轻、瘢痕不易发现等优点。其他方法有经皮胆囊镜超声波碎石术、保胆取石手术、溶石治疗等。

有下列指征时应在术中行胆总管探查术：①术前证实或高度怀疑胆总管有梗阻；②术中证实胆总管有病变，如胆总管内有结石、蛔虫、肿块；③胆总管扩张直径超过 1cm；④胆囊结石小，有可能通过胆囊管进入胆总管；⑤有反复发作胆绞痛、胆管炎、胰腺炎病史。

2. 肝外胆管结石 以手术治疗为主。主要有胆总管切开取石、T 管引流术和胆肠吻合术。术中应尽量取尽结石，解除胆道梗阻，术后保持胆汁引流通畅。其他有经十二指肠内镜取石、针刺中医中药治疗、溶石药物治疗等。

3. 肝内胆管结石 无症状的肝内胆管结石以观察、随访为主，可不做治疗。临床症状反复发作者应手术治疗，常用方法包括胆管切开取石、胆肠吻合术等。肝内胆管结石的治疗仍存在一定难题，如术后结石残留较常见，占 20%～40%，肝内胆管狭窄易使胆汁引流不畅等。其他方法有激光、超声、微爆破碎石，体外震波碎石，以及中西医结合治疗等。

4. 预防 适当限制饮食中脂肪和胆固醇的含量，保证摄入足够量的蛋白质；积极加强体育运动，提高身体素质，增强胆囊舒缩和胆管的平滑肌蠕动功能，加强胆汁的排泄，降低胆管疾病发生率；肥胖与高脂血症的患者适当应用降血脂药；不能滥用药物，如长期大量应用酚妥拉明、雌激素、烟酸等药物，干扰了胆汁成分的代谢，更容易形成结石。

（五）本病研究的最新进展

胆结石形成机制是一个极为复杂的过程。国内外学者近些年来对胆结石的发病机制展开了广泛的研究，内容涉及免疫、微量元素、氧自由基、氨基酸含量、游离脂肪酸含量、金属元素在内的各方面的研究，但尚无突破性进展。我们相信，在不久的将来，对胆结石发病机制的认识会进一步的提高，并将对胆石症的防治产生深远意义的影响。

二、胆 囊 炎

胆囊炎（cholecystitis）是胆囊管梗阻和细菌性感染引起的胆囊炎性病变。约 95%以上的患者有胆囊结石，称为结石性胆囊炎；5%的患者无胆囊结石，称非结石性胆囊炎。根据发病急缓分为急性胆囊炎和慢性胆囊炎。慢性胆囊炎是胆囊持续的、反复发作的炎症过程。本病多见于 35～55 岁的中年人，女性发病较男性为多，尤多见于肥胖且多次妊娠的妇女。

（一）病因

1. 急性胆囊炎　①急性结石性胆囊炎：由于结石阻塞胆囊管，造成胆囊内胆汁滞留，继发细菌感染而引起急性炎症。致病菌多从胆道逆行进入胆囊，或经血循环或淋巴途径进入胆囊。致病菌主要是革兰氏阴性杆菌，以大肠埃希菌最常见。如仅在胆囊黏膜层产生炎症、充血和水肿，称为急性单纯性胆囊炎。如炎症波及胆囊全层，胆囊内充满脓液，浆膜面亦有脓性纤维素性渗出，则称为急性化脓性胆囊炎。胆囊因积脓极度膨胀，引起胆囊壁缺血和坏疽，即为急性坏疽性胆囊炎。②急性非结石性胆囊炎：其病因尚未十分清楚，通常在严重创伤、烧伤、腹部非胆道手术后危重患者中发生。

2. 慢性胆囊炎　超过 90%的患者有胆囊结石，一般认为本病多发生于胆石症的基础上，且常为急性胆囊炎的后遗症。其病因主要是细菌感染和胆固醇代谢失常。

（二）临床表现

1. 急性结石性胆囊炎　以女性多见，50 岁前女性与男性发病比例约为 3∶1。急性发作主要是上腹部疼痛，在发病初期仅有上腹胀痛不适，逐渐发展至呈阵发性绞痛，并有右肩、肩胛和背部的放射痛，常于夜间发作，饱餐、进食油腻食物多可诱发，常伴恶心、呕吐、厌食、便秘等消化道症状。患者常有轻度至中度发热，无寒战，可有畏寒，如出现寒战、高热，表明病变严重，如胆囊坏疽、穿孔或胆囊积脓，或合并急性胆管炎。10%～20%的患者可有轻度黄疸。

体格检查：右上腹胆囊区可有压痛，炎症波及浆膜时可有腹肌紧张及反跳痛，Murphy 征阳性，部分患者可触及肿大的胆囊伴有触痛。如胆囊被大网膜包裹，则形成边界欠清、固定压痛的肿块；如发生坏疽、穿孔则出现弥漫性腹膜炎表现。

辅助检查：85%的患者白细胞升高。血清丙氨酸转移酶、碱性磷酸酶常升高，约 50%的患者血清胆红素升高。超声检查显示胆囊体积增大、胆囊壁增厚（＞4mm），85%～90%的患者显示结石影。CT、MRI 检查能协助诊断。在诊断有疑问时，可应用同位素 ^{99m}Tc-EHIDA 作胆系扫描和照相，胆囊管梗阻时，胆囊不显影；如胆囊显影，95%的患者可排除急性胆囊炎。^{99m}Tc-EHIDA 检查诊断急性胆囊炎的敏感性达 97%、特异性达 87%。

2. 急性非结石性胆囊炎　多见于男性、老年患者，临床表现与急性结石性胆囊炎相似。由于发病率低，影响因素较多，腹痛症状常因患者伴有其他严重疾病而被掩盖，容易发生误诊和延误治疗。对危重的、严重创伤及长期应用肠外营养支持的患者，如出现右上腹疼痛并伴有发热时应警惕本病的发生。

体格检查：可有右上腹压痛及腹膜刺激征，或触及肿大胆囊、Murphy 征阳性。

辅助检查：超声检查为诊断本病的首选方法，表现为胆囊内无结石、胆囊肿大、胆囊壁增厚、胆汁透声差、胆汁淤积，有时可见胆囊周围积液，其中以胆囊壁增厚最具有临床价值。CT 也有助于诊断，尤其是有肠道积气影响超声检查结果时，更具有价值。肝胆系统核素扫描约 97%的患者可获得诊断。

3. 慢性胆囊炎　常不典型，多数患者有胆绞痛病史。患者常有腹胀、嗳气、反酸等消化不良症状，饱食、进食油腻食物后易出现上腹部不适症状。患者腹痛程度不一，常有右肩背部、右季肋下或右腰等处隐痛，在站立、运动或冷水浴后更加明显。较少出现发热、黄疸。在急性发作或结石嵌顿于胆管时可有急性胆囊炎或胆绞痛的典型症状。

体格检查：腹部检查一般无阳性体征，或仅有右上腹轻度压痛，Murphy 征或呈阳性；若急性发作时同急性胆囊炎的表现。

辅助检查：超声检查最有诊断价值，可显示胆囊大小、胆囊壁厚度、胆囊内结石和胆囊收缩情况；静脉胆管造影除可显示结石、胆囊大小、胆囊钙化、胆囊膨胀的征象外，还可观察胆总管形态及胆总管内结石、蛔虫、肿瘤等征象，对本病有很大诊断价值。腹部 X 线检查可显示阳性结石、胆囊钙化及胆囊膨胀的征象。

（三）诊断

本病主要依据临床表现、实验室及影像学检查结果明确诊断。本病需与胆管炎、胰腺炎、阑尾炎、消化性溃疡、消化道肿瘤和胸膜炎等相鉴别。

（四）防治

1. 急性结石性胆囊炎 最终需手术治疗，原则上应争取择期手术。对症状较轻微的急性结石性胆囊炎，可考虑先用非手术疗法控制炎症，等炎症消退后考虑择期手术。非手术治疗也可作为手术前的准备。方法包括禁食、输液、营养支持、补充维生素等。抗感染可选用对革兰氏阴性细菌及厌氧菌有效的抗生素和联合用药。对较重的急性化脓性或坏疽性结石性胆囊炎或胆囊穿孔，应及时进行手术治疗。急性期手术应力求安全、简单、有效，对年老体弱、合并多个重要脏器疾病者，选择手术方法应慎重。目前对于手术时机的选择还存在着争议，一般认为应采用早期手术，早期手术不等于急诊手术，而是患者在入院后经过一段时期的非手术治疗和术前准备，并同时应用超声和同位素检查进一步确定诊断后，在发病时间不超过 72 小时的前提下进行手术，早期手术并不增加手术的死亡率和并发症发生率，对非手术治疗有效的患者可采用延期手术（或称为晚期手术），一般在 6～8 周后进行。

2. 急性非结石性胆囊炎 因本病易坏疽穿孔，一经诊断，应及早手术治疗。可选用胆囊切除或胆囊造口术或经皮经肝胆囊穿刺术治疗。未能确诊或病情较轻者，应在严密观察下行积极的非手术治疗，一旦病情恶化，及时施行手术。

3. 慢性胆囊炎 如慢性胆囊炎伴有胆石者，症状反复不缓解，无其他严重疾病，可外科手术行胆囊切除治疗，首选腹腔镜胆囊切除；如患者不同意手术或症状较轻无反复发作者，也可限制肥腻食物的摄入并行内科保守治疗；另外可口服一些溶石药物或中药治疗。

4. 预防 注意饮食卫生，食不过饱，平时以低脂肪、低胆固醇食物为主，严格控制食用肥肉、油炸食品、含油脂多的干果、子仁类（核桃、花生仁、腰果等）及蛋黄、动物内脏、鱼子等；一切酒类及刺激性食物或浓烈的调味均可能导致胆囊炎的急性发作，宜慎之；注意休息，如伴有胆石症，应积极消除结石。

三、胆道蛔虫病

胆道蛔虫病（biliary ascariasis）是肠道蛔虫钻入胆道而出现的一系列临床症状，为外科常见急腹症。发病率占胆道疾病的 8%～12%，以儿童、青少年多见，农村人口发病率多于城市人口。随着卫生设施和个人卫生习惯的改善，肠道蛔虫病减少，本病发病率也明显下降。本病若治疗不及时可导致急性胰腺炎、急性梗阻性化脓性胆管炎、肝脓肿等严重并发症，甚至危及生命。

（一）病因

肠道蛔虫是人体内最常见的寄生虫，有喜碱厌酸、钻孔习性。当消化道功能紊乱、高热、腹泻、饥饿、胃酸降低、饮食不节、驱虫不当、手术刺激等导致肠道内环境发生改变时，虫体可窜至十二指肠。如遇 Oddi 括约肌功能失调，蛔虫可钻入胆道，机械刺激可引起括约肌强烈痉挛收缩，出现胆绞痛和诱发急性胰腺炎。蛔虫将肠道的细菌带入胆道，造成胆道感染，严重者可引起急性化脓性胆管炎、肝脓肿等；如经胆囊管钻至胆囊，可引起胆囊穿孔。胆道括约肌长时间痉挛可致进入胆道的蛔虫死亡，其尸体碎片、角皮、虫卵日后可成为结石的核心。

（二）临床表现

1. 症状　①腹痛：突发剑突下钻顶样剧烈绞痛，阵发性加剧。患者面色苍白、坐卧不宁、大汗淋漓、弯腰捧腹、辗转不安、呻吟不止、十分痛苦。腹部绞痛时可向右肩背部放射，但也可突然缓解。疼痛间歇期可全无症状，可如常人安静或戏耍，这是胆道蛔虫病的特点。②恶心呕吐：多在绞痛时相伴发生，呕出物中可含胆汁或黄染蛔虫。③全身症状：早期无明显寒战发热。当合并胆道感染，症状同急性胆管炎，严重者表现同急性梗阻性化脓性胆管炎，如并发肝脓肿、膈下感染、败血症等，则出现寒战高热甚至中毒性休克等。

2. 体格检查　早期虽然上腹绞痛，但腹软或仅右上腹轻度深压痛，无肌紧张，出现症状重而体征轻的分离状态，即所谓“症征不符”，如合并肝胆化脓性感染、腹膜炎，可有腹膜刺激征，即腹部压痛、反跳痛和肌紧张。如有胆道蛔虫堵塞或胆石并存，或肝脏中毒性损害，可有不同程度的黄疸。

3. 辅助检查　①早期血常规检查白细胞及中性白细胞计数正常或轻度升高，当出现合并症时则显著增高，嗜酸粒细胞多增高。②呕吐物、十二指肠引流液、胆汁或粪便中可查见蛔虫虫卵。③影像学检查：首选超声检查，多能确诊，可见胆道内有蛔虫声像图；钡餐检查可能见到十二指肠内蛔虫阴影，且此透明影指向十二指肠乳头处；静脉胆道造影，可发现胆管内有虫体条状影。

（三）诊断

根据有不良驱虫等病史，上腹阵发性绞痛与较轻的腹部体征不相称的“症征不符”特点，结合呕吐物中有黄染或有环形压痕的蛔虫及影像学检查多可做出明确诊断。注意和以下疾病相鉴别：胆囊炎、胆石症、急性胰腺炎、胃十二指肠溃疡病急性穿孔、肠蛔虫病、泌尿系结石、肠梗阻等。

（四）防治

1. 治疗原则　以非手术治疗为主，仅在出现并发症才考虑手术治疗。非手术治疗：①解痉止痛，常用药物有口服 33%硫酸镁及解痉药缓解 Oddi 括约肌痉挛；绞痛剧烈者可注射阿托品、山莨菪碱（654－2）等抗胆碱类药；在诊断明确时可配合应用哌替啶、异丙嗪、苯巴比妥等。②驱虫排虫，酸性环境不利于蛔虫活动，以乌梅丸（汤）和胆道驱蛔汤加减等作驱虫治疗有较好效果。③消炎利胆，并发胆道感染时使用抗生素。可选用对肠道细菌及厌氧菌敏感的抗生素。④维持营养、水电解质和酸碱平衡，必要时给予氨基酸、输血、血浆等。⑤十二指肠镜取虫可以用于治疗。

手术治疗：对合并急性化脓性胆管炎、胆囊炎，非手术治疗中病情恶化者；合并肝脓肿、胆道出血、腹膜炎、败血症、中毒性休克者；合并有急性胰腺炎或胆道蛔虫与结石并存者；非手术治疗 3～5 天不能缓解并有病情恶化者应考虑手术治疗。手术方式为胆总管切开探查、取净肝内外胆管中蛔虫或结石、T 形管引流术。术后采用驱虫治疗，以防复发。

2. 预防　①养成良好的卫生习惯，饭前便后洗手；②及时治疗肠道蛔虫，用药剂量要足以彻底杀死虫体，否则蛔虫因轻度中毒而运动活跃，极有可能钻入胆道而发生胆道蛔虫症。

（庞　杰）

第七节 胰腺疾病

一、急性胰腺炎

急性胰腺炎（acute pancreatitis，AP）是一种常见的急腹症，是指多种病因引起的胰酶激活，继以胰腺局部炎症反应为主要特征，病情较重者可发生全身炎症反应综合征，并可伴有器官功能障碍的疾病。按病理过程分为间质水肿型胰腺炎和坏死型胰腺炎。按严重程度分级分为轻症急性胰腺炎、中重症急性胰腺炎和重症急性胰腺炎。

（一）病因

急性胰腺炎有多种致病危险因素，国内以胆道疾病为主，称为胆源性胰腺炎。

1. 胆道疾病 胆道结石、胆道蛔虫等可阻塞胆总管末端，胆汁可经“共同通道”反流入胰管。手术器械引起的十二指肠乳头水肿或狭窄、Oddi 括约肌痉挛，也可导致急性胰腺炎。

2. 过量饮酒 乙醇可导致胰腺损伤，还可刺激胰液分泌，造成急性十二指肠乳头水肿、Oddi 括约肌痉挛，导致胆汁排出受阻，胰管内压力增高，胰管破裂，胰液进入腺泡周围组织，引起“自身消化”。

3. 十二指肠液反流 当十二指肠内压力增高，十二指肠液可反流入胰管，导致急性胰腺炎。

4. 代谢性疾病 高脂蛋白血症和高钙血症均可导致急性胰腺炎。

5. 医源性原因 内镜逆行胰胆管造影术和内镜经 Vater 壶腹胆管取石术等检查及手术。

6. 药物 磺胺类、噻嗪类利尿剂、硫唑嘌呤、糖皮质激素、四环素、磺脲类等可引起急性胰腺炎。

7. 创伤 上腹部钝器伤、贯通伤等。

8. 胰腺血液循环障碍 低血压、心肺旁路、动脉栓塞、血管炎及血液黏滞度增高等是造成胰腺血液循环障碍的因素。

9. 其他 饮食、感染、妊娠、遗传和自体免疫性疾病等也可能导致急性胰腺炎。

（二）临床表现

1. 症状 因严重程度不同，症状差异较大。

（1）腹痛：最主要的症状（约 95%的患者），多为突发的上腹或左上腹持续性剧痛或刀割样疼痛，常于饱餐或饮酒后发生，伴有阵发加剧，可因进食而增强，可波及脐周或全腹，常向背部放射。胆源性者腹痛始发于右上腹，逐渐向左侧转移。病变累及全膜时，疼痛范围较宽并呈束带状向腰背部放射。

（2）腹胀：与腹痛同时存在，是腹腔神经丛受刺激产生肠麻痹的结果，早期为反射性，继发感染后则由腹膜后的炎症刺激所致。腹膜后炎症越严重，腹胀越明显。病情严重时，腹内压增高可导致腹腔间隔室综合征。

（3）恶心、呕吐：早期即可出现，呕吐往往剧烈而频繁。呕吐物为胃十二指肠内容物，呕吐后腹痛不缓解。

（4）黄疸：结石或肿大的胰头导致胆总管下端梗阻可出现黄疸。

（5）发热：较轻的急性水肿性胰腺炎可不发热或轻度发热。合并胆道感染常伴有寒战、高热。胰腺坏死伴感染时，持续性高热为主要症状之一。

（6）手足抽搐：为血钙降低所致。

（7）休克：早期休克主要是由低血容量所致，后期为继发感染所致。

（8）多器官功能障碍：伴急性肺衰竭时可有呼吸困难和发绀。严重者可有弥散性血管内凝血表现及中枢神经系统症状，如感觉迟钝、意识模糊乃至昏迷。

2. 体征

（1）腹膜刺激征：急性水肿性胰腺炎时压痛多只限于上腹部，常无明显肌紧张。急性坏死性胰腺炎压痛明显，并有肌紧张和反跳痛，范围较广或延及全腹。移动性浊音多为阳性，肠鸣音减弱或消失。

（2）皮肤瘀斑：部分患者脐周皮肤出现青紫色瘀斑（Cullen 征）或两侧腰出现瘀斑（Grey-Turner 征）。其发生原因是严重患者胰腺的出血经腹膜后途径渗入皮下所致。

（3）其他：渗出液多时可有移动性浊音，腹腔穿刺可抽出血性液体。

3. 辅助检查

（1）实验室检查

1）胰酶测定：血清、尿淀粉酶测定是最常用的诊断方法。血清淀粉酶在发病数小时开始升高，24 小时达高峰，4～5 天后逐渐降至正常；尿淀粉酶在 24 小时才开始升高，48 小时到高峰，下降缓慢，1～2 周后恢复正常。血清淀粉酶值超过 500U/dl（正常值 40～180U/dl，Somogyi 法），尿淀粉酶也明显升高（正常值 80～300U/dl，Somogyi 法）则具有诊断价值。淀粉酶值愈高，诊断正确率也越大。但升高的幅度和病变严重程度不呈正相关。血清脂肪酶增高，对较晚就诊者有助于诊断。

2）其他检查：白细胞计数增高、高血糖、肝功异常、低钙血症、血气分析异常等。诊断性腹腔穿刺若抽出血性渗出液的淀粉酶数值高则有助于疾病的诊断。C 反应蛋白增高（发病 48 小时＞150mg/ml）提示病情较重。

（2）影像学检查

1）腹部 B 超：作为常规初筛检查急性胰腺炎，B 超可见胰腺肿大和胰周围回声异常；亦可了解胆囊和胆道情况；后期对脓肿及假性囊肿有诊断意义。

2）增强 CT 扫描：增强 CT 是目前诊断胰腺坏死最佳方法。CT 可发现胰腺肿胀、增大，边缘不规则和渗出及胰周积液，胰内低密度灶等改变。因此，在轻型胰腺炎早期应做腹部 CT 检查，有助于早期识别重型胰腺炎。

3）MRI：诊断价值与 CT 类似。磁共振胰胆管造影有助于诊断原因不明的胰腺炎。

（三）诊断

1. 临床诊断　临床上符合以下 3 项特征中的 2 项，即可诊断为急性胰腺炎：①与急性胰腺炎相符合的腹痛；②血清淀粉酶和（或）脂肪酶活性至少高于正常上限值 3 倍；③腹部影像学检查符合急性胰腺炎影像学改变。

2. 严重程度分级　轻症急性胰腺炎最为常见，无器官功能衰竭及局部或全身并发症，通常在 1～2 周内恢复；中重症急性胰腺炎是指伴有一过性（≤48 小时）的器官功能障碍。重症急性胰腺炎是指伴有持续（＞48 小时）的器官功能衰竭，病死率高。

3. 病程分期　①早期（急性期）：发病至 2 周，此期以全身炎症反应综合征和器官功能衰竭为主要表现，构成第一个死亡高峰。②中期（演进期）：发病 2～4 周，以胰周液体积聚或坏死性液体积聚为主要表现。此期坏死灶多为无菌性，也可能合并感染。③后期（感染期）：发病 4 周以后，可发生胰腺及胰周坏死组织合并感染、全身细菌感染、深部真菌感染等，继而可引起感染性出血、消化道瘘等并发症。

（四）并发症

1. 全身并发症　包括全身炎症反应综合征、脓毒症、多器官功能障碍综合征、多器官功能衰竭及腹腔间隔室综合征等。

2. 局部并发症 早期可出现急性胰周液体积聚和急性坏死物积聚，发病 4 周后可出现包裹性坏死和胰腺假性囊肿，还可出现胃肠道瘘、出血等局部并发症。

（五）治疗

根据急性胰腺炎的分型、分期和病因选择恰当的治疗方法。

1. 病因治疗 凡有胆道结石梗阻者需要及时解除梗阻，治疗方式包括经内镜或手术治疗。有胆囊结石的轻症急性胰腺炎患者，应在病情控制后尽早行胆囊切除术；而坏死性胰腺炎患者可在后期行坏死组织清除术时一并处理或病情控制后择期处理。高脂血症性急性胰腺炎需要短时间降低三酰甘油水平。高血钙性胰腺炎多与甲状旁腺功能亢进有关，需要行降钙治疗。

2. 非手术治疗

（1）禁食、胃肠减压：持续胃肠减压可防止呕吐、减轻腹胀并增加回心血量。

（2）液体复苏防治休克：液体复苏、维持水电解质平衡和加强监护是早期治疗的重点，包括静脉输液、补充电解质、纠正酸中毒、防治低血压、维持循环稳定、改善微循环。

（3）镇痛、解痉：在诊断明确的情况下给予解痉药或止痛药。

（4）抑制胰腺分泌：质子泵抑制剂、H_2受体阻滞剂、生长抑素有抑制胰腺分泌的作用。

（5）营养支持：禁食期主要靠完全肠外营养。肠功能恢复后早期予以肠内营养。

（6）抗生素的应用：不推荐静脉使用抗生素以预防感染。对严重的急性胰腺炎，可常规使用抗生素。

（7）中药治疗：可以使用中医中药治疗以促进胃肠功能恢复及胰腺炎症的吸收，包括理气攻下的中药内服、外敷或灌肠等。

3. 手术治疗 主要针对胰腺局部并发症、继发感染或产生压迫症状，如消化道梗阻、胆道梗阻等，以及胰瘘、消化道瘘、假性动脉瘤破裂出血等其他并发症。

（1）手术适应证：①急性胰膜炎不能排除其他急腹症时；②胰腺和胰周坏死组织继发感染；③伴胆总管下端梗阻或胆道感染者；④合并肠穿孔、大出血或胰腺假性囊肿。

（2）手术方式：最常用的是坏死组织清除加引流术。酌情选用开放手术（经腹腔或腹膜后小切口途径）或使用内镜（肾镜等）行坏死组织消除引流术。

二、慢性胰腺炎

慢性胰腺炎（chronic pancreatitis）是各种原因所致的胰实质和胰管的不可逆慢性炎症，伴有胰腺进行性损害和纤维化、钙化、假性囊肿及胰岛细胞减少或萎缩。其特征是反复发作的上腹部疼痛伴不同程度的胰腺内、外分泌功能减退或丧失。

（一）病因

慢性胰腺炎致病因素较多，酗酒是主要致病因素，其他病因包括胆道疾病、高脂血症、高钙血症、胰腺先天性异常、胰腺外伤或手术、急性胰腺炎导致的胰管狭窄、自身免疫性疾病等。吸烟能显著增加慢性胰腺炎发病的危险性。其他致病因素不明确者称为特发性慢性胰腺炎。

（二）临床表现

1. 症状

（1）腹痛：主要临床症状，多呈间歇性发作，少数呈持续性，疼痛多位于上腹部，可向背部、双侧季肋部、前胸、肩胛等处放射，高脂饮食或饮酒可诱发，仰卧位时加重，前倾、坐位减轻。发作时可伴有发热或黄疸。间歇期可无症状，或仅有消化不良表现。

（2）胰腺内分泌功能不全的表现：后期表现为糖尿病症状，如多饮、多食、多尿、体重减轻等。

（3）胰腺外分泌功能不全的表现：早期无特殊症状。后期可出现脂肪泻、消瘦及营养不良表现。

2. 体征

（1）腹部压痛包块：多数患者仅有轻度压痛，与腹痛不相称，并发假性囊肿时，腹部可触及表面光滑的包块。

（2）黄疸：往往为暂时性，约 30%的慢性胰腺炎出现黄疸。黄疸的出现多由于胰头水肿压迫胆总管下端所致，部分患者系由胆总管下端纤维性狭窄所造成。

（3）腹水及胸腔积液：少数患者可出现腹水或胸腔积液。

3. 辅助检查

（1）影像学检查：①X 线，腹部平片有时在胰腺部位可显示钙化的斑点。②超声与超声内镜，超声检查通常作为慢性胰腺炎的初筛检查，超声内镜可以辅助穿刺活检组织学诊断。③CT，是慢性胰腺炎诊断首选检查方法，可见胰腺实质增大或萎缩、胰腺钙化、结石形成、主胰管扩张及假性囊肿形成等征象。④MRI，诊断价值与 CT 相似。磁共振胰胆管造影可以清晰地显示胰管病变的部位、程度和范围。

（2）实验室检查：急性发作时血清淀粉酶、脂肪酶可升高；胰源性胸腹水中淀粉酶明显升高；粪便检查可发现脂肪滴；胰腺外分泌功能和胰腺内分泌功能检查出现异常。

（三）诊断

典型的慢性胰腺炎具有腹痛、体重下降、糖尿病、脂肪泻四联症或腹痛、胰腺假性囊肿、胰腺钙化、糖尿病、脂肪泻五联症，但少数患者才具有典型的四联症或五联症。因此，慢性胰腺炎的诊断主要依据临床表现结合影像学检查结果，胰腺内外分泌功能检测可以作为诊断的补充，胰腺组织学显示的特征性改变对诊断有重要价值。

（四）治疗

慢性胰腺炎的治疗原则：去除病因，控制症状，纠正改善胰腺内外分泌功能不全及防治并发症。

1. 非手术治疗　①病因治疗：有胆囊炎、胆石症、高脂血症者应积极治疗；酒精性胰腺炎者应戒酒。②镇痛：可采用止痛剂、胰酶制剂、H_2 受体阻滞剂、腹腔神经丛阻滞、内镜下胰管排除蛋白栓子。③调整饮食：少食多餐，高蛋白、高维生素、低脂饮食，控制糖的摄入。④治疗并发症：胰腺钙化可口服柠檬酸治疗；消化不良，特别对脂肪泻患者，应用胰酶制剂；发生糖尿病者，可采用胰岛素治疗。⑤营养支持：由于反复发作，全身情况一般较差，应给予营养支持。严重营养不良者，应考虑要素饮食或全胃肠外营养。

2. 手术治疗　主要目的是减轻疼痛，延缓疾病的进展，但不能逆转病理过程。

手术适应证：①非手术治疗不能缓解的顽固性腹痛；②胰管狭窄、胰管结石伴胰管梗阻；③并发胆道梗阻、十二指肠梗阻、胰源性门静脉高压、胰源性胸腹水及假性囊肿等；④不能排除恶性病变。

手术方法：①胰切除术；②胰管减压及引流术；③迷走神经及腹腔神经节切除术；④针对胆道疾病和门静脉高压症的手术；⑤胰腺切除和引流联合术。

（朱　敏）

第八节 肝 硬 化

肝硬化（hepatic cirrhosis）是由一种或多种病因长期反复作用引起的以肝组织弥漫性纤维化、假小叶和再生结节形成为组织学特征的进行性慢性肝病。这种结构上的改变最终导致肝功能严重损害和门静脉高压症，晚期常出现消化道出血、肝性脑病、继发感染等严重并发症。肝硬化是我国常见疾病和主要死亡病因之一。肝硬化占内科总住院人数的 4.3%～14.2%，发病高峰年龄在 35～50 岁，男女比例为 3.6～8.1。

一、病 因

1. 病毒性肝炎 是引起肝硬化最常见的病因，在我国，70%以上的肝硬化是由病毒性肝炎引起。乙型、丙型和丁型肝炎病毒感染及重叠感染，经过慢性肝炎阶段均可进展为肝硬化，甲型和戊型病毒性肝炎一般不发展为肝硬化。

2. 慢性酒精性肝病 长期大量饮酒可导致肝细胞损害、脂肪沉积及肝脏纤维化，继而发展为肝硬化，在欧美国家为引起肝硬化的最常见病因（占 50%～90%）。我国较为少见，但近年有上升趋势。

3. 长期胆汁瘀积 任何原因引起的持续肝内外胆管阻塞，持续胆汁瘀积可引起原发性或继发性胆汁性肝硬化。

4. 肝脏血液循环障碍 肝静脉和（或）下腔静脉阻塞、慢性心功能不全、缩窄性心包炎等可致瘀血性肝硬化。

5. 工业毒物或药物 长期接触四氯化碳、磷、砷等或服用双醋酚汀、甲基多巴等，可引起中毒性肝炎，最终演变为肝硬化。

6. 遗传代谢性疾病 由于遗传或先天性酶缺陷所致代谢性疾病，均可引起肝硬化，如肝豆状核变性、血色病、半乳糖血症及肝糖原贮积症等。

7. 营养障碍 多种慢性疾病、长期食物中营养不足或不均衡，可引起消化吸收不良、肝细胞脂肪变性、坏死及发展到肝硬化。

8. 其他 免疫紊乱、血吸虫病等。有 5%～10%肝硬化病因不明，称为隐源性肝硬化。

肝硬化病理：①在大体形态上，肝脏变形，早期肝大、晚期肝脏明显缩小，质地变硬、重量减轻，外观呈棕黄色或灰褐色，表面有弥漫性大小不等的结节和塌陷区，边缘较薄而硬，肝包膜增厚。②切面可见肝正常结构破坏。③在组织学上，正常肝小叶结构消失或破坏，被异常的肝细胞结节（假小叶）所取代。

二、临床表现

肝硬化起病隐匿，病程发展缓慢，可潜伏 3～5 年或 10 年以上，少数因短期内大面积肝细胞坏死，肝内纤维结缔组织增生，数月便进展为肝硬化。目前，临床上将肝硬化分为肝功能代偿期和失代偿期。

（一）肝硬化代偿期

本期可无症状或症状较轻，缺乏特异性。乏力、食欲减退出现较早，且较突出，可伴有腹部不适、恶心、上腹隐痛、轻微腹泻等，一般多呈间歇性。患者营养状态一般，肝轻度肿大，质地偏硬，可有轻度压痛，脾轻度或中度肿大。肝功能检查结果正常或轻度异常。

（二）肝硬化失代偿期

本期症状显著，主要为肝功能减退和门静脉高压症两大类临床表现。

1. 肝功能减退　①全身症状：患者出现消瘦、乏力、精神不振，少数患者可有不规则发热。一般情况营养状况较差，皮肤干枯，面色黝黯无光泽（肝病面容），可出现舌炎、夜盲及浮肿等。半数以上患者有轻度黄疸，少数有中、重度黄疸，提示肝细胞有进行性或广泛坏死。②消化道症状：常有食欲减退，甚至厌食、上腹饱胀不适、恶心或呕吐、进食蛋白质或油腻肉食后易引起腹泻。患者因有腹水和胃肠积气常出现腹胀，常常成为患者最难忍受的症状之一。③出血倾向和贫血：常见鼻腔、牙龈出血，皮肤黏膜瘀点、瘀斑和消化道出血等及不同程度的贫血，主要由于肝功能减退造成凝血因子合成减少、毛细血管脆性增加、营养不良、肠道吸收障碍、脾功能亢进、胃肠失血等引起。④内分泌紊乱：主要是雌激素增多，雄激素减少，有时糖皮质激素亦减少。临床表现为男性患者常有性欲减退、睾丸萎缩、毛发脱落及乳房发育等；女性患者有月经失调、闭经、不孕等。患者面部毛细血管扩张，出现蜘蛛痣、肝掌，认为均与雌激素水平增高有关。

2. 门静脉高压　门静脉系统阻力增加和门静脉血流量增多而形成的脾大及脾功能亢进、门-腔侧支循环的建立和开放、腹水是门静脉高压的三大临床表现。

（1）脾大及脾功能亢进：脾大是肝硬化门静脉高压较早出现的体征，主要是由脾脏长期淤血而致，多为轻、中度肿大，严重时可达脐下，上消化道大出血时，脾可暂时缩小。脾功能亢进时，患者外周血象呈白细胞、血小板和红细胞计数减少，易并发感染及出血。有脾周围炎时脾脏可有触痛。脾脏大小、活动度、质地与病程病因相关。

（2）门-腔侧支循环的建立和开放：门静脉压力增高，胃肠消化器官和脾的回心血流经肝时受阻，机体代偿性脾功能亢进，出现肝内、外分流。肝内分流是纤维隔中的门静脉与肝静脉之间形成的交通支。肝外分流主要与肝外门静脉的血管新生有关，也可使平时闭合的门-腔静脉系统间的交通支重新开放，其与腔静脉系统间形成的侧支循环，使部分门静脉血流由此进入腔静脉，回流入心脏。常见的侧支循环有食管和胃底静脉曲张、腹壁静脉曲张、痔静脉曲张等。门静脉高压代偿性开放的侧支循环可导致曲张静脉破裂出血、肝性脑病、肝肾综合征、自发性腹膜炎、门静脉血栓形成等事件发生。

（3）腹水：是肝硬化失代偿期最突出、最常见的临床表现，是肝功能减退和门静脉高压的共同结果。75%以上的失代偿期患者伴有腹水。腹水出现前常有腹胀，大量腹水使腹部膨隆、状如蛙腹，甚至促进脐疝等腹疝形成。大量腹水可使膈肌抬高，出现呼吸困难，可伴有双下肢水肿。少数患者可出现胸腔积液，多见于右侧胸腔，称为肝性胸腔积液。

（三）肝脏体征

肝质地坚硬，其大小与肝内脂肪浸润、再生结节和纤维化的程度有关。早期肝大表面尚平滑，晚期缩小可触及结节或颗粒状，通常无压痛，但在肝细胞进行性坏死或有炎症时则可有轻压痛。肝硬化起病多隐匿，进展较缓慢，在肝硬化形成后数年，可无明显症状。可因出现并发症、大量饮酒、手术等因素，促进病情加重和进展。

（四）并发症

1. 上消化道出血　为最常见的并发症。食管胃底静脉曲张出血多表现为突然发生大量呕血或柏油样便，常引起失血性休克或诱发肝性脑病，病死率很高。50%～80%的肝硬化患者伴有门静脉高压性胃病，临床多以反复或持续少量呕血、黑粪及难以纠正的贫血为特征。

2. 肝性脑病 是本病最严重的并发症，亦是最常见的死亡原因之一。临床表现轻者可仅为轻微的智力减退，严重者出现意识障碍、行为失常和昏迷。

3. 感染 肝硬化患者免疫功能降低，门静脉高压使肠黏膜屏障功能降低，肝硬化伴有糖代谢异常等原因使患者常并发感染，如肺部、肠道、尿路、胆道感染和自发性腹膜炎等。

4. 肝肾综合征 又称为功能性肾衰竭，主要见于伴有腹水的晚期肝硬化或急性肝功能衰竭患者。患者肾脏无实质性病变，是肝硬化失代偿期时体循环血流量明显减少，肾血流量尤其是肾皮质灌注不足而引起的肾衰竭。临床主要表现为少尿、无尿及氮质血症。

5. 原发性肝癌 肝硬化特别是病毒性肝炎肝硬化和酒精性肝硬化发生原发性肝癌的危险性高。患者如出现持续性肝区疼痛、肝脏进行性增大、腹水迅速增加且具有难治性、血性腹水等，应怀疑并发原发性肝癌，并作进一步检查。

6. 电解质和酸碱平衡紊乱 肝硬化患者常见的电解质紊乱有低钠血症、低钾低氯血症与代谢性碱中毒。其原因主要是长期钠摄入不足及利尿、大量放腹水、呕吐、腹泻和继发性醛固酮增多等。低钾、低氯血症与代谢性碱中毒容易诱发肝性脑病。

7. 胆石症 约有 30%的肝硬化患者发生胆结石，且随肝功能失代偿程度加重而发生率升高。

（五）实验室检查

1. 血常规 在代偿期多正常，失代偿期有轻重不等的贫血。脾功能亢进时白细胞和血小板计数减少。

2. 尿常规 代偿期一般无异常，失代偿期可有蛋白尿、管型和血尿，黄疸时可出现胆红素。

3. 肝功能试验 代偿期肝硬化的肝功能试验大多正常或有轻度异常，失代偿期患者转氨酶常有轻、中度增高，一般以丙氨酸转移酶［ALT（GPT）］谷-丙转氨酶增高较显著，重症者血清胆红素有不同程度增高。在血清蛋白电泳中，白蛋白减少，γ-球蛋白增高。凝血酶原时间在代偿期可正常，失代偿期可有不同程度延长，经注射维生素 K 亦不能纠正。

4. 免疫功能检查 体液免疫发现免疫球蛋白 IgG、IgA 均可增高；细胞免疫检查可发现半数以上的患者 T 淋巴细胞数低于正常，CD_3、CD_4 和 CD_8 细胞均有降低；部分患者还可出现非特异性自身抗体，如抗核抗体、抗平滑肌抗体、抗线粒体抗体等；部分为病毒性肝炎者，乙型、丙型或乙型加丁型肝炎病毒标记呈阳性反应。

5. 腹水检查 一般为漏出液，白细胞数增多。并发结核性腹膜炎时，则以淋巴细胞为主。腹水呈血性时应高度怀疑癌变，可做细胞学检查。

6. 影像学检查 食管静脉曲张时，食管吞钡 X 线检查显示虫蚀样或蚯蚓状充盈缺损，纵行黏膜皱襞增宽。CT 和 MRI 检查可显示早期肝大，晚期肝表面不规则、脾大、腹水等。超声检查常显示肝脏表面不光滑，肝叶比例失调，肝实质回声不均匀等，提示肝硬化改变的超声图像；脾大、门静脉扩张等提示门静脉高压超声图像。

7. 内镜和肝活组织检查 内镜检查可直接观察静脉曲张部位、程度，阳性率较 X 线检查为高；在并发上消化道出血时，急诊胃镜检查可判明出血部位和病因，并可进行止血治疗。腹腔镜检查可直接观察肝外形、表面、色泽、边缘及脾等改变，直视下对病变明显处做穿刺活组织检查，对鉴别肝硬化、慢性肝炎和原发性肝癌及明确肝硬化的病因很有帮助。肝穿刺活组织检查，若见有假小叶形成，可确诊为肝硬化。

三、诊　　断

代偿期肝硬化临床表现缺乏特异性，但失代偿期肝硬化诊断并不困难。主要诊断依据：①有病毒性肝炎及长期饮酒等有关病史；②有肝功能减退和门静脉高压症的临床表现；③肝脏质地坚硬有结节感；④肝功能试验指标异常，超声或CT提示肝硬化；⑤肝穿刺活组织检查见假小叶形成是诊断本病的金标准。

鉴别诊断：肝大者应与慢性肝炎、原发性肝癌、血吸虫病、血液病等相鉴别；有腹水者应与结核性腹膜炎、缩窄性心包炎、慢性肾小球肾炎、腹腔内肿瘤等相鉴别；上消化道出血者应与消化性溃疡、糜烂出血性胃炎、胃癌等相鉴别；肝肾综合征者应与慢性肾小球肾炎、急性肾小管坏死等相鉴别。肝性脑病者应与低血糖、尿毒症、糖尿病酮症酸中毒等相鉴别。

四、治　疗

目前，本病尚无特效治疗，不能逆转已发生的肝硬化，因此早期诊断尤为关键。对于代偿期患者，治疗旨在延缓肝功能失代偿，预防肝癌发生；对于失代偿期患者，则以改善肝功能、防治并发症等为主要目标。

1. 患者教育　①休息：不宜进行重体力活动及高强度体育锻炼，代偿期患者应适当减少活动，可参加轻体力工作，保证休息，避免劳累；失代偿期患者尤其已出现并发症者，应以卧床休息为主。保持情绪稳定，减轻心理压力。②禁酒、禁用损害肝脏的药物：不宜服用不必要且疗效不明确的药物。失眠患者应在医生指导下慎重使用镇静、催眠药物。③进食：应以易消化、产气少的食物为主，避免进食辛辣、粗糙、坚硬食物，以低盐饮食为宜。保持大便通畅，不要用力排便。④其他：居室保持通风，养成良好的个人卫生习惯，乙型肝炎及丙型肝炎患者应避免血液途径的传染；了解自己肝硬化的病因，坚持服用针对病因的药物；有轻微肝性脑病患者不宜驾车及进行高空作业。

2. 维护肠内营养　肝硬化时若糖类供能不足将加重肝脏代谢负担。肠内营养是机体获得能量的最好方式。肝硬化患者进食量少，常有消化不良，应进食易消化的食物，以糖类为主，蛋白质摄入量以患者可耐受为宜，辅以多种维生素，可给予胰酶助消化。另可适当给予预消化的、蛋白质已水解为小肽段的肠内营养剂。肝功能显著损害或有肝性脑病先兆者，应限制蛋白质的摄入。

3. 去除或缓解病因　目前尚无特效逆转肝硬化的药物，应针对性地去除或减轻病因。复制活跃的乙型肝炎病毒是肝硬化进展最重要的危险因素之一，对于乙型肝炎病毒肝硬化失代偿，不论丙氨酸转移酶（ALT）水平如何，均应给予抗乙型肝炎病毒治疗。常用药物有阿德福韦、恩替卡韦、拉米夫定等，需长期应用。失代偿期乙型肝炎肝硬化患者不宜使用干扰素。对于肝功能代偿的丙型肝炎病毒肝硬化，可在严密观察下，采用聚乙二醇干扰素α联合利巴韦林或普通干扰素联合利巴韦林等抗病毒治疗方案。最新以NS5A抑制剂达拉他韦联合NS3/4A抑制剂阿舒瑞韦用于成人慢性丙型肝炎的联合治疗。失代偿的丙型肝炎肝硬化不宜使用干扰素。活血化瘀的中药制剂，如丹参、桃仁提取物，鳖甲、丹参、黄芪为主的复方制剂均可用于早期肝硬化的抗纤维化治疗。熊去氧胆酸、多烯磷脂酰胆碱、水飞蓟宾、还原性谷胱甘肽及甘草酸二胺等保护肝细胞，具有一定药理学基础，但普遍缺乏循证医学证据，过多使用亦可加重肝脏负担。

4. 腹水治疗　一般采用综合治疗。主要措施有限制钠、水的摄入；增加水钠排出，常联合使用保钾及排钾利尿剂，即螺内酯联合呋塞米，利尿速度不宜过快，以免诱发肝性脑病、肝肾综合征等。利尿效果不满意时，应酌情配合静脉输注白蛋白。当上述措施仍不能缓解腹水，在治疗性腹腔穿刺引流术后迅速再发者，称为顽固性腹水；经颈静脉肝内门腔分流术是通过在肝内门静脉属支与肝静脉间置入金属支架建立肝内门-体分流，降低门静脉压力的方法。经颈静脉肝内门腔分流术可有效缓解门静脉高压，增加肾脏血液灌注，显著减少甚至消除腹水；对于不能开展经颈静脉肝内门腔分流术治疗者，顽固性腹水的姑息治疗一般为每放腹水1000ml，输注白蛋白8g，但缓解症状时间短，且有诱发肝肾综合征、肝性脑病等的风险。

5. 门静脉高压症的手术治疗 手术治疗的目的主要是降低门静脉系压力和消除脾功能亢进，有各种分流、断流术和脾切除术等，手术治疗效果与慎重选择病例和手术时机密切相关。肝移植手术是对晚期肝硬化治疗的新进展，可提高患者的存活率。

6. 其他并发症治疗 如出现感染、上消化道出血、自发性腹膜炎、肝性脑病、肝肾综合征等并发症时应采取针对性措施积极治疗。

第九节 原发性肝癌

原发性肝癌（primary carcinoma of the liver）简称肝癌，是指由肝细胞或肝内胆管上皮细胞发生的恶性肿瘤，是目前我国第四位的常见恶性肿瘤及第三位肿瘤的致死病因，严重威胁我国人民的生命和健康。全世界每年平均约有 25 万人死于肝癌，而我国约占全球肝癌死亡数的 45%。本病可发生于任何年龄，多见于中年男性，男女之比为 5∶1。

一、病 因

肝癌主要包括肝细胞癌（hepatocellular carcinoma，HCC）、肝内胆管癌（intrahepatic cholangiocarcinoma，ICC）和 HCC-ICC 混合型三种不同病理类型，三者在发病机制、生物学行为、组织学形态、治疗方法及预后等方面差异较大，其中肝细胞癌占到 85%～90%以上。

原发性肝癌的病因和发病机制尚未完全明确，可能与下列因素有关。

1. 病毒性肝炎 是原发性肝癌诸多致病因素中最主要的病因。在我国，肝癌患者中约 90%有乙型肝炎病毒感染的背景。西方国家以丙型肝炎病毒感染常见。乙型肝炎病毒/丙型肝炎病毒感染→慢性肝炎→肝硬化→肝癌是最主要的肝癌发病过程。部分患者在慢性肝炎阶段就可发展为肝癌。

2. 食物与饮水 嗜酒是肝癌发生的重要危险因素。长期大量饮酒导致酒精性肝病，在此基础上的肝纤维化及肝硬化过程都可引发肝癌。长期进食霉变食物或含亚硝胺食物、食物缺乏微量元素如硒元素及饮用藻类毒素污染的水等都与肝癌的发生有密切关系。流行病学调查发现粮食受到黄曲霉毒素污染严重的地区，肝癌发病率高。研究证实，黄曲霉毒素的代谢产物黄曲霉毒素 B 有强烈的致癌作用。

3. 毒物与寄生虫 亚硝胺类、偶氮芥类、有机氯农药等化学物质是可疑的致肝癌物质。华支睾吸虫感染是导致原发性胆管细胞癌的常见病因之一。

4. 遗传因素 肝癌的家族聚集现象与遗传易感性有关，同时也与家族饮食生活习惯有关。

（1）原发性肝癌病理：根据大体形态可分为①块状型，最多见，呈单个、多个或融合成块，直径 5～10cm，大于 10cm 者称为巨块型。此型肝癌中心易坏死、液化及出血；位于肝包膜附近者，肿瘤易破裂，导致腹腔内出血及直接播散。②结节型，为大小和数目不等的癌结节，直径小于 5cm，与周围组织的分界不如块状型清楚，常伴有肝硬化。单个癌结节＜3cm 或相邻两个癌结节直径之和＜3cm 者称为小肝癌。③弥漫型，此型最少见。癌结节弥漫分布于整个肝脏，不易与肝硬化区分。根据组织学类型可分为：①肝细胞肝癌，最多见，约占原发性肝癌的 90%。癌细胞来自肝细胞，异型性明显，呈多角形排列成巢状或索状，血窦丰富。②胆管细胞癌，较少见，癌细胞来自胆管上皮细胞。③混合型肝癌，最少见，具有肝细胞肝癌和胆管细胞癌两种结构。

（2）原发性肝癌转移途径：①血行转移，肝内血行转移发生最早，也最常见。肝癌易侵犯门静脉及分支并形成癌栓，脱落后在肝内引起多发性转移灶。肝外最常见的转移部位为肺。②淋巴转移，转移至肝门淋巴结最为常见。③种植转移，少见，从肝脱落的癌细胞可种植在腹膜、膈、胸腔等处，引起血性腹水、胸腔积液。女性可有卵巢转移癌。

二、临床表现

（一）症状和体征

原发性肝癌起病隐匿，早期缺乏典型症状。经甲胎蛋白普查检出的早期病例可无任何症状和体征，称为亚临床肝癌。自行就诊患者多属于中晚期，如不治疗，患者常于3～6个月内死亡。

1. 肝区疼痛 是肝癌最常见的症状，多呈持续性胀痛或钝痛，如癌变侵犯至膈，疼痛可牵涉右肩或右背部。当肝癌包块出现坏死、破裂至腹腔内大出血时可突然出现上腹部剧痛和急腹症的表现。

2. 消化道症状 患者常出现食欲减退、腹胀、恶心、呕吐等症状。

3. 黄疸 肝癌晚期可出现黄疸，多为阻塞性黄疸，少数为肝细胞性黄疸。

4. 肝硬化征象 在肝硬化失代偿基础上发生肝癌者有基础疾病的临床表现。原有腹水迅速增加且具有难治性。肝癌侵犯肝包膜或向腹腔内溃破可引起血性腹水。

5. 全身性表现 呈进行性消瘦、乏力、营养不良、发热和恶病质等，如有肺、骨、脑、胸腔等处转移，可产生相应的症状。

6. 肝大 肝脏呈进行性增大，触之质地坚硬，有大小不等的结节，边缘不整齐，常有不同程度的压痛。肝癌突出于右肋弓下或剑突下时，上腹可呈现局部隆起或饱满。如癌肿位于膈面，则主要表现为膈抬高，肝浊音界上移，肝界扩大。肝区扪及肿物常为肝癌患者的首诊原因。

7. 伴癌综合征 指肝癌患者由于癌肿本身代谢异常或癌组织对机体影响而引起内分泌或代谢异常的一组症候群。常见的有自发性低血糖症、红细胞增多症等。

（二）并发症

本病并发症常发生在肝癌晚期，为本病的主要死亡原因。

1. 肝性脑病 肝癌终末期最严重并发症之一，约1/3的患者因此死亡。一旦出现肝性脑病均预后不良。

2. 上消化道出血 约占肝癌死亡原因的15%。大量出血可加重肝功能损害，诱发肝性脑病。

3. 肝癌结节破裂出血 约有10%的肝癌患者发生肝癌结节破裂出血。如癌结节破裂局限于肝包膜下可产生局部疼痛；如出血快速增多破入腹腔，可引起急性腹痛、腹膜刺激征和血性腹水，大量出血可致休克。

4. 继发感染 患者因长期消耗或手术等，抵抗力减弱，容易并发肺炎、自发性腹膜炎、肠道感染和霉菌感染等。

（三）实验室检查

1. 肿瘤标志物检测

（1）血清甲胎蛋白测定：是诊断肝细胞癌特异性的标志物，阳性率约为70%，现已广泛用于肝细胞癌的普查、诊断、治疗效果判断、预测复发等。普查中阳性发现可早于症状8～11个月出现。甲胎蛋白检查诊断肝细胞癌的标准为，在排除妊娠和生殖腺胚胎瘤的基础上，甲胎蛋白大于400μg/L为诊断肝癌的条件之一。对甲胎蛋白逐渐升高不降或大于200μg/L，持续8周，应结合影像学及肝功能变化做综合分析或动态观察。慢性活动性肝炎和肝硬化病例有20%～45%的甲胎蛋白呈低浓度阳性，多不超过200μg/L，常先有血清ALT（GPT）明显升高，甲胎蛋白呈同步关系，一般在1～2个月内随病情好转、ALT下降而下降。如甲胎蛋白呈低浓度阳性持续达1个月或更久，ALT正常，应特别警惕亚临床肝癌的存在。

（2）其他肝癌标志物：血清岩藻糖苷酶（AFU）、γ-谷氨酰转移酶同工酶Ⅱ（GGT2）、异常凝血酶原（APT）、α_1-抗胰蛋白酶（AAT）、碱性磷酸酶同工酶（ALP-Ⅰ）等有助于甲胎蛋白阴性肝癌的诊断和鉴别诊断。

2. 影像学检查 是诊断及协助选择治疗方法的重要手段。

（1）超声：是目前肝癌筛查的首选方法，具有简便易行、价格低廉及无创等优点，可以早期、敏感地检出肝内直径为 1cm 以上的占位性病变；利用多普勒效应或超声造影剂，可了解病灶的血供状态，判断占位性病变的良/恶性质，并可行超声引导下肝穿刺活检；实时超声造影技术可以揭示肝肿瘤的血流动力学改变，帮助鉴别和诊断不同性质的肝肿瘤，凭借实时显像和多切面显像的灵活特性，在评价肝肿瘤的微血管灌注和引导介入治疗方面具有优势。

（2）CT 和磁共振成像（MRI）：有较高的分辨率，可以更客观及更敏感地显示肝癌，1cm 左右肝癌的检出率可达 80%以上，是诊断及确定治疗策略的重要手段。增强 CT 扫描显示肝癌结节呈动脉期增强、静脉期低密度的“快进快出”表现，可以显著提高肝癌的检出率。在与血管瘤相鉴别时 MRI 优于 CT。另外，MRI 为非放射性检查，可以在短期重复进行。肝癌 CT 和 MRI 诊断，尚需结合其他征象（如假包膜等），尤其是 MRI 其他序列上相关征象进行综合判断，方能提高肝癌诊断准确性。

（3）选择性肝动脉造影：当增强 CT/MRI 对疑为肝癌的小病灶难以确诊时，选择性肝动脉造影是肝癌诊断的重要补充手段。通常可以发现直径在 1cm 的肝癌，甚至可以发现直径为 0.5cm 的肝癌。对直径 1～2cm 的小肝癌，肝动脉造影正确率达 90%以上。

（4）正电子发射计算机断层成像（PET/CT）：氟-18-脱氧葡萄糖（^{18}F-FDG）PET/CT 全身显像通过一次检查能够全面评价淋巴结转移及远处器官的转移，对肿瘤进行分期，可准确显示解剖结构发生变化后或者是解剖结构复杂部位的复发转移灶，因此具有明确肿瘤分期、评价肿瘤的恶性程度和预后、评价疗效等优势。碳-11 标记的乙酸盐（^{11}C-acetate）或胆碱（^{11}C-choline）PET 显像可提高对高分化肝癌诊断的灵敏度，与 ^{18}F-FDG PET/CT 显像具有互补作用。

3. 肝穿刺活体组织检查 具有典型肝癌影像学特征的占位性病变，符合肝癌的临床诊断标准的患者，通常不需要以诊断为目的肝穿刺活检。对于缺乏典型肝癌影像学特征的占位性病变，在超声或 CT 引导下细针穿刺行组织学检查是确诊肝癌的最可靠方法，但因属创伤性检查，存在出血或针道转移等风险，在经肿瘤标记物、影像学检查等未能确诊者可视情况考虑应用。

三、诊　断

具有典型临床表现的病例不难诊断，但早期诊断有一定难度。因此，对有肝病史的中年人，尤其是男性患者，如有不明原因的肝区疼痛、消瘦、进行性肝大者，应做甲胎蛋白测定和选择上述其他检查，争取早期诊断。对高危人群每年 1～2 次检测甲胎蛋白结合超声显像检查是发现早期肝癌的基本措施。由于我国是肝癌大国，加强肝癌的早期诊断水平对于提高人群的健康水平，减轻社会负担具有十分重要的意义。原发性肝癌诊疗规范（2017 年版）中临床诊疗标准规定如下。

（1）有乙型肝炎或丙型肝炎，或者有任何原因引起肝硬化者，至少每隔 6 个月进行一次超声及甲胎蛋白检测，发现肝内直径≤2cm 结节，动态增强 MRI、动态增强 CT、超声造影及钆塞酸二钠注射液动态增强 MRI 四项检查中至少有两项显示有动脉期病灶明显强化、门脉或延迟期强化下降的“快进快出”的肝癌典型特征，则可做出肝癌的临床诊断；对于发现肝内直径＞2cm 的结节，则上述四种影像学检查中只要有一项有典型的肝癌特征，即可临床诊断为肝癌。

（2）有乙型肝炎或丙型肝炎，或者有任何原因引起肝硬化者，随访发现肝内直径≤2cm 结节，若上述四种影像学检查中无或只有一项检查有典型的肝癌特征，可进行肝穿刺活检或每 2～3 个月密切的影像学随访以确立诊断；对于发现肝内直径＞2cm 的结节，上述四种影像学检查无典型的肝癌特征，则需进行肝穿刺活检以确立诊断。

（3）有乙型肝炎或丙型肝炎，或者有任何原因引起肝硬化者，如甲胎蛋白升高，特别是持续增高，应该进行上述四种影像学检查以确立肝癌的诊断，如未发现肝内结节，在排除妊娠、活动性肝病、生殖胚胎源性肿瘤以上消化道癌的前提下，应该密切随访甲胎蛋白水平并每隔 2～3 个月进行一次影像学复查。

四、治　疗

肝癌对放疗、化疗不敏感，应根据不同情况采用综合性治疗方案。

（一）手术治疗

肝癌治疗性切除术是目前治疗肝癌最有效的方法之一，凡有手术指征者均应不失时机争取手术切除。肝癌术后残留肝的功能储备是否能维持患者的生命需求是决定手术成败的关键。我国肝癌患者大多合并肝硬化，肝脏储备功能下降，手术风险大。手术适应证：①患者一般情况较好，无明显心、肺、肾等重要脏器器质性病变；肝功能正常或仅有轻度损害；肝外无广泛转移性肿瘤。②下列情况可做根治性肝切除，单发的微小肝癌和小肝癌；单发的向肝外生长的大肝癌或巨大肝癌，受肿瘤破坏的肝组织少于 30%，肿瘤包膜完整，周围边界清楚；多发肿瘤，但肿瘤结节少于 3 个，且局限在肝的一段或一叶内。总体上，肝癌切除术后 5 年生存率为 30%～50%，微小肝癌切除术后 5 年生存率可高达 90%，小肝癌约为 75%。手术切除仍有较高的肝癌复发率，根据国内资料报道，即使是小肝癌根治切除术后 5 年复发率也达 43.5%，因此术后宜加强综合治疗与随访。

（二）局部治疗

1. 经皮穿刺瘤内注射无水乙醇　适用于肿瘤小于 3cm 者，可达到治疗性切除的目的。

2. 射频消融术　在 CT、超声或开腹条件下，将电极插入肝癌组织内，应用电流热效应等物理方法损毁病变组织。射频消融术可达到治疗性切除目的。

3. 肝动脉栓塞　具有靶向明确、创伤小、可重复、患者容易接受等特点。由于肝癌起病隐匿，80%～90%的肝癌患者确诊时已失去治疗性切除的机会。因此肝动脉栓塞是目前非手术治疗中、晚期肝癌的常用方法。

（三）肝移植

对于肝癌合并肝硬化患者，肝移植是治疗的有效手段，但不适用于肝癌已有血管侵犯及远处转移者。

（四）药物治疗

抗癌药物全身化疗对肝癌的疗效尚不满意，以奥沙利铂为主方案的联合化疗为首选。常用的化疗药物还有多柔比星、氟尿嘧啶等。针对不能接受手术切除、肝移植、局部治疗的肝细胞癌患者，肝功能处于 Child-Pugh A 级者，可推荐索拉非尼靶向治疗。对于乙型肝炎病毒感染者在手术、局部治疗或肝移植后，均需坚持口服抗病毒药物。肝移植患者需要终生使用免疫抑制剂。

（五）中医治疗

中医治疗多采用辨证施治、攻补兼施的方法，治疗原则有活血化瘀、疏肝理气、健脾化湿、软坚散结、清热解毒等。中药与手术、局部治疗联合应用时，以扶正、健脾、滋阴等为主，可改善症状，调节机体免疫功能，减少西医药治疗的毒副作用，提高生存质量，改善生存期。

（六）并发症的治疗

肝癌结节破裂时，应考虑肝动脉结扎、大网膜包裹填塞或紧急肝动脉栓塞等治疗。对不耐受手术的病例，只宜做补液、输血、止痛、止血等对症处理。其他并发症如上消化道出血、肝性脑病、感染等的治疗参照有关章节对症处理。

第十节 结直肠癌

结直肠癌（colorectal carcinoma）即大肠癌，包括结肠癌与直肠癌，是常见的消化道恶性肿瘤。结直肠癌发病率在世界不同区域差异很大。我国南方，特别是东南沿海明显高于北方。近年来，我国结直肠癌发病率呈明显上升趋势，男女差别不大，多见于中年以后发病，发病高峰在 50 岁左右，但 30 岁以下的青年结直肠癌并不少见。发生部位约 50%位于直肠，约 20%位于乙状结肠。近年国内外资料均提示右半结肠癌发病率增高而直肠癌发病率下降。

一、病　因

1. 饮食习惯 饮食中动物脂肪和蛋白质所占比例高、纤维素摄入不足的地域和群体发病率明显增高。饮食结构与结直肠癌发生之间的关系确切，但机制尚未完全清楚。一般认为可能与动物脂肪的代谢产物、细菌分解产物及由于低纤维素饮食状态下肠蠕动减慢、肠道的毒素吸收增加等因素有关。

2. 炎症性肠病 多种病因引起的、异常免疫介导的肠道慢性及复发性炎症，尤其是溃疡性结肠炎可发生癌变，多见于幼年起病、病变范围广而病程长或伴有原发性硬化性胆管炎者。其病程越长，发生结直肠癌的可能性越高。

3. 结直肠腺瘤结直肠息肉分为肿瘤性和非肿瘤性息肉，其中前者属于结直肠腺瘤，是结直肠癌最主要的癌前疾病。具备以下三项条件之一者称为高危腺瘤：①息肉或病变直径≥10mm；②绒毛状腺瘤或混合性腺瘤中绒毛样结构超过 25%；③伴有高级别上皮内瘤样变。

4. 遗传因素 结直肠癌从遗传学观点可分为遗传性（家族性）和非遗传性（散发性）。前者如家族性腺瘤性息肉病；后者主要是由多种原因引起的基因突变。

结直肠癌病理：根据肿瘤大体形态可分为①肿块型，又称为菜花型癌。癌肿向肠腔内突出，浸润肠壁少，癌肿增大时表面可产生溃疡，预后较好。②溃疡型，多见，占 50%以上。形态为圆形或卵圆形，中心凹陷，边缘凸起，向肠壁深层生长并向周围浸润。早期可有溃疡，易出血，此型分化程度较低，转移较早。③浸润型癌，亦称为硬癌或狭窄型癌。癌肿沿肠壁浸润，使肠腔狭窄，分化程度低，转移早而预后差。病理组织学以腺癌多见，占 75%～85%，其次为黏液腺癌，占 10%～20%，其他尚有未分化癌、腺鳞癌等。

根据 Dukes 分期，结直肠癌分为四期：A 期，癌肿浸润深度限于肠壁内，未超出肌层，且无淋巴结转移。B 期，癌肿已穿出深肌层，侵入浆膜层、浆膜外或直肠周围组织，但无淋巴结转移。C 期，癌肿侵犯肠壁全层，且有淋巴结转移。C1 期，肠旁或系膜淋巴结转移；C2 期，系膜动脉根部淋巴结转移，尚能根治切除；D 期：癌肿伴有远处器官转移，或因局部广泛浸润或淋巴结广泛转移不能根治切除。直肠癌淋巴转移是主要途径，其次有直接浸润、血行转移和种植转移。

二、临 床 表 现

（一）症状

结直肠癌起病隐匿，早期可无明显症状或仅见粪便隐血阳性，癌肿溃破或感染时才出现明显症状。

1. 排便习惯及粪便性状的改变　为本病最早出现的症状。常见有排便不畅、排便困难、便秘与腹泻交替出现等表现。大便表面带血及黏液甚至脓血便。直肠癌生长到一定大小时，会使肠管变形、狭窄，致大便形状改变，主要表现为大便变细、变形。

2. 腹痛　多见于右侧结直肠癌。疼痛的性质可分为隐痛、钝痛、绞痛，呈阵发性及持续性，隐痛常发生于肿瘤侵及肌层后，肿瘤侵透肠壁与周围组织粘连后，疼痛持续性加剧。阵发性绞痛以肠梗阻多见，而突发性剧痛伴腹膜刺激症状提示并发肠穿孔。

3. 全身症状　右侧结直肠癌可见贫血、低热。晚期患者有进行性食欲减退、消瘦、恶病质、腹水等。

（二）体征

本病早期无明显体征。多数直肠癌患者经指检可以发现直肠肿块，质地坚硬，表面呈结节状，有肠腔狭窄，指检后的指套上有血性黏液。中晚期右侧结直肠癌可触及腹部包块。肠梗阻时，腹部膨胀，肠鸣音亢进和阵发性绞痛。

（三）辅助检查

1. 直肠指检　是诊断直肠癌的必要检查步骤，约 75%的直肠癌患者可通过直肠指检被发现。

2. 结肠镜　对结直肠癌具有确诊价值。对直肠指诊未能触及肿块，而有可疑临床症状者或不能排除肿瘤者，必须进一步做结肠镜检查。通过结肠镜能直接观察全结直肠的肠壁、肠腔的改变，确定肿瘤的部位、大小，初步判断浸润范围，取得活组织标本可获得确诊。

3. 影像学检查　①钡灌肠气钡双重对比造影：结直肠肿瘤的辅助检查，有助于了解和排除结肠、直肠的多发癌，但其诊断价值不如内镜。②CT 结肠成像：用于了解结直肠癌肠外浸润及转移情况，有助于判断临床病理分期以制订治疗方案。

4. 肿瘤标志物　结直肠癌的血清学诊断尚不够灵敏和特异。癌胚抗原测定一般被认为对评价治疗效果和预后有价值，连续测定血清癌胚抗原可用于观察手术或化学治疗效果。手术或化学治疗后癌胚抗原明显降低，表示治疗效果良好；如手术不彻底或化学治疗无效，血清癌胚抗原常维持在高水平；如手术后癌胚抗原下降至正常复又升高，常提示肿瘤复发。另外有 CA125、CA19-9 等传统肿瘤抗原标志物检测，可能对结直肠癌手术效果的判断与术后复发的监视有一定价值。

三、诊　　断

诊断主要通过肠镜及黏膜活检而确定。早期患者对便血、大便习惯改变等症状不够重视，加上医生警惕性不高，多数患者常有不同程度的延误诊断。因此，对高危人群特别是有排便习惯改变和大便性状改变的患者，应及早进行结肠镜检查。对年龄较大且近期出现症状或症状发生改变者，切勿未经结肠镜检查而轻易做出功能性疾病的诊断，以免漏诊。

本病应与下列疾病相鉴别：痔疮、功能性便秘、直肠结肠息肉、细菌性痢疾、溃疡性结肠炎、克罗恩病、结肠肿瘤和息肉、肠结核等。

四、防　治

（一）治疗原则

1. 手术治疗　结直肠癌的唯一根治方法是癌肿的早期切除。对有广泛癌转移者，如病变肠段已不能切除，则应进行改道、造瘘等姑息手术。

2. 放射疗法　放射治疗在直肠癌治疗中的地位已日益受到重视，术前放疗可提高手术切除率和降低术后复发率；术后放疗仅用于手术未达根治或术后局部复发者。放疗的主要并发症为放射性直肠炎。

3. 化学疗法　结直肠癌对化疗一般不敏感，早期癌根治后一般不需要化疗。化疗主要作为一种辅助疗法，常在术后应用。对于某些不能一次性切除的肿瘤患者，可以先用化疗，使肿瘤临床分期降低，然后行外科手术。氟尿嘧啶是结直肠癌化疗的首选药物，常与其他化疗药物联合应用。另外常用化疗药物有奥沙利铂、卡培他滨、伊立替康等。

4. 结肠镜治疗　结直肠腺瘤癌变和黏膜内的早期癌可经结肠镜行高频电凝切除、黏膜切除术或黏膜剥离术。如癌累及基底部则需追加手术，彻底切除有癌组织的部分。

5. 其他治疗　基因治疗、靶向治疗、免疫治疗。

（二）预防

结直肠癌具有明确的癌前疾病，针对高危人群要开展筛查工作，及早发现癌前疾病，应改变不良的饮食习惯，多吃富含植物纤维的食物，多吃蔬菜和水果，少吃高脂、高蛋白饮食。养成良好的生活习惯，防止精神过度紧张，定时作息，并养成定时排便的习惯。参加体育运动，促进肠道蠕动。适当进食有通便作用的食物如香蕉、红薯等。积极防治结肠直肠息肉、痔、炎症性肠病等疾病；对多发性息肉、乳头状息肉，一旦诊断明确，应早期行手术切除，以减少癌变机会。

五、本病研究的最新进展

直肠癌靶向治疗的发展迅猛。2010 年，国家食品药品监督管理局批准通过了抗肿瘤血管生成联合抗细胞增殖的治疗策略。与仅作用于肿瘤细胞增殖的化疗药物不同，抗血管内皮生长因子的单克隆抗体——贝伐珠单抗通过与抗血管内皮生长因子特异性结合，阻止其与受体相互作用，发挥对肿瘤血管的多种作用：使现有的肿瘤血管退化，从而切断肿瘤细胞生长所需氧气及其他营养物质；使存活的肿瘤血管正常化，降低组织间隙压，改善化疗药物向肿瘤组织内的传送，提高化疗效果；抑制肿瘤新生血管生成，从而持续抑制肿瘤细胞的生长和转移。

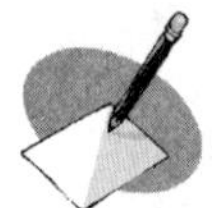

思考题

1. 肝硬化失代偿期的临床表现有哪些？
2. 什么是 Charcot 三联征；Reynolds 五联征？何为 Murphy 征？
3. 试述急性结石性胆囊炎的临床表现及治疗原则。
4. 肠梗阻的主要症状有哪些？

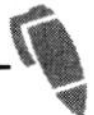

病例分析

患者，男，40 岁，间歇性上腹不适约 2 年，进食 3 小时左右后更明显，伴饱胀、嗳气、反酸，服抑酸剂能缓解，曾排过黑粪，当地 X 线钡餐检查无明显异常发现，平时无服药史，近两个月来上腹疼次数增加。半个月来反复出现黑粪，伴头晕乏力而就诊，无烟酒嗜好。

体检：体温 37.2℃，脉搏 106 次/分，呼吸 20 次/分，血压 98/66mmHg，慢性病容，皮肤黏膜略苍白，浅表淋巴结未触及，两肺呼吸音清晰，心率 106 次/分，律齐，未闻及杂音，腹软，剑突偏右轻压痛，肝肋下未触及压痛，下肢无浮肿。

实验室检查：血红蛋白 85g/L，红细胞 3.0×10^9/L，大便隐血试验（+），最大胃酸分泌值 45mmol/h（高于平均值）。

1. 初步诊断上述患者为何种疾病？
2. 简述诊断依据。
3. 还需进一步做哪些检查以助确诊？
4. 治疗原则是什么？

（庞　杰）

第七章　泌尿与男性生殖系统疾病

第一节　肾小球肾炎

肾小球肾炎（glomerulonephritis）是以肾小球损害为主的肾脏疾病，是一种比较常见的疾病。临床表现主要有蛋白尿、血尿、水肿和高血压等。早期症状常不明显，容易被忽略，发展到晚期可引起肾衰竭，严重威胁患者的健康和生命，是引起肾衰竭最常见的原因。肾小球肾炎可分为原发性和继发性两大类。原发性肾小球肾炎指原发于肾的独立性疾病，病变主要累及肾，继发性肾小球肾炎的肾脏病变是其他疾病引起的，或肾病变是全身性疾病的一部分，如红斑狼疮性肾炎、过敏性紫癜性肾炎等。一般所称肾小球肾炎若不加说明常指原发性肾小球肾炎。本节仅介绍常见的几种原发性肾小球肾炎。

一、急性肾小球肾炎

急性肾小球肾炎（acute glomerulonephritis）是急性感染后肾小球肾炎，常简称急性肾炎，以急性肾炎综合征为主要临床表现的一组疾病。其特点是急性起病，出现血尿、蛋白尿、水肿和高血压，并可伴有一过性肾功能异常。以急性链球菌感染后肾炎最为常见，主要发生于儿童。成年患者，特别是老年患者病情较重。随着对急性链球菌感染的早期诊断和控制，本病患病率已下降。本病呈自限性过程，多数患者在数周后可自愈。

（一）病因

尽管本病有多种病因，但绝大多数的病例属急性链球菌感染后肾小球肾炎。溶血性链球菌感染后肾炎的发生率一般在 0%～20%。急性咽炎感染后肾炎发生率为 10%～15%，脓皮病与猩红热后发生肾炎者为 1%～2%。呼吸道及皮肤感染为主要前驱感染。但因地理气候、季节、社会经济生活水平及卫生习惯等自然及社会条件的不同而所占比例不同。除乙型溶血性链球菌之外，其他细菌如绿色链球菌、肺炎双球菌、金黄色葡萄球菌等；病毒如麻疹病毒、乙型肝炎病毒、流感病毒等；还有白色念珠菌、丝虫、钩虫、血吸虫、弓形虫、梅毒螺旋体等也可导致急性肾炎。

（二）临床表现

本病患者临床表现轻重不一，80%的患者表现为亚临床型，重者可呈少尿型急性肾损伤。

（1）大多数有链球菌的前驱感染，以咽部及皮肤感染为主。在感染后 1～3 周开始起病，表现为急性肾炎综合征：血尿、蛋白尿、水肿、高血压和一过性血肌酐升高。

血尿为常见临床表现，40%为肉眼血尿，尿色如洗肉水样；蛋白尿多为轻度，与数日或数周内转阴，少数出现肾病范围内的蛋白尿；水肿见于疾病早期，轻者晨起眼睑肿，严重全身水肿，多成非凹陷性水肿，2 周左右自行消肿；高血压见于 80%的患者，多为中度，其特点是与水肿的程度一致，随着利尿而恢复正常。血肌酐及尿素氮轻度升高，数日后可恢复正常。

（2）实验室检查：①尿常规以红细胞为主，可有轻或中度的蛋白或颗粒管型，可见红细胞管型，也可见白细胞，偶见白细胞管型，但并无尿路感染证据。②血肌酐及血尿素氮在少尿期可暂时升高。

③血沉在急性期增快。部分患者血清抗链"O"升高。④多数患者有低补体血症，血清总补体（CH50）及C3、C5、备解素均明显下降，少数患者C1q、C4等短暂轻微下降，均于8周内恢复正常水平。

（3）肾脏病理：光镜检查的基本病变是毛细血管内增生性肾小球肾炎，少数患者增生性病变严重可阻塞毛细血管袢。免疫荧光检查可见以IgG及C3为主的颗粒沉积，C3沉积强度大于IgG。电镜特征性病变为上皮下电子致密物形成呈驼峰状。

（4）合并症：①心力衰竭，以成年及老年人多见，一般可能与原有心脏疾病有关；②脑病，儿童患者多见，表现为剧烈头痛、呕吐、嗜睡、神志不清，严重者有阵发性惊厥及昏迷。

（三）诊断及鉴别诊断

临床上在前驱感染后1～3周后急性起病，短期内发生血尿、蛋白尿、水肿、高血压即可诊断为急性肾炎。急性肾炎必须注意和以下疾病鉴别。

1. 其他病原体感染的肾小球肾炎　多种病原体可引起急性肾炎，如细菌、病毒、原虫等，可从原发感染灶及各自临床特点相区别。

2. IgA肾病及非IgA系膜增生性肾炎　以血尿为主要症状，表现为反复发作性肉眼血尿，多在上呼吸道感染后24～48小时出现血尿、蛋白尿，但潜伏期仅数小时及数天，血清补体C3正常，明确诊断需肾活检证实。

3. 全身系统性疾病肾脏受累　狼疮性肾炎及过敏性紫癜肾炎均可出现急性肾炎综合征的临床表现。但伴有其他系统受累的表现，不能自行缓解，可资鉴别。

4. 恶性高血压肾损害　本病血压急剧升高，有血尿、蛋白尿和急性损伤。但患者舒张压在130mmHg以上，眼底改变在Ⅲ级以上。肾活检见广泛性小动脉病变。

（四）防治

对本病缺乏特异性治疗。因本病为自限性疾病，目前治疗主要是对症治疗、保护肾功能、防治并发症、促其自然恢复。

1. 一般治疗　起病后2周内卧床休息，直至水肿消退、血压正常、肉眼血尿消失可下床轻微活动。血沉、尿沉渣细胞绝对计数正常后可恢复正常体力活动。

2. 饮食　尿少、水肿期应限制钠盐摄入，严重者钠盐限制每日60～120mg/kg。出现肾功能不全者，限制蛋白质入量，蛋白控制于每日0.5g/kg，给予优质动物蛋白。

3. 抗生素治疗　有咽部、皮肤感染灶者应给予青霉素或其他敏感药物治疗7～10天。

4. 对症治疗

（1）利尿：经控制水盐摄入量仍水肿、少尿者可依次给予氢氯噻嗪、呋塞米等利尿剂治疗。

（2）降压：经休息、控制水盐、利尿而血压仍高者均应给予降压药，如发生高血压脑病，应予以止痉、降压和脱水。

（3）控制心力衰竭：主要措施为利尿、降压，必要时予以硝普钠静脉滴注，以减轻心脏前后负荷，如药物无法控制，可应用血液滤过脱水治疗。

5. 扁桃体切除术　对急性肾炎的病程发展无肯定的效果。对于急性肾炎迁延两个月及半年以上者，或病情反复，扁桃体病灶明显，可以考虑扁桃体摘除术。手术时机以肾炎稳定和扁桃体无急性炎症为宜，术前后应用青霉素2周。

二、急进性肾小球肾炎

急进性肾炎为急性快速进展性肾小球肾炎（acute rapidly progressive glomerulonephritis，RPGN）

的简称。它起病急骤，肾功能可在数日、数周或数月内急剧恶化，以少尿（无尿）性急性肾衰竭为多见。临床上肾功能急剧进行性恶化（3 个月内肾小球滤过率下降 50%以上），伴有贫血，早期出现少尿（尿量≤400ml/d）或无尿（尿量≤100ml/d）。在肾脏病理上多表现为新月体性肾炎，也可见于其他表现为急性肾损伤的疾病，如重症急性肾炎、急性肾小管间质病、恶性高血压及血栓性微血管病等。临床上疑诊 RPGN 时，应尽早行肾活检。

（一）病因及分型

RPGN 分为三种类型，具有不同的肾脏病理改变。

1. Ⅰ型 又称为抗肾小球基底膜（GBM）抗体形，血中存在抗 GBM 抗体，免疫荧光为 IgG 及 C3 沿肾小球毛细血管壁呈线条样沉积，电镜下肾小球内无电子致密物沉积，约占 RPGN 中 20%。

2. Ⅱ型 又称为免疫复合物型，血中存在循环免疫复合物，免疫荧光为 IgG 及 C3 呈颗粒样沉积于系膜区和毛细血管壁，光镜下可见肾小球内皮细胞和系膜细胞增生，约占 RPGN 中 40%。可在多种肾小球疾病基础上发病，如 IgA 肾病、过敏性紫癜肾炎和狼疮性肾炎。

3. Ⅲ型 在免疫荧光上为少或无免疫复合物型，而光镜下常可见肾小球节段性纤维素样坏死，80%患者血中存在抗中性粒细胞胞质抗体（ANCA）阳性，该型约占 RPGN 中 40%。应注意 RPGNI 型中约 30%可同时 ANCA 阳性。

（二）临床表现及实验室检查

1. 临床表现 本病多为急骤起病，主要表现为急性肾炎综合征，少尿或无尿、血尿（常为肉眼血尿且反复发作）、大量蛋白尿、红细胞管型伴或不伴水肿和高血压，病程迅速进展，病情持续发作，致使肾功能进行性损害，可在数周或数月发展至终末期肾衰竭。

2. 实验室及辅助检查 不同程度的氮质血症为典型表现。血尿总是存在，常常是肉眼血尿。总有红细胞管型，沉渣中的白细胞、颗粒、蜡样及宽管型常见。经常发现有贫血，有时很严重。白细胞增多常见。

高 ANCA 滴度提示为免疫性 RPGN 患者。在 90% Wegner 肉芽肿病病例中有 C-ANCA，而特发性坏死性肾小球肾炎中约 80%病例有 P-ANCA。镜下多动脉炎 C-ANCA 和 P-ANCA 分布相对均等。

链球菌抗体滴度上升，循环免疫复合物或冷球蛋白血症提示免疫复合物型 RPGN。低补体血症在免疫复合物型 RPGN 中常见但在抗 GBM 抗体疾病中少见。血清循环抗 GBM 抗体测定阳性有助于诊断，此抗体在 3～6 个月内逐渐消失。

超声检查或放射线检查（无造影剂增强）示肾脏开始可增大但随后进行性变小。

（三）诊断及鉴别诊断

急性肾炎综合征伴肾功能急剧恶化，病理证实为新月体肾小球肾炎，根据临床和实验室检查能除外系统性疾病，诊断可成立。本病需与下列疾病相鉴别。

1. 急性肾小管坏死 常有明确的肾缺血（如休克、严重脱水）或肾毒性药物或肾小管堵塞（如异型输血）等诱因，临床以肾小管损害为主，一般无急性肾炎综合征表现。

2. 急性过敏性间质性肾炎 常有明确的用药史及药物过敏反应（发热、皮疹、关节痛），血和尿嗜酸粒细胞增加等，必要时依靠肾活检确诊。

3. 梗阻性肾病 为肾后性急性肾衰竭，患者常突发或急骤出现无尿，但无急性肾炎综合征表现，B 超、膀胱镜检查或逆行尿路造影可证实尿路梗阻的存在。

（四）防治

RPGN 进展快，如能早期诊断，及时予以强化免疫抑制治疗，可改善患者预后。治疗方案取决于免疫病理分型。既往治疗方案多为经验性总结，缺乏高质量的循证医学证据。主要有以下两种治疗方案。

1. 甲泼尼龙冲击疗法　甲泼尼龙静脉点滴 0.5～1.0g/次，每天或隔日 1 次，3 次为一个疗程，根据病情可应用 1～3 个疗程。

强化免疫治疗后开始口服糖皮质激素联合细胞毒性药物。泼尼松（龙）的起始剂量为 1mg/（kg·d），4～6 周后逐渐减量。口服环磷酰胺片的起始剂量为 2mg/（kg·d），连续 2～3 个月，连续应用 6 个月或直至病情缓解。该疗法治疗初期易发生水钠潴留、感染及消化道出血，也可引起类固醇性糖尿病。

2. 血浆置换　主要适应证为血清抗 GBM 抗体阳性；肺出血；ANCA 相关小血管炎发病时表现为急性肾衰竭。

强化血浆置换指每天或隔天应用新鲜血浆或 5%白蛋白将患者血浆置换出 2～4L，直到血清中的抗 GBM 抗体转为阴性，一般需要 10 次治疗以上才能见效，是Ⅰ型 RPGN 的首选治疗方法。血浆置换的主要副作用为感染、出血、溶血及低血钙等。

三、慢性肾小球肾炎

慢性肾小球肾炎（chronic glomerulonephritis），简称为慢性肾炎，系指蛋白尿、血尿、高血压、水肿为基本临床表现，起病方式各有不同，病情迁延，病变缓慢进展，可有不同程度肾功能减退，最终将发展为慢性肾衰竭的一组肾小球疾病。由于本组疾病的病理类型及病期不同，主要临床表现各不相同，一般进展缓慢，进展速度与原有肾脏病变轻重、病理类型、高血压和蛋白尿的控制情况，以及保养情况相关。

（一）病因

大部分慢性肾炎并非由急性肾炎迁延所致，仅有少数肾炎是由急性肾炎发展所致（直接迁延或临床痊愈若干年后再发）。慢性肾炎不是一个独立的疾病，发病机制各不相同。大部分是免疫介导性疾病，可由循环中可溶性免疫复合物沉积于肾小球，或者由抗原（肾小球固有抗原或外来植入性抗原）与抗体在肾小球原位形成免疫复合物，而激活补体，引起组织损伤；也可以不通过免疫复合物，而由沉积于肾小球局部的细菌毒素、代谢产物等通过“旁路系统”激活补体，从而引起一系列炎症等反应而致肾小球肾炎。

（二）临床表现

慢性肾炎可发生于任何年龄，以男性居多。多数病例起病隐匿，病程长，进展慢。临床表现如下。

1. 水肿　多为眼睑肿和（或）轻度至中度下肢可凹性水肿。

2. 高血压　部分患者为首现症状，多呈持续性升高。

3. 蛋白尿　尿液检查可有蛋白尿，也可表现为大量蛋白尿甚至于肾病范围的蛋白尿。

4. 血尿　呈肾小球源性血尿，常为镜下血尿，以增生或局灶硬化为主要病理改变者，可出现肉眼血尿。

5. 肾功能损害　随着疾病的进展，肾功能逐渐减退。肾功能损害进展快慢主要与病理类型相关（如系膜毛细血管性肾炎进展较快，膜性肾病较慢），也与保护肾功能治疗的良好与否相关。

6. 全身症状 有头昏、乏力、食欲不振、腰部酸痛、精神差等症状，贫血为常见表现。

7. 实验室及辅助检查

（1）尿液检查：蛋白尿、血尿及各种管型，晚期尿量减少。

（2）血液检查：贫血、低蛋白血症、血脂增高。

（3）肾功能检查：早期肾功能正常，随着肾损害的加剧，尿素氮、肌酐升高，晚期尿浓缩功能及排泄功能障碍。

（4）其他检查：放射性核素肾图、肾脏 B 超、肾活组织检查等助于诊断。

8. 病理 慢性肾炎为一种双肾弥漫性受累的肾小球病变，可表现为 IgA 肾病、系膜增生性肾炎、膜增生性肾炎、局灶阶段增生性肾炎、膜性肾病、局灶或弥漫性肾小球硬化。

（三）诊断及鉴别诊断

慢性肾小球肾炎的临床诊断，需符合以下诊断指标：蛋白尿和（或）血尿，伴有水肿、高血压、肾功能不全至少一种情况者；若为单纯性蛋白尿，尿蛋白大于 1g/d 者；在除外继发性肾小球肾炎和遗传性肾小球肾炎后，即可诊断本病。如有条件且无禁忌证，或治疗效果欠佳，且病情进展者宜做肾穿刺明确病理诊断。

本病应与下列疾病相鉴别。

1. 继发性肾小球肾炎 如狼疮肾炎、过敏性紫癜肾炎等，依据相应的系统表现及特异性实验室检查，可以鉴别。

2. Alport 综合征 常起病于青少年，患者有眼（球形晶状体）、耳（神经性耳聋）、肾异常，并有阳性家族史。

3. 急性肾炎 有前驱感染并以急性发作起病的慢性肾炎需与此病相鉴别。两者的潜伏期不同，血清补体的动态变化有助于鉴别；疾病的转归不同，慢性肾炎无自愈倾向，呈慢性进展。

4. 原发性高血压肾损害 先有较长期高血压，其后再出现肾损害，临床上远端肾小管功能损伤较肾小球功能损伤早，尿改变轻微仅少量蛋白，常有高血压的其他靶器官损害证据，如眼底改变等。

（四）防治

治疗目的是防止或延缓肾功能进行性恶化，改善或缓解症状及预防严重合并症。

1. 一般治疗

（1）休息：慢性肾炎患者均应避免剧烈运动和重体力劳动。依病情安排休息、工作，应严密观察病情，切忌劳累。树立战胜疾病的信心，克服各种心理障碍。

（2）饮食治疗：肾衰竭患者应限制蛋白及磷的入量。蛋白量为 0.6～0.8g/（kg・d），予优质蛋白（牛奶、蛋、瘦肉等）。低磷饮食（每日少于 600～800mg），以减轻肾小球内的高压、高灌注、高滤过状态，从而防止肾小球硬化；应限制盐摄入，有水肿或高血压时，每日食盐量 1～3g。

2. 控制高血压和保护肾功能 慢性肾炎时，剩余的和（或）有病变的肾单位处于代偿性高血流动力学状况，全身性高血压可加重肾小球进行性损害，故应积极控制高血压，防止肾小球硬化。高血压应该降低目标值。根据循证医学研究，尿蛋白定量＞1g/d 者，减压目标 125/75mmHg。治疗高血压宜首选 ACEI 或 ARB 联合小剂量利尿剂治疗，血压不能达标时再加钙通道阻断剂如仍不达标再加用其他类降压药，有时要用多种（3～4 种）降压药物在常规剂量下联合治疗。为减少蛋白尿也常用 ACEI 和（或）ARB，即使没有高血压也可应用。

3. 抗血小板药物及抗凝治疗 据报道可延缓病变进展，部分患者可以减少蛋白尿。慢性肾炎病情顽固伴高凝者，可试用抗凝治疗，一般用肝素或尿激酶。有报道长期服用血小板解聚药，能延缓肾功能减退，阿司匹林应用小剂量（40～80mg/d），双嘧达莫应用大剂量（300～400mg/d）。

4. 糖皮质激素和细胞毒性药物　一般根据病理诊断决定是否使用此两类药物。

5. 防治感染　各种感染均可使病情加重，应尽力防治，避免受凉，注意个人卫生，若有感染要及时给予有效抗生素如青霉素、氨苄西林、红霉素等治疗，尽快控制。避免应用对肾有损害的抗生素（如氨基糖苷类抗生素、磺胺类药等）及其他有肾毒性中药，如关木通等药物。

第二节　肾病综合征

肾病综合征（nephrotic syndrome，NS）简称肾综，是因多种肾脏病理损害所致的大量蛋白尿（尿蛋白≥3.5g/L），伴有相应的低蛋白血症（血浆白蛋白≤30g/L）、水肿、高脂血症等一组临床表现。肾病综合征不是一个独立性疾病，是肾小球疾病中的一组症候群，具有共同的临床表现，其病理生理过程和代谢变化，甚至治疗方面亦有共同规律，但是这是由多种疾病和不同病因、病理所引起的，因此各又具有不同特点，不应作为疾病的最后诊断。

（一）诊断标准及分型

肾病综合征诊断标准：①尿蛋白＞3.5g/d（24 小时蛋白定量大于 3.5g）；②血浆白蛋白≤30g/L；③水肿（看颜面及双下肢足背胫前）；④血脂升高。其中①、②两项为诊断所必需。

病理分型：引起原发性肾病综合征的病理类型有多种，常见的病理类型如下。

1. 微小病变型肾病　最为多见，占儿童原发性肾病综合征 80%，占成人原发性肾病综合征 25%左右，此型肾病综合征患者 30%～40%可能在发病后数月内自发缓解，90%激素治疗有效，但是本型肾病综合征复发率高达 60%。

2. 系膜增生性肾小球肾炎　此型占我国原发性肾病综合征 30%左右，大部分患者发病前有前驱感染。激素治疗、预后与病理改变轻重相关，轻者疗效与预后好，重者差。

3. 系膜毛细血管性肾炎　此型占我国原发性肾病综合征 10%左右，治疗比较困难，激素、细胞毒药物治疗可能仅对部分儿童病例有效，成人疗效差，病变进展快，发病 10 年后约有 50%将进展为慢性肾衰竭。

4. 膜性肾病　多见于中、老年肾病综合征患者，占成人原发性肾病综合征 30%左右，起病隐匿呈缓慢进展，此病极易发生血栓、栓塞，常在发病 5～10 年之后逐渐出现肾功能损害。

5. 局灶性节段性肾小球硬化症　部分此型肾病综合征患者可由微小病变型转变而来。激素、细胞毒药物治疗反应慢，但是 50%患者经治疗后还是能得到临床缓解的。

（二）肾病综合征可分为原发性和继发性两大类

1. 原发性肾病综合征　各种类型的原发性肾小球疾病都可出现肾病综合征。

2. 继发性肾病综合征　即继发于全身性疾病的肾病综合征，可由多种原因引起：①各种感染性疾病，如病毒感染、细菌感染等；结缔组织疾病，如系统性红斑狼疮、系统性小血管炎等；过敏原导致，如蛇咬伤、蜂螯疫苗等。②代谢性疾病，如糖尿病、肾病、淀粉样变性等；肿瘤，如淋巴瘤、肺癌、乳癌、胃癌等；遗传性疾病，如 Alport 综合征、Fabry 病等。

（三）临床表现及并发症

1. 大量蛋白尿　由于肾病综合征患者肾小球滤过膜受到损伤，导致肾小球滤过膜的分子屏障和电荷屏障受损，肾小球滤过膜对血浆蛋白的通透性增加，使原尿中蛋白量增加，当超过近曲小管回吸收量时，形成大量蛋白尿。患者 24 小时尿蛋白量大于 3.5g。

2. 低蛋白血症与营养不良　由于出现大量白蛋白尿，肝脏合成白蛋白的能力代偿性增强，但是当肝脏合成的白蛋白不足以克服丢失量时，就出现低白蛋白血症。同时肾病综合征患者多伴有胃肠道症状导致饮食差，蛋白摄入不足，可以加重低白蛋白血症。除了白蛋白之外，血浆中其他蛋白浓度也发生改变，如某些免疫球蛋白和补体成分、抗凝及纤溶因子、金属结合蛋白及内分泌素结合蛋白，患者会出现感染、凝血异常、微量元素缺乏和内分泌功能紊乱，在临床上可出现相应的症状。

3. 水肿 肾病综合征时低白蛋白血症、血浆胶体渗透压降低，使水分进入组织间隙，引起水肿，另外某些原发于肾内的钠水潴留在肾病综合征水肿发生机制中也起一定作用。水肿程度轻重不一，以组织疏松及体位低处最为明显。久卧或清晨以眼睑、后头部或骶部水肿为著，起床活动后则以下肢水肿明显。严重者可出现全身水肿、阴囊水肿或胸膜腔和腹腔积液甚至心包积液。

4. 高脂血症 肾病综合征患者可有高胆固醇血症和（或）高三酰甘油血症，血清中低密度脂蛋白、极低密度脂蛋白和脂蛋白 a 浓度增加，其发生机制与肝脏合成脂蛋白增加和脂蛋白分解减弱有关。

5. 并发症

（1）感染：上呼吸道感染、皮肤感染、腹膜炎等，起病隐匿，临床表现不典型。应用糖皮质激素治疗常加重细菌感染，应用细胞毒类药物则加重病毒（麻疹病毒、疱疹病毒等）的易感性。

（2）血栓、栓塞：是本病严重的、致死性的并发症之一。糖皮质激素及强利尿剂增加血栓、栓塞的发生率。其中以肾静脉血栓最多见，临床有腰腹部剧痛、血尿等表现。其他还有下肢深静脉、腋静脉、锁骨下静脉及某些动脉血栓，血管超声多普勒可以协助诊断。

（3）肾损害：包括急性肾损伤和肾小管功能损害。急性肾损伤的发生与患者血容量严重下降和一些药物有关，肾小管损害与肾小管大量重吸收尿蛋白有关。

（4）其他：电解质紊乱（低钠、低钾、低钙血症等）、营养不良等。

（四）诊断及鉴别诊断

肾病综合征具备大量蛋白尿、低白蛋白血症、水肿及高脂血症四个特征（前两项必备）者，诊断并无困难，如有条件且无禁忌证，宜做肾穿刺明确病理诊断。但是首先要鉴别原发性和继发性肾病综合征，明确其病因、病理类型及肾功能状况，对制订治疗方案和判断预后是至关重要的。常见的继发性肾病综合征主要如下。

1. 紫癜性肾炎 好发于青少年，患者具备皮疹、紫癜、关节痛、腹痛及便血等过敏性紫癜特征，又有血尿、蛋白尿、高血压及水肿等肾小球肾炎的特点。如果皮损较轻，腹痛及关节痛不明显，或先出现血尿、蛋白尿及水肿，易误诊为原发性肾病综合征。在疾病早期往往有血清 IgA 增高，皮损处做皮肤活检，可见到毛细血管壁有 IgA 沉积。肾活检多数为增殖性肾小球肾炎，免疫荧光检查多有 IgA 沉积，新月体形成较常见。少数患者在皮损消退后数月或更久才发生肾病综合征症状，因此必须详细追溯病史。

2. 狼疮性肾炎 好发于青少年和中年女性，患者多有发热、皮疹及关节痛，尤其是面部蝶形红斑最具诊断价值。血清抗核抗体、抗双链 DNA 抗体及抗 Sm 抗体阳性，血中可找到狼疮细胞。血清蛋白电泳$\alpha 2$及γ球蛋白增高，免疫球蛋白检查主要为 IgG 增高。皮肤狼疮带试验阳性。

3. 糖尿病肾病 多发生于糖尿病 10 年以上的患者，尤其是 1 型糖尿病而未得到满意控制者。出现大量蛋白尿及肾病综合征时，眼底检查多存在微动脉瘤，早期肾体积增大，肾血浆流量及肾小球滤过率增加或正常，后期肾功能减退。尿$\beta 2$微球蛋白、尿 NAG 及溶菌酶增加，有助于早期诊断。

4. 多发性骨髓瘤肾病 部分多发性骨髓瘤患者先出现蛋白尿、肾病综合征及肾功能不全，而后发生骨痛及出血倾向、贫血及骨骼病变。在早期易误诊为原发性肾病综合征，血清蛋白电泳γ球蛋白及 IgG 明显增高是多发性骨髓瘤的特征，血清单克隆免疫球蛋白显著增高及尿凝溶蛋白持续阳性有利于疾病的诊断。一般而言，肾病综合征患者遇到下列情况应怀疑本病：①年龄在 40 岁以上；②贫血较明显，贫血程度与肾功能损害程度不相称，常伴有中性粒细胞和血小板减少；③高尿酸血症；④高钙血症。

5. 淀粉样肾病 有原发性和继发性之分，后者多继发于慢性感染（如结核、麻风或慢性肺化脓症等）、肿瘤、多发性骨髓瘤及类风湿关节炎。患者多数同时有心肌肥厚、心律失常及心力衰竭、肝脾大、巨舌、皮肤有苔藓样黏液水肿。淀粉样肾病的早期仅有蛋白尿，一般经 3～5 年出现肾病综合征。血清γ球蛋白增高，高脂血症不明显，结合心脏、肝、脾肿大诊断并不困难，确诊有赖于肾活检。

6. 恶性肿瘤所致的肾病综合征 各种恶性肿瘤均可通过免疫机制引起肾病综合征，如淋巴瘤、白血病、支气管癌及结肠癌等常可引发肾病综合征。因此，对肾病综合征患者应做全面检查，如果发现全身淋巴结肿大，胸、腹部肿块，均应考虑到肿瘤引起的肾病综合征，积极证实原发肿瘤的诊断。

（五）防治

1. 一般治疗 ①凡有严重水肿、低蛋白血症的患者需要卧床休息，但是应保持适度床上及床旁活动，以防血栓形成。水肿消失、一般情况好转后可下床活动。②高度水肿而尿量少者应严格控制入水量，以免水肿快速加剧。③应给予正常量的优质蛋白饮食，每天 0.8～1.0g/kg，要保证充足的热量供应，每天每公斤体重不应少于 126～147kJ。不主张给予高蛋白饮食，因为高蛋白饮食可加重蛋白尿，又可使肾小球内“三高”现象加剧，从而促使肾功能恶化。④低脂摄入有利于降血脂，建议服用富含可溶性纤维的食品（燕麦、米糠等）。

2. 主要治疗 以阴转或减少尿蛋白，提高血浆白蛋白为目标的治疗。用于降尿蛋白的药物包括糖皮质激素、细胞毒类及免疫抑制剂、肾素-血管紧张素-醛固酮系统阻断剂（ACEI 和 ARB 类药物的总称）及其他共四类。

（1）糖皮质激素治疗：皮质激素治疗肾病综合征已有 50 年历史，皮质激素通过非特异抗炎、调节免疫反应、抑制白细胞趋化、稳定溶酶体膜及抗补体等作用而取得疗效。

使用原则和方案：①起始足量，以泼尼松为例，儿童的每天剂量为 2mg/kg，成人为 1mg/kg，总量不超过 60mg/d，口服 8 周，必要时可延长到 12 周。②缓慢减药，尿蛋白＜0.5g/d 或阴性，一般每隔 7 天减量 1 次，每次减去 5mg，减到每天总量仅 20mg 时则每次减去 2.5mg。③维持阶段，当减至 20mg/d 时应更加缓慢减量，当减至 10mg/d 时，再服半年至一年。

（2）细胞毒性免疫抑制剂治疗：①盐酸氮芥细胞毒药物中的氮芥是最古老的免疫抑制剂之一，治疗肾病综合征效果较好。由于氮芥对局部组织刺激性较大，并有严重的骨髓抑制及恶心、呕吐和食欲减退等副作用，目前临床上应用较少。②环磷酰胺是国内外最常用的细胞毒药物，具有较强的免疫抑制作用。长期使用环磷酰胺的副作用除骨髓受抑之外，主要有脱发、肝损害、出血性膀胱炎及性腺损害等。③苯丁酸氮芥是氮芥的衍生物，口服方便，已广泛用于肾病综合征的治疗。作用较慢，副作用小。苯丁酸氮芥常用剂量为 0.2～0.3mg/（kg·d），疗程为 8～12 周。④环孢素 A（Cs A）为选择性 T 细胞抑制剂，抑制辅助性 T 细胞产生 IL-2，进一步抑制 B 细胞、毒性 T 细胞及巨噬细胞分泌 IL-1，还能抑制 IFN-γ的合成，故细胞免疫和体液免疫均受影响。本药对骨髓无毒性作用，但有肝肾功能异常反应。3～7mg/（kg·d）分两次服用，起效后减量维持，一般以 6 个月为一个疗程。⑤吗替麦考酚酯为一新型免疫抑制剂，已广泛应用于移植排异反应，本品在体内脱酯化后形成霉酚酸，竞争性抑制次黄嘌呤核苷酸脱氢酶，阻断嘌呤核苷酸从头合成，则 DNA 及 RNA 合成受抑，故选择性地抑制 T 细胞和 B 细胞。常用剂量为 1.5～2.0g/d，共用 3～6 个月，减量维持半年。该药无肝、肾毒性，偶有胃肠反应及白细胞减少。

肾素-血管紧张素-醛固酮系统阻断剂能通过多个环节减少尿蛋白，ACEI 和 ARB 不仅降低系统高血压，尚能改善肾小球血流动力学及抑制肾脏局部炎症因子（趋化因子、生长因子、细胞因子），选择性地降低肾小球基底膜对蛋白分子的通透性，从而减轻蛋白尿及保护肾功能。目前常用雷米普利片 5mg/d 口服或氯沙坦钾 50mg/d 口服。本征患者应用肾素-血管紧张素-醛固酮系统阻断剂后突然发生低血压和肾小球滤过率下降者，提示血容量不足。

其他药物如雷公藤、左旋咪唑片、中成药黄葵胶囊、肾炎康复片等均有能降低尿蛋白的报道。

3. 对症及防治合并症治疗

（1）水肿：治疗的目标是缓慢地减轻水肿（除肺水肿）。在限盐及卧床的基础上轻、中度水肿可加用噻嗪类和（或）保钾利尿剂；重度者可选用袢利尿剂。严重利尿剂抵抗的水肿可以用单纯血液超滤治疗，水肿减轻后，患者对利尿剂的反应状态亦可获得改善。

（2）降压：肾病综合征患者轻度高血压可不治疗，如血压在 160/100mmHg 以上及消肿时血压不恢复正常，应采取降压治疗，使血压逐渐降至 120/80mmHg 以下。目前常用的降压药有 ACEI、ARB、钙通道阻滞剂及β受体阻滞剂，并辅以利尿剂。

4. 抗凝治疗 本病有较高的血栓并发症及高凝状态，可应用抗血小板聚集药物及抗凝药，如双嘧达莫、阿司匹林肠溶片治疗，但是不主张长期大剂量地应用抗凝药物。已有血栓合并症者的治疗目标是使血栓不再发展、不形成新血栓、不产生栓子脱落。溶栓治疗仅适用于急性起病的血栓栓塞性合并症，如急性动脉梗死。

第三节 泌尿系统感染

尿路感染（urinary tract infection，UTI）（简称尿感）是由多种病原微生物引起的尿道、膀胱、输尿管、肾盂黏膜和（或）肾间质的炎症。病原体除细菌外很多微生物也可以引起尿感，如结核杆菌、真菌、支原体、衣原体等。一般我们指的是细菌感染。患者中小儿比成人多，女性比男性多，好发于育龄女性，男女比约为 1∶8，且易反复发作。尿感习惯上按解剖部位分类，包括下尿路感染（膀胱炎）和上尿路感染（肾盂肾炎）。尿感还可以分为复杂性尿感和非复杂性尿感。

一、病　因

任何致病菌均可引起尿感，绝大多数为革兰氏阴性杆菌，如大肠杆菌、副大肠杆菌、变形杆菌、绿脓杆菌、产气杆菌等。急性并发症的尿感，约 85%为大肠杆菌引起。球菌感染较少见，如葡萄球菌及粪链球菌等，主要为凝固酶阴性的白色葡萄球菌或腐生葡萄球菌，过去认为这类细菌为非致病菌。由于广谱抗生素的广泛应用，霉菌性尿感的发病率日益增加，应引起注意。淋菌性尿道炎是世界性广为流行的性传染病，目前在我国有蔓延之趋势。由衣原体引起的非淋菌性尿道炎也是性传染病，20 世纪 60 年代中期以来在欧美各国不断扩大流行，最近在我国也有发现。

（一）易感因素

1. 膀胱易感因素

（1）残余尿量：肾脏生成的尿液不断地由输尿管流入膀胱，起到冲洗和稀释的作用，膀胱能够充盈和排空，使膀胱内细菌不能大量滋长繁殖。正常膀胱的残余尿量不超过 10ml，在排尿后膀胱腔能完全闭合，则膀胱黏膜分泌液中的灭菌物质能直接与细菌接触而灭菌。人的尿液是细菌的良好培养基，因此残余尿量增多使膀胱不能闭合，有利于细菌滋长和繁殖。凡是下泌尿系梗阻性疾病，如尿道狭窄、前列腺肥大、神经性膀胱、结石或肿瘤等均可引起残余尿量增加，是尿感多次再发和不易治愈的主要原因。

（2）特殊的生理状态：女性尿道由于解剖结构的特点，其发病率为男性的 8～10 倍，且好发于婴儿、青年及更年期后的妇女，特别是患有慢性妇科疾病的患者，如阴道炎、宫颈炎、盆腔炎和附

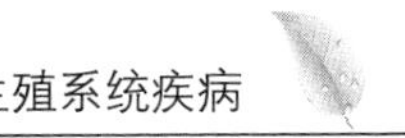

件炎等，可直接蔓延，或经淋巴途径，或分泌物污染尿道，引起尿路感染。妊娠期菌尿发生率高达7%，这可能与妊娠期雌激素及黄体酮分泌增多，引起输尿管平滑肌张力降低，蠕动减弱，后期宫体膨大压迫输尿管及膀胱，导致尿流不畅等因素有关。产生由于阴道及子宫创伤、感染、全身抵抗力降低，或产程过长、难产等因素易引起尿感。

（3）膀胱插管：男性尿道远端2cm处有细菌寄居者约为98%，5cm处为49%；女性可能更高。因此，导尿或膀胱镜检查时，常把细菌带入膀胱，有可能引起上行性细菌感染。

2. 肾脏易感因素 ①膀胱输尿管反流：是引起肾盂肾炎的重要因素，尤其在婴儿期。在先天性异常，完全性双输尿管、输尿管开口异常，输尿管囊肿，膀胱炎，神经性膀胱等疾病均容易出现逆行感染。②尿路梗阻：尿流不畅或尿路梗阻是肾盂肾炎的重要诱因。一般认为尿流不畅或停滞有利于细菌生长及在肾内播散，如先天性肾发育不全、多囊肾、肾肿瘤、前列腺肥大、结石等均易诱发肾盂肾炎。③肾脏插管：如逆行造影、肾造瘘、肾穿刺时也易造成肾脏损伤及上行感染。

3. 全身性因素 糖尿病很易并发感染，尤其是尿路感染的发病率很高，主要是循环损害，糖代谢异常，血糖和尿糖浓度增高等因素，使机体抵抗力降低及对细菌的易感性增加。

（二）感染途径

1. 上行感染 致病菌从尿道口上行，进入膀胱而引起感染，然后再由膀胱经输尿管上行至肾脏而引起肾盂肾炎。这是膀胱和肾脏感染最主要的入侵途径。女性尿道短而直，长2～4cm，并接近阴道及直肠，易被污染。性交时更易将细菌带入膀胱，故女性尿路感染远比男性常见。

2. 血源性感染 任何部位的细菌形成的感染病灶所产生的菌血症或败血症，如果细菌毒力强而细菌数量多，加之肾组织有缺陷，则易引起肾盂肾炎。其主要致病菌常为金黄色葡萄球菌。

3. 淋巴感染 结肠内细菌可经淋巴管播散到肾脏。盆腔感染时，细菌可经输尿管周围淋巴管播散至膀胱或肾脏。然而通过淋巴途径所致的尿路感染较为少见。

4. 邻近组织感染的直接蔓延 这种感染方式非常少见，如阑尾炎脓肿、盆腔感染等偶可直接蔓延到泌尿系统，目前对此感染机制尚不十分清楚。

二、临床表现及辅助检查

（一）急性膀胱炎

急性膀胱炎属于下尿路感染，发病急骤，常在过于劳累、受凉、长时间憋尿、性生活后发病，病程一般持续1～2周自行消退或治疗后消退。其特点是发病“急”、炎症反应“重”、病变部位“浅”。

1. 常见的症状 有尿频、尿急、尿痛、脓尿和终末血尿，甚至全程肉眼血尿。严重者膀胱由于炎症刺激发生痉挛使膀胱不能储存尿液，频频排尿无法计数，出现类似尿失禁的现象。因急性炎症病变部位“浅”，膀胱黏膜吸收能力很弱，尿频使脓尿得以及时排出，所以单纯急性膀胱炎全身症状轻微，多不发热，有明显的膀胱刺激征：尿频、尿急、夜尿增多、排尿烧灼感或尿痛。常有腰骶部或耻骨上区疼痛不适，并常见排尿中断和血尿，发热少见。妇女性交后常引起发作（蜜月性膀胱炎）。

2. 辅助检查 ①实验室检查：血常规正常，或有白细胞轻度升高。尿液分析常有脓尿或菌尿，有时可发现肉眼血尿或镜下血尿。尿培养可发现致病菌。如没有其他泌尿系疾病，血清肌酐和血尿素氮均正常。②X线检查：如果怀疑有肾脏感染或其他泌尿生殖道异常，这时须做X线检查。对变形杆菌感染的患者，如治疗效果差或根本无疗效者，应做X线检查，确定是否合并有尿路结石。③器械检查：出血明显时，须做膀胱镜检查，但必须在感染急性期后或在感染得到充分治疗后进行。

（二）急性肾盂肾炎

急性肾盂肾炎属于上尿路感染，此病多见于女性，起病急，致病菌主要为大肠杆菌，病变可累及一侧或双侧肾脏。病理表现为肾盂、肾盏充血水肿，表面覆有脓液，肾实质感染多集中于一个或多个楔形区，楔形的尖端在髓质，基底在皮质，但不累及肾小球。典型急性肾盂肾炎具备两组临床表现。

1. 膀胱刺激症状 肾盂肾炎多伴有膀胱炎，故患者出现尿频、尿急、尿痛等膀胱刺激症状。尿液混浊，偶有血尿。患者还有不同程度的腰痛，重者疼痛可向侧腹、会阴及大腿内侧放射。

2. 全身症状 包括畏寒、发热，体温在 38～40℃，全身乏力，食欲减退，偶有恶心、呕吐、腹胀及剧烈腹痛，易误诊为急性胆囊炎或急性阑尾炎。

3. 局部体征 肾区或脊肋角处有叩击痛及压痛点。

4. 辅助检查 ①尿常规：脓尿（每高倍视野≥5 个白细胞）为其特征性改变，若平均每高倍视野中有 0～3 个白细胞，而个别视野中可见成堆白细胞，仍有诊断意义。②尿的细菌学检查：尿细胞培养及菌落计数是确诊的重要指标。目前多采用新鲜清洁中段尿培养法。③其他检查：尿沉渣抗体包裹细菌检查，阳性时有助于诊断，膀胱炎为检查结果阳性，有鉴别诊断价值。X 线及肾盂造影检查可了解尿路系统有无结石、梗阻、畸形、肾下垂等情况。

（三）不典型尿感的临床表现

①以全身急性感染症状为主要表现，而尿路局部症状不明显；②尿路症状不明显，而主要表现为急性腹痛和胃肠功能紊乱的症状；③以血尿、轻度发热和腰痛等为主要表现；④无明显尿路刺激症状，仅表现为背痛或腰痛；⑤少数人表现为肾绞痛、血尿；⑥完全无临床症状，但尿细菌定量培养，菌落≥10^5/ml。

三、诊断及鉴别诊断

1. 尿感的诊断

（1）是否为尿感：不能单纯依靠临床症状和体征，尿常规检查是必需的。为了确诊，尿培养、菌落计数是很重要的。但满足下列条件之一者，可确诊为尿感：①典型尿感症状+脓尿（离心后尿沉渣镜检白细胞>5 个/HP）+尿亚硝酸盐试验阳性；②清洁离心中段尿沉渣白细胞数>10 个/HP，或有尿感症状者+正规清晨清洁中段尿细菌定量培养，菌落数≥10^5/ml；③连续两次尿细菌计数≥10^5/ml，且两次的细菌及亚型相同者；④做膀胱穿刺尿培养，如细菌阳性（不论菌数多少）；⑤典型尿路刺激症状+治疗前清晨清洁中段尿离心尿沉渣革兰氏染色找细菌，细菌>1 个/油镜视野。

（2）是上尿路感染还是下尿路感染。

（3）是复杂性尿感还是非复杂性尿感：复杂性尿感是指尿路系统存在解剖或功能异常（梗阻、结石等）或有肾外伴发病（如糖尿病、镰形细胞病）时，反复或持续发作的尿路感染。结合患者病史、临床表现及相关辅助检查资料区分两者并不困难。

2. 鉴别诊断

（1）急性尿道综合征：也会有尿路刺激症状，但是无脓尿及细菌尿，多见于中年妇女，尿频较排尿不适更突出，有长期使用抗生素而无效的病史。

（2）全身感染性疾病：全身感染症状突出，而局部症状不明显。详细病史，并做尿沉渣和细菌学检查，鉴别不难。

（3）肾结核膀胱刺激症状明显，晨尿结核杆菌培养可阳性，尿沉渣可找到抗酸杆菌，静脉肾盂造影可发现肾结核 X 线征，部分患者可有肺、生殖器等肾外结核病灶。肾结核可与尿感并存，如经积极抗菌治疗后，仍有尿感刺激症状或尿沉渣异常者，应考虑为肾结核。

四、防　治

1. 一般治疗　发热或症状明显时，卧床休息，宜多饮水以增加尿量，促进细菌和炎症分泌物的排泄。给予足够热量及维生素。

2. 急性膀胱炎治疗　建议采用 3 日疗法治疗，口服复方磺胺甲噁唑，2 片/次，每日 2 次；或氧氟沙星，0.2g/次，每日 2 次；或环丙沙星，0.25g/次，每日 2 次，或氧氟沙星，0.25g/次，每日 1 次，连续服用 3 天。若症状不消失，尿脓细胞继续存在，培养仍为阳性，应考虑细菌耐药和有感染诱因，要及时调整更合适的抗菌药物，延长应用时间以达到彻底治愈。

3. 急性肾盂肾炎的治疗　建议使用抗生素治疗 14 天，对于轻症急性肾盂肾炎患者使用高效抗生素疗程可缩短至 7 天。对于轻症病例，可采用口服喹诺酮类药物治疗，例如，口服环丙沙星 500mg/次，每日 2 次；或左氧氟沙星，500mg/次，每日 1 次。如果致病菌是革兰氏阳性菌，可以单用阿莫西林治疗。对于重症病例或不能口服药物者，应该住院治疗，静脉使用喹诺酮类药物或广谱的头孢类抗生素治疗，例如，头孢曲松 1.0g，每日 1 次，或者左氧氟沙星，每次 500mg，每日 1 次。若病情好转，可参考尿培养结果选用敏感的抗生素口服治疗。在用药期间的方案调整和随访很重要，应每 1～2 周做尿培养，以观察尿细菌是否阴转。在疗程结束时及停药后第 2、6 周应分别做尿细菌定量培养，以后最好能每月复查 1 次，持续 1 年。

4. 尿路感染再发的预防策略　尿感的再发可分为复发和重新感染。一般认为，在尿路感染痊愈后的 2 周内再次出现同一种细菌的感染则为尿感复发；相反，在尿感痊愈后 2 周之后再次出现的感染，则无论致病菌是否与前一次相同，则诊断为重新感染。抗生素预防可以明显减少女性尿路感染的机会。预防方案包括持续性给药法和性交后服药法，疗程 6～12 个月。这些方案必须在原有尿感痊愈后（停药 1～2 周后复查尿培养阴性）方可采用。

5. 预防　女性应注意月经期、妊娠期、性生活时的会阴部清洁，积极治疗阴道炎、宫颈炎。女婴应注意会阴及尿布卫生。男性应积极治疗前列腺炎。避免或减少导尿和尿路器械检查。坚持每天多饮水。

第四节　慢性肾衰竭

慢性肾衰竭（chronic renal failure，CRF）是各种慢性肾脏疾病，随着病情恶化，肾单位进行性破坏，以致残存有功能肾单位不足以充分排出代谢废物和维持内环境恒定，进而发生泌尿功能障碍和内环境紊乱，包括代谢废物和毒物的潴留，水、电解质和酸碱平衡紊乱，并伴有一系列系统损害的病理过程。慢性肾衰竭是一种常见病，预后差。

一、病因及发病机制

所有能够造成肾脏结构或功能损害的疾病都可以引起慢性肾脏病（chronic kidney disease，CKD）。在美国和欧洲，引起 CKD 的常见病因依次是糖尿病肾病、高血压性肾小球硬化、肾小球肾炎、多囊肾；而在非洲，占第一位的是间质性肾炎，可能与感染的高发和药物有关，其次是肾小球肾炎和糖尿病肾病；在我国，引起 CKD 的病因中原发性肾小球肾炎仍占第一位，其次是糖尿病肾病、高血压肾病和多囊肾，随着糖尿病发病率的升高，糖尿病肾病在 CKD 中所占的比例也逐年升高。大多数 CKD 会逐渐进展至终末期肾脏病（end stage renal disease，ESRD），病程的长短受患者年龄、原发病、病理类型及危险因素控制情况不同而差异甚大，有的可能快速发展为终末期肾衰竭，有的则发展较慢，甚至相当长一段时间内维持在一个比较平稳的水平而不继续恶化。

二、影响慢性肾脏病进展的因素

影响 CKD 进展的因素主要有两大类：不可控因素和可控因素。

（一）不可控因素

不可控因素主要有年龄、性别、种族、基因和原发病及其病理类型。

1. 年龄 肾脏病的发生率随着年龄的增长而升高。由于高血压、糖尿病等 CKD 的主要病因随着年龄的增加，发病率也逐渐增加，使得老年人成为 CKD 的高发人群，而由于老年人肾脏储备功能下降及其内在性自发的纤维化改变（肾小球硬化、间质纤维化和血管硬化），其肾功能恶化速度较年轻人快。

2. 性别 男性的患病率较女性为高。很多研究提示男性患者肾小球滤过率（glomerular filtration rate，GFR）的下降亦较快。

3. 种族 非洲裔美国人和西班牙裔美国人糖尿病肾病和高血压肾病的发病率及患病率均比高加索美国人高，非洲裔美国人由于糖尿病和高血压导致的 ESRD 的患病率是高加索人的 3～6 倍，糖尿病和非糖尿病肾病的进展速度也比高加索人快。在英国患者中，来自印度大陆的人群糖尿病和非糖尿病肾病的发生率更高，而加勒比海和非洲后裔高血压肾病发生率高。印度和亚洲糖尿病肾病患者 GFR 的下降速率较高加索欧洲人快。

4. 基因 糖尿病肾病具有家族聚集性，有证据表明在糖尿病患者中，有心血管疾病或高血压家族史者其发生糖尿病肾病的危险性分别升高 2 倍和 4 倍。双亲高血压也被认为是糖尿病肾病和 IgA 肾病进展的危险因素。

5. 原发病及病理类型 糖尿病肾病患者 GFR 下降速度最快。在非糖尿病性肾病，欧洲的一项研究显示，慢性肾小球肾炎病程的进展比慢性间质性肾炎快 2.5 倍，比高血压肾硬化和多囊肾快 1.5 倍。研究显示，肾脏的病理类型是影响 CKD 进展的最重要因素，不同病理类型的 CKD 进展速度不一样。

（二）可控因素

可控因素包括蛋白尿（包括微量白蛋白尿）、高血压、高血糖、低蛋白血症、吸烟等，还有一些研究提示贫血、高脂血症、营养不良、高同型半胱氨酸血症、高醛固酮血症等也可能在 CKD 的慢性进展中起一定作用。

1. 蛋白尿 是糖尿病、进展性肾脏病和心血管疾病的一种独立危险因素，研究显示，蛋白尿的严重程度和持续时间是提示肾脏疾病预后的最重要临床指标。

2. 高血压 CKD 进展与高血压相关，随血压增高肾功能下降加快。舒张压超过 90mmHg 的患者，其肾脏病进展速度是血压正常者的 2 倍，高血压还能增加 CKD 患者动脉粥样硬化的发生率和死亡率。

3. 高血糖 是糖尿病肾病发生和进展的重要危险因素之一，研究显示将血糖控制在接近正常水平可减少糖尿病肾病的发生和延缓肾病的进展。

4. 吸烟 能直接损伤血管内皮细胞，促使血栓形成，并促进血管收缩，造成血压升高，影响肾脏血流动力学。在用 ACEI 控制血压的糖尿病肾病和非糖尿病肾病患者中，吸烟使疾病发展成 ESRD

的危险性增加 3 倍。

5. 高脂血症　是促进肾脏疾病进展的危险因子之一，高血脂时脂质物质黏附沉积于肾小球内皮细胞，在脂质浸润过程中受损的内皮细胞释放多种细胞因子和化学因子，刺激肾小球系膜细胞增生、细胞外基质合成增加，促使肾小球硬化；同时高脂血症还加速肾动脉及其主要分支粥样硬化，加重肾脏缺血，进一步导致肾小球硬化。

三、临床表现及并发症

在 CKD 早中期，患者临床主要为原发病（糖尿病、高血压等）的表现及乏力、腰酸、食欲不振等非特异性症状，起病隐匿者甚至可无任何症状，发现时即已发展到 ESRD，ESRD 时患者多有贫血、恶心呕吐、皮肤瘙痒、心功能不全等多系统表现，严重者可有急性心力衰竭、严重的高钾血症、消化道出血、中枢神经系统功能障碍等，若不加以控制可危及生命。

（一）水、电解质代谢紊乱和酸碱平衡紊乱

肾脏是调节体内水、电解质代谢，维持内环境稳定的重要器官，ESRD 患者可发生多种水、电解质代谢紊乱，其中代谢性酸中毒和水钠代谢紊乱最为常见。

1. 代谢性酸中毒　在部分肾小管受损明显的 CKD 如慢性间质性肾炎、慢性肾盂肾炎、梗阻性肾病及药物性肾损害患者中，早中期就可以因远端肾小管分泌氢离子功能和（或）近端肾小管重吸收 HCO_3^- 能力下降而发生阴离子间隙正常的高血氯性代谢性酸中毒（肾小管性酸中毒），常伴低钾血症。当肾单位损害达 75%以上或 GFR＜20ml/（min・1.73m^2）时，由于大量酸性代谢产物磷酸、硫酸等因肾脏排泄功能下降而积聚在体内，引起尿毒症性代谢性酸中毒，此时阴离子间隙升高，血氯正常或轻度升高。大多数患者能够耐受轻度酸中毒而不出现临床症状，但当血 HCO_3^-＜15mmol/L 时可出现厌食、乏力、恶心呕吐、深大呼吸等，上述症状可能是由于严重酸中毒时体内多种酶的活性受到抑制所致。长期持续酸中毒会引起负氮平衡、蛋白质分解增加、骨病（增加骨吸收和减少骨生成）、心血管功能障碍（心肌收缩受抑制，易发生心律失常）、高钙尿症、小动脉扩张、周围血管收缩、肺血管阻力增加及儿童发育迟缓等多种不良后果。

2. 水钠代谢紊乱　大多表现为水钠潴留，有时也可为低血容量和低钠血症。ESRD 患者肾脏对钠负荷过多或容量过多的适应能力下降，不能排出体内多余的钠和水分，导致水钠潴留，表现为皮下水肿和（或）体腔积液（腹水、胸腔积液多见），可引起血压升高、左心功能不全和脑水肿，容量负荷过多是 ESRD 患者血压升高的最主要原因。部分 ESRD 患者尿量并不减少，此时若伴有反复呕吐或腹泻丢失大量体液则可能出现低血容量，表现为血压降低和脱水。ESRD 患者的低钠血症以水负荷过多引起的稀释性低钠多见，也可为长期限盐、进食障碍等引起的真性低钠。

3. 钾代谢紊乱　ESRD 患者高钾血症和低钾血症均可出现，以高钾多见，尤其是合并钾摄入过多、酸中毒、感染、消化道出血和创伤等情况时更易出现高钾血症。肾脏排钾能力降低时，粪便排钾增多，占总排钾量的 35%～45%。一般在 GFR＜10ml/（min・1.73m^2）或尿量少于 600ml 时才会出现高钾血症，除非患者存在低醛固酮血症或醛固酮抵抗。严重的高钾血症（血清钾＞6.5mmol/L）易引起室性心律失常和心脏停搏，危险性大，需要及时处理和抢救。低钾血症一般发生在钾摄入不足、胃肠道丢钾过多（胃肠引流、反复呕吐等）、应用排钾利尿药等情况下，血清钾＜3.0mmol/L 时可出现肌无力、疲劳、下肢不宁综合征、腹胀、便秘、麻痹性肠梗阻等，严重者可发生呼吸困难、室性心动过速和心室颤动，有致命危险。

4. 钙磷代谢紊乱　ESRD 患者肾脏 1α-羟化酶的产生减少、钙摄入不足导致 1, 25-（OH）$_2$ D_3 的缺乏，引起血钙水平降低，低血钙是 ESRD 患者的一个特征。磷主要由肾脏进行排泄，由于肾

功能下降，磷排出减少而导致血磷升高，血磷水平升高会与钙结合成磷酸钙沉积于软组织，进一步加重低血钙。高磷血症、低钙血症和 1, 25-（OH）$_2$ D_3 的缺乏刺激甲状旁腺激素升高，引起继发性甲状旁腺功能亢进和肾性骨营养不良。

5. 镁代谢紊乱 GFR＜20ml/（min • 1.73m^2）时由于肾脏排镁能力下降，可出现轻度高镁血症，一般无明显临床症状，要注意不要服用含镁的药物如含镁的抗酸剂和导泻剂等，防止血镁进一步升高。当血镁浓度超过 2mmol/L 时，可出现腱反射减弱或消失、肌无力、血管扩张引起低血压，血镁浓度超过 6mmol/L 时可出现中枢神经系统抑制和致死性心脏毒性。偶尔可因镁摄入不足和应用利尿剂等引起低镁血症，临床不多见。

（二）蛋白质、糖类、脂肪和维生素代谢紊乱

ESRD 患者蛋白质代谢紊乱一般为蛋白质代谢产物蓄积、低白蛋白血症、必需氨基酸水平下降等，主要由于蛋白质分解代谢增强而合成减少、负氮平衡和肾脏排泄功能下降所致。ESRD 患者的蛋白质营养不良受到越来越多的关注，能导致患者的免疫功能和体力活动能力下降，与各种感染和非感染并发症密切相关，是透析和肾移植患者死亡率升高的独立危险因素。

糖代谢异常主要包括糖耐量减低和低血糖，以前者更为多见。非糖尿病肾病患者糖耐量减低主要与胰高血糖素升高、胰岛素抵抗等因素有关，可表现为空腹或餐后血糖水平升高，一般不出现明显临床症状。胰岛素应用过量、饮食受限且静脉补充不足时可出现低血糖症，患者表现为乏力、心慌、出虚汗等，补充糖分后症状好转或消失。

高脂血症在 ESRD 患者中较为多见，可表现为轻中度高三酰甘油血症、高胆固醇血症、极低密度脂蛋白升高和脂蛋白 a 升高，以高三酰甘油血症多见。

维生素代谢异常也较为常见，主要有维生素 A 水平增高、维生素 B_6 和叶酸缺乏等，常与饮食摄入不足及某些参与维生素代谢的酶活性下降有关。

（三）心血管系统表现

心血管疾病是 ESRD 患者的主要并发症之一和最常见的死亡原因，据欧美国家统计，透析和肾移植患者心血管疾病的死亡率占总死亡率的 40%～45%，在我国透析患者心血管疾病的死亡率为 47%，是导致 ESRD 患者死亡的首位原因。

1. 高血压和左心室肥厚 绝大部分 ESRD 患者出现不同程度的高血压，主要与水钠潴留、肾素-血管紧张素水平升高和某些血管舒张因子（如缓激肽、一氧化氮等）减少有关，其中容量负荷过度是引起血压升高的主要原因，透析患者清除体内多余水分后大多能有效降低血压。长期高血压、容量负荷过重及某些体液因子（包括心钠素、同型半胱氨酸、肌钙蛋白等）引起左心室肥厚。

2. 心力衰竭 ESRD 患者心力衰竭的发病率高达 65%～70%，以左心衰竭多见，其发生与长期容量负荷过重、高血压及心肌病变有关。左心室收缩和舒张功能均下降，急性左心衰竭发作时可有阵发性呼吸困难、不能平卧、急性肺水肿等表现。

3. 心肌病变 多种代谢废物在体内蓄积、长期处于贫血状态会损伤心肌，部分患者还存在冠状动脉粥样硬化，加重心肌缺血性损伤，称为尿毒症性心肌病。尿毒症患者各种心律失常发生率明显升高，与心肌损伤、缺血、尿毒症毒素及电解质紊乱等因素有关。

4. 心包病变 ESRD 患者可发生心包积液和心包炎，心包积液的发生与尿毒症毒素蓄积、低白蛋白血症、心功能不全有关，少数可为感染性或出血性心包积液，临床上要注意鉴别。大部分患者无明显症状，积液量多时可有腹水、肝大等类似右心功能不全的表现，听诊心音遥远、低钝。心包炎可分为尿毒症性和透析相关性，随着透析患者的增多，前者发病率降低，透析相关性心包炎较为多见，不能为透析所改善。

5. 动脉粥样硬化和血管钙化　ESRD 患者冠状动脉、脑动脉及其他动脉粥样硬化的发生率明显增高，死亡率也增高。其发生与高血压、脂质代谢紊乱、活性氧生成增加及抗氧化物质减少等因素有关。由于钙磷乘积升高、钙分布异常等因素使得血管及其他组织发生转移性钙化，透析患者的主动脉瓣钙化率高达 55%。

（四）呼吸系统表现

ESRD 患者呼吸系统症状多与酸中毒、体液过多、心功能不全等有关，可表现为气促、气短、呼吸深长和肺水肿等，合并感染可出现体温升高、咳嗽、咳痰等。尿毒症毒素蓄积可增加肺毛细血管的通透性，引起“尿毒症肺水肿”，胸部 X 线检查可见“蝴蝶翼”征，利尿及透析可迅速改善上述症状。

（五）血液系统表现

贫血和凝血功能缺陷是常见的血液系统异常。贫血的主要原因是肾脏合成的促红细胞生成素相对减少，所以称为肾性贫血。加重贫血的原因有铁缺乏、维生素 B_{12} 和叶酸缺乏、慢性失血、红细胞寿命缩短、尿毒症毒素和红细胞生成抑制因子等。ESRD 患者凝血功能异常，既容易出血，也容易凝血甚至出现血栓的形成。出血的机制是血小板黏附和聚集功能异常，透析患者使用肝素等抗凝剂加重了出血倾向，常表现为皮肤瘀斑或瘀点、鼻出血、胃肠道出血、针穿刺处不易凝血，威胁生命的颅内出血、胃肠道大出血等少见，一旦发生，不易止血，后果严重。血栓的形成是多种因素使血管壁的完整性受到破坏、凝血、抗凝和纤溶系统的改变及血液黏滞性增高的结果，透析使用的血管通路处血栓形成最为常见，是血管通路丧失功能的主要原因。

（六）消化系统表现

常见的消化系统症状有食欲不振、恶心、呕吐、口腔尿素味，部分患者以此为就诊的主要原因。消化功能异常主要与尿毒症毒素蓄积、酸中毒等有关。ESRD 患者消化道出血的发生率明显增高，可表现为粪便隐血、便血和呕血，胃肠道大出血相当少见。出血与血小板功能缺陷、胃黏膜糜烂和消化道溃疡有关。

（七）神经肌肉系统症状

早期常出现精神功能异常，典型特征为感觉迟钝、失眠、疲乏、情感淡漠、注意力不集中及近期记忆力的丧失，随着肾功能下降，逐渐出现意识模糊、震颤、惊厥、癫痫发作，最终出现昏迷。外周神经病变见于 70%的透析患者，伴有糖尿病或血管病变的患者发生率更高。尿毒症脑病在开始透析一段时间后一般能得到改善，但部分患者可能出现透析相关的神经系统并发症。透析失衡综合征是最常见的急性神经系统并发症，轻者表现为不适、头痛、震颤、恶心、呕吐，严重者可表现为定向力障碍、意识模糊以致抽搐、昏迷。其发生机制为血尿素氮等物质从血中清除较脑脊液和脑组织快，造成尿素渗透梯度，使水分进入脑细胞，引起脑水肿、颅内高压。

（八）骨骼病变

慢性肾功能不全时出现的骨矿化及代谢的异常称为肾性骨营养不良，分为高转化性骨病（甲状旁腺功能亢进性骨病）、低转化性骨病和混合性骨病。透析前患者中 35%有 X 线骨骼异常，有临床症状者（包括骨痛、自发性骨折、行走障碍等）不到 10%，而如果做骨活检，约 90%患者存在骨异常。

四、诊断和鉴别诊断

1. 明确肾衰竭存在 诊断肾衰竭的依据是 GFR 的降低，血清肌酐、尿素氮的升高在肾衰竭早期是不明显的，特别是老年患者。

CKD 分期如下。

CKD 的定义：①肾脏损伤（肾脏结构或功能异常）≥3 个月，可以有或无 GFR 下降，可表现为下面任何一条：病理学检查异常；肾损伤的指标包括血、尿成分异常或影像学检查异常。②GFR≤60ml/（min•1.732m^2）≥3 个月，有或无肾脏损伤证据。

近年来研究表明 GFR 较内生肌酐清除率更能反映肾功能的变化，故现按 GFR 进行分期越来越普及。GFR 可通过同位素等实验室测定或公示计算。

1 期：肾损伤 GFR 正常或增加，GFR≥90ml/（min•1.732m^2）。

2 期：肾损伤 GFR 轻度下降，GFR60～89ml/（min•1.732m^2）。

3 期：GFR 中度下降，GFR30～59ml/（min•1.732m^2）。

4 期：GFR 重度下降，GFR15～29ml/（min•1.732m^2）。

5 期：肾衰竭，GFR＜15ml/（min•1.732m^2）（或透析）。

2. 鉴别是急性还是慢性肾衰竭 急性肾衰竭一般合并轻度贫血，往往可通过血肌酐和尿素氮上升的数值来判断，应注意某些继发性因素引起的急性肾衰竭。慢性肾衰竭可以从贫血、尿毒症面容、肾性骨营养不良症、神经病变和双侧肾萎缩等得到提示。

五、防　　治

CKD 的病程较长，一般来说是缓慢进展的，合并危险因素则肾功能加速下降，直至 ESRD。随着替代治疗的普及，心血管等并发症成为死亡的主要原因。因此 CKD 防治的总目标为减慢肾脏损害的进展速度，预防心血管并发症的发生，预防其他并发症的发生如肾性骨病、贫血等，最终提高患者生存率和生活质量，提高社会复归率。在 CKD 的慢性进展过程中，某些因素如高血压、大量蛋白尿、低血容量、感染、应用肾损伤药物、泌尿道梗阻等会加速疾病进展，大大缩短患者进展到 ESRD 的时间，预防和控制这些因素的发生对延缓肾功能进展极为重要。

1. 营养治疗 低蛋白低磷饮食被认为是 CKD 非药物治疗最基本的措施，其主要通过减少残存肾小球硬化和减轻氮质血症而延缓 GFR 进程。低蛋白饮食时应以高生物价动物蛋白为主，蛋白质的基本生理需要为 0.5～0.6g/（kg•d），当蛋白摄入量＜0.5g/（kg•d）时，应适当补充必需氨基酸或α-酮酸，可口服复方α-酮酸片 4～8 粒/次，每日 3 次，并保证摄入足够热量。除了蛋白质外，糖类与脂肪热量之比为 3∶1。维生素以 B、C、E 族为主，微量元素以铁、锌为主，避免摄入铝。

2. 积极控制血压 大量临床实验和观察研究证实，血压水平与死亡率和心血管疾病的发生密切相关，24 小时持续有效地控制血压，对保护靶器官有重要作用，也是延缓 CKD 进展的主要因素之一。CKD 患者的降压治疗措施主要包括生活方式的调整（特别重要的是低盐饮食）和降压药物的应用。可选用钙离子拮抗剂、ACEI、α受体阻滞剂、β受体阻滞剂。

3. 纠正贫血 CKD 患者早期即可出现贫血，且随着肾功能不全的进展逐渐加重。肾性贫血的治疗主要是补充铁剂和促红细胞生成素。纠正贫血的靶目标值是 Hct 为 33%～36%（Hb 为 110g/L）。

4. 调节矿物质代谢紊乱 近年来 CKD 患者矿物质代谢紊乱与血管、瓣膜钙化及心血管并发症的死亡率之间的关系受到越来越多的学者关注，CKD 患者中普遍存在钙磷代谢紊乱，其继发的甲状旁腺功能亢进及肾性骨病可以引起血管、瓣膜钙化，增加心血管并发症的发生率和死亡率。

矿物质代谢紊乱一般在 CKD3 期就可以出现，一般最早出现低钙高磷，可服用磷的结合剂如碳酸钙片 0.4～0.6g/次，每日 3 次，餐中嚼服。出现甲状旁腺功能亢进时，可予以 1,25-（OH）$_2D_3$ 治疗。疾病后期可出现高钙高磷血症，此时需要服用非含钙的磷结合剂如碳酸镧、碳酸司维拉姆等。控制血磷是防治 CKD 矿物质代谢紊乱的基础治疗。

5. 纠正酸中毒　口服碳酸氢钠片 3～10g/d，分 3 次服用，严重者需要静脉注射碳酸氢钠液。

6. 促进毒素排出　在 CKD 的早、中期中医药治疗具有一定优势，如百令胶囊、金水宝胶囊、尿毒清颗粒、海昆肾喜胶囊等药物可辨证论治应用。

7. 替代治疗　CKD 患者当 GFR＜10ml/min 并出现明显的尿毒症症状，或者血压和水肿难以控制、营养状况开始恶化时就应当开始肾脏替代治疗，建议在 GFR＜6ml/min 前开始替代治疗。糖尿病肾病患者应更早一点开始透析（GFR＜15ml/min）。肾脏替代治疗的方式有血液透析、腹膜透析和肾移植，血液透析和腹膜透析各有其优缺点，临床应用时应根据患者的不同情况进行选择，并可相互补充。需要注意的是，透析仅能替代肾脏的一部分排泄功能（如对小分子溶质的清除约相当于正常肾脏的 15%），而不能替代内分泌和代谢功能，因此在透析的同时仍需进行药物治疗。一般来说患者应先做一段时间的透析，待病情稳定并符合相关条件后可考虑接受肾移植手术，肾移植患者若移植肾成活，可替代病肾大部分功能，患者生活质量较高。

（韩东彦）

第五节　肾、输尿管结石

尿路结石（urolithiasis）是最常见的泌尿外科疾病之一。在我国其发病率为 1%～5%，不同地区存在有显著差异，北方发病率略低，但在南方则高达 5%～10%。依据结石所在的部位不同，可分为上尿路结石和下尿路结石。上尿路结石是指肾、输尿管结石（kidney、ureteral stone），下尿路结石是指膀胱、尿道结石（bladder、urethral stone）。两者在病因、发病年龄、性别、结石成分和预后等方面均存在一定的差异，本节主要阐述肾、输尿管结石。本病高发年龄为 20～50 岁，男女比例为（2～4）∶1，男性发病年龄高峰为 30～50 岁。女性则有两个高峰，分别为 25～40 岁和 50～65 岁。上尿路结石绝大多数均在肾内形成，是全身病理性矿化的一种表现，结石成分多为尿中溶解度较低的物质，最常见的是草酸钙，其次顺序为磷酸钙、尿酸盐、磷酸镁铵、胱氨酸等。其中，磷酸镁铵为感染性结石，其形成主要与尿路感染有关。

一、病　　因

（一）遗传因素

各种种族的人群都可能罹患肾、输尿管结石，但发病率在不同种族间存在明显差异。流行病学调查显示，黑色人种上尿路结石的发病率较其他人种偏低，尤其比白种人更低。原因可能是黑色人种皮肤的黑色素保护了机体少受紫外线照射，降低了维生素 D 的合成，从而降低了机体对钙的吸收。值得注意的是，其发病率偏低并不是绝对的，当他们的生活环境和饮食结构发生改变时，上尿路结石的发病率亦随之增加。

除种族因素外，上尿路结石的发病还具有明显的家族倾向。拥有家族史的患者不仅更易罹患结石，而且具有更高的结石复发率。一些遗传缺陷亦经证实与上尿路结石发病密切相关，至今已经确定的遗传性疾病有原发性高草酸尿症、原发性远端肾小管酸中毒、家族性高钙血症和胱氨酸尿症等。

现代基因学研究已经发现至少有3个位点的等位基因与草酸钙结石的发病有关，从而将该类结石视为多基因调控的常染色体遗传性疾病。

（二）代谢异常

结石主要是由于人体代谢产物在尿液中呈现过饱和状态，并进一步析出结晶，生长，聚集而形成，因此与人体的新陈代谢密切相关。一旦某种原因导致机体对某些物质的代谢发生异常，就可能导致结石的发病。

1. 钙代谢异常 各种原因引起的血钙增高，都会造成尿液中钙排泄增加而出现高钙尿症，增加草酸钙和磷酸钙结石形成的风险。如长期卧床会造成骨质脱钙，引起血钙增高，增加尿钙排泄；甲状旁腺功能亢进会促进骨钙释放、增加肾小管和肠道对钙的重吸收，升高血钙的浓度，造成高尿钙症；某些肠道黏膜的先天性缺陷会导致肠道对钙的过度吸收，升高血钙，引起高尿钙症（吸收性高尿钙症）；肾小管对钙的重吸收障碍亦会导致高尿钙症（肾性高尿钙症）。此外，一些恶性肿瘤和自身免疫性疾病会造成破骨细胞活性增加，导致高血钙和高尿钙症。

2. 草酸代谢异常 草酸是人体代谢的最终产物，主要以原型从尿液中排泄，高草酸尿是形成草酸钙结石的重要因素。遗传性酶缺陷所导致的草酸内源性生成过多是造成高草酸尿的重要原因。此外，各种原因引起的肠道功能紊乱均可能造成肠道对草酸的过量吸收，最终导致高草酸尿。

3. 嘌呤代谢异常 人体内嘌呤代谢产物主要是以尿酸盐的形式经尿液排出体外，高尿酸尿则是形成尿酸结石的重要因素。痛风是导致高尿酸尿的最常见原因。此外，家族性低尿酸血症的患者由于肾小管对尿酸盐的重吸收存在缺陷，也会导致高尿酸尿。

4. 胱氨酸代谢异常 正常人每日经尿液排泄的胱氨酸的量极低，但胱氨酸尿症的患者由于肾小管和小肠黏膜上皮对胱氨酸、赖氨酸、鸟氨酸、精氨酸的转运存在缺陷，使得这四种氨基酸大量存在于尿中。其中，胱氨酸的溶解度最低，很容易形成胱氨酸结石。

5. 柠檬酸代谢异常 柠檬酸是人体内含钙结石的重要抑制物，各种原因所导致的低柠檬酸尿通常是含钙结石形成的促进因素。这些原因主要包括酸中毒、饥饿、腹泻、消化不良、低钾等。此外，一些药物，如乙酰唑胺、依他尼酸、血管紧张素等，能够抑制柠檬酸的排泄，引起低柠檬酸尿。

（三）尿路局部因素

1. 尿路梗阻 通常会造成不同程度的尿液滞留，在滞留的尿液中出现的晶体、脱落的细胞都有可能成为结石的核心，造成结石的生长与聚集。常见的上尿路梗阻包括肾盂输尿管连接部狭窄、输尿管畸形、输尿管瓣膜、多囊肾、海绵肾等。

2. 尿路感染 既是结石形成的重要诱因，同时也是尿路结石的常见并发症。由于感染产生的分泌物、脱落的细胞或坏死组织，以及造成感染的细菌本身都可能成为结石的核心，导致结石的形成。临床上通常将由一类能产生尿素分解酶的微生物所引发的结石称为感染性结石，其成分主要是磷酸镁铵和碳酸磷灰石。这类微生物主要包括奇异变形杆菌、克雷伯菌、铜绿假单胞菌、沙雷氏菌属、肠产气杆菌、葡萄球菌、普罗菲登斯菌和解脲支原体等，它们能够将尿素分解成氨和二氧化碳，使尿液呈强碱性。一方面，过剩的氨能够与镁和磷酸根相结合形成磷酸镁铵结石。另一方面，在碱性条件下，二氧化碳会与尿液中钙、磷酸根等结合形成碳酸磷灰石。

3. 尿路异物 任何滞留在尿路中的异物最终都不可避免地会形成结石。一方面，异物会成为结石的核心，诱发结石的形成；另一方面，异物所造成的感染促进了结石的形成与生长。

（四）药物因素

某些药物在人体内的分布和代谢过程中，会对肾小管的分泌和重吸收功能造成影响，从而对尿

路结石的形成产生一定的促进作用。

1. 磺胺药物　磺胺类药物主要通过肾脏排泄，因该类药物及其乙酰化衍生物在酸性尿液中溶解度极低，容易析出结晶，形成结石。因此，在服磺胺药物同时常需服用小苏打来碱化尿液，预防结石形成。

2. 乙酰唑胺　该药主要以原型经肾排泄，因其会干扰尿液在远曲小管内酸化，降低了尿液中含钙结石抑制物柠檬酸的排泄，导致磷酸钙呈过饱和状态，容易诱发结石形成。

3. 茚地那韦　是一种针对艾滋病病毒的蛋白酶抑制剂，因其在尿液中溶解度低，容易沉淀形成结石。长时间应用该药导致结石发生率在 2.6%～13%。

（五）饮食因素

尿路结石的发生与饮食结构和饮食习惯有着密切的关系，对尿路结石的形成有影响的食物成分包括蛋白质、糖类、维生素、矿物质和液体等。

1. 蛋白质　流行病学调查结果显示，高蛋白饮食是上尿路结石形成的重要危险因素。由于食物中的蛋白质均含有大量的草酸前体物质，如甘醇酸质、甘氨酸和羟脯胺酸等，经过人体代谢后就会形成草酸，从而导致尿液中草酸排泄增加，容易诱发草酸钙结石。除草酸外，蛋白质中的嘌呤物质经人体代谢后还会形成大量的尿酸，造成高尿酸尿，增加了尿酸结石的形成风险。此外，高蛋白饮食还会增加尿钙的排泄，降低柠檬酸在尿中的含量，进一步增加了结石形成的风险。

2. 糖类　由于蔗糖能够促进肠道对钙和草酸的吸收，因此摄入过多的蔗糖会导致尿液中钙和草酸等成石物质增加。此外，过量摄入蔗糖还可能会损害肾小管上皮细胞，降低肾小管对钙重吸收的能力，进一步增加成石风险。

3. 维生素　食物中多种维生素摄入量的不同均会对尿路结石的形成产生一定的影响。如果食物中缺乏维生素 A，容易导致尿路上皮细胞脱落而成为尿石的核心，增加结石形成风险。维生素 B_6 是草酸代谢过程中所必需的辅酶，因此摄入足量的维生素 B_6 可以显著地降低尿液中草酸的排泄。相反，如果饮食中缺乏维生素 B_6，则会增加尿液中草酸含量，诱发草酸钙结石的形成。维生素 C 是草酸前体物质之一，如果摄入过量的维生素 C 则会导致高草酸尿，增加草酸钙结石的成石风险。维生素 D 在活化后有促进人体钙吸收的作用，但如果过度摄入维生素 D，会因肠道吸收大量的钙，造成高血钙和高尿钙症，增加了含钙结石的形成风险。

4. 矿物质　食物中不同矿物质的摄入量会对尿路结石的形成造成不同程度的影响。钙的主要来源是食物，正常或适当增加摄入量有助于结合肠道内的游离草酸并经消化道排出体外，降低尿中草酸的排泄量。然而，如果钙摄入量过大（＞2500mg/d），则可引起高尿钙，诱发结石形成。钠的摄入量过多会导致肾小管对钙的重吸收减少，导致高尿钙，增加了尿石形成的危险。饮食中摄入足量的镁能够增加尿液中柠檬酸的排泄，并有促进草酸钙和磷酸钙溶解的作用，能够降低含钙结石的形成风险。

5. 液体　尿液中某些物质的过饱和是尿路结石形成的先决条件，因此增加液体摄入能够增加尿量，降低结石成分的过饱和度，从而减少尿石形成的危险。然而，如果摄入过多含酒精的液体，则会增加结石形成风险。因为过量饮酒对增加尿液中钙和尿酸的排泄，同时还会降低柠檬酸盐的排泄量。

（六）环境、社会因素

尿路结石的发病还与人们所处的自然环境和职业因素存在一定的相关性。从地域角度来讲，地处热带、亚热带的国家和地区人们由于气候炎热，出汗较多，容易造成尿液浓缩。此外，由于日照时间长，导致人体内维生素 D 代谢旺盛，促进人体对钙的吸收，增加了结石形成的风险。就职业来讲，高温作业的工种和脑力劳动者更易罹患尿路结石，主要原因与脱水和缺乏运动有关。此外，空军及太空飞行员因为长期服用高蛋白饮食，也是尿路结石的好发人群。

二、临床表现

（一）症状

疼痛和血尿是上尿路结石最常见的症状，当合并感染时患者还可伴有恶寒、发热等全身症状。

1. 疼痛 对于单纯肾结石而言，特别是肾盂内较大的结石或鹿角状结石及肾盏结石，患者通常无明显疼痛症状。但如果肾盂内结石较小且移动度大，则容易造成肾盂输尿管连接部梗阻而发作肾绞痛。典型的肾绞痛常表现为突然发作的腰腹部剧烈疼痛，有如刀割，患者常伴有恶心、呕吐，严重时还可出现面色苍白、全身冷汗，甚至出现脉弱而快、血压下降等早期休克表现。对于输尿管结石如果存在急性梗阻，患者常会表现为肾绞痛发作。疼痛部位及放射范围根据结石梗阻部位而有所不同。上、中段输尿管结石梗阻时，疼痛主要位于腰部或中、上腹部，并可沿输尿管走行区放射至下腹部、同侧睾丸、阴唇或大腿内侧。如果结石位于输尿管膀胱壁段，患者常伴有尿频、尿急、尿痛等膀胱刺激症状，且疼痛可放射至尿道或阴茎头部。如果结石在输尿管内停留时间较长，患者亦可单纯表现为腰部钝痛或胀痛。

2. 血尿 可以表现为肉眼血尿或镜下血尿，但以后者更为常见，主要是由于结石直接损伤肾和输尿管的黏膜所致。

3. 其他症状 在上尿路结石合并感染时，患者可表现为恶寒发热。对于双侧输尿管结石或孤立肾的输尿管结石造成完全梗阻时，患者可表现为无尿，通常需要急诊处理。

（二）体征

对于单纯肾结石并未造成梗阻者，可以不伴有任何临床体征。对于存在梗阻的肾结石或输尿管结石的患者，通常伴有肾区的压痛与叩击痛。其中，输尿管结石的患者还常伴有腹部沿输尿管走行区的压痛。值得注意的是，由于肾与输尿管均为腹膜后器官，因此无论肾结石还是输尿管结石均不会导致患者出现腹膜刺激征，这也是上尿路结石与其他急腹症的鉴别要点。此外，对于结石梗阻导致严重肾积水的患者，常可于腰部或上腹部触及包块。

（三）主要实验室及辅助检查

1. 尿液检查 尿常规通常可发现尿中增多的红细胞，在合并感染时尿中可见较多的白细胞，尿细菌学培养常为阳性，菌落计数大于 10 万/ml 以上。此外，尿 pH 在判断结石成分方面具有一定的帮助。草酸盐及尿酸盐结石的患者尿 pH 常偏低，尿液呈酸性；磷酸镁铵和碳酸磷灰石磷酸盐结石的患者尿 pH 常偏高，尿液呈碱性。24 小时尿定量分析能够了解患者尿液中钙、磷、尿酸、草酸、胱氨酸、柠檬酸等物质的量，有助于对患者代谢异常进行评估。

2. 血液检查 血清生化检查不仅能够通过肌酐、尿素氮水平了解患者的肾功能，还能了解血清钙、磷、尿酸水平，发现代谢方面的异常。如患者存在血钙增高时，常需要测定甲状旁腺激素（parathyroid hormone，PTH）明确是否存在甲状旁腺功能亢进。在合并感染时，血常规常提示白细胞总数及中性粒细胞比例增高。此外，C 反应蛋白和降钙素原（procalcitonin，PCT）则有助于对感染程度做出判断。

3. 超声检查 具有方便、快捷、无损伤的优点，不仅能够对结石的大小、数量、部位做出判断，还能够明确肾皮质厚度和肾积水程度，通常作为上尿路结石的首选检查。此外，超声在对透 X 线

象的阴性结石的诊断方面具有独特的优势，因为无论是阴性结石还是阳性结石均具有相同的超声征象，表现为强回声光团并伴有声影。值得注意的是，对于过度肥胖的结石患者超声诊断可出现假阴性。另外，对于中、下段输尿管结石因受到腹腔肠管内气体的干扰常显示不清。

4. 尿路平片　是尿路结石的常用检查手段，不仅可以反映结石的大小、数目，还能显示结石的位置和形态。理论上讲，90%以上的结石均可在 X 线片中显影，仅有纯尿酸结石因能透 X 线无法显影，因而也被称为阴性结石。然而在临床实际工作中，因受到照相技术、肠气干扰和肥胖程度等因素的影响，尿路平片常可出现假阴性的结果。

5. 排泄性尿路造影和逆行尿路造影　除了能够提供结石的相关信息以外，通过排泄性尿路造影还可以了解结石对患者肾功能的影响，明确患者是否存在上尿路的解剖异常等结石易感因素。一般来讲，在对排泄性尿路造影的结果进行分析时一定要结合尿路平片，因为当肾盂或输尿管内的小结石与造影剂密度相近时，容易被造影剂遮盖，出现假阴性的结果。值得注意的是，对于肾功能不全的患者应尽量避免此项检查，以免发生造影剂肾病，加重肾功能损害。对于此类患者可以通过逆行尿路造影来了解结石相关信息及上尿路解剖结构。

6. CT 检查　CT 在诊断上尿路结石方面较超声和 X 线更加灵敏，最小可侦测 1mm 左右的结石，同时不受结石成分、肾功能和肠道内气体的影响。螺旋 CT 能够进一步将扫描到的图像进行二维或三维重建，清晰地显示包括阴性结石在内的结石大小与形态。此外，通过结石的 CT 值还可初步判断结石的成分。增强 CT 扫描还能同时对肾功能进行评估。

7. 磁共振水成像　磁共振对尿路结石的诊断效果较差，一般不用于对结石患者的检查。但是，磁共振水成像不需要使用造影剂就能够反映上尿路梗阻情况，具有不受肾功能限制的优点，对于肾功能不全的患者，可作为排泄性尿路造影的替代检查。

8. 放射性核素检查　虽然不能直接显示尿路结石，但能够对肾脏血流灌注、双肾各自的肾功能及梗阻程度进行充分评估，对治疗方案的选择具有一定的指导价值。

三、诊　　断

对于肾和输尿管结石的诊断一般基于典型的临床症状、体征，以及超声、X 线和 CT 等影像学检查结果，诊断并不困难。但在诊断上尿路结石的时候，除了需要了解结石的部位、大小、数目和形态以外，还应对梗阻程度进行判断，并进一步明确是否合并感染。

在临床中某些疾病引起的疼痛容易与肾、输尿管结石所导致的疼痛发生混淆，故而在进行诊断时，需与这些疾病进行鉴别。

1. 胆绞痛　胆囊炎、胆石症等疾病在急性发作时可表现为右上腹剧烈疼痛，易与右侧上尿路结石所导致的肾绞痛相混淆。但胆绞痛发作时，患者常表现为 Murphy 征阳性，肾区并无压痛及叩击痛，也无血尿。

2. 急性阑尾炎　可表现为右下腹痛，易与右中、下段输尿管结石所导致的疼痛相混淆。急性阑尾炎的疼痛表现为转移性右下腹痛，可伴有麦氏点的压痛与反跳痛，一般无血尿。值得注意的是，对于盲肠后位阑尾的炎症，病变可累及邻近的输尿管，使之充血而发生镜下血尿，但影像学并无结石证据。

3. 宫外孕　多为输卵管妊娠破裂，可表现为突发性下腹部疼痛，需要与中、下段输尿管结石所导致的疼痛相鉴别。宫外孕患者都具有闭经史及不同程度失血症状，常伴有下腹部的腹膜刺激征，腹腔穿刺或穹后部穿刺可抽出不凝固的血液，一般无血尿，影像学无结石证据。

4. 急性肾盂肾炎　亦可表现为与上尿路结石相似的腰痛及血尿，并伴有肾区的压痛与叩击痛，但影像学并无结石证据，通过血、尿常规检查可发现明确的感染征象。

5. 上尿路肿瘤 在继发梗阻时，可表现为与结石相似的疼痛。但肿瘤常表现为全称无痛性肉眼血尿，尿路平片及 CT 平扫并无结石影像，在排泄性尿路造影、逆行尿路造影和增强 CT 扫描可表现为肾盂、肾盏或输尿管内的充盈缺损。

四、防　治

肾及输尿管结石的治疗原则在于解除患者痛苦、去除结石、保护肾功能、预防复发。具体治疗方案要根据患者结石大小、部位、数目、形状、单侧或两侧、梗阻程度、是否伴发感染及肾功能受损程度等因素综合判断。一般来讲，小结石可等待观察或使用药物促进其自行排出，对伴有疼痛的患者给予对症的解痉止痛治疗。对于较大结石或伴有梗阻结石无法自行排出者，可采用体外冲击波碎石、腔内或开放手术去除结石。在结石合并严重的梗阻，特别是双侧梗阻时，应尽快解除梗阻，保护肾功能。

（一）肾绞痛的治疗

当患者发作肾绞痛时，应该首先采用对症治疗以缓解疼痛，之后再针对结石选择相应的治疗方案。主要的治疗方法包括药物疗法和针对主要疼痛点（阿是穴）的按压与针刺治疗。常用的药物包括非甾体抗炎药、解痉药和阿片类药物。

1. 非甾体抗炎药 能够抑制人体内前列腺素的合成，降低神经末梢对致痛物质的敏感性，从而达到止痛作用。常用药物有双氯芬酸钠和吲哚美辛等。其中，双氯芬酸钠能够减轻输尿管水肿，对输尿管结石具有一定的辅助排石作用。需要注意的是，此类药物会影响患者的 GFR，对于肾功能不全者应尽量避免应用。

2. 解痉药 能够减轻输尿管平滑肌痉挛，缓解疼痛。常用药物：①胆碱能受体阻滞剂，如阿托品和东莨菪碱；②钙离子拮抗剂，如硝苯地平；③α受体阻滞剂，如坦洛新；④黄体酮。

3. 阿片类药物 通过作用于中枢神经系统的阿片受体达到镇痛的作用，常用药物有曲马多、布桂嗪、哌替啶等。因此类药物可能加重输尿管平滑肌痉挛，故常需要与解痉类药物联合使用。

（二）排石治疗

排石治疗一般适合直径小于 0.6cm 的结石，但对于直径在 0.6～1cm 的结石，如果周边光滑、未伴有明显梗阻及感染者，亦可采用此疗法。常用的治疗方法包括增加饮水量（每日 2000～3000ml），增加运动，应用双氯芬酸钠和利湿通淋的中药促进排石。对于输尿管下段结石还可加用坦洛新促进排石。此外，对于肾下盏结石的患者可配合特殊体位排石，即采用倒立或头低足高位，并配合肾区拍打以利于结石排出。

（三）体外冲击波碎石

体外冲击波碎石是上尿路结石的重要治疗手段，主要适用于直径小于 2cm 的肾盂结石或肾中、上盏结石，以及直径小于 1cm 的肾下盏结石或输尿管结石。但是对于具体患者的治疗，还应结合患者年龄、肥胖程度，以及结石的大小、部位和成分等因素进行综合判断，并选择适当的碎石参数及辅助措施，以获得满意效果。

（四）手术治疗

常用的手术方式包括经皮肾镜取石术、输尿管镜取石术、腹腔镜及开放手术。随着手术器械的创新，当前绝大多数结石均可通过经皮肾镜或输尿管镜下手术治疗，仅有在治疗失败时，才考虑选用腹腔镜和开放手术。经皮肾镜取石术适用于鹿角状结石，直径大于 2cm 的肾盂或肾盏结石，以及直径大于 1.5cm 上段输尿管（L4 水平以上）结石。输尿管镜取石术适用于体外冲击波碎石失败的直径小于 2cm 的肾盂或肾盏结石，直径大于 1cm 的输尿管结石。此外，对于极度肥胖或伴有严重的脊柱畸形，无法通过经皮肾镜取石术治疗的结石亦可采用输尿管镜取石术。

对于双侧上尿路结石，手术治疗原则：①双侧输尿管结石，如果总肾功能正常或处于肾功能不全代偿期，先治疗梗阻严重一侧的结石；如果总肾功能较差，处于氮质血症或尿毒症期，先治疗肾功能较好一侧的结石。如果条件允许，也可以同时处理双侧结石。②一侧肾结石，另一侧输尿管结石，先处理输尿管结石；③双侧肾结石，一般先治疗容易处理且安全的一侧。

五、本病研究的最新进展

本病研究的新进展主要集中在对结石患者尿液中结石抑制物的探索。当前已经发现的结石抑制物包括葡胺聚糖、尿凝血酶原降解片段 1、骨桥蛋白、间-α-胰蛋白酶等。通过外源性补充来提高结石患者尿液中这些结石抑制物的含量，最终达到预防结石生成的目的正是当前的研究热点，本病研究具有广阔的前景。

第六节　前列腺炎

前列腺炎（prostatitis）是指因前列腺受到病原体感染或某些非感染性因素刺激而发生的炎症反应，常引起患者前列腺区域不适或疼痛、排尿异常等临床表现，是一种常见且令人困扰的疾病。随着对前列腺炎研究的深入，逐渐认识到前列腺炎并不是一个单一的疾病，而是具有一组临床症状的综合征，故称之为前列腺炎综合征更为确切。本病非常常见，约占泌尿外科门诊患者的 25%，大约有 50%的男性在一生中会出现前列腺炎的症状。目前，我国前列腺炎的发病率尚无确切的流行病学数据，尸检提示本病的病理发病率为 24.3%。国外报道前列腺炎的临床发病率为 14.2%，病理发病率为 6.3%～73.0%。

一、病　　因

1. 病原体感染　是引起前列腺炎的最常见病因，致病病原体以细菌最为常见，另外还包括支原体、衣原体、真菌等。在细菌性前列腺炎中，大肠杆菌是最常见的致病菌株，其次顺序为克雷伯菌、变形杆菌、假单胞菌属、金黄色葡萄球菌等。感染途径以经尿道逆行感染为主，但亦可由血行感染所致。

2. 下尿路功能障碍　各种因素所导致的前列腺远端尿道阻力增高都有可能造成尿液反流进入前列腺，其不仅会将病原体带入前列腺内，还可因尿液中的化学物质对前列腺的直接刺激，造成所谓的“化学性前列腺炎”。

3. 免疫功能异常　近年研究显示免疫功能异常在前列腺炎的发病中扮演着重要角色，患者前列腺液中可出现多种细胞因子的水平变化，如 TNF-α、ENA-78、NGF、IL-1β、IL-2、IL-8、IL-10、PGE2 和 INF-γ等。潜在的诱发因素可能是前列腺内的病原体的残余碎片或坏死组织，以及由前列腺分泌的某些精浆蛋白作为抗原，刺激机体产生了大量的促炎性细胞因子，并通过这些细胞因子上调趋化因子的表达，而表达产物则通过各自的机制在前列腺局部发生免疫反应，导致本病的发生。

4. 交感神经功能紊乱　在前列腺基质、前列腺包膜、膀胱底和膀胱颈内均含有大量的α肾上腺能受体，任何原因导致的交感神经功能紊乱都可造成这些受体兴奋性增高，导致膀胱颈和前列腺部尿道压力增高，加重尿液向前列腺内反流，诱发本病。此外，还可造成盆底神经、肌肉功能失调，引起前列腺炎相关症状的加重。

5. 其他因素 前列腺组织内锌含量的降低会抑制前列腺抗菌因子活性，造成前列腺对炎症的防卫机制下降，诱发本病。此外，盆腔静脉充血性疾病、精神心理因素、不良饮食习惯及无规律性生活均与本病发病有关。

二、临床表现

美国国立卫生研究院（National Institutes of Health，NIH）依据前列腺炎不同的临床特征，将其分为四型：Ⅰ型为急性细菌性前列腺炎；Ⅱ型为慢性细菌性前列腺炎；Ⅲ型是指慢性非细菌性前列腺炎/慢性骨盆疼痛综合征，并依据其前列腺液中白细胞数量的不同，可进一步分为ⅢA 和ⅢB 两个亚型；Ⅳ型是指无症状性前列腺炎。不同类型的前列腺炎在临床症状和实验室检查结果方面均具有一定的差异。

（一）症状

1. Ⅰ型 患者常突然起病，表现为尿频、尿急、尿痛和排尿困难等下尿路症状，常伴有寒战、发热、疲乏无力等全身症状，并可伴有会阴部和耻骨上区域疼痛，严重时还可出现急性尿潴留。

2. Ⅱ型与Ⅲ型 此两型前列腺炎患者具有相似的临床症状，一方面可表现为尿频、尿急、尿痛、尿余沥不尽、尿道灼热、小便后尿道滴白等排尿相关症状；另一方面表现为会阴部、肛周、耻骨上区、腹股沟、腰骶部或阴茎及睾丸的疼痛，部分患者还伴有射精痛。对于久病不愈的患者可引起情绪心理方面的异常，表现为焦虑、抑郁、失眠、记忆力下降等，还可伴有性功能障碍。

3. Ⅳ型 本型前列腺炎患者无临床症状，仅在进行前列腺相关检查时才发现相关炎症证据。

（二）体征

除常规体检外，对于前列腺炎患者均应行直肠指检以了解前列腺的情况，并可同时行前列腺按摩以获取前列腺液进行相关实验室检查，但对于Ⅰ型前列腺炎患者禁忌行前列腺按摩以避免炎症播散。

1. Ⅰ型 患者可表现为耻骨上区的压痛，对于存在尿潴留的患者可于该区域触及膨隆的膀胱。直肠指检可发现前列腺肿胀饱满，触之有明显疼痛，某些患者还可出现波动感或结节，常伴有局部温度的升高。

2. Ⅱ、Ⅲ、Ⅳ型 对于病程较短的患者在直肠指检时，常发现前列腺饱满，可有轻度压痛；但对于病程较长的患者常表现为前列腺缩小、变硬、质地不均匀，或伴有结节。

（三）主要实验室及辅助检查

1. 尿液检查 对于Ⅰ型前列腺炎患者，尿常规可发现尿中增多的白细胞，尿细菌学培养可为阳性，菌落计数大于 10 万/ml 以上。

2. 血液检查 对于Ⅰ型前列腺炎患者，血常规可发现增高的白细胞总数及中性粒细胞比例，多伴有 C 反应蛋白水平升高。部分患者还可出现降钙素原水平增高，多提示感染程度较严重。

3. 前列腺液检查 正常前列腺液中白细胞＜10 个/HP，卵磷脂小体均匀分布于整个视野，pH 6.3～6.5，没有或偶见红细胞和上皮细胞。当白细胞＞10 个/HP，卵磷脂小体数量减少，对本病具有一定的诊断意义。但值得注意的是，前列腺液中白细胞数量的多少与症状的严重程度并不存在相关性。前列腺液细菌学培养有助于区分Ⅱ型与Ⅲ型前列腺炎。

4. 超声检查 前列腺炎在超声下常表现为前列腺回声不均匀，有些患者还可发现前列腺结石与钙化，其大小通常与症状存在一定的正相关。此外，超声还可以了解患者膀胱及残余尿的情况，有助于与其他器质性疾病相鉴别。

5. CT 与 MRI 检查 通常不作为前列腺炎患者的常规检查，但对于Ⅰ型前列腺炎，如果患者出现持续发热或对药物治疗效果不佳时，则需要行 CT 或 MRI 检查除外前列腺脓肿。

6. 尿流率与尿流动力学检查 尿流率检查可以大致了解患者排尿状况，有助于前列腺炎与排尿障碍相关疾病进行鉴别。在临床怀疑有上述排尿功能障碍，或尿流率及残余尿有明显异常时，可进一步行尿动力学检查以明确诊断。

三、诊 断

在对前列腺炎进行分型诊断时，首先需要考虑患者的病史和症状，Ⅰ型前列腺炎为急性起病，除下尿路症状外，患者还具有全身症状；Ⅱ型与Ⅲ型前列腺炎均为慢性起病，症状均以疼痛和排尿症状为主；而Ⅳ型前列腺炎并无任何临床症状。

对于Ⅰ型前列腺炎，依靠典型的临床症状，体征，血、尿常规及细菌学培养结果，诊断并不困难。但是对于Ⅱ型与Ⅲ型前列腺炎，因临床表现相似，常需要通过“四杯法”或“两杯法”的病原体定位试验来进行区分。其中，“四杯法”是 Meares 和 Stamey 在 1968 年提出的，通过依次收集患者的初始尿、中段尿、按摩后获取的前列腺液和按摩后尿液进行镜检和细菌培养。Ⅱ型前列腺炎不仅在前列腺液和按摩后尿液中发现增高的白细胞，细菌培养还可发现明确的致病菌；ⅢA 型前列腺炎虽然可以在前列腺液和按摩后尿液中发现增高的白细胞，但细菌培养为阴性；ⅢB 型前列腺炎患者的前列腺液和按摩后尿液中白细胞均为正常范围，且细菌培养为阴性（表 7-6-1）。

因“四杯法”操作烦琐、价格昂贵，在临床实践中，常以“两杯法”所替代。该方法通过对患者前列腺按摩前、后的尿液进行镜检和细菌培养，来进行病原体定位及前列腺炎的分型。Ⅱ型前列腺炎患者的按摩后尿液中可发现增高的白细胞，细菌培养为阳性；ⅢA 型前列腺炎患者则仅表现为按摩后尿液中白细胞增高，但细菌培养为阴性；ⅢB 型前列腺炎患者按摩后尿液中白细胞和细菌培养则均未发现异常（表 7-6-2）。

表 7-6-1 “四杯法”诊断前列腺炎结果分析

类型	标本	初始尿	中段尿	前列腺液	按摩后尿液
Ⅱ型	白细胞	–	+/–	+	+
	细菌培养	–	+/–	+	+
ⅢA 型	白细胞	–	–	+	+
	细菌培养	–	–	–	–
ⅢB 型	白细胞	–	–	–	–
	细菌培养	–	–	–	–

表 7-6-2 “两杯法”诊断前列腺炎结果分析

类型	标本	按摩前尿液	按摩后尿液
Ⅱ型	白细胞	+/–	+
	细菌培养	+/–	+
ⅢA 型	白细胞	–	+
	细菌培养	–	–
ⅢB 型	白细胞	–	–
	细菌培养	–	–

除进行定位、分型诊断外，对于Ⅱ型与Ⅲ型前列腺炎，通常还需要采用 NIH 慢性前列腺炎症状指数（NIH-CPSI）（表 7-6-3）对患者的症状进行客观评估。这一量表可以充分量化患者的疼痛不适症状、排尿症状和症状对生活质量的影响，不仅能够评价患者症状的轻重，还能对疗效进行评估。该量表总分为 0～43 分，评分越高，患者症状越严重。其中，疼痛不适症状是问题 1A、1B、1C、1D、2A、2B、3、4 评分的总和，为 0～21 分；排尿症状是问题 5 和问题 6 评分的总和，为 0～10 分；临床症状对生活质量的影响是问题 7、8、9 评分的总和，为 0～12 分。

表 7-6-3　NIH 慢性前列腺炎症状指数（NIH-CPSI）

NIH-CPSI 问卷由疼痛或不适、排尿症状和生活质量共九个问题组成。

疼痛或不适

1. 在过去 1 周，下述部位有过疼痛或不适吗？	是	否
A. 直肠与睾丸之间（会阴部）	□1	□0
B. 睾丸	□1	□0
C. 阴茎头部（与排尿无关）	□1	□0
D. 腰部下面，耻骨或膀胱	□1	□0

2. 在过去 1 周，你是否经历过以下事件？	是	否
A. 排尿时疼痛或不适	□1	□0
B. 性高潮时或之后（射精）疼痛或不适	□1	□0

3. 在过去 1 周，是否总是感觉到这些部位疼痛或不适？
□0. 从不
□1. 少数几次
□2. 有时
□3. 多数时候
□4. 几乎总是
□5. 总是

4. 下列哪一个数字是可以描述你过去 1 周发生疼痛或不适时的“平均程度”？
无疼痛 □0 □1 □2 □3 □4 □5 □6 □7 □8 □9
□10 你能想象到最严重的疼痛

排尿症状

5. 在过去 1 周，排尿结束后，是否经常有排尿不尽感？
□0. 根本没有
□1. 5 次中少于 1 次
□2. 少于一半时间
□3. 大约一半时间
□4. 多于一半时间
□5. 几乎总是

6. 在过去 1 周，是否在排尿后少于 2 小时内经常感到又要排尿？
□0. 根本没有
□1. 5 次中少于 1 次
□2. 少于一半时间
□3. 大约一半时间
□4. 多于一半时间
□5. 几乎总是

症状的影响

7. 在过去的 1 周里，你的症状是否总是影响你的日常工作？
□0. 没有
□1. 几乎不
□2. 有时
□3. 许多时候

8. 在过去的 1 周里，你是否总是想到你的症状？
□0. 没有
□1. 几乎不
□2. 有时
□3. 许多时候

生活质量

9. 如果在你以后的日常生活中，过去 1 周出现的症状总是伴随着你，你的感觉怎么样？
□0. 快乐
□1. 高兴
□2. 大多数时候满意
□3. 满意和不满意各一半
□4. 大多数时候不满意
□5. 不高兴
□6. 难受

Ⅳ型前列腺炎并不表现任何临床症状，仅表现为在前列腺液、精液及按摩后尿液中白细胞增高，或在前列腺穿刺活检组织及前列腺术后病理中发现炎症证据。

在临床中某些疾病也会表现为与前列腺炎相似的症状，故而在进行诊断时，需与这些疾病进行鉴别。

1. 尿道炎　同样会表现为突然出现的尿频、尿急、尿痛等下尿路症状，易与Ⅰ型前列腺炎相混淆，但其多伴有尿道外口的分泌物，并不具有寒战、发热等全身症状，不伴有血常规及 C 反应蛋白的异常。

2. 前列腺增生　亦会出现尿频、尿急、尿后滴沥不尽等下尿路症状，易与Ⅱ型及Ⅲ型前列腺炎相混淆，但其仅发生于老年男性，症状以排尿等待、费力为主，直肠指检和超声检查可发现增大的前列腺。

3. 前列腺癌　同样会出现尿频、尿急、尿后滴沥不尽等下尿路症状，易与Ⅱ型及Ⅲ型前列腺炎相混淆，但其同样仅发生于老年男性，多伴有血清前列腺特异性抗原水平升高，超声、CT 和 MRI 检查可于前列腺内发现异常病灶。

4. 间质性膀胱炎　间质性膀胱炎的症状同样以尿频、尿急为主，伴有耻骨上区疼痛，易与Ⅱ型及Ⅲ型前列腺炎相混淆，但其疼痛症状多与膀胱充盈有关，膀胱镜检查可于膀胱内发现典型的病变或广泛存在的点状出血。

四、防　治

对于Ⅰ型前列腺炎，治疗以广谱抗生素为主，在尚未明确致病菌之前，可经验性选用第三代头孢菌素或第三、四代喹诺酮类抗生素，对于严重感染亦可使用碳青霉烯类抗生素。在静脉给药 2 周后，常需继续口服抗生素序贯治疗 4～6 周。对伴有尿潴留者可采用细管导尿或耻骨上膀胱穿刺造瘘引流尿液，对伴前列腺脓肿者需采取外科引流。

对于Ⅱ型前列腺炎，治疗以口服敏感抗生素为主，疗程通常为 4～6 周，并可配合使用α受体阻滞剂、非甾体抗炎药、M-受体阻滞剂和植物类药物以改善症状。

对于ⅢA 型前列腺炎，可先口服抗生素 2～4 周，然后根据其症状改善的情况决定是否继续应用抗生素治疗。同时配合使用α受体阻滞剂、非甾体抗炎药、M-受体阻滞剂和植物类药物以改善症状。

对于ⅢB 型前列腺炎，可使用α受体阻滞剂、非甾体抗炎药、M-受体阻滞剂和植物类药物对症治疗。

对于Ⅳ型前列腺炎，一般无须治疗。

五、本病研究的最新进展

本病研究的进展主要集中在对Ⅲ型前列腺炎发病机制方面的探索。最近有研究发现，机体内雌激素和雄激素失衡在该病的发生发展中扮演了重要角色。动物实验发现，应用雌二醇干预可诱导大鼠发生Ⅲ型前列腺炎，并伴有血中多种炎症性细胞因子水平的升高。而雄激素能够呈剂量依赖性降低模型大鼠血清炎症性细胞因子的水平。

第七节　膀　胱　癌

膀胱癌（bladder cancer）泛指各种源于膀胱的恶性肿瘤，是我国泌尿外科最常见的肿瘤之一，其发病率及死亡率均列我国泌尿生殖系肿瘤的首位。流行病学资料显示，我国膀胱癌的发病率为 6.61/10 万人，男性高于女性，男、女比例为 3∶1。90%以上的膀胱癌均为移行上皮癌，此外还有鳞癌、腺癌等。膀胱癌发病的危险因素主要包括基因的改变，长期接触芳香胺类化学物质和吸烟等。

一、病　因

1. 基因的改变　一些基因的改变或功能的异常在膀胱癌发病中扮演着重要的角色。这些改变包括癌基因的激活，抑癌基因的缺失或失效，编码生长因子或其受体基因的扩增与过度表达。已经证实与膀胱癌发病有关的癌基因主要是 *RAS* 基因，缺失或失效的抑癌基因则包括 *TP53* 基因、*RB* 基因和调节因子 P15、P16、P19、P21、P27 等。

2. 职业暴露　一些职业因为需要长期接触某些化学物质，从而增加了膀胱癌发病风险。这些职业包括油漆工、汽车工、皮革工、干洗工、造纸工等，而危险的化学物质主要是来自于染料、油漆、墨水和人造皮革中所含的芳香胺类物质。

3. 生活方式　某些生活方式已经被证实对膀胱癌的发病有促进作用。其中，最主要的就是吸烟。

有研究发现，吸烟者发生膀胱癌的风险是不吸烟者的4倍，这种风险与吸烟的数量、时间和吸入量密切相关。此外，咖啡和人工甜味剂的过量摄入也可能会增加膀胱癌的发病风险。

4. 药物滥用 某些药物的长期应用可能会诱发膀胱癌。已有研究证实，长期大量使用（10年内5～15kg）含有非那西汀成分的镇痛药会显著增加膀胱癌的发病风险。此外，接受环磷酰胺治疗的患者发生膀胱癌的概率是正常人的9倍。

5. 其他因素 对于膀胱结石和长期留置导尿管的患者，由于异物的反复刺激，会增加膀胱鳞癌的发病风险。此外，接受过盆腔放疗或受到核污染的患者也是膀胱癌的高发人群，主要是与射线所导致的*TP53*基因突变有关。

二、临床表现

（一）症状

1. 血尿 是膀胱癌的最常见症状，其特征为间歇性、全程、无痛性血尿。血尿包括肉眼血尿与镜下血尿，但以肉眼血尿更为常见。需要注意的是，血尿出现的时间及出血量与肿瘤的大小、数量、分期及恶性程度并不成正比。

2. 下尿路症状 部分患者可出现膀胱刺激征，表现为尿急、尿频、尿痛，早期出现此症状者约占10%，晚期可达40%，常与膀胱原位癌或肌层浸润性膀胱癌有关。此外，一些患者会表现为排尿困难，多由于肿瘤位于膀胱颈部或膀胱内血块及脱落的肿瘤坏死组织阻塞膀胱出口所致。

3. 其他症状 晚期膀胱癌患者可因输尿管梗阻出现腰胁部疼痛、下肢水肿，肿瘤转移者还可表现为骨痛、消瘦、恶病质等。

（二）体征

非肌层浸润性膀胱癌（既往称之为浅表性膀胱癌）患者常无明显体征，肌层浸润性膀胱癌的部分患者可在麻醉下通过经腹壁、直肠或阴道双合诊发现膀胱肿块。有些患者还可在常规体检时触及盆腔包块，多预示着局部进展性肿瘤。

（三）主要实验室及辅助检查

1. 尿细胞学及肿瘤标志物检查 尿细胞学检查不仅可以用于膀胱癌的诊断，还可作为术后随访的重要依据。尿细胞学阳性并非特指患者患有膀胱癌，而是意味着尿路的某个部位，包括肾盏、肾盂、输尿管、膀胱和尿道，可能存在尿路上皮癌。该项检查的敏感性与癌细胞恶性分级密切相关，因此尿细胞学阴性并不能排除低级别尿路上皮癌存在的可能。另外，尿细胞学的敏感性还与尿液标本有关，因此在检查时应尽量留取新鲜尿液，但晨起第一次尿由于细胞溶解比率高而不适合进行尿细胞学的检查。尿膀胱癌标志物对膀胱癌有辅助诊断作用，已用于临床的标志物包括BTAstat、BTAtrak、核基质蛋白22、纤维蛋白降解产物、免疫细胞化学检测（Immunocytochemistry）和荧光原位杂交技术（fluorescence in situ hybridization，FISH）等。其中，荧光原位杂交技术被证实具有较高的敏感性和特异性。

2. 超声检查 不仅可以了解膀胱肿瘤的大小、数目、位置和浸润深度，还可以同时检查肾、输尿管和腹部其他脏器，明确是否存在转移或继发的上尿路梗阻。针对膀胱的检查当前主要有三种途径，分别是经腹、经直肠和经尿道超声。其中，经腹部超声对膀胱癌诊断的敏感性为63%～98%，特异性为99%；经直肠超声能够更清晰地显示膀胱三角区和膀胱颈，更适合对这些部位的肿瘤进行诊断分期；经尿道膀胱内超声需要特殊的超声探头，且需要在麻醉下进行，但其影像清晰，对肿

瘤分期具有较高准确性。

3. 尿路平片与排泄性尿路造影 此两项检查一直被作为膀胱癌患者的常规检查，以明确是否同时合并有上尿路肿瘤。但近来有研究发现其对并存的上尿路肿瘤的诊断阳性率仅为 67%，当前有被 CT 泌尿系成像（CTU）所取代的趋势。

4. CT 随着分辨率的提高，当前多层螺旋 CT 最小能够检出 1～5mm 的肿瘤，并且能够显示肿瘤的浸润范围。但是 CT 在对膀胱癌的诊断分期方面仍然存在有一定的不足，并不能准确区分非肌层浸润膀胱癌（T_a、T_1）和 T_2 期膀胱癌。另外，对于既往有肿瘤手术史的患者可能会因局部炎症反应造成分期过高的情况。值得注意的是，对于因继发梗阻造成肾功能不全的膀胱癌患者应尽量避免行增强 CT 扫描，以免发生造影剂肾病，加重肾功能损害。

5. MRI 除能清晰显示肿瘤外，MRI 还能够有助于判断肿瘤是否存在肌层浸润，其准确率高达 85%。此外，MRI 在对膀胱癌的分期方面优于 CT，两者的准确度分别为 78%～90%和 67%～85%。

6. 膀胱镜检查 及镜下活检对诊断膀胱癌具有极其重要的价值。该项检查可以在直视下了解膀胱内肿瘤的大小、位置、数目、形态，以及与输尿管口和膀胱颈的关系，同时可以对肿瘤和可疑病变进行活检以明确病理诊断，为手术治疗提供有价值的信息。此外，对于怀疑合并有上尿路肿瘤者，还可以在膀胱镜下对输尿管插管行逆行尿路造影检查。

三、诊　　断

结合典型的临床症状、尿细胞学及相关影像学检查结果，对于膀胱癌诊断并不困难。但在诊断时，应尽可能地对膀胱癌进行临床分期与组织学分级，因为分期是判断膀胱癌预后的重要指标，而通过分级则能够了解肿瘤的侵袭行为，对预测复发有重要价值。膀胱癌的分期当前普遍采用国际抗癌联盟（Union for International Cancer Control，UICC）的 TNM 分期法（2009 年第 7 版）（表 7-7-1）。膀胱癌可分为非肌层浸润性膀胱癌（T_{is}、T_a、T_1）和肌层浸润性膀胱癌（T_2 及以上）。原位癌（T_{is}）虽然属于非肌层浸润性膀胱癌，但其分化较差，向肌层浸润性进展的概率较高，属于高度恶性的肿瘤。因此，应将原位癌与 T_a、T_1 期膀胱癌加以区别。膀胱癌的组织学分级主要依赖于对活检标本的病理诊断，传统上根据癌细胞的分化程度分为高分化、中分化和低分化 3 级，分别用 Grade 1、Grade 2、Grade 3 表示。在 2004 年 WHO 更新了分级法，将膀胱癌分为低度恶性潜能尿路上皮乳头状肿瘤、低分级和高分级尿路上皮癌。当前，两种分级方法均在临床中使用。

表 7-7-1 膀胱癌 TNM 分期

T（原发肿瘤）		T_{4a}	肿瘤侵犯前列腺、精囊、子宫或阴道
T_x	原发肿瘤无法评估	T_{4b}	肿瘤侵犯盆壁或腹壁
T_0	无原发肿瘤证据	N（区域淋巴结）	
T_a	非浸润性乳头状癌	N_x	区域淋巴结无法评估
T_{is}	原位癌（又称“扁平癌”）	N_0	无区域淋巴结转移
T_1	肿瘤侵入上皮下结缔组织	N_1	真骨盆区（髂内、闭孔、髂外、骶前）单个淋巴结转移
T_2	肿瘤侵犯肌层		
T_{2a}	肿瘤侵犯浅肌层（内 1/2）	N_2	真骨盆区（髂内、闭孔、髂外、骶前）多个淋巴结转移
T_{2b}	肿瘤侵犯深肌层（外 1/2）		
T_3	肿瘤侵犯膀胱周围组织	N_3	髂总淋巴结转移
T_{3a}	显微镜下发现肿瘤侵犯膀胱周围组织	M（远处转移）	
T_{3b}	肉眼可见肿瘤侵犯膀胱周围组织（膀胱外肿块）	M_x	远处转移无法评估
T_4	肿瘤侵犯以下任一器官或组织，如前列腺、精囊、子宫、阴道、盆壁和腹壁	M_0	无远处转移
		M_1	远处转移

血尿是膀胱癌最主要的临床症状，而某些疾病同样会出现血尿，故而在进行诊断时，需与这些疾病相鉴别。

1. 上尿路肿瘤 肾盂、肾盏和输尿管肿瘤也会表现为全程无痛性血尿，但因经过了输尿管的塑形，故而血尿中常可见条形或蚯蚓状血块。此外，上尿路肿瘤通常不伴有膀胱刺激征，影像学可发现上尿路肿瘤的证据。

2. 上尿路结石 也可表现为血尿，但结石引起的血尿常以镜下血尿为主，且多伴有腰腹部疼痛症状。尿细胞学及肿瘤标志物均表现为阴性，影像学可发现结石的证据。

3. 泌尿系结核 同样可表现为血尿，并伴有膀胱刺激征，但其常合并低热、盗汗、乏力、消瘦等症状，结核菌素试验呈阳性结果，尿沉渣镜检或培养可发现抗酸杆菌。

4. 放射性膀胱炎 亦可表现为无痛性血尿，但患者均具有明确的放疗病史，血尿多在放疗后 2 年内出现，也有病史长达 20～30 年者。膀胱镜检查常发现膀胱内黏膜充血，广泛的出血点。

5. 前列腺癌 侵及膀胱可出现全程无痛性血尿，但患者常有明确排尿困难病史，伴有血清前列腺特异性抗原水平升高，超声、CT 和 MRI 检查可于前列腺内发现异常病灶。

四、防　治

1. 外科手术 是膀胱癌的主要治疗方法，对于非肌层浸润性膀胱癌首选经尿道膀胱肿瘤电切术（TUR-BT），亦可采用经尿道激光手术。值得注意的是，膀胱原位癌虽然属于非肌层浸润性膀胱癌，但其分化差，属于高度恶性肿瘤，进展为肌层浸润性肿瘤的机会明显高于 T_a、T_1 期膀胱癌，故在行经尿道手术治疗后需要积极辅助膀胱灌注治疗，并严密随访，如发现肿瘤进展则及时行根治性膀胱切除术。对于肌层浸润性膀胱癌，如肿瘤分期在 T_2～T_{4a}，未发现远处转移，则首选根治性膀胱切除术。该手术可分为开放手术和腹腔镜手术两种，因腹腔镜手术具有失血量少，术后疼痛轻、恢复快等优点，已逐渐替代开放手术成为肌层浸润性膀胱癌的主流手术方式。对于接受根治性膀胱切除术的患者，同时需要行尿流改道手术，常用的手术方式包括原位新膀胱、回肠通道术和输尿管皮肤造口术。对于肌层浸润性膀胱癌但身体条件不能耐受根治性膀胱切除术的患者，可采用经尿道膀胱肿瘤电切术配合放、化疗综合治疗，并严密随访。

2. 膀胱灌注治疗 通常作为经尿道膀胱肿瘤电切术或激光手术后的辅助治疗，有助于降低膀胱癌的复发，主要包括膀胱灌注化疗和膀胱灌注免疫治疗。前者常用药物包括吡柔比星、表柔比星、羟喜树碱、丝裂霉素、吉西他滨等；后者主要使用卡介苗。

3. 放射治疗 对于肌层浸润性膀胱癌全身条件不能耐受根治性膀胱切除手术，或肿瘤已无法根治性切除时，可选用放射治疗或联合化疗控制病情。对于部分患者已行根治性膀胱切除手术，但仍存在残存肿瘤亦可辅以放射治疗。膀胱癌的放疗可分为根治性放疗、辅助性放疗和姑息性放疗。根治性放疗的剂量通常为 60～66Gy，在 7 周内完成，其治疗后 5 年肿瘤特异生存率为 35%～40%。辅助性放疗剂量通常为 50Gy，在 5 周内完成。姑息性放疗一般采用短程放疗，可采用 3 天或 10 天疗程，放疗剂量在 21～35Gy。

4. 化疗 是肌层浸润性膀胱癌在根治性膀胱切除术之外重要的辅助治疗手段，主要的化疗方式包括新辅助化疗和辅助化疗。前者在根治性膀胱切除手术前进行，能够使患者术后 5 年生存率提高 5%。后者则适用于术后病理分期为 T_3～T_4，以及存在淋巴结转移的患者。目前的化疗多采用以铂类药物为主的联合化疗方案。

五、本病研究的最新进展

本病研究的最新进展主要集中在降低非肌层浸润性膀胱癌术后复发方面，术后灌注治疗是预防膀胱癌术后复发的重要治疗手段，但仍有近半数的患者会出现肿瘤复发或进展，主要原因是由于膀胱癌对灌注药物产生耐药所致，主要的耐药机制包括药物外排、上皮-间质转化、细胞自噬、微 RNA 调节和基因表观遗传学修饰等。对这些耐药途径的相关信号通路的干预是未来研究的重点，具有广阔的前景。

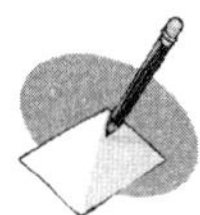

思考题

1. 不同类型的前列腺炎在临床症状和实验室检查方面有何差异？
2. 如何针对不同类型的前列腺炎选择适当的治疗方案？
3. 肾结石和输尿管结石在临床表现方面有何异同？
4. 慢性肾小球肾炎的治疗原则与急性肾小球肾炎有何不同？

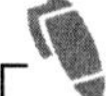

病例分析

1. 患者，女，27 岁，患者 1 天前无明显原因及诱因地出现尿频、尿急、尿痛，伴有肉眼血尿，感恶心，无呕吐，无发热及腰痛，无关节疼痛，在外未做任何治疗，今来诊。门诊查尿常规示：酮体（－），潜血（2+），蛋白（3+）；镜检：RBC 3～5 个/HP，WBC 15～25 个/HP；血常规示：WBC 16.3×10^9，N 95%；查体：青年女性，发育正常，营养中等，神志清，精神可，自主体位，查体合作。双肾区叩痛，余查体无异常。

问题：本病的初步诊断是什么？

2. 患者，男，20 岁，患者于 10 天前无明显原因及诱因出现面部及眼睑水肿，当时伴腹痛、腹泻，为黄色稀便，4～5 次/日，无发热、头痛，无恶心、呕吐，无尿频、尿急、尿痛，在当地诊所查尿常规示：蛋白（2+），未予处理，为求进一步诊治到某市医院就诊，门诊查尿常规示：尿胆原（+），胆红素（+），潜血（+），蛋白（3+），24 小时尿蛋白定量 3.8g/24 小时；血常规示：WBC 8.8×10^9/L，N 77.7%，血红蛋白 150g/L；血生化：肾功能正常，血脂升高，白蛋白 29g/L；查体：T 36.5℃，P 80 次/分，R 17 次/分，BP 110/90mmHg，青年男性，发育正常，营养中等，神志清，精神可，自主体位，查体合作。双下肢轻度水肿。余查体无异常。

思考题：（1）该患者初步诊断是什么？

（2）应如何治疗？

3. 患者，男，9 岁，患者于 18 小时前无明显原因及诱因出现肉眼血尿，为洗肉水样，无尿频、尿急、尿痛，无腰痛，无发热、头痛，无恶心、呕吐，无腹痛、腹泻，为求进一步诊治来我院。患者自本次发病以来，饮食睡眠可，大便正常。体重无明显增减。2 周前曾患上呼吸道感染。否认有急慢性传染病史及密切接触史；无药物、食物过敏史；无重大手术、外伤史；无输血史。预防接种史随当地。体格检查：T 36.8℃，P 78 次/分，R 18 次/分，BP 100/70mmHg，少儿男性，发育正常，营养中等，神志清，精神好，自主体位，查体合作。咽部充血，双侧扁桃体Ⅱ°肿大，余查体无异常。辅助检查：肾功能正常。尿常规：潜血（3+），蛋白（1+），抗“0”效价 1∶600。

问题：（1）本病可能的诊断是什么？

（2）还需做哪些化验检查？

（庞　然）

第八章　血液与造血系统疾病

血液系统由血液和造血器官组成。血液由血浆及悬浮在其中的血细胞（红细胞、白细胞及血小板）组成。出生后主要造血器官是骨髓、胸腺、脾和淋巴结。

血液系统疾病可以是原发性的（如白血病、淋巴瘤等），或各种因素对造血系统产生损害和不良反应，造成血液和骨髓成分出现明显改变的疾病。分类如下：①红细胞疾病，如各类贫血和红细胞增多症等。②白细胞疾病，量的减少，有白细胞减少症或粒细胞缺乏症。量的增多，大多是感染、过敏反应、癌肿等引起。质的改变，有血液恶性肿瘤如白血病、淋巴瘤等。③出血性疾病，如过敏性紫癜、血小板减少性紫癜等。

第一节　红细胞系统疾病

红细胞疾病临床上分为贫血和红细胞增多症两大类。贫血（anemia）是指患者外周血的血红蛋白浓度、红细胞计数及血细胞比容减少，低于相应的年龄组、性别组和海拔高度组下限的一种常见的临床综合征。临床上常以血红蛋白（Hb）浓度来确定贫血的存在。我国血液病学家认为在我国海平面地区，成年男性 Hb＜120g/L，RBC＜4.0×10^{12}/L，Hct＜0.42；成年女性（非妊娠）Hb＜110g/L，RBC＜3.5×10^{12}/L，Hct＜0.37；孕妇 Hb＜100g/L，Hct＜0.30 即为贫血。

1972 年 WHO 制订的诊断标准认为在海平面地区 Hb 低于下述水平诊断为贫血：6 个月到＜6 岁儿童 110g/L，6～14 岁儿童 120g/L，成年男性 130g/L，成年女性 120g/L，孕妇 110g/L。应注意血容量的影响，在妊娠、低蛋白血症、充血性心力衰竭、脾大及巨球蛋白血症时，血浆容量增加，此时即使红细胞容量是正常的，但因血液被稀释，血红蛋白浓度降低，容易被误诊为贫血；在脱水或失血等循环血容量减少时，由于血液浓缩，即使红细胞容量偏低，但因血红蛋白浓度增高，贫血容易漏诊。

一、缺铁性贫血

铁缺乏症包括开始时体内储铁耗尽，继之缺铁性红细胞生成，最终引起缺铁性贫血（iron deficiency anemia，IDA）。

IDA 是指因铁的需要量增加和（或）铁的吸收减少所致机体储存铁减少或耗竭，影响血红蛋白合成所引起的一种小细胞低色素性贫血。IDA 是临床上最常见的一种贫血，多见于育龄妇女、婴幼儿及儿童。

（一）病因和发病机制

1. 铁代谢　人体内铁，其一为功能状态铁，包括血红蛋白铁（占体内铁 67%）、肌红蛋白铁（占体内铁 15%）、转铁蛋白铁（3～4mg）及乳铁蛋白、酶和辅因子结合的铁；其二为储存铁（男性 1000mg，女性 300～400mg），包括铁蛋白和含铁血黄素。

铁总量在正常成年男性中为 50～55mg/kg，女性为 35～40mg/kg。正常人每天造血需 20～25mg

铁，主要来自衰老破坏的红细胞。正常人维持体内铁平衡需每天从食物摄铁 1～1.5mg，孕妇、乳妇 2～4mg。动物食品铁吸收率高（可达 20%），植物食品铁吸收率低（1%～7%）。铁吸收部位主要在十二指肠及空肠上段。食物铁状态（三价、二价铁）、胃肠功能（酸碱度等）、体内铁储量、骨髓造血状态及某些药物（如维生素 C）均会影响铁吸收。吸收入血的二价铁经铜蓝蛋白氧化成三价铁，与转铁蛋白结合后转运到组织或通过幼红细胞膜转铁蛋白受体胞饮入细胞内，再与转铁蛋白分离并还原成二价铁，参与形成血红蛋白。多余的铁以铁蛋白和含铁血黄素形式储存于肝、脾、骨髓等器官的单核巨噬细胞系统。人体每天排铁不超过 1mg，主要通过肠黏膜脱落细胞随粪便排出，少量通过尿、汗液，哺乳妇女还通过乳汁。

2. 病因和发病机制　正常情况下，机体内铁的吸收和排泄保持动态平衡，以下原因长期存在可造成机体缺铁。

（1）摄入不足多见于婴幼儿、青少年、妊娠和哺乳期妇女。婴幼儿需铁量较大，若不补充蛋类、肉类等含铁量较高的辅食，易造成缺铁。青少年偏食易缺铁。女性月经过多、妊娠或哺乳，需铁量增加，若不补充高铁食物，易造成 IDA。

（2）吸收障碍胃大部切除术后，胃酸分泌不足且食物快速进入空肠，绕过铁的主要吸收部位（十二指肠），使铁吸收减少。此外，多种原因造成的胃肠道功能紊乱，如长期不明原因腹泻、慢性肠炎、克罗恩病等均可因铁吸收障碍而发生 IDA。转运障碍（无转铁蛋白血症、肝病）也是引起 IDA 的少见病因。

（3）丢失过多见于各种失血，如慢性胃肠道失血、食管裂孔疝、食管或胃底静脉曲张破裂、胃十二指肠溃疡、消化道息肉、肿瘤、寄生虫感染和痔疮等；咯血和肺泡出血，如肺含铁血黄素沉着症、肺出血肾炎综合征、肺结核、支气管扩张和肺癌等；月经过多，如宫内放置节育环、子宫肌瘤及月经失调等；血红蛋白尿，如阵发性睡眠性血红蛋白尿、冷抗体形自身免疫性溶血、人工心脏瓣膜、行军性血红蛋白尿等；其他如反复血液透析、多次献血等。

（二）临床表现

1. 症状

（1）贫血表现：常见乏力、易倦、头昏、头痛、耳鸣、心悸、气促、纳差等；伴苍白、心率增快。

（2）组织缺铁表现：精神行为异常，如烦躁、易怒、注意力不集中、异食癖；体力、耐力下降；易感染；儿童生长发育迟缓、智力低下；口腔炎、舌炎、舌乳头萎缩、口角炎、缺铁性吞咽困难（称 Plummer-Vinson 征）；毛发干枯、脱落；皮肤干燥、皱缩；指（趾）甲缺乏光泽、脆薄易裂，重者指（趾）甲变平，甚至凹下呈勺状（匙状甲）。

（3）缺铁原发病表现：如消化性溃疡、肿瘤或痔疮导致的黑粪、血便或腹部不适，肠道寄生虫感染导致的腹痛或大便性状改变，妇女月经过多，肿瘤性疾病的消瘦，血管内溶血的血红蛋白尿等。

2. 实验室检查

（1）血象：呈小细胞低色素性贫血。平均红细胞体积（MCV）低于 80fl，平均红细胞血红蛋白量（MCH）小于 27pg，平均红细胞血红蛋白浓度（MCHC）小于 32%。血片中可见红细胞体积小、中央淡染区扩大。网织红细胞计数正常或轻度增高。白细胞和血小板计数正常或减低。

（2）骨髓象增生活跃或明显活跃：以红系增生为主，粒系、巨核系无明显异常；红系中以中、晚幼红细胞为主，其体积小、核染色质致密、胞质少偏蓝色、边缘不整齐，血红蛋白形成不良，呈“核老浆幼”现象。

（3）铁代谢：血清铁低于 8.95μmol/L，总铁结合力升高，大于 64.44μmol/L；转铁蛋白饱和度降低，小于 15%，血清可溶性转铁蛋白受体浓度超过 8mg/L。血清铁蛋白低于 12μg/L。骨髓涂片用亚铁氰化钾染色（普鲁士蓝反应）后，在骨髓小粒中无深蓝色的含铁血黄素颗粒；幼红细胞内铁小粒减少或消失，铁粒幼红细胞少于15%。

（4）红细胞内卟啉代谢：红细胞内游离原卟啉 FEP＞0.9μmol/L（全血），锌原卟啉 ZPP＞0.96μmol/L（全血），FEP/Hb＞4.5μg/gHb。

（三）诊断与鉴别诊断

1. 诊断 IDA诊断包括以下三个方面。

（1）贫血为小细胞低色素性：男性 Hb＜120g/L，女性 Hb＜110g/L，孕妇 Hb＜100g/L；MCV＜80fl，MCH＜27pg，MCHC＜32%。

（2）有缺铁的依据：符合储铁耗尽或缺铁性红细胞生成的诊断。

储铁耗尽：符合下列任一条即可诊断。①血清铁蛋白＜12μg/L；②骨髓铁染色显示骨髓小粒可染铁消失，铁粒幼红细胞少于15%。

缺铁性红细胞生成：①符合储铁耗尽诊断标准；②血清铁低于8.95μmol/L，总铁结合力升高大于64.44μmol/L，转铁蛋白饱和度＜15%；③FEP/Hb＞4.5μg/gHb。

（3）存在铁缺乏的病因，铁剂治疗有效。

2. 鉴别诊断 小细胞低色素性贫血是IDA的形态学特征，但是，不是所有小细胞低色素性贫血都是IDA，因此应与下列小细胞性贫血相鉴别。

（1）铁粒幼细胞性贫血：血清铁蛋白浓度增高，骨髓小粒含铁血黄素颗粒增多，铁粒幼细胞增多，并出现环形铁粒幼细胞。血清铁和转铁蛋白饱和度增高，总铁结合力不低。

（2）珠蛋白生成障碍性贫血：血片中可见多量靶形红细胞，并有珠蛋白肽链合成数量异常的证据，如HbF和HbA_2增高，出现HbH包涵体等。血清铁蛋白、骨髓可染铁、血清铁和转铁蛋白饱和度不低且常增高。

（3）慢性病性贫血：血清铁蛋白和骨髓铁增多。血清铁、血清转铁蛋白饱和度、总铁结合力减低。

（四）治疗

1. 病因治疗 IDA的病因诊断是治疗IDA的前提，只有明确诊断后方有可能去除病因。如婴幼儿、青少年和妊娠妇女营养不足引起的IDA，应改善饮食；胃、十二指肠溃疡伴慢性失血或胃癌术后残胃癌所致的IDA，应多次检查大便潜血，做胃肠道X线或内镜检查，必要时手术根治。月经过多引起的IDA应调理月经；寄生虫感染者应驱虫治疗等。

2. 补铁治疗 首选口服铁剂，如琥珀酸亚铁0.1g，每日3次。餐后服用胃肠道反应小且易耐受。应注意，进食谷类、乳类和茶等会抑制铁剂的吸收，鱼、肉类、维生素C可加强铁剂的吸收。铁剂治疗在血红蛋白恢复正常后至少持续4～6个月，待铁蛋白正常后停药。若口服铁剂不能耐受或吸收障碍，可用右旋糖酐铁肌内注射，每次50mg，每日或隔日1次，缓慢注射，注意过敏反应。

3. 预防 对婴幼儿及时添加富含铁的食品，如蛋类、肝等；对青少年纠正偏食，定期查、治寄生虫感染；对孕妇、哺乳期妇女可补充铁剂；对月经期妇女应防治月经过多。做好肿瘤性疾病和慢性出血性疾病的人群防治。

4. 预后 单纯营养不足者，易恢复正常。继发于其他疾病者，取决于原发病能否根治。

二、巨幼细胞贫血

巨幼细胞贫血（megaloblastic anemia，MA）是由叶酸、维生素B_{12}（$VitB_{12}$）缺乏或某些药物影响核苷酸代谢导致细胞核发育障碍所致的贫血。

（一）病因和发病机制

1. 叶酸缺乏的原因及其发病机制

（1）发病机制：叶酸由蝶啶、对氨基苯甲酸及L-谷氨酸组成，属于维生素B族。人体不能合成叶酸，必须靠食物供给，主要在十二指肠及近端空肠吸收。食物中多聚谷氨酸型叶酸经肠黏膜细胞产生的解聚酶作用，转变为单谷氨酸或双谷氨酸型叶酸后进入小肠黏膜上皮细胞，再转变为有生理活性的 N_5 甲基四氢叶酸。四氢叶酸供应甲基参与胸苷酸合成酶催化一磷酸脱氧尿苷（dUMP）形成一磷酸脱氧胸苷（dTMP），dTMP形成三磷酸脱氧胸苷（dTTP）后参与DNA合成。由于叶酸缺乏，dTTP形成减少，DNA合成障碍。胞核发育滞后于胞质，形成巨幼变。骨髓中红系、粒系和巨核系细胞均可发生巨幼变，分化成熟异常，在骨髓中过早死亡，导致无效造血和全血细胞减少。DNA合成障碍也累及黏膜上皮组织，影响口腔和胃肠道功能。

（2）叶酸缺乏的原因：①摄入减少，主要原因是食物加工不当，如烹调时间过长或温度过高，破坏大量叶酸；其次是偏食，缺少富含叶酸的蔬菜、肉蛋类食物。②需要量增加，婴幼儿、青少年、妊娠和哺乳妇女需要量增加而未及时补充；甲状腺功能亢进症、慢性感染、肿瘤等消耗性疾病患者，叶酸的需要量也增加。③吸收障碍，腹泻、小肠炎症、肿瘤和手术及某些药物（抗癫痫药物、柳氮磺吡啶）、乙醇等影响叶酸的吸收。④利用障碍，抗核苷酸合成药物如甲氨蝶呤、甲氧苄啶、氨苯蝶啶、氨基蝶呤和乙胺嘧啶等均可干扰叶酸的利用；一些先天性酶缺陷可影响叶酸的利用。⑤叶酸排出增加，血液透析、酗酒可增加叶酸排出。

2. 维生素 B_{12} 缺乏的原因及其发病机制

（1）发病机制：VitB_{12} 在人体内以甲基钴胺素形式存在于血浆中，以腺苷钴胺素形式存于肝及其他组织。正常人每日需VitB_{12} 1μg，主要来源于动物肝、肾、肉、鱼、蛋及乳品类食品。VitB_{12} 缺乏导致甲硫氨酸合成酶催化高半胱氨酸转变为甲硫氨酸障碍，这一反应由四氢叶酸提供甲基。因此，四氢叶酸转化为甲基四氢叶酸障碍，继而引起 N_5，N_{10}-亚甲酰四氢叶酸合成减少。后者是dUMP形成dTTP的甲基供体，故dTTP合成和DNA合成障碍。胞核发育成熟障碍，滞后于胞质，导致核浆发育不平衡和巨幼细胞贫血。VitB_{12} 缺乏还可引起神经精神异常。其机制与L-甲基丙二酰-CoA变位酶和甲硫氨酸合成酶的催化反应发生障碍有关。前者催化反应障碍导致神经髓鞘合成障碍；后者催化反应障碍引起神经细胞甲基化反应受损，从而引起神经精神异常。

（2）维生素 B_{12} 缺乏的原因

1）摄入减少：完全素食者因摄入减少导致VitB_{12} 缺乏。

2）吸收障碍：这是VitB_{12} 缺乏最常见的原因，可见于内因子缺乏，如恶性贫血、胃切除、胃黏膜萎缩等；胃酸和胃蛋白酶缺乏；胰蛋白酶缺乏；肠道疾病；先天性内因子缺乏或VitB_{12} 吸收障碍；药物（对氨基水杨酸、新霉素、二甲双胍、秋水仙碱和苯乙双胍等）影响；肠道寄生虫（如阔节裂头绦虫病）或细菌大量繁殖可消耗VitB_{12}。

（3）利用障碍：先天性转钴胺素蛋白Ⅱ缺乏引起VitB_{12} 输送障碍；麻醉药氧化亚氮可将钴胺氧化而抑制甲硫氨酸合成酶。

（二）临床表现

1. 血液系统表现 起病缓慢，常有面色苍白、乏力、耐力下降、头昏、心悸等贫血症状。重者全血细胞减少，反复感染和出血。少数患者可出现轻度黄疸。

2. 消化系统表现 口腔黏膜、舌乳头萎缩，舌面呈“牛肉样舌”，可伴舌痛。胃肠道黏膜萎缩可引起食欲不振、恶心、腹胀、腹泻或便秘。

3. 神经系统表现和精神症状 因脊髓侧束和后束有亚急性联合变性，可出现对称性远端肢体麻木，深感觉障碍如振动感和运动感消失；共济失调或步态不稳；锥体束征阳性、肌张力增加、腱反射亢进。患者味觉、嗅觉降低、视力下降、黑矇征；重者可有大、小便失禁。叶酸缺乏者有易怒、妄想等精神症状。$VitB_{12}$缺乏者有抑郁、失眠、记忆力下降、谵妄、幻觉、妄想甚至精神错乱、人格变态等。

（三）实验室检查

1. 血象 呈大细胞性贫血，MCV、MCH 均增高，MCHC 正常。网织红细胞计数可正常。重者全血细胞减少。血片中可见红细胞大小不等、中央淡染区消失，有大椭圆形红细胞、点彩红细胞等；中性粒细胞核分叶过多（5 叶核占 5%以上或出现 6 叶以上的细胞核），亦可见巨杆状核粒细胞。

2. 骨髓象 增生活跃或明显活跃，骨髓铁染色常增多。造血细胞出现巨幼变：红系增生显著，胞体大，核大，核染色质疏松细致，胞质较胞核成熟，呈“核幼浆老”；粒系可见巨中、晚幼粒细胞，巨杆状核粒细胞，成熟粒细胞分叶过多；巨核细胞体积增大，分叶过多。

3. 血清维生素 B_{12}、叶酸及红细胞叶酸含量测定 血清 $VitB_{12}$缺乏，低于 74pmol/L（100ng/ml）。血清叶酸缺乏，低于 6.8nmol/L（3ng/ml），红细胞叶酸低于 227nmol/L（100ng/ml）。

4. 诊断性治疗 口服小剂量叶酸（0.1～0.2mg/d）或肌内注射维生素 B_{12}（每日 1～5μg/d 或一次性 100μg），连续 10 天，若 4～6 天后网织红细胞上升，考虑相应物质的缺乏。

5. 其他 ①胃酸降低、恶性贫血时内因子阻断抗体阳性；②$VitB_{12}$缺乏时伴尿高半胱氨酸 24 小时排泄量增加；③血清间接胆红素可稍增高。

（四）诊断

根据营养史或特殊用药史、贫血表现、消化道及神经系统症状、体征，结合特征性血象和骨髓象，血清 $VitB_{12}$及叶酸水平测定等可做出诊断。若无条件测血清 $VitB_{12}$和叶酸水平，可予诊断性治疗，叶酸或 $VitB_{12}$治疗一周左右网织红细胞上升者，应考虑叶酸或 $VitB_{12}$缺乏。

（五）治疗

1. 原发病的治疗 有原发病（如胃肠道疾病、自身免疫病等）的巨幼细胞贫血，应积极治疗原发病；用药后继发的巨幼细胞贫血，应酌情停药。

2. 补充缺乏的营养物质

（1）叶酸缺乏口服叶酸，每次 5～10mg，每日 2～3 次，用至贫血表现完全消失。若无原发病，不需维持治疗；如同时有 $VitB_{12}$缺乏，则需同时注射 $VitB_{12}$，否则可加重神经系统损伤。

（2）维生素 B_{12}缺乏肌内注射 $VitB_{12}$，每次 500μg，每周 2 次；无 $VitB_{12}$吸收障碍者可口服 $VitB_{12}$片剂 50μg，每日 1 次；若有神经系统表现，治疗维持半年到 1 年；恶性贫血患者，治疗维持终生。

3. 预防 纠正偏食及不良烹调习惯。对高危人群可予适当干预措施，如婴幼儿及时添加辅食；青少年和妊娠妇女多补充新鲜蔬菜，亦可口服小剂量叶酸或 $VitB_{12}$预防；应用干扰核苷酸合成药物治疗的患者，应同时补充叶酸和 $VitB_{12}$。

4. 预后 病因不同，疗程不一。多数患者预后良好。

三、再生障碍性贫血

再生障碍性贫血（aplastic anemia，AA，简称再障）通常指原发性骨髓造血功能衰竭综合征，病因不明。主要表现为骨髓造血功能低下、全血细胞减少和贫血、出血、感染。免疫抑制治疗有效。

根据患者的病情、血象、骨髓象及预后，可将再障分为急性再障和慢性再障两型。

（一）病因和发病机制

发病原因不明确，可能为：①病毒感染，特别是肝炎病毒、微小病毒 B19 等；②化学因素，氯霉素类抗生素、磺胺类药物及杀虫剂引起的再障与剂量关系不大，但与个人敏感有关。发病机制有以下三个方面。

1. 造血干祖细胞缺陷　包括量和质的异常。再障患者骨髓 $CD34^+$细胞较正常人明显减少，减少程度与病情相关。

2. 造血微环境异常　再障患者骨髓活检除发现造血细胞减少外，还有骨髓“脂肪化”、静脉窦壁水肿、出血、毛细血管坏死；部分骨髓基质细胞受损的再障患者造血干细胞移植不易成功。

3. 免疫异常　再障患者外周血及骨髓淋巴细胞比例增高，T 细胞亚群失衡，T 辅助细胞Ⅰ型（Th1）、$CD8^+T$ 抑制细胞、$CD25^+T$ 细胞和γδTCR^+T 细胞比例增高。T 细胞分泌的造血负调控因子（IFN-γ、TNF）明显增多，髓系细胞凋亡亢进。细胞毒性 T 细胞分泌穿孔素直接杀伤造血干细胞而使髓系造血功能衰竭。多数患者用免疫抑制治疗有效。

（二）临床表现

再障临床表现以进行性贫血、出血（皮肤、黏膜和内脏）和感染（以口腔、皮肤、肛周和肺部等处常见）为其特点，出血和感染是患者死亡的重要原因。肝、脾和淋巴结一般不肿大，临床上根据其病程及表现将再障分为急性再障和慢性再障两型。

1. 急性再障　起病急，进展迅速，病程短。贫血呈进行性，常伴有严重出血，出血部位广泛并常有内脏出血；半数以上病例起病时即有感染，严重者可发生败血症。此型又称为重型再障-Ⅰ型。

2. 慢性再障　起病缓慢，病程进展慢、较平稳，病程较长，一般在 4 年以上，有的可长达十余年。以贫血为主，出血和感染较轻，此型又称为轻型再障。如病情恶化，转为重型再障，称为重型再障-Ⅱ型。

（三）实验室检查

1. 血象　呈全血细胞减少。

2. 骨髓象　多部位骨髓增生减低，粒、红系及巨核细胞明显减少且形态大致正常，淋巴细胞、网状细胞及浆细胞等非造血细胞比例明显增高。骨髓小粒无造血细胞，呈空虚状，可见较多脂肪滴。骨髓活检显示造血组织均匀减少，脂肪组织增加。

3. 发病机制检查　$CD4^+$细胞∶$CD8^+$细胞比值减低，Th1∶Th2 型细胞比值增高，$CD8^+T$ 抑制细胞、$CD25^+T$ 细胞和γδ TCR^+T 细胞比例增高，血清 IFN-γ、TNF 水平增高；骨髓细胞染色体核型正常，骨髓铁染色示储铁增多，中性粒细胞碱性磷酸酶染色强阳性；溶血检查均阴性。

（四）诊断与鉴别诊断

1. 诊断标准　1987 年第四届全国再障学术会议确定我国现行再障的诊断标准如下：①全血细胞减少，网织红细胞绝对值减少；②一般无肝脾大；③骨髓至少 1 个部位增生减低或重度减低（如增生活跃，须有巨核细胞明显减少），骨髓小粒非造血细胞增多（有条件者应做骨髓活检等检查）；④能除外引起全血细胞减少的其他疾病，如阵发性睡眠性血红蛋白尿症、骨髓增生异常综合征中的难治性贫血、急性造血功能停滞、骨髓纤维化、急性白血病、恶性组织细胞病等；⑤一般抗贫血药物治疗无效。

2. 鉴别诊断　与其他全血细胞减少的疾病相鉴别。

（1）阵发性睡眠性血红蛋白尿：非典型阵发性睡眠性血红蛋白尿无血红蛋白尿发作，全血细胞减少，骨髓可增生减低，易误诊为再障。但对其随访检查，终能发现酸溶血试验、蛇毒因子溶血试验或微量补体溶血敏感试验阳性。流式细胞仪检测骨髓或外周血细胞膜上的 CD55、CD59 表达明显下降。

（2）骨髓增生异常综合征：低增生性骨髓增生异常综合征有全血细胞减少，易与再障混淆。但病态造血现象，早期髓系细胞相关抗原（CD13、CD33、CD34）表达增多，造血祖细胞培养集簇增多集落减少，染色体核型异常等有助于与再障鉴别。

（3）急性造血功能停滞：本病常在溶血性贫血或感染发热的患者中发生，全血细胞尤其是红细胞骤然下降，网织红细胞可降至零，骨髓三系减少，与重型再障相似。但骨髓涂片尾部可见巨大原始红细胞，病程呈自限性，约 1 个月后可自然恢复。

（4）急性白血病：白细胞减少和低增生性急性白血病因早期肝、脾、淋巴结不肿大，外周两系或三系血细胞减少，易与再障混淆。仔细观察血象及多部位骨髓，可发现原始粒、单或原始淋巴细胞明显增多，如能发现白血病的融合基因对鉴别帮助更大。

（五）治疗

1. 支持治疗 保护措施预防感染，注意饮食及环境卫生，重型再障需要保护性隔离；避免出血，防止外伤及剧烈活动；不用对骨髓有损伤作用和抑制血小板功能的药物；必要的心理护理。

2. 对症治疗

（1）纠正贫血：通常认为血红蛋白低于 60g/L，且患者对贫血耐受较差时，可输注红细胞，但应防止输血过多。

（2）控制出血：可用酚磺乙胺（止血敏）、氨基己酸（泌尿生殖系统出血患者禁用）。女性子宫出血可肌内注射丙酸睾酮。输浓缩血小板对血小板减少引起的严重出血有效。当血小板输注无效时，可输 HLA 配型相配的血小板。肝脏疾病如有凝血因子缺乏时应予纠正。

（3）控制感染：及时采用经验性广谱抗生素治疗，同时取感染部位的分泌物或尿、大便、血液等做细菌培养和药敏试验，药敏试验有结果后应换用敏感的抗生素。长期广谱抗生素治疗可诱发真菌感染和肠道菌群失调。真菌感染可用两性霉素 B 等抗真菌药物。

（4）护肝治疗：再障常合并肝功能损害，应酌情选用护肝药物。

3. 针对发病机制的治疗

（1）免疫抑制治疗

1）抗淋巴/胸腺细胞球蛋白（ALG/ATG）：用于重型再障。马 ALG10～15mg/（kg·d）连用 5 天或兔 ATG3～5mg/（kg·d）连用 5 天；用药前需做过敏试验，静脉滴注 ATG 不宜过快，每日剂量应维持点滴 12～16 小时，用药过程中用糖皮质激素防治过敏反应和血清病；可与环孢素（CsA）组成强化免疫抑制方案。

2）环孢素：6mg/（kg·d）左右，疗程一般长于 1 年。应参照患者的血药浓度、造血功能、T 细胞免疫恢复情况、药物不良反应（如肝、肾功能损害、牙龈增生及消化道反应）等调整用药剂量和疗程。

3）其他：CD3 单克隆抗体、吗替麦考酚酯（MMF，骁悉）、环磷酰胺、甲泼尼龙等治疗重型再障。

（2）促造血治疗

1）雄激素：①司坦唑醇（康力龙）2mg，每日 3 次；②十一酸睾酮（安雄）40～80mg，每日 3 次；③达那唑 0.2g，每日 3 次；④丙酸睾酮 100mg/d，肌内注射。应视药物的作用效果和不良反应，如男性化、肝功能损害等调整疗程及剂量。

2）造血生长因子：特别适用于重型再障。重组人粒系集落刺激因子，剂量为 5μg/（kg·d）；重组人红细胞生成素，常用 50～100U/（kg·d）。一般在免疫抑制治疗重型再障后使用，剂量可酌减，维持 3 个月以上为宜。

3）造血干细胞移植：对 40 岁以下、无感染及其他并发症、有合适供体的重型再障患者，可考虑造血干细胞移植。

4. 预防　加强劳动和生活环境保护。

5. 预后　如治疗得当，慢性再障患者多数可缓解甚至治愈，仅少数进展为重型再障。重型再障发病急、病情重、以往病死率极高（>90%）；近十年来，随着治疗方法的改进，重型再障的预后明显改善，但仍约 1/3 的患者死于感染和出血。

四、自身免疫性溶血性贫血

自身免疫性溶血性贫血（autoimmune hemolytic anemia，AIHA）系免疫识别功能紊乱，自身抗体吸附于红细胞表面而引起的一种溶血性贫血。根据致病抗体作用于红细胞时所需温度的不同，自身免疫性溶血性贫血分为温抗体形和冷抗体形两种。

（一）温抗体形自身免疫性溶血性贫血

抗体为 IgG 或 C3，少数为 IgM。37℃最活跃，为不完全抗体，吸附于红细胞的表面。致敏红细胞易被巨噬细胞所破坏，部分膜被破坏可形成球形红细胞。IgG 和 C3 抗体同时存在可引起比较严重的溶血。

原因不明的原发性自身免疫性溶血性贫血占 45%。继发性的病因：①感染，特别是病毒感染；②结缔组织病，如系统性红斑狼疮、类风湿关节炎、溃疡性结肠炎等；③淋巴增殖性疾病，如慢性淋巴细胞白血病、淋巴瘤、骨髓瘤等；④药物，如青霉素、头孢菌素、甲基多巴、氟达拉宾等。

1. 临床表现和诊断　急性型多发生于小儿伴病毒感染者，偶也见于成人。起病急骤，有寒战、高热、腰背痛、呕吐。严重时，有休克、昏迷。多数温抗体形自身免疫性溶血性贫血起病缓慢，成人多见，无性别差异，表现为虚弱及头昏。体征包括皮肤黏膜苍白，黄疸；轻中度脾大（50%），质较硬，无压痛；中度肝大（30%），肝质地硬但无压痛。贫血程度不一，系正常细胞贫血，外周血片可见球形细胞。1/3 的患者血片中可见数量不等的幼红细胞。网织红细胞增高，个别可高达 0.50。急性溶血阶段白细胞增多。10%～20%的患者合并免疫性血小板减少，称为 Evans 综合征；骨髓有核细胞增生，以幼红细胞增生为主。

直接法抗人球蛋白试验（Coombs 试验）是测定吸附在红细胞膜上的不完全抗体和补体较敏感的方法，是诊断自身免疫性溶血性贫血的重要依据。在生理盐水内，吸附不完全抗体或补体的致敏红细胞并无凝集，因为不完全抗体是单价的。加入完全、多价的抗人球蛋白抗体后，后者与不完全抗体 Fc 段相结合，起搭桥作用，可导致致敏红细胞相互凝集，即直接 Coombs 试验阳性。根据加入的抗人球蛋白不同，可鉴别使红细胞致敏的是 IgG 抗体还是 C3。间接抗人球蛋白试验则可测定血清中游离的 IgG 或 C3。

如有溶血性贫血，Coombs 试验阳性，近 4 个月内无输血或可疑药物服用史，冷凝集素效价正常，可以考虑温抗体形自身免疫性溶血性贫血的诊断。Coombs 试验阴性，但临床表现较符合，糖皮质激素或切脾有效，除外其他溶血性贫血（特别是遗传性球形细胞增多症），可诊断为 Coombs 试验阴性的自身免疫性溶血性贫血。排除各种继发性自身免疫性溶血性贫血的可能，无病因查到者诊断为原发性自身免疫性溶血性贫血。继发性自身免疫性溶血性贫血必须明确引起溶血的诱发疾病，可依据原发病的临床表现和有关实验室检查加以鉴别。

2. 治疗

（1）肾上腺糖皮质激素：泼尼松 1～1.5mg/（kg・d）分次口服。如治疗 3 周无效，则更换其他疗法。红细胞数恢复正常后，维持治疗剂量 1 个月。然后缓慢减量，小剂量泼尼松（5～10mg/d）

持续至少 6 个月。82%的患者可获早期全部或部分缓解，但仅有 13%～16%的患者在撤除糖皮质激素后能获长期缓解。作用机制：①抑制抗体产生；②减低抗体对红细胞膜上抗原的亲和力；③减少巨噬细胞上的 IgG 及 C3 受体，或抑制受体与红细胞相结合。大剂量免疫球蛋白静脉注射或血浆置换术也可取得一定疗效，但作用不持久。

（2）脾切除：脾是产生抗体的器官，又是致敏红细胞的主要破坏场所。温抗体形自身免疫性溶血性贫血切脾后，虽然红细胞仍被致敏，但抗体对红细胞寿命的影响却减小了，术后有效率为 60%。间接抗人球蛋白试验阴性或抗体为 IgG 型者，切脾疗效可能较好。术后复发病例再用糖皮质激素治疗，仍可有效。

（3）免疫抑制剂：使用指征为糖皮质激素和脾切除都不缓解者；脾切除有禁忌者；泼尼松量需 10mg/d 以上才能维持缓解者。常用达那唑、吗替麦考酚酯、利妥昔单抗（Rituximab，美罗华）、硫唑嘌呤、环磷酰胺等，可与激素同用。总疗程需半年左右。任何一种免疫抑制剂试用 4 周如疗效不佳，应改用其他制剂。疗程中须观察药物的不良反应。

（4）贫血较重者应输洗涤红细胞。

（5）继发性自身免疫性溶血性贫血积极寻找病因，治疗原发病。

（二）冷抗体形自身免疫性溶血性贫血

冷抗体主要是 IgM，是完全抗体，20℃时最活跃。

1. 冷凝集素综合征 常继发于支原体肺炎及传染性单核细胞增多症。遇冷后冷凝集素性 IgM 可直接在血循环发生红细胞凝集反应，导致血管内溶血。临床表现为耳、鼻尖、足趾、手指等部位发绀，受热后消失，伴贫血、血红蛋白尿等。血清中可测到高滴度的冷凝集素。

2. 阵发性冷性血红蛋白尿 患者另有一特殊冷抗体，称为 D-L 抗体（IgG），多继发于病毒或梅毒感染。患者遇冷可引起血红蛋白尿，伴发热、腹痛、腰背痛、恶心、呕吐等，反复发作者可有脾大、黄疸、含铁血黄素尿等。其冷热溶血试验（D-L 试验）阳性，即 20℃以下时冷抗体吸附于红细胞上并激活补体，当温度达 37℃时即发生溶血。

保暖是冷抗体形自身免疫性溶血性贫血最重要的治疗措施，输血时血制品应预热到 37℃后方可输入。激素疗效不佳，切脾无效，免疫抑制治疗是主要的治疗选择。血浆置换时，需用 5%的白蛋白作置换液，以避免血浆中的补体加剧溶血。

第二节 急性白血病

白血病（leukemia）是一类造血干细胞的恶性克隆性疾病。根据白血病细胞的成熟程度和自然病程，将白血病分为急性和慢性两大类。慢性白血病的细胞分化停滞在较晚的阶段，多为较成熟幼稚细胞和成熟细胞，病情发展缓慢，自然病程为数年。急性白血病（acute leukemia，AL）的细胞分化停滞在较早阶段，多为原始细胞及早期幼稚细胞，病情发展迅速，自然病程仅几个月。

急性白血病是造血干细胞的恶性克隆性疾病，发病时骨髓中异常的原始细胞及幼稚细胞（白血病细胞）大量增殖并抑制正常造血，广泛浸润肝、脾、淋巴结等各种脏器，表现为贫血、出血、感染和浸润等。根据 20 世纪 80 年代普查的资料，我国白血病的发病率为 2.76/10 万，急性白血病比慢性白血病多见约为 5.5∶1。

一、病因和发病机制

目前急性白血病发病的确切病因尚不完全清楚。

1. 生物因素　主要是病毒和免疫功能异常。成人 T 细胞白血病可由人类 T 淋巴细胞病毒Ⅰ型（human T-lymphotropic virus-Ⅰ，HTLV-Ⅰ）所致。部分免疫功能异常者，如某些自身免疫性疾病患者白血病危险度会增加。

2. 物理因素　包括 X 线、γ线等电离辐射。日本广岛及长崎受原子弹袭击后，幸存者中白血病发病率比未受照射的人群高 30 倍和 17 倍。研究表明，大面积和大剂量照射可使骨髓抑制及机体免疫力下降，DNA 突变、断裂和重组，导致白血病的发生。

3. 化学因素　多年接触苯及含有苯的有机溶剂与白血病发生有关。早年制鞋工人（接触含苯胶水）的发病率高于正常人群的 3～20 倍。抗肿瘤药物中烷化剂和拓扑异构酶Ⅱ抑制剂被公认为有致白血病的作用。

4. 遗传因素　家族性白血病约占白血病的 7/1000。单卵双生子，如果一个人发生白血病，另一个人的发病率为 1/5，比双卵双生者高 12 倍。

5. 其他血液病　某些血液病最终可能发展为白血病，如骨髓增生异常综合征、淋巴瘤、多发性骨髓瘤、阵发性睡眠性血红蛋白尿症等。

二、临 床 表 现

急性白血病临床上主要表现有出血、感染、贫血及肝、脾和淋巴结肿大等，其发病时的症状和体征包括面色苍白、疲乏、虚弱、心悸和劳力性呼吸困难。

发病急缓不一。急者可以是突然高热，也可以是严重的出血。缓慢者常为脸色苍白、皮肤紫癜，月经过多或拔牙后出血难止而就医时被发现。半数患者以发热为早期表现。可低热，亦可高达 39～40℃以上，伴有畏寒、出汗等。虽然白血病本身可以发热，但高热往往提示有继发感染。感染可发生在各个部位，以口腔炎、牙龈炎、咽峡炎最常见，严重时可致败血症。以出血为早期表现者近 40%。出血可发生在全身各部位，以皮肤瘀点、瘀斑、鼻出血、牙龈出血、月经过多为多见。部分患者因病程短，可无贫血。半数患者就诊时已有重度贫血。白血病细胞的浸润可引起相关器官系统的病变，如急性淋巴细胞性白血病常见肝、脾和淋巴结肿大。急性髓细胞性白血病尤其是 M_4 和 M_5，由于白血病细胞浸润可使牙龈增生、肿胀；皮肤可出现蓝灰色斑丘疹。眼部粒细胞白血病形成的粒细胞肉瘤或绿色瘤常累及骨膜，以眼眶部位最常见。

三、实验室检查

1. 血象　大多数患者白细胞增多，超过 $10\times10^9/L$ 以上者，称为“白细胞增多性白血病”。也有白细胞计数正常或减少，低者可<$1.0\times10^9/L$，称为“白细胞不增多性白血病”。血涂片分类检查可见数量不等的原始和幼稚细胞，但白细胞不增多型病例血片上很难找到原始细胞。患者常有不同程度的正常细胞性贫血，少数患者血片上红细胞大小不等，可找到幼红细胞。约 50%的患者血小板低于 $60\times10^9/L$，晚期血小板往往极度减少。

2. 骨髓象　是诊断急性白血病的主要依据。FAB 协作组提出原始细胞≥骨髓有核细胞的 30%为急性白血病的诊断标准，WHO 分类将骨髓原始细胞≥20%定为急性白血病的诊断标准。多数病例骨髓象有核细胞显著增生，以原始细胞为主，而较成熟中间阶段细胞缺如，并残留少量成熟粒细胞，形成所谓“裂孔”现象。Auer 小体仅见于急性髓细胞性白血病，有独立诊断意义。

此外对骨髓中的白血病细胞进行免疫学、遗传学及分子生物学的检查对 AL 的诊治具有重要意义。

四、分　型

AL 的正确分型对白血病的诊断、治疗与判断预后十分重要。1976 年法国（F）、美国（A）、英国（B）三国协作组（FAB 协作组）制定了急性白血病的分型及诊断标准，之后又进行了多次修改补充，此分型方案分型标准明确，被广泛采用。

（一）FAB 分类

FAB 分型标准见表 8-2-1。

表 8-2-1　急性白血病 FAB 分型

类型	分型依据
急性淋巴细胞白血病	
L_1	以小原淋巴细胞为主，胞体小而一致，胞质量极少，核形多规则，染色质呈较粗颗粒，核仁小而不清楚
L_2	以大原淋巴细胞为主，胞体大小不均，胞质量较多，核形不规则，常见凹陷或切迹，染色质颗粒较 L_1 型细致，易见核仁
L_3	以原淋巴细胞为主，胞质量较多染深蓝色，富含空泡，核形多规则，染色质呈细颗粒状，核仁明显
急性髓样白血病	
M_0	急性髓细胞白血病微分化型：原始细胞≥30%，无 T、B 淋巴系标记，至少表达一种髓系抗原，免疫细胞化学或电镜 MPO 阳性
M_1	急性粒细胞白血病未成熟型：骨髓中原粒细胞≥90%（非红系细胞），早幼粒细胞很少，中幼粒细胞以下阶段不见或罕见
M_2	急性粒细胞白血病部分分化型：骨髓中原始粒细胞占 30%～89%（非红系细胞），早幼粒细胞及以下阶段粒细胞＞10%，单核细胞＜20%
M_3	急性早幼粒细胞白血病：骨髓中异常早幼粒细胞≥30%（非红系细胞），胞质内有大量密集甚至融合的粗大颗粒，常有成束的棒状小体（Auer body）。M_{3v} 为变异型急性早幼粒细胞白血病，胞质内颗粒较小或无
M_4	急性粒单核细胞白血病：按粒系和单核细胞系形态不同，包括下列 4 种类型，即①M_{4a}，原始和早幼粒细胞增生为主，原、幼单核和单核细胞≥20%（非红系细胞）；②M_{4b}，原、幼稚单核细胞增生为主，原始和早幼粒细胞＞20%（非红系细胞）；③M_{4c}，原始粒细胞既具粒细胞系，又具单核细胞系形态特征者＞30%（非红系细胞）；④M_{4e}，除上述特点外，骨髓非红系细胞中嗜酸粒细胞＞5%，这些嗜酸粒细胞较异常，除有典型的嗜酸颗粒外，还有大的（不成熟）嗜碱颗粒
M_5	急性单核细胞白血病：根据细胞分化成熟程度分为两种亚型，即①M_{5a}（未分化型），骨髓中原始单核细胞≥80%（非红细胞系）；②M_{5b}（部分分化型），骨髓中原始和幼稚单核细胞（非红系细胞）＞30%，原单核细胞＜80%
M_6	急性红白血病：骨髓中红细胞系＞50%，且常有形态学异常，骨髓非红细胞系原粒细胞（或原始+幼稚单核细胞）Ⅰ+Ⅱ型＞30%；若血片中原粒细胞或原单核细胞＞5%，骨髓非红系细胞中原粒细胞或原始+幼稚单核细胞＞20%
M_7	急性巨核细胞白血病：骨髓中原巨核细胞≥30%，电镜下血小板过氧化酶（PPO）阳性，外周血中有原巨核（小巨核）细胞，血小板膜蛋白Ⅰb、Ⅱb/Ⅲa 或因子Ⅷ相关抗原（vWF）阳性

注：原始细胞，指不包括原始红细胞及小巨核细胞，原始细胞包括Ⅰ型和Ⅱ型，Ⅰ型为典型原始细胞，Ⅱ型胞质可出现少许细小嗜天青颗粒。核质比例稍低，其他同Ⅰ型原始细胞

我国 1980 年以 FAB 分型标准为模板，结合我国的特点制定了我国急性白血病的分型标准，于 1986 年天津会议又进行了修订，将 M_3 分为 M_{3a} 和 M_{3b}，将 M_4 分为 M_{4a}、M_{4b} 、M_{4c} 和 M_{4EO}，并将我国首次提出的亚急性粒细胞白血病列为急性粒细胞白血病部分分化型 M_{2b}。目前 M_{2b} 亚型已为国外一些学会接受和认可。

（二）MICM 分类

随着对白血病免疫学和细胞遗传学的长期研究工作的开展和分子生物学技术的发展，逐渐提出

将形态学（morphology）和细胞化学、免疫学（immunology）、细胞遗传学（cytogenetics）和分子生物学（molecular biology）结合起来，形成 MICM 分型。2001 年 WHO 推出髓系和淋巴肿瘤分类法，该分型应用 MICM 分型技术，结合患者临床特点进行分型，力求反映疾病本质，对治疗选择和预后判断有更大的指导意义，并于 2008 年、2016 年进行了修订。

1. 免疫学分型　白血病细胞的表面或胞质内有大量的蛋白抗原，而后者表达于特定系列的不同发育阶段，因此可以用单克隆抗体来检测这些抗原，从而有助于对急性白血病各亚型的诊断与鉴别。

急性淋巴细胞白血病（ALL）的免疫学分型：ALL 分为 T 细胞系（占 20%）和 B 细胞系（80%）两大型。T 细胞系分前 T-ALL 和 T-ALL 两个亚群。B 细胞系 ALL 一般分为 4 个亚型：前前 B-ALL、普通型 ALL、前 B-ALL、B-ALL。

急性髓样白血病（AML）的免疫学分型：①CD34 为造血干细胞标志，CD34 抗原表达与低分化形式的 AML 相关，在 M_0、M_1 和 M_{5a} 型中有较高表达率，而白血病细胞较成熟的亚群 M_{2b}、M_3 及 M_{5b} 则极少表达或不表达；②CD13、CD15 和 CD33 与分化程度相对较高的 AML 相关，50%的 M_3 可阳性；③CD14 与单核细胞白血病（M_4、M_5）相关；④骨髓过氧化酶（MPO）单抗为 AML 所特有，比 CD33、CD13 更敏感；⑤单抗 CD17 对髓系的特异性比 CD13 和 CD33 更好，且敏感性高；⑥抗血型糖蛋白 A 或 H 单抗和抗血小板 GPⅡb/Ⅲa（CD41a）、Ⅱb（CD41b）、Ⅱa（CD61）、Ⅰb（CD42b）的单抗是分别鉴别 M_6、M_7 的敏感而特异的单抗，但通常不表达 CD11b、CD14、CD15。研究这些抗原表达与判断临床疗效与预后有密切的关系，如 CD34 阳性的 AML 缓解率明显低于阴性的 AML，CD13 阳性的预后差，生存期短，AML 白血病细胞表达淋巴系相关抗原如 CD2、CD7、CD4 和 CD10，预后差。

2. 细胞遗传学　细胞遗传学的发展，特别是高分辨分带技术和分子生物学技术的应用，已发现多数急性白血病患者有特异的染色体异常（如异位、缺失、倒位），已发现 AML 核型异常检出率达 93%，大约 90%以上 ALL 可检出克隆性核型异常，其 66%为特异性染色体重排。

3. 分子生物学分型　白血病的基因改变、基因重排及融合基因的形成与白血病的发病机制、治疗及预后等关系极为密切，如 AML-M_3 型，90%以上患者可见到 t（15；17）（q22；q12）的染色体异常，17q 上的维 A 酸α受体和 15q 上的早幼粒细胞白血病基因发生易位，形成 PML-RARα融合基因，是其特异性分子标志，且对维 A 酸治疗效果显著。免疫球蛋白重链（IgH）基因重排可作为 B 系 ALL 的特异标志，TCR 基因重排或缺失见于 80%的 T 系 ALL。

WHO 造血髓系肿瘤分类见表 8-2-2。WHO 造血混合细胞肿瘤分类见表 8-2-3。WHO 造血淋巴细胞系肿瘤分类见表 8-2-4。

表 8-2-2　WHO 造血髓系肿瘤分类

骨髓增殖性肿瘤（MPN）	**骨髓增生异常综合征/骨髓增殖性肿瘤（MDS/MPN）**
慢性髓性白血病（CML），BCR-ABL+	慢性粒单细胞白血病（CMML）
慢性嗜中性粒细胞白血病（CNL）	不典型慢性髓性白血病（aCML），BCR-ABL
真性红细胞增多症（PV）	青少年粒单细胞白血病（JMML）
原发性骨髓纤维化（PMF）	伴环铁粒幼细胞及血小板增多的 MDS/MPN（MDS/MPN-RS-T）
原发性血小板增多症（ET）	MDS/MPN，不可分类
慢性嗜酸性粒细胞白血病（CEL），非特指型（NOS）	**骨髓增生异常综合征（MDS）**
骨髓增殖性肿瘤，未分类型	伴单系病态造血的 MDS
肥大细胞增多症	环铁粒细胞增多的 MDS
伴嗜酸粒细胞增多及 PDGFRA，PDGFRB，或 FGFR1，或 PCM1-JAK2 异常的髓系/淋巴系肿瘤	环铁粒细胞增多及单系病态造血的 MDS
伴 PDGFRA 重排的髓系/淋巴系肿瘤	环铁粒细胞增多及多系病态造血的 MDS
伴 PDGFRB 重排的髓系/淋巴系肿瘤	伴多系病态造血的 MDS
伴 PGFR1 重排的髓系/淋巴系肿瘤	原始细胞过多型 MDS
暂定分类：伴 PCM1-JAK2 的髓系/淋巴系肿瘤	伴孤立 del（5q）的 MDS
	MDS，未分类型
	待定：儿童难治性血液细胞减少

续表

伴遗传易感性的髓系肿瘤	AML 伴 inv（3）（q21.3q26.2）或 t（3；3）（q21.3；q26.2）；GATA，MECOM
无既往病史或器官发育异常者	AML（原始巨核细胞型）伴 t（1；22）（p13.3；q13.3）；RBM15-MKL
AML 伴遗传性 *CEBPA* 基因突变*	暂定型：AML 伴 BCR-ABL1
髓系肿瘤伴遗传性 *DDX41* 基因突变	AML 伴 *NPM1* 基因突变
既往有血小板疾病者*	AML 伴双 *CEBPA* 基因突变
髓系肿瘤伴遗传性 *RUNX1* 基因突变	暂定型：AML 伴 *RUNX1* 基因突变
髓系肿瘤伴遗传性 *ANKRD26* 基因突变	伴 MDS 相关改变的 AML
髓系肿瘤伴遗传性 *ETV6* 基因突变	治疗相关性髓系肿瘤
伴有其他器官功能异常	AML，NOS
髓系肿瘤伴遗传性 *GATA2* 基因突变	微分化型 AML
与遗传性骨髓衰竭综合征相关的髓系肿瘤（范科尼贫血）	未成熟型 AML
与端粒酶生物缺陷相关的髓系肿瘤（角化不良症）	成熟型 AML
与神经纤维瘤病、努南综合征（目前确定与 PTPN11、SOS1、RAF1、BRAF、KRAS、NRAS、SHOC2 和 CBL 突变有关，50%PTPN11 突变）或 Noonan 综合征样疾病相关的青少年慢性粒单核细胞白血病	急性粒单核细胞白血病
与唐氏综合征相关的髓系肿瘤	急性原始单核细胞/单核细胞白血病
急性髓性白血病（AML）及相关恶性肿瘤	纯红血病
伴重现性基因异常的 AML	急性巨核细胞白血病
AML 伴 t（8；21）（q22；q22.1）；RUNX1-RUNX1T1	急性嗜碱性粒细胞白血病
AML 伴 inv（16（p13.1q22）或 t（16；16）（p13.1；q22）；CBFB-MYH11	伴骨髓纤维化的全髓性白血病
急性早幼粒细胞白血病（APL）伴 PML-RARA	髓系肉瘤
AML 伴 t（9；11）（p21.3；q23.3）；MLL-KMT2A	唐氏综合征相关的髓系增殖
AML 伴 t（6；9）（p23；q34.1）；DEK-NUP214	一过性髓系增生异常
	唐氏综合征相关性髓系白血病

表 8-2-3　WHO 造血混合细胞肿瘤分类

急性混合细胞白血病（MPAL）	MPAL 伴 t（v；11q23.3）；MLL 重排
急性未分化型白血病	MPAL，B/髓系，NOS
MPAL 伴 t（9；22）（q34.1；q11.2）；BCR-ABL1	MPAL，T/髓系，NOS

表 8-2-4　WHO 造血淋巴细胞系肿瘤分类

B 淋巴母细胞白血病/淋巴瘤	脾边缘区淋巴瘤
B 淋巴母细胞白血病/淋巴瘤，NOS	多毛细胞白血病
伴重现性基因异常的 B 淋巴母细胞白血病/淋巴瘤	脾 B 细胞淋巴瘤/白血病，不能分类型
B 淋巴母细胞白血病/淋巴瘤伴 t（9；22）（q34.1；q11.2）；BCR-ABL1	脾弥漫性红髓小 B 细胞淋巴瘤
B 淋巴母细胞白血病/淋巴瘤伴 t（v；11q23.3）；KMT2A 重排	多毛细胞白血病变异型
B 淋巴母细胞白血病/淋巴瘤伴 t（12；21）（p13.2；q22.1）；ETV6-RUNX1	淋巴浆细胞淋巴瘤
B 淋巴母细胞白血病/淋巴瘤伴超二倍体染色体	Waldenstrom 巨球蛋白血症
B 淋巴母细胞白血病/淋巴瘤伴亚二倍体染色体	意义不明的单克隆丙种球蛋白病（MGUS），IgM 型
B 淋巴母细胞白血病/淋巴瘤伴 t（5；14）（q31.1；q32.3）IL3-IGH	μ重链病
B 淋巴母细胞白血病/淋巴瘤伴 t（1；19）（q23；p13.3）；TCF3-PBX1	γ重链病
暂定类：B 淋巴母细胞白血病/淋巴瘤，BCR-ABL1 样	α重链病
B 淋巴母细胞白血病/淋巴瘤伴 iAMP21	意义不明的单克隆丙种球蛋白病（MGUS），IgG/A 型
T 淋巴母细胞白血病/淋巴瘤	浆细胞骨髓瘤
暂定类：早期 T 前体细胞淋巴母细胞白血病	骨孤立性浆细胞瘤
NK 细胞淋巴母细胞白血病/淋巴瘤	骨外浆细胞瘤
成熟 B 细胞肿瘤	单克隆免疫球蛋白沉积病
慢性淋巴细胞白血病/小淋巴细胞淋巴瘤	结外边缘区黏膜相关淋巴组织淋巴瘤（MALT 淋巴瘤）
单克隆 B 细胞淋巴细胞增多症	结内边缘区淋巴瘤
B 细胞幼淋巴细胞白血病	儿童结内边缘区淋巴瘤
	滤泡性淋巴瘤
	原位滤泡肿瘤
	十二指肠型滤泡性淋巴瘤

续表

儿童型滤泡性淋巴瘤	皮下脂膜炎样 T 细胞淋巴瘤
大 B 细胞淋巴瘤伴 IRF4 重排	蕈样肉芽肿
原发性皮肤滤泡中心淋巴瘤	塞扎里综合征
套细胞淋巴瘤	原发性皮肤 $CD30^+$T 细胞淋巴增殖性疾病
原位套细胞肿瘤	淋巴瘤样丘疹病
弥漫性大 B 细胞淋巴瘤（DLBCL），NOS	原发性皮肤间变性大细胞淋巴瘤
生发中心 B 细胞型	原发性皮肤 gdT 细胞淋巴瘤
活化 B 细胞型	原发性皮肤 $CD8^+$侵袭性嗜表皮性细胞毒性 T 细胞淋巴瘤
富 T 细胞/组织细胞大 B 细胞淋巴瘤	原发性皮肤肢端 $CD8^+$ T 细胞淋巴瘤
原发性中枢神经系统 DLBCL	原发性皮肤 CD4+小/中等大小 T 细胞淋巴增殖性疾病
原发性皮肤 DLBCL，腿型	外周 T 细胞淋巴瘤，NOS
EBV+DLBCL，NOS	血管免疫母细胞 T 细胞淋巴瘤
EBV +黏膜皮肤溃疡	滤泡 T 细胞淋巴瘤
慢性炎症相关 DLBCL	结内外周 T 细胞淋巴瘤伴 TFH 表型
淋巴瘤样肉芽肿病	间变性大细胞淋巴瘤，ALK+
原发性纵隔（胸腺）大 B 细胞淋巴瘤	间变性大细胞淋巴瘤，ALK-
血管内大 B 细胞淋巴瘤	乳房植入物相关的间变性大细胞淋巴瘤
ALK+大 B 细胞淋巴瘤	**霍奇金淋巴瘤**
原始浆细胞淋巴瘤	结节性淋巴细胞为主型霍奇金淋巴瘤
原发性渗出性淋巴瘤	经典霍奇金淋巴瘤
HHV8+DLBCL，NOS	结节硬化型经典霍奇金淋巴瘤
Burkitt 淋巴瘤	富于淋巴细胞性经典霍奇金淋巴瘤
Burkitt 样淋巴瘤伴 11q 异常	混合细胞型经典霍奇金淋巴瘤
高度恶性 B 细胞淋巴瘤，伴 MYC 和 BCL2 和（或）BCL6 重排	淋巴细胞消减型经典霍奇金淋巴瘤
	移植后淋巴增殖性疾病（PTLD）
高度恶性 B 细胞淋巴瘤，NOS	浆细胞增生性 PTLD
B 细胞淋巴瘤，未分类型，有 DLBCL 与经典型霍奇金淋巴瘤之间的特征	传染性单核细胞增多症样 PTLD
	鲜红滤泡增生性 PTLD*
成熟 T 及 NK 细胞恶性肿瘤	多形性 PTLD
T 细胞幼淋巴细胞白血病	单形性 PTLD（B 和 T/ NK 细胞类型）
T 细胞大颗粒淋巴细胞白血病	经典霍奇金淋巴瘤 PTLD
NK 细胞慢性淋巴增殖性疾病	Erdheim-Chester 病
侵袭性 NK 细胞白血病	组织细胞和树突状细胞肿瘤
儿童系统性 EBV^+T 细胞淋巴瘤	组织细胞肉瘤
种痘水疱病样淋巴增殖性疾病	朗格汉斯细胞组织细胞增生症
成人 T 细胞白血病/淋巴瘤	朗格汉斯细胞肉瘤
结外 NK / T 细胞淋巴瘤，鼻型	不确定的树突细胞肿瘤
肠病相关 T 细胞淋巴瘤	指状树突细胞肉瘤
单形性嗜上皮性肠道 T 细胞淋巴瘤	滤泡树突细胞肉瘤
胃肠道惰性 T 细胞淋巴增殖性疾病	成纤维细胞网状细胞瘤
肝脾 T 细胞淋巴瘤	播散性幼年黄色肉芽肿

五、诊断和鉴别诊断

根据临床表现、血象和骨髓象特点，诊断白血病一般不难。但因白血病细胞类型、染色体改变、免疫表型和融合基因的不同，治疗方案及预后亦随之改变，故初诊患者应尽力获得全面 MICM 资料，以便评价预后，指导治疗，并应注意排除下述疾病。

1. 骨髓增生异常综合征　该病的 RAEB 及 RAEB-t 型除病态造血外，外周血中有原始和幼稚细胞，全血细胞减少和染色体异常，易与白血病相混淆。但骨髓中原始细胞小于 20%。WHO 分类法已将 RAEB-t（原始细胞 20%～30%）划为 AL。

2. 某些感染引起的白细胞异常　如传染性单核细胞增多症，血象中出现异形淋巴细胞，但形态与原始细胞不同，血清中嗜异性抗体效价逐步上升，病程短，可自愈。百日咳、传染性淋巴细胞增多症、风疹等病毒感染时，血象中淋巴细胞增多，但淋巴细胞形态正常，病程良性。骨髓原幼细胞不增多。

3. 巨幼细胞贫血 有时可与红白血病混淆。但前者骨髓中原始细胞不增多，幼红细胞 PAS 反应常为阴性，予以叶酸、VitB_{12}治疗有效。

4. 急性粒细胞缺乏症恢复期 在药物或某些感染引起的粒细胞缺乏症的恢复期，骨髓中原粒、幼粒细胞增多。但该症多有明确病因，血小板正常，原粒、幼粒细胞中无 Auer 小体及染色体异常。短期内骨髓成熟粒细胞恢复正常。

六、治　疗

（一）一般治疗

1. 紧急处理 高白细胞血症当血中白细胞＞100×10^9/L 时，就应紧急使用血细胞分离机，单采清除过高的白细胞（M_3型不首选），同时给予化疗和水化。

2. 防治感染 白血病患者常伴有粒细胞减少。粒细胞缺乏期间，患者宜住层流病房或消毒隔离病房。C-CSF 可缩短粒细胞缺乏期。发热应做细菌培养和药敏试验，并迅速进行经验性抗生素治疗。

3. 成分输血支持 严重贫血可吸氧、输浓缩红细胞维持 Hb＞80g/L，白细胞瘀滞时，不宜马上输红细胞以免进一步增加血黏度。如果因血小板计数过低而引起出血，最好输注单采血小板悬液。

4. 防治高尿酸血症 肾病应鼓励患者多饮水。最好 24 小时持续静脉补液。使每小时尿量＞150ml/m^2并保持碱性尿。在化疗的同时给予别嘌醇每次 100mg，每日 3 次，以抑制尿酸合成。

5. 维持营养 应注意补充营养，维持水、电解质平衡，给患者高蛋白、高热量、易消化食物，必要时经静脉补充营养。

（二）抗白血病治疗

1. 诱导缓解治疗 主要方法是化学治疗，目标是使患者迅速获得完全缓解（complete remission，CR）。理想的 CR 为初诊时免疫学、细胞遗传学和分子生物学异常标志消失。急性白血病疗效判断标准见表 8-2-5。

表 8-2-5　急性白血病疗效判断标准（1987 年 11 月制订）

1. 缓解标准
（1）完全缓解（complete remission，CR）
骨髓象：原粒细胞Ⅰ型+Ⅱ型（原单+幼单或原淋+幼淋）≤5%，红细胞及巨核细胞系正常
血象：男性血红蛋白≥100g/L，女性及儿童血红蛋白≥90g/L，中性粒细胞绝对值≥1.5×10^9/L，血小板≥100×10^9/L，外周血分型中无白血病细胞
临床：无白血病浸润所致的症状和体征，生活正常或接近正常
（2）部分缓解（partial remission，PR）：骨髓原粒细胞Ⅰ型+Ⅱ型（原单+幼单或原淋+幼淋）＞5%且≤20%；或临床、血象 2 项中有一项未达完全缓解标准者
（3）未缓解（non-remission，NR）：骨髓象、血象及临床 3 项均未达上述标准者
2. 复发标准　有下列三者之一者称为复发（relapse）：①骨髓原粒细胞Ⅰ型+Ⅱ型（原单+幼单或原淋+幼淋）＞5%且＜20%，经过有效抗白血病治疗一个疗程仍未达骨髓完全缓解者；②骨髓原粒细胞Ⅰ型+Ⅱ型（原单+幼单或原淋+幼淋）＞20%者；③骨髓外白血病细胞浸润者
3. 持续完全缓解（continual complete remission，CCR）　指从治疗后完全缓解之日起计算，其间无白血病复发达 3～5 年者
4. 长期存活　白血病确诊之日起，存活时间（包括无病或带病生存）达 5 年或 5 年以上者
5. 临床治愈　指停止化学治疗 5 年或无病生存（disease free survived，DFS）达 10 年者

注：凡统计生存率时，应包括诱导治疗不足一个疗程者。诱导治疗满一个疗程以上的病例应归入疗效统计范围

急性淋巴细胞白血病诱导缓解的基本方案是长春新碱和泼尼松（P）组成的VP方案。VP方案能使50%的成人ALL获CR，CR期3～8个月。也可在VP基础上加蒽环类药物（如柔红霉素，DNR）组成DVP方案。DVP再加门冬酰胺酶（L-ASP）即为DVLP方案，是大多数ALL采用的诱导方案。

诱导缓解AML的治疗包括DA（3+7）方案：柔红霉素（DNR）45mg/（m^2·d）静脉注射，第1～3天；阿糖胞苷（Ara-C）100mg/（m^2·d），持续静脉滴注，第1～7天。60岁以下患者，总CR率为63%（50%～80%）。

2. 缓解后治疗　达到CR后，进行缓解后治疗，主要方法为化疗和造血干细胞移植（HSCT）。诱导缓解获CR后，体内仍有残留的白血病细胞，称之为微小残留病灶。为争取患者长期无病生存和痊愈，必须对微小残留病灶进行CR后治疗，以清除这些复发和难治的根源。

HSCT对治愈成人ALL至关重要。异基因HSCT可使40%～65%的患者长期存活。如未行异基因HSCT，ALL巩固维持治疗一般需3年。巯嘌呤（6MP）和甲氨蝶呤联合是普遍采用的有效维持治疗方案。一般控制白细胞在3×10^9/L以下，以控制微小残留病灶。为预防中枢神经系统白血病（CNSL），鞘内注射甲氨蝶呤10mg，每周一次，至少6次。

AML长期无病生存关键的第一步是诱导CR，但此后若停止治疗，则复发几乎不可避免。复发后不行HSCT则生存者甚少。AML比ALL治疗时间明显缩短，CR后可用Ara-C方案巩固强化至少4个疗程；APL用反式维A酸获得CR后采用化疗与反式维A酸或砷剂交替维持治疗2～3年较妥。

复发指CR后在身体任何部位出现可检出的白血病细胞，多在CR后两年内发生，以骨髓复发最常见。此时可选择原诱导化疗方案再诱导，如DVP方案，CR率可达29%～69%。髓外白血病中以CNSL为最常见。单纯髓外复发者多能同时检出骨髓微小残留病灶，血液学复发会随之出现。因此在进行髓外局部治疗的同时，需行全身化疗。对CNSL预防有颅脊椎照射和腰穿鞘注两种方法。

第三节　淋　巴　瘤

淋巴瘤（lymphoma）起源于淋巴结和淋巴组织，其发生大多与免疫应答过程中淋巴细胞增殖分化产生的某种免疫细胞恶变有关，是免疫系统的恶性肿瘤。

按组织病理学改变，淋巴瘤可分为霍奇金淋巴瘤（Hodgkin lymphoma，HL）和非霍奇金淋巴瘤（non-Hodgkin lymphoma，NHL）两大类。

全世界有淋巴瘤患者450万以上。我国经标化后淋巴瘤的总发病率男性为1.39/10万，女性为0.84/10万。发病年龄以20～40岁为多见。我国淋巴瘤的死亡率为1.5/10万，排在恶性肿瘤死亡的第11～13位。

一、病因和发病机制

发病原因尚不清楚，较重要的有病毒病因学说。

EB病毒与HL的关系极为密切。Burkitt淋巴瘤有明显的地方流行性。非洲儿童Burkitt淋巴瘤组织传代培养中分离出EB病毒；80%以上的患者血清中EB病毒抗体滴定度明显增高，而非Burkitt淋巴瘤患者滴定度增高者仅14%；普通人群中滴定度高者发生Burkitt淋巴瘤的机会也明显增多，提示EB病毒可能是Burkitt淋巴瘤的病因。

20世纪70年代后期，一种反转录病毒人类T淋巴细胞病毒Ⅰ型，被证明是成人T细胞白血病/淋巴瘤的病因。

幽门螺杆菌抗原的存在与胃黏膜相关性淋巴样组织结外边缘区淋巴瘤（胃MALT淋巴瘤）发病有密切的关系，抗幽门螺杆菌治疗可改善其病情，幽门螺杆菌可能是该类淋巴瘤的病因。

免疫功能低下也与淋巴瘤的发病有关。遗传性或获得性免疫缺陷患者伴发淋巴瘤者较正常人为多，器官移植后长期应用免疫抑制剂而发生恶性肿瘤者，其中1/3为淋巴瘤。干燥综合征患者中淋巴瘤的发病率比一般人高。

近年认为，染色体易位、癌基因激活及其蛋白产物作用、淋巴瘤细胞凋亡率的减低也可能与淋巴瘤的发病有关。

二、病理和分型

（一）霍奇金淋巴瘤

恶性淋巴瘤的分类较为复杂，主要根据病理组织学分型。目前HL普遍采用1965年Rye会议的分型方法，按病理组织的形态学特点将HL分成四类（表8-3-1）。国内以混合细胞型为最常见，结节硬化型次之，其他各型均较少见。

表8-3-1　霍奇金病组织学分型（Rye会议，1965）

类型	病理组织学特点	临床特点
1. 淋巴细胞为主型	结节性浸润，主要为中小淋巴细胞，Reed-Sternberg（R-S）细胞少见	病变局限，预后较好
2. 结节硬化型	交织的胶原纤维，将浸润细胞分隔成明显结节，R-S细胞较大，呈腔隙型，淋巴细胞、浆细胞、中性及嗜酸粒细胞多见	年轻发病，诊断时多为Ⅰ、Ⅱ期，预后相对较好
3. 混合细胞型	纤维化伴局限性坏死，浸润细胞明显多形性，伴血管增生和纤维化。淋巴细胞、浆细胞、中性及嗜酸粒细胞与较多的R-S细胞混同存在	有播散倾向，预后相对较差
4. 淋巴细胞消减型	主要为组织细胞浸润，弥漫性纤维化及坏死，R-S细胞数量不等，多形性	多为老年，诊断时已达Ⅲ、Ⅳ期，预后极差

（二）非霍奇金淋巴瘤

NHL分类甚为复杂，病理分类以1982年美国国立癌症研究所制定的NHL国际工作分型（IWF）为基础，再加以免疫分型。我国目前采用的是1985年成都会议上拟定的NHL工作分类，见表8-3-2。临床分期参照HL的分期方法。

表8-3-2　我国NHL工作分类方案（成都，1985）

低度恶性	中度恶性	高度恶性
1. 小淋巴细胞性		
2. 淋巴浆细胞性		
3. 裂细胞性（滤泡型）	4. 裂细胞性（弥漫型）	
5. 裂-无裂细胞性（滤泡型）	6. 裂-无裂细胞性（弥漫型）	
	7. 无裂细胞性（滤泡型）	8. 无裂细胞性（弥漫型）
		9. Burkitt淋巴瘤
		10. 免疫母细胞性
11. 髓外浆细胞瘤（分化好）	12. 髓外浆细胞瘤（分化差）	
13. 蕈样肉芽肿——Sezary综合征		
		14. 透明细胞性
		15. 多形细胞性
		16. 淋巴母细胞性
		17. 组织细胞性
		18. 不能分类

三、临床表现

无痛性进行性的淋巴结肿大或局部肿块是淋巴瘤共同的临床表现，具有以下两个特点：①全身性。淋巴瘤可发生在身体的任何部位。其中淋巴结、扁桃体、脾及骨髓是最易受到累及的部位。此外，常伴全身症状：发热、消瘦、盗汗，最后出现恶病质。②多样性。组织器官不同，受压迫或浸润的范围和程度不同，引起的症状也不同。当淋巴瘤浸润血液和骨髓时可形成淋巴细胞白血病，如浸润皮肤时则表现为蕈样肉芽肿或红皮病等。HL 和 NHL 的病理组织学变化不同也形成了各自特殊的临床表现。

1. 霍奇金淋巴瘤　多见于青年，儿童少见。首发症状常是无痛性颈部或锁骨上淋巴结进行性肿大（占 60%～80%），其次为腋下淋巴结肿大。肿大的淋巴结可以活动，也可互相粘连，融合成块，触诊有软骨样感觉。少数 HL 可浸润器官组织或因深部淋巴结肿大压迫，引起各种相应症状。

发热、盗汗、瘙痒及消瘦等全身症状较多见。30%～40%的 HL 患者以原因不明的持续发热为起病症状。这类患者一般年龄稍大，男性较多，常有腹膜后淋巴结累及。周期性发热约见于 1/6 的患者。可有局部及全身皮肤瘙痒，多为年轻女性。瘙痒可为 HL 的唯一全身症状。

2. 非霍奇金淋巴瘤　相对 HL，NHL 的临床表现有如下两个特点：①随着年龄增长而发病增多，男较女为多；除惰性淋巴瘤外，一般发展迅速。②NHL 有远处扩散和结外侵犯倾向，无痛性颈和锁骨上淋巴结进行性肿大为首发表现者较 HL 少。③NHL 对各器官的压迫和浸润较 HL 多见，常以高热或各器官、系统症状为主要临床表现。常见部位为扁桃体、鼻咽部、胃肠道、脾、骨髓等。

四、实验室检查

1. 血象和骨髓象　HL 常有轻或中度贫血，部分患者嗜酸粒细胞升高。骨髓被广泛浸润或发生脾功能亢进时，血细胞减少。骨髓涂片找到 R-S 细胞是 HL 骨髓浸润的依据，活检可提高阳性率。

NHL 白细胞数多正常，伴有淋巴细胞绝对和相对增多。一部分患者的骨髓涂片中可找到淋巴瘤细胞。晚期并发急性淋巴细胞白血病时，可呈现白血病样血象和骨髓象。

2. 病理学检查　是诊断淋巴瘤的基本方法。淋巴结穿刺或活检取材制片后，经 HE 或瑞氏染色，于显微镜下观察细胞形态学。典型病例可找到 R-S 细胞。典型的 R-S 细胞在霍奇金病的诊断上有重要意义，但若病理组织已证实其他条件符合，而缺乏 R-S 细胞，结合临床亦可做出 HD 的诊断。

3. 其他检查　疾病活动期有血沉增速，血清乳酸脱氢酶升高提示预后不良。如血清碱性磷酸酶活力或血钙增加，提示骨骼累及。B 细胞 NHL 可并发抗人球蛋白试验阳性或阴性的溶血性贫血，少数可出现单株 IgG 或 IgM。中枢神经系统累及时脑脊液中蛋白升高。

五、诊断与鉴别诊断

根据组织病理学检查结果，做出淋巴瘤的诊断和分类分型诊断。如采用单克隆抗体、细胞遗传学和分子生物学技术，可按 WHO（2016）的淋系肿瘤分型标准分型。如 HE 染色形态学检查时，HL 可按 Rye 标准分型，NHL 以 IWF 为基础，再加免疫分型，如“弥漫性大细胞淋巴瘤，B 细胞性”。

根据组织病理学做出淋巴瘤的诊断和分类分型诊断后，还需根据淋巴瘤的分布范围，按照 AnnArbor（1989 年）提出的 HL 临床分期方案（NHL 也参照使用）分期，见表 8-3-3。

表 8-3-3　恶性淋巴瘤的分期（Ann Arbor-Colswolds 会议，1989）

分期	侵犯范围
Ⅰ期	病变侵犯一个淋巴结区（Ⅰ）或一个淋巴组织（如脾、胸腺、咽淋巴环或一个淋巴结外部位ⅠE）
Ⅱ期	病变侵犯横膈同侧的 2 个或更多的淋巴结区（Ⅱ），（纵隔是一个部位；肺门淋巴结双侧受侵是 2 个部位），侵犯的解剖部位数目应标明（如$Ⅱ_2$）
Ⅲ期	病变侵犯横膈两侧的淋巴结区，$Ⅲ_1$：伴有或不伴有脾门、腹腔或门脉区淋巴结受侵；$Ⅲ_2$：伴有主动脉旁、髂窝、肠系膜淋巴结受侵
Ⅳ期	侵犯淋巴结（脾）以外的器官 A：无症状 B：发热、盗汗、体重减轻（6 个月内下降 10%以上） X：巨块病变，纵隔肿物最大横径＞胸廓内径 1/3，淋巴结肿块最大直径＞10cm CS：临床分期；PS：病理分型 E：局限性孤立的结外病变，不包括肝和骨髓只有一个部位的病变（ⅠE），侵犯邻近的淋巴结（ⅡE 或ⅢE）

淋巴瘤须与其他淋巴结肿大疾病相区别。局部淋巴结肿大要排除淋巴结炎和恶性肿瘤转移。结核性淋巴结炎多局限于颈的两侧，可彼此融合，与周围组织粘连，晚期由于软化、溃破而形成窦道。以发热为主要表现的淋巴瘤，需与结核病、败血症、结缔组织病、坏死性淋巴结炎和恶性组织细胞病等相鉴别。结外淋巴瘤需与相应器官的其他恶性肿瘤相鉴别。R-S 细胞对 HL 的病理组织学诊断有重要价值，但近年报道 R-S 细胞可见于传染性单核细胞增多症、结缔组织病及其他恶性肿瘤。因此在缺乏 HL 的其他组织学改变时，单独见到 R-S 细胞不能确诊 HL。

六、治　疗

（一）以化疗为主的化、放疗结合的综合治疗

1. 霍奇金淋巴瘤　HL 放疗区域除累及的淋巴结和组织以外，还应包括可能侵及的淋巴结和组织，实施扩大照射。病变在膈上采用斗篷式，照射部位包括两侧从乳突端至锁骨上下、腋下、肺门、纵隔至横膈的淋巴结，要保护肱骨头、喉部及肺部免受照射。膈下倒“Y”字照射，包括从膈下淋巴结到腹主动脉旁、盆腔及腹股沟淋巴结，同时照射脾区。剂量为 30～40Gy，3～4 周为一个疗程。现用扩大照射治疗 HL 的ⅠA 或ⅡA 期。

HL 的ⅠB、ⅡB 和Ⅲ～Ⅳ期患者，即使纵隔有大肿块或属淋巴细胞消减型者，均应采用化疗。ABVD 可作为 HL 的首选方案。如 ABVD 方案失败，可考虑大剂量化疗或自体造血干细胞移植。

2. 非霍奇金淋巴瘤　NHL 的治疗应以化疗为主。

（1）惰性淋巴瘤：B 细胞惰性淋巴瘤包括小淋巴细胞淋巴瘤、浆细胞样淋巴细胞淋巴瘤、边缘区淋巴瘤和滤泡性淋巴瘤等。T 细胞惰性淋巴瘤指蕈样肉芽肿/塞扎里综合征。

惰性淋巴瘤发展较慢，化、放疗有效，但不易缓解。故主张观察和等待的姑息治疗原则，尽可能推迟化疗，如病情有所发展，可单独给予苯丁酸氮芥 4～12mg，每日 1 次口服，或环磷酰胺 100mg 每日 1 次口服。联合化疗可用 COP 方案或 CHOP 方案。

（2）侵袭性淋巴瘤：B 细胞侵袭性淋巴瘤包括原始 B 细胞淋巴瘤、原始免疫细胞淋巴瘤、套细胞淋巴瘤、弥漫性大 B 细胞淋巴瘤和 Burkitt 淋巴瘤等。T 细胞侵袭性淋巴瘤包括原始 T 细胞淋巴瘤、血管免疫母细胞性 T 细胞淋巴瘤、间变性大细胞淋巴瘤和周围性 T 细胞淋巴瘤等。侵袭性淋巴瘤不论分期均应以化疗为主，CHOP 方案为侵袭性 NHL 的标准治疗方案，对化疗残留肿块、局部巨大肿块或中枢神经系统累及者，可行局部放疗扩大照射（25Gy）作为化疗的补充。

（二）生物治疗

1. 单克隆抗体　凡 CD20 阳性的 B 细胞淋巴瘤，均可用 CD20 单抗（利妥昔单抗）治疗，可明显提高惰性或侵袭性 B 细胞淋巴瘤的 CR 率并能延长无病生存时间。B 细胞淋巴瘤在造血干细胞移植前用利妥昔单抗做体内净化，可以提高移植治疗的疗效。

2. 干扰素　对蕈样肉芽肿和滤泡性小裂细胞型有部分缓解作用。

3. 抗幽门螺杆菌的药物　胃 MALT 淋巴瘤经抗幽门螺杆菌治疗后部分患者症状改善，淋巴瘤消失。

（三）骨髓或造血干细胞移植

55 岁以下、重要脏器功能正常、如属缓解期短、难治易复发的侵袭性淋巴瘤、4 个 CHOP 方案能使淋巴结缩小超过 3/4 者，可考虑全淋巴结放疗（即斗篷式合并倒“Y”字式扩大照射）及大剂量联合化疗后进行异基因或自身骨髓（或外周造血干细胞）移植，以期最大限度地杀灭肿瘤细胞，取得较长期缓解和无病存活。

自身干细胞移植可用于治疗侵袭性淋巴瘤，其中 40%甚至 50%以上获得肿瘤负荷缩小，18%～25%的复发病例被治愈，比常规化疗增加长期生存率 300%以上。自体外周血干细胞移植用于淋巴瘤治疗时，移植物受淋巴瘤细胞污染的机会小，造血功能恢复快，并适用于骨髓受累或经过盆腔照射的患者。

血管免疫母细胞性 T 细胞淋巴瘤、套细胞淋巴瘤和 Burkitt 淋巴瘤，如不为化疗和放疗所缓解，则应行异基因造血干细胞移植。异基因移植可以诱导移植物抗淋巴瘤作用，有利于清除微小残留病灶，治愈的机会有所增加。

（四）手术治疗

合并脾功能亢进者如有切脾指征，可行脾切除术以提高血象，为以后化疗创造有利条件。

淋巴瘤的治疗已取得了很大进步，HL 已成为化疗可治愈的肿瘤之一。淋巴细胞为主型预后最好，5 年生存率为 94.3%；其次是结节硬化型，混合细胞型较差，而淋巴细胞消减型最差，5 年生存率仅为 27.4%。1993 年 Shipp 等提出了 NHL 的国际预后指数（international prognostic index，IPI），年龄大于 60 岁、分期为Ⅲ期或Ⅳ期、结外病变 1 处以上、需要卧床或生活需要别人照顾、血清乳酸脱氢酶升高是 5 个预后不良的 IPI，可根据病例具有的 IPI 数来判断 NHL 的预后。

第四节　过敏性紫癜

过敏性紫癜（allergic purpura）为一种常见的血管变态反应性出血性疾病，因机体对某些致敏物质产生变态反应，导致全身性毛细血管脆性和（或）通透性增加，以皮肤和黏膜出血为主要表现的临床综合征。

本病多见于儿童和青少年，男性发病略多于女性，春、秋季发病较多。

一、病因和发病机制

目前认为是免疫因素介导的一种全身血管炎症。

致敏因素甚多，与本病发生密切相关的主要有以下几种。

1. 感染　包括细菌、病毒和寄生虫等。

2. 食物 是人体对异性蛋白过敏所致，如鱼、虾、蟹、蛋、鸡、牛奶等。

3. 药物 包括青霉素类抗生素、头孢菌素类抗生素、解热镇痛药、抗结核药、激素等。

4. 其他 如花粉、尘埃、菌苗或疫苗接种、虫咬、受凉及寒冷刺激等。

二、临床表现

多数患者发病前 1～3 周有全身不适、低热、乏力及上呼吸道感染等前驱症状，随之出现典型临床表现。

1. 单纯型（紫癜型） 为最常见的类型。主要表现为反复皮肤瘀点、瘀斑，对称分布，局限于四肢，尤其是下肢及臀部，躯干极少累及，可同时伴发皮肤水肿、荨麻疹。

2. 腹型 主要为腹痛，发生在出疹的 1～7 天，常为阵发性绞痛，多位于脐周、下腹或全腹。幼儿可因肠壁水肿、蠕动增强等而致肠功能紊乱，甚至出现肠套叠。

3. 关节型 可因关节部位血管受累出现关节肿胀、疼痛、压痛及功能障碍等表现，多发生于膝、踝、肘、腕等大关节，呈游走性、反复性发作，经数日而愈，不遗留关节畸形。

4. 肾型过敏性紫癜 肾炎的病情最为严重，多见于儿童。在皮肤紫癜的基础上，因肾小球毛细血管袢炎症反应而出现血尿、蛋白尿及管型尿，偶见水肿、高血压及肾衰竭等表现。肾损害多发生于紫癜出现后 1 周，亦可延迟出现。多在 3～4 周内恢复，少数病例因反复发作而演变为慢性肾炎或肾病综合征。

5. 混合型皮肤紫癜 合并上述两种以上临床表现。

6. 其他 少数本病患者还可因病变累及眼部、脑及脑膜血管而出现视神经萎缩、虹膜炎、视网膜出血及水肿，以及中枢神经系统相关症状、体征。

三、实验室检查

实验室检查可有以下方面的异常，但缺乏特异性。

1. 毛细血管脆性试验 半数以上阳性，毛细血管镜可见毛细血管扩张、扭曲及渗出性炎症反应。

2. 尿常规检查 肾型或混合型可有血尿、蛋白尿、管型尿。

3. 血小板计数、功能及凝血相关检查 除出血时间可能延长外，其他均为正常。

4. 肾功能 肾型及合并肾型表现的混合型，可有程度不等的肾功能受损，如血尿素氮升高、内生肌酐清除率下降等。

5. 免疫学检查 血清 IgA 和 IgG 常增高，以前者明显。血管免疫荧光检查可见 IgA 或 C3 在真皮层血管壁沉积，此检查结果对确诊本病较有价值。

四、诊断与鉴别诊断

（一）诊断要点

（1）发病前 1～3 周有低热、咽痛、全身乏力或上呼吸道感染史。

（2）典型四肢皮肤紫癜，可伴腹痛、关节肿痛及血尿。

（3）血小板计数、功能及凝血相关检查正常。

（4）受累部位可见毛细血管扩张、扭曲及渗出性炎症反应。血管免疫荧光检查可见 IgA 或 C3 沉积。

（5）排除其他原因所致的血管炎及紫癜。

（二）鉴别诊断

本病需与下列疾病进行鉴别：遗传性出血性毛细血管扩张症、单纯性紫癜、血小板减少性紫癜、风湿性关节炎、肾小球肾炎、系统性红斑狼疮、外科急腹症等。由于本病的特殊临床表现及绝大多数实验室检查正常，鉴别一般无困难。

五、防　　治

1. 消除致病因素　防治感染，清除局部病灶（如扁桃体炎等），驱除肠道寄生虫，避免可能致敏的食物及药物等。

2. 一般治疗

（1）抗组胺药：盐酸异丙嗪、氯苯那敏（扑尔敏）、阿司咪唑（息斯敏）、去氯羟嗪（克敏嗪）、西咪替丁及静脉注射钙剂等。

（2）改善血管通透性药物：维生素 C、曲克芦丁、卡巴克络等。

3. 糖皮质激素　一般用泼尼松 30mg/d，顿服或分次口服。重症者可用氢化可的松 100～200mg/d 或地塞米松 5～15mg/d，静脉滴注，症状减轻后改口服。糖皮质激素疗程一般不超过 30 天，肾型者可酌情延长。

4. 预后　本病病程一般在 2 周左右。多数预后良好，少数肾型患者预后较差，可转为慢性肾炎或肾病综合征。

第五节　特发性血小板减少性紫癜

特发性血小板减少性紫癜（idiopathic thrombocytopenic purpura，ITP）是一组免疫介导的血小板破坏增多所致的出血性疾病。其特征为广泛皮肤黏膜及内脏出血、血小板减少、骨髓巨核细胞发育成熟障碍、血小板生存时间缩短及血小板膜糖蛋白特异性自身抗体出现等。临床可分为急性型和慢性型，前者好发于儿童，后者多见于成人。男女发病率相近，育龄期女性发病率高于同年龄段男性。

一、病因与发病机制

ITP 的病因迄今未明。与发病相关的因素如下。

1. 感染细菌或病毒感染　与 ITP 的发病有密切关系：①急性 ITP 患者，在发病前 1～3 周左右常有上呼吸道感染史；②慢性 ITP 患者，起病隐匿，多数患者病因不清，常因感染而致病情加重。

2. 免疫因素　50%～70%的 ITP 患者血浆和血小板表面可检测到血小板膜糖蛋白特异性自身抗体。目前认为自身抗体致敏的血小板被单核巨噬细胞系统过度吞噬破坏是 ITP 发病的主要机制。

3. 脾　是自身抗体产生的主要部位，也是血小板破坏的重要场所。

4. 其他因素　鉴于 ITP 在女性多见，且多发于 40 岁以前，推测本病发病可能与雌激素有关。

二、临 床 表 现

1. 急性型　半数以上发生于儿童。起病方式，多数患者发病前 1～3 周有上呼吸道感染史，特别是病毒感染史。起病急骤，部分患者可有畏寒、寒战、发热，秋、冬发病居多。全身皮肤瘀点、紫癜、瘀斑，严重者可有血疱及血肿形成。鼻出血、牙龈出血、口腔黏膜及舌出血常见，损伤及注射部位可渗血不止或形成大小不等的瘀斑。当血小板低于 20×10^9/L 时，可出现内脏出血，如呕血、黑粪、咯血、尿血、阴道出血等，颅内出血（含蛛网膜下腔出血）可致剧烈头痛、意识障碍、瘫痪及抽搐，是本病致死的主要原因。出血量过大，可出现程度不等的贫血、血压降低甚至失血性休克。

2. 慢性型 主要见于成人。起病方式，起病隐匿，多在常规查血时偶然发现。出血倾向多数较轻而局限，但易反复发生，可表现为皮肤、黏膜出血，如瘀点、紫癜、瘀斑及外伤后止血不易等，鼻出血、牙龈出血亦很常见。严重内脏出血较少见，但月经过多较常见，在部分患者中可为唯一的临床症状。患者病情可因感染等而骤然加重，出现广泛、严重的皮肤黏膜及内脏出血。其他长期月经过多可出现失血性贫血。病程半年以上者，部分可出现轻度脾大。

三、实验室检查

1. 血小板 血小板计数减少，急性 ITP 在 20×10^9/L 以下，慢性 ITP 为（30～80）$\times10^9$/L；血小板平均体积偏大；出血时间延长；血块收缩不良。血小板的功能一般正常。

2. 骨髓象 急性型骨髓巨核细胞数量轻度增加或正常，慢性型骨髓象中巨核细胞显著增加；巨核细胞发育成熟障碍，急性型者尤为明显，表现为巨核细胞体积变小，胞质内颗粒减少，幼稚巨核细胞增加；有血小板形成的巨核细胞显著减少（＜30%）；红系及粒系、单核系正常。

3. 其他 血小板相关抗体（PAIgG、PAIgM、PAIgA）均可增高，其中 PAIgG 增高者占 80%～90%。慢性型可伴有血小板相关补体（PAC3、PAC4）的增高，血清中抗血小板膜糖蛋白 GPⅡb/Ⅲa 抗体和抗心磷脂酶抗体亦可增高。90%以上的患者血小板生存时间明显缩短。可有程度不等的正常细胞或小细胞低色素性贫血。少数可发现自身免疫性溶血的证据（伊文思综合征）。

四、诊断与鉴别诊断

1986 年 12 月第一届中华血液学会全国血栓与止血学术会议修订的标准如下。

（1）血小板多次计数显示减少。

（2）脾大或轻度肿大。

（3）骨髓检查显示巨核系增生或正常伴成熟障碍。

（4）以下五点中应具备任何一点：①泼尼松治疗有效；②切脾治疗有效；③PAIgG 增多；④PAC3 增多；⑤血小板寿命缩短。

（5）排除继发性血小板减少症。

鉴别诊断需排除继发性血小板减少症，如再生障碍性贫血、脾功能亢进、骨髓增生异常综合征、白血病、系统性红斑狼疮、药物性免疫性血小板减少等。

五、治　　疗

1. 一般治疗 出血严重者应注意休息。血小板低于 20×10^9/L 者，应严格卧床，避免外伤。应用止血药局部止血。

2. 糖皮质激素 一般情况下为首选治疗，近期有效率约为 80%。常用泼尼松 1mg/（kg·d），分次或顿服，病情严重者用等效量地塞米松或甲泼尼龙静脉滴注，好转后改口服。待血小板升至正常或接近正常后，逐步减量（每周减 5mg），最后以 5～10mg/d 维持治疗，持续 3～6 个月。国外学者多认为，ITP 患者如无明显出血倾向，血小板计数＞30×10^9/L 者，可不予治疗。

3. 脾切除

（1）适应证：正规糖皮质激素治疗无效，病程迁延3～6个月；糖皮质激素维持量需大于30mg/d；有糖皮质激素使用禁忌证；^{51}Cr扫描脾区放射指数增高。

（2）禁忌证：年龄小于2岁；妊娠期；因其他疾病不能耐受手术。脾切除治疗的有效率为70%～90%，无效者对糖皮质激素的需要量亦可减少。

4. 免疫抑制剂治疗　不宜作为首选。

（1）适应证：糖皮质激素或脾切除疗效不佳者；有使用糖皮质激素或脾切除禁忌证；与糖皮质激素合用以提高疗效及减少糖皮质激素的用量。

（2）主要药物：长春新碱，为最常用者。每次1mg，每周一次，静脉注射，4～6周为一个疗程。其他药物包括环磷酰胺、硫唑嘌呤、环孢素、吗替麦考酚酯、利妥昔单克隆抗体。

5. 其他　达那唑为合成的雄性激素，300～600mg/d，口服，与糖皮质激素有协同作用。氨肽素1g/d，分次口服。

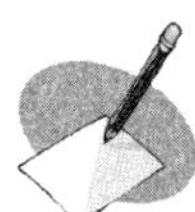

思考题

1. 简述原发性血小板性减少性紫癜的诊断标准。
2. 简述IDA的诊断和鉴别诊断。
3. 比较HL和NHL的临床表现的异同。
4. 简述再障的发病机制和诊断标准。

（孙玉洁）

第九章　内分泌代谢性疾病

第一节　甲状腺功能亢进症

甲状腺功能亢进症（hyperthyroidism）简称甲亢，是由于甲状腺本身分泌合成和释放过多的甲状腺激素（thyroid hormone，TH），造成神经、循环、消化等系统兴奋性增高和机体代谢亢进为主要表现的临床综合征。临床上注意与甲状腺毒症的概念进行鉴别。甲状腺毒症指血中 TH 过多引起多系统兴奋性增高和代谢亢进的一组临床综合征。甲状腺毒症包括了甲状腺功能亢进症和非甲状腺功能亢进类型。后者包括了服用外源性 TH 和破坏性甲状腺毒症等。

一、病　　因

根据病因可分为：①毒性弥漫性甲状腺肿（Graves 病）；②多结节性毒性甲状腺肿；③自主性高功能甲状腺腺瘤；④垂体性甲亢，垂体瘤分泌过多促甲状腺激素（TSH）致甲亢；⑤异源性 TSH 综合征，见于绒毛膜癌、肺癌、消化道癌和卵巢甲状腺肿等；⑥其他：碘甲亢、药物性甲亢（服用过多外源性 TH）、甲状腺炎伴甲亢。在上述各类甲亢中，以 Graves 病最常见，占全部甲亢的 80%左右。女性患病率高于男性，女性与男性之比为（4～6）∶1，各年龄组均可发病，以 20～40 岁最多见。

Graves 病是一种器官特异性自身免疫性疾病，具有显著的遗传倾向，Graves 病患者或其家属常同时或先后发生其他甲状腺自身免疫性疾病。此外，体液免疫和细胞免疫都参与了疾病的发生和发展。患者血清中存在针对甲状腺组织的特异性抗体，即 TSH 受体抗体（TSH-receptor antibodies，TRAb），包括两类，一类是 TSH 受体刺激性抗体（thyroid stimulating antibodies，TSAb），其与 TSH 受体结合，导致甲状腺细胞增生和 TH 合成、分泌增加；另一类是 TSH 受体刺激阻断型抗体（TSH-stimulating blocking antibody，TSBAb），占据了 TSH 的位置，使 TSH 无法与 TSHR 结合，产生了抑制效应，促使甲状腺细胞萎缩，TH 产生减少。TRAb 能从 90%以上未治疗甲亢患者的血清中检出。Graves 病患者血清中刺激性和阻断性两种抗体可以并存，何种抗体占优势会影响到甲状腺的功能。当刺激性抗体占优势时，其与甲状腺细胞膜上 TSH 受体结合，激活并增强腺苷环化酶活性，致环磷腺苷增高，促使甲状腺滤泡细胞增生，使 TH 合成和释放增加，从而导致甲亢。除了遗传免疫因素外，细菌、病毒感染、精神创伤、应激等与本病的发生密切相关。

二、临 床 表 现

多数起病缓慢，少数在感染或精神创伤等应激后急性起病。甲亢由于过度分泌的 TH 作用于一个或多个器官致机体出现了症状及体征而被发现。临床表现会受到起病的缓急、患者年龄及不同器官对过量 TH 的敏感性等影响。老年和小儿患者的临床表现常不典型。

（一）TH 分泌过多症候群

1. 高代谢症候群　TH 分泌过多，促进物质代谢，产热和散热明显增多。患者常常有怕热、多汗、乏力、消瘦、皮肤温暖潮湿等。TH 能加速糖的氧化利用，可导致糖耐量异常甚至加重糖尿病；能促进脂肪的氧化分解，加速胆固醇的合成、转化及排出，使血中总胆固醇含量下降；促进蛋白质分解，引起负氮平衡，出现消瘦无力。

2. 精神、神经系统　TH 直接作用于大脑皮质，使之兴奋性增高，表现为神经过敏，多言多动，焦躁易怒，紧张多虑，失眠、思想不集中，记忆力减退，手、眼睑或舌震颤，腱反射亢进。严重者出现幻觉、妄想，甚至表现为亚躁狂症或精神分裂症。有的患者则表现为寡言抑郁、神情淡漠。

3. 心血管系统　TH 可以直接作用于心肌和周围血管，患者常心悸、胸闷、气短。严重者可导致甲亢性心脏病。体征可有心率加快，90～120 次/分，呈窦性；心律失常，以房性期前收缩多见，还可发生阵发性或持续性心房颤动或心房扑动等，偶见房室传导阻滞；较严重者可能会发展成心脏增大、心力衰竭等；患者收缩压上升，外周血管阻力下降，脉压增大，出现周围血管征，如水冲脉、毛细血管搏动征等。

4. 消化系统　由于代谢亢进，营养物质消耗加速，甲亢患者常易饥多食，食欲亢进，但仍然不能补偿消耗量，故体重降低。老年甲亢患者可有食欲减退、厌食。患者由于胃肠蠕动快，消化吸收不良而排便次数增多，甚至腹泻，大便稀薄，常含不消化食物，但无脓液及血液。如伴有恶心、严重呕吐时，表示甲亢已发展到严重阶段，提示甲亢危象先兆。

5. 肌肉骨骼系统　甲亢患者多有肌无力症状，常进展缓慢，可见肌肉萎缩，中年男性较为常见。其原因与过量的 TH 抑制了磷酸肌酸激酶活性，使骨骼肌内肌酸和磷酸肌酸含量减少有关。甲亢伴发周期性瘫痪在我国也较为多见，患者除有甲亢症状外，出现下肢和骨盆带肌群对称性迟缓性麻痹，严重者引起下肢周期性瘫痪，发作时血钾降低，可能由于钾离子转移至肝及肌肉细胞内所致，或与 TH 增进 Na^{+}-K^{+}ATP 酶活性有关。男性甲亢患者伴发周期性瘫痪较女性患者多见。甲亢患者钙、磷排泄增多，钙大量流失，可致骨骼脱钙、骨质疏松。年龄大的患者，尤其是绝经女性，骨质疏松更为明显，可以发生病理性骨折，如股骨颈骨折和椎体压缩性骨折。

6. 生殖系统　女性常有月经减少或闭经，男性有阳痿，偶有男性乳房发育，催乳素及雌激素水平增高。两性生殖能力均下降，受孕者易流产。

7. 造血系统　周围血中白细胞总数偏低，淋巴细胞、单核细胞可相对增高。血小板寿命缩短，偶见紫癜。血容量增大，可致轻度贫血。

（二）甲状腺肿

甲状腺肿大多呈弥漫性、对称性肿大，通常为轻至中度，质软，久病者较韧，表面通常是光滑的，可随吞咽上下移动；由于甲状腺内血管扩张，血流增多加速，在颈部腺体左、右叶上下极可触及震颤并闻及血管杂音，此为诊断本病的重要体征。也有少数病例甲状腺不肿大。

（三）眼征

甲状腺的眼征主要分为两类：单纯性突眼和浸润性突眼。

1. 单纯性突眼　占本病的大多数，一般呈双侧对称性，与 TH 所致的交感神经兴奋性增高有关。包括以下表现：①轻度突眼，突眼度不超过 18mm；②Stellwag 征，瞬目减少；③von Graefe 征，双眼向下看，出现白色巩膜；④Joffroy 征，双眼向上看时，无额纹出现；⑤Mobius 征，双眼看近物时，眼球辐辏不良。上述眼征经治疗后常可恢复，预后良好。

2. 浸润型突眼　也称为 Graves 眼病，与眶周组织的自身免疫炎症反应有关。突眼程度与甲亢病情轻重无明显关系。表现为眼球明显突出（眼球突出度超过正常值上限 4mm），患者自诉眼内有异物感、胀痛、畏光、流泪、视力下降，检查见突眼、眼睑肿胀、闭合不全，结膜充血水肿，眼球活动受限，角膜外露。眼眶 CT 见眼外肌肿胀增粗。严重者可形成角膜溃疡，全眼炎，甚至失明。

（四）特殊临床表现

1. 甲状腺危象 也称为甲亢危象，是甲状腺毒症急性加重的一个综合征，多发生于较重甲亢未予治疗或治疗不充分的患者，属本病恶化时的严重表现，病死率为 20%以上。常见诱因有感染、创伤、手术、精神刺激等。临床表现一般为高热（39℃以上），大汗，心动过速（140 次/分以上），常有心房颤动。患者表现焦虑、烦躁不安、大汗淋漓，厌食、恶心、呕吐、腹泻，大量失水以致虚脱甚至休克昏迷，还可出现心力衰竭或肺水肿。

2. 甲状腺毒症性心脏病 TH 增强心肌对β受体的敏感性，直接作用于心肌收缩蛋白，发挥正性肌力作用。患者表现为心脏增大、心动过速、心排血量增加、心律失常和心力衰竭。诊断时应排除冠心病所致的器质性心脏病。

3. 淡漠型甲亢 多见于老年。起病隐袭，症状不典型，高代谢症候群、甲状腺肿大、眼征均不明显。主要表现为神志淡漠、乏力、嗜睡、反应迟钝、明显消瘦，有厌食、腹泻等，有时仅表现为原因不明的阵发性或持续性心房颤动，易与冠心病混淆。

4. 胫前黏液性水肿 见于少数 Graves 病患者，常与浸润型突眼同时或先后发生，有时不伴甲亢而单独存在。本病多见于胫骨前下 1/3 的位置，也可见足背、踝关节等部位，皮损大都为对称性，早期皮肤增厚、粗而变韧，有广泛大小不等的棕红色或褐色突起不平的斑块状结节，边界清楚。皮损周围的表皮稍发亮、薄而紧张，有银屑；病变表面及周围有毳毛增生、变粗、毛囊角化。患者感觉过敏，伴痒感。后期皮肤如橘皮或树皮样，并下肢粗大似象皮腿。

（五）实验室检查

1. 促甲状腺激素 测定血清中 TSH 浓度的变化是反映甲状腺功能最敏感的指标。目前测定 TSH 水平技术已经达到第四代，即敏感 TSH，是国际上公认的诊断甲亢的首选指标，一般甲亢患者 TSH＜0.1mU/L，可作为单一指标进行甲亢筛查。

2. 血清游离甲状腺素（FT_4）与游离三碘甲状腺原氨酸（FT_3） FT_3、FT_4是循环血中 TH 的活性部分，它不受血中甲状腺素结合球蛋白（TBG）变化的影响，直接反映甲状腺功能状态。其敏感性和特异性均明显超过血清总三碘甲腺原氨酸（TT_3）、血清总甲状腺素（TT_4），是诊断临床甲亢的主要指标。

3. 血清总甲状腺素（TT_4）和血清总三碘甲状腺原氨酸（TT_3） TT_4指标稳定，可重复性好，是判定甲状腺功能最基本的筛选指标。血清中 99.95%以上的 T_4与蛋白结合，其中 80%～90%与 TBG 结合。TT_4受 TBG 等结合蛋白量和结合力变化的影响。例如，妊娠、雌激素、病毒性肝炎等因素可促进 TBG 升高；雄激素、低蛋白血症、糖皮质激素可引起 TBG 下降。20%的血清 T_3由甲状腺产生，80%的 T_3在外周组织由 T_4转化而来。TT_3也受 TBG 影响。

4. 促甲状腺素受体抗体（TRAb）测定 TRAb 是鉴别甲亢病因、诊断 Graves 病的重要指标之一。Graves 患者血中 TRAb 阳性检出率可达 80%～95%以上，对本病不但有早期诊断意义，对判断病情活动，是否复发也有价值；可作为治疗停药的主要指标。

5. 甲状腺过氧化物酶抗体（TPOAb）和甲状腺球蛋白抗体（TgAb）测定 因 Graves 病是自身免疫性甲状腺病的一种，所以也可同时出现 TPOAb、TgAb 抗体阳性。

6. 甲状腺摄 ^{131}I 率测定 正常值：3 小时为 5%～25%，24 小时为 20%～45%，高峰在 24 小时出现；甲亢者：3 小时＞35%，24 小时＞45%，且高峰前移。本法诊断甲亢的符合率达 90%。

三、诊断与鉴别诊断

根据本病的临床症状、体征和实验室检查，诊断一般不难。

诊断程序：①通过测定血清 TSH、TT_4、FT_4 水平，明确是否存在甲状腺毒症；②确定甲状腺毒症是否来源于甲状腺功能亢进；③进一步明确引起甲状腺功能亢进的原因，如 Graves 病、结节性毒性甲状腺肿、自主性高功能甲状腺腺瘤等。

甲亢的诊断：①高代谢症状和体征；②甲状腺肿大；③血清 TT_4、FT_4 增高，TSH 减低。具备以上三项诊断即可成立。

Graves 病的诊断：①甲亢诊断成立；②甲状腺弥漫性肿大（少数患者可无）；③眼球突出和其他浸润性眼征；④胫前黏液性水肿；⑤TRAb、TPOAb 阳性。①、②项为诊断必备条件，③、④、⑤项为诊断辅助条件。

四、治　疗

（一）一般治疗

本病患者应适当休息。饮食要补充足够热量和营养，包括糖、蛋白质和维生素 B 族等。避免精神过度紧张，不安或失眠较重者，可给予地西泮类镇静剂。

（二）甲亢治疗

1. 抗甲状腺药物（ATD）　主要包括硫脲类和咪唑类。硫脲类的代表药物为丙硫氧嘧啶（PTU），咪唑类的代表药物为甲巯咪唑（MMI，他巴唑）。其抗甲状腺作用机制是抑制 TH 合成。MMI 半衰期长，可一天单次服药，为抗甲亢的首选药物；PTU 半衰期短，在外周组织具有抑制 T_4 到 T_3 转换的独特作用，适用于甲状腺危象及妊娠 T_1 期（1～3 个月）甲亢的治疗。

适应证：①轻、中度病情；②甲状腺轻至中度肿大者；③孕妇、高龄或由于其他严重疾病不适宜手术者；④手术前和 ^{131}I 治疗前的准备；⑤手术后复发且不宜治疗者。

药物副作用：①皮疹，轻度者可给予抗组胺药，严重者可发展为剥脱性皮炎，需立即停药。②血液系统不良反应，多见轻度粒细胞减少；少见严重的粒细胞缺乏。白细胞总数低于 $3.0\times10^9/L$ 或中性粒细胞数低于 $1.5\times10^9/L$ 时，应立即停药，并加用升白细胞药物。③肝脏损伤，甲亢本身也可以引起肝脏损伤，需要与药物引起的肝脏损伤进行鉴别。MMI 多引起胆汁淤积性黄疸，而 PTU 可以引起暴发性肝坏死，起病急，难以预测。所以用药前后需要监测肝功能，首选 MMI 治疗。④血管炎，PTU 可以诱发抗中性粒细胞胞质抗体阳性的血管炎。

2. β受体阻断剂　应用阻断甲状腺激素对心脏的兴奋作用，阻断外周组织 T_4 向 T_3 的转化，主要在 ATD 治疗初期使用，可较快地控制甲亢的临床症状。常用普萘洛尔（心得安）。

3. 放射性 ^{131}I 治疗　利用甲状腺高度摄碘能力和 ^{131}I 能放出射程仅约 2mm 的β线的生物效应，使腺泡上皮细胞破坏而减少 TH 分泌，从而发挥治疗甲亢的作用。此法可用于不宜用药物或手术治疗的中年以上患者。妊娠者和哺乳期妇女禁用。其并发症为放射性甲状腺炎及甲状腺功能减退。

4. 手术治疗　适用于长期服药无效，停药后复发，或难以长期坚持者；甲状腺明显肿大（80g），有压迫症状；胸骨后甲状腺肿；怀疑与甲状腺癌并存者。手术方式现在主张甲状腺次全切除术。手术宜在使用抗甲状腺药物控制后进行。手术并发症有甲亢危象、出血、喉返神经或甲状旁腺损害及甲减等。

（三）甲亢危象

一旦发生则急需抢救：①治疗诱因；②抑制 TH 合成，应用大剂量抗甲状腺药物（PTU）；

③抑制 TH 释放，口服碘剂；④β受体阻滞剂，抑制外周 T_4 向 T_3 的转化及阻断 TH 对心脏的刺激作用；⑤糖皮质激素，提高机体的应激能力，减少 TH 的释放；⑥对症治疗，监护心、肾功能，防治感染和各种并发症。⑦其他，在上述常规治疗效果不满意时，可选用腹膜透析和血液透析等措施降低血浆中 TH 浓度。

（四）浸润型突眼

主要措施：①保护眼睛，可以戴有色眼镜，以防结膜炎、角膜炎的发生；②对于活动性浸润性突眼，及早应用免疫抑制剂治疗；③球后外照射治疗，以减轻眶内或球后浸润；④控制甲亢症状，稳定甲状腺功能。

五、甲亢的新进展

2016 年版美国甲状腺协会指南指出：甲状腺毒症的病因与分类主要包括以下几种。①营养因子过度刺激甲状腺，如碘制剂；②TH 合成和分泌的持续激活导致过量的甲状腺激素释放，如甲状腺高功能腺瘤和 Graves 病；③由于自身免疫、感染、化学或物理性的损伤导致储存在甲状腺中的激素前体被过量释放，如亚急性甲状腺炎；④有额外的甲状腺激素暴露史，可以是内源性的（甲状腺肿样卵巢瘤、转移性分化型甲状腺癌），也可以是外源性的（如误服甲状腺片）。在这之前，甲亢的诊断主要包括检测 TRAb、^{131}I 摄取率和甲状腺超声检查三个方面，当临床提示存在高功能腺瘤或多结节性毒性甲状腺肿时应该进行甲状腺静态核素扫描。2016 年版指南建议将 TRAb 作为首选的诊断手段。尽管在有些轻型的 Graves 病中也有可能出现阴性结果，但如果 TRAb 阳性则可确诊为 Graves 病，而且 Graves 病是甲状腺毒症最常见的病因。

第二节　甲状腺功能减退症

甲状腺功能减退症（hypothyroidism），简称甲减，是由各种原因引起的 TH 合成、分泌或组织利用不足导致的全身代谢减低综合征。发生在胎儿或新生儿的甲减称为呆小病；发生在成年人的甲减多为原发性甲减，病情严重时各类型均可表现为黏液性水肿。临床甲减的患病率为 1%左右，女性较男性多见，随年龄增加患病率上升。

一、病　因

1. 原发性甲减　由于甲状腺腺体本身病变引起的甲减，占全部甲减的 95%以上，主要由自身免疫破坏、口服过量的抗甲状腺药物、甲状腺手术或甲亢 ^{131}I 治疗所致。自身免疫破坏最常见的原因是自身免疫性甲状腺炎，包括桥本甲状腺炎、产后甲状腺炎等。

2. 垂体性甲减　由下丘脑病变引起的促甲状腺激素释放激素（TRH）产生和分泌减少所致的甲状腺功能减退症，垂体外照射、垂体大腺瘤、颅咽管瘤及产后大出血是其较常见的原因。

3. 下丘脑性甲减　因下丘脑疾病导致 TRH 分泌不足，促使 TSH 及 TH 相继减少而引起，又称为三发性甲减。

4. 甲状腺激素抵抗综合征　由于 TH 在外周组织实现生物效应障碍引起的综合征。本病可见于血中存在 TH 结合抗体，从而导致 TH 不能发挥正常的生物效应；周围组织中的 TH 受体数目减少，以及受体对 TH 的敏感性减退，从而导致周围组织对 TH 的效应减少。

二、临床表现

（一）症状与体征

甲减多见于中年女性，男女之比为1∶（5～10），多数起病隐袭，发展缓慢，早期缺乏特异症状和体征。症状表现主要以代谢率减低和交感神经兴奋性下降为主。久病后，可出现典型表现。

1. 一般表现　畏寒、少汗、乏力、少言懒动、动作迟缓、体温偏低、食欲减退而体重无明显减轻。典型黏液性水肿往往呈现表情淡漠，面色苍白，眼睑浮肿，唇厚舌大；全身皮肤干燥、肿胀增厚，粗糙多落屑，毛发脱落，脚踝部呈非凹陷性水肿。

2. 精神、神经系统　表情呆滞，反应迟钝，多有嗜睡，精神抑郁，有时出现神经质表现。

3. 心血管系统　心动过缓（心率＜60 次/分），心浊音界扩大，心音减弱，严重时可出现心包积液，为高蛋白浆液性渗出物，很少发生心包填塞，也可有胸腔积液或腹水。久病者由于血胆固醇增高，易并发冠心病。

4. 消化系统　常有厌食、腹胀、便秘等，严重者出现麻痹性肠梗阻，或黏液性水肿巨结肠。由于胃酸缺乏或吸收维生素 B_{12} 障碍，可导致 IDA 或恶性贫血。

5. 内分泌系统　性欲减弱，男性出现阳痿，女性月经量多，多有不孕。

6. 黏液性水肿昏迷　见于病情严重者，可因感染、手术或使用镇静药物等诱发昏迷，其表现为嗜睡，低温（＜35℃），呼吸减慢，心动过缓，血压下降，四肢肌肉松弛，反射减弱或消失进而昏迷、休克而危及生命。

（二）实验室检查

1. 一般检查　由于 TH 不足，影响促红细胞生成素合成且骨髓造血功能减低，可致轻、中度正常细胞性贫血；由于月经量多而致失血及铁吸收障碍可引起小细胞低色素性贫血；血清总胆固醇、心肌酶谱可以升高。

2. 甲状腺功能检查　原发性甲减血清 TSH 增高，TT_4 和 FT_4 均降低。TSH 增高及 TT_4 和 FT_4 降低的水平与病情程度相关。血清 TT_3、血清 FT_3 早期正常，晚期减低。因为 T_3 主要来源于外周组织 T_4 的转换，所以不作为诊断原发性甲减的必备指标。亚临床甲减仅有 TSH 增高，TT_4 和 FT_4 正常。

3. 甲状腺过氧化物酶抗体（TPOAb）**、甲状腺球蛋白抗体**（TgAb）　是确定原发性甲减病因的重要指标和诊断自身免疫甲状腺炎（包括桥本甲状腺炎、萎缩性甲状腺炎）的主要指标。一般认为 TPOAb 的意义较为肯定。日本学者经甲状腺细针穿刺细胞学检查证实，TPOAb 阳性者的甲状腺均有淋巴细胞浸润。如果 TPOAb 阳性伴血清 TSH 水平增高，说明甲状腺细胞已经发生损伤。

三、诊断与鉴别诊断

（一）诊断

（1）甲减的症状和体征。

（2）实验室检查：血清 TSH 增高，FT_4 减低，原发性甲减即可以成立，进一步寻找甲减的病因，如果 TPOAb 阳性，可考虑甲减的病因为自身免疫性甲状腺炎。

（3）实验室检查：血清 TSH 减低或者正常，TT_4、FT_4 减低，考虑中枢性甲减。可通过 TRH

兴奋试验证实。进一步寻找垂体和下丘脑的病变。

（二）鉴别诊断

1. 低 T_3 综合征 也称为甲状腺功能正常的病态综合征（euthyroid sick syndrome，ESS），指非甲状腺疾病原因引起的血中 T_3 降低的综合征。严重的全身性疾病、创伤和心理疾病等都可导致血中 TH 水平的改变，它反映了机体内分泌系统对疾病的适应性反应。主要表现在血清 TT_3、FT_3 水平减低，血清反三碘甲状腺原氨酸（rT_3）增高，血清 T_4、TSH 水平正常。疾病的严重程度一般与 T_3 降低的程度相关，疾病危重时也可出现 T_4 水平降低。

2. 贫血 应与其他原因的贫血相鉴别。

3. 心包积液 需与其他原因的心包积液相鉴别。

4. 水肿 主要与特发性水肿相鉴别。

5. 蝶鞍增大 应与垂体瘤鉴别。原发性甲减时 TRH 分泌增加可以导致高催乳素血症、溢乳及蝶鞍增大，酷似垂体催乳素瘤，可行 MRI 鉴别。

四、治疗

1. 治疗目标 临床甲减症状和体征消失，血清 TSH、TT_4 和 FT_4 维持在正常范围。垂体性甲减，不把 TSH 作为治疗目标，而是把 TT_4、FT_4 达到正常范围作为治疗的目标。妊娠期甲减目标：妊娠早期 TSH 0.1～2.5mU/L，妊娠中期 TSH 0.2～3.0mU/L，妊娠晚期 TSH 0.3～3.0mU/L，以及血清 FT_4、TT_4 处于妊娠特异正常范围。

2. 替代治疗 左甲状腺素（L-T_4）是本病的主要替代治疗药物。一般需要终生服药。治疗的剂量取决于患者的病情、年龄、体重和个体差异。成年患者按体重计算的剂量是 1.6～1.8μg/（kg・d）；儿童需要较高的剂量，大约 2.0μg/（kg・d）；老年患者则需要较低的剂量，大约 1.0μg/（kg・d）；妊娠时的替代剂量需要增加 30%～50%；甲状腺癌术后的患者需要剂量约 2.2μg/（kg・d），以抑制 TSH 到防止肿瘤复发需要的水平（见指南甲状腺癌章节）。T_4 的半衰期是 7 天，所以可以每天早晨空腹服药 1 次。

3. 黏液性水肿昏迷的治疗 ①去除或治疗诱因；②补充甲状腺激素：予 L-T_4 300～400μg 首次静脉注射，继之 L-T_4 50～100μg/d 静脉注射，直至患者清醒可以口服后换用片剂；③保暖、给氧、保持呼吸道通畅，必要时气管切开等；④糖皮质激素治疗：静脉滴注氢化可的松 200～400mg/d；⑤对症治疗：伴发呼吸衰竭、低血压和贫血等者采取相应的抢救治疗措施；⑥其他支持疗法。

第三节 糖尿病

糖尿病（diabetes mellitus，DM）是由遗传和环境因素共同参与的多病因引起的以慢性高血糖为特征的代谢性疾病。其基本的病理生理机制是胰岛素分泌和（或）作用缺陷，引起糖类、蛋白质、脂肪、水和电解质等代谢紊乱。临床典型表现为“三多一少”（多饮、多尿、多食和体重减轻），常易并发感染。其长期代谢紊乱可引起多系统损害，导致眼、肾、神经、心脏、血管等组织器官慢性进行性病变、功能减退及衰竭；病情严重或应激时可发生急性严重代谢紊乱，如糖尿病酮症酸中毒或高渗高血糖综合征。

糖尿病目前是严重威胁人类健康的世界性公共卫生问题。据国际糖尿病联盟（IDF）统计：2013 年全球糖尿病患者数已达 3.82 亿。近 30 年我国糖尿病患病率增长迅速，2008 年我国成人糖尿病患病率为 9.7%，2010 年达到 11.6%，约 1.139 亿人，现居全球首位。更为严重的是，我国约有一半的糖尿病患者未被诊断，而已诊断的糖尿病患者，糖尿病血糖及其并发症的控制状况也不理想。

一、病　因

（一）糖尿病分型

1. 1 型糖尿病　可发生于任何年龄，但多见于幼年及青年。胰岛 B 细胞破坏，常导致胰岛素绝对缺乏。血中胰岛细胞自身抗体阳性率高，必须依赖胰岛素治疗。

2. 2 型糖尿病　占糖尿病 90%以上，可发生于任何年龄，但多见于 40 岁以后的中、老年，大多肥胖，其病理生理改变多从以胰岛素抵抗为主伴胰岛素进行性分泌不足到以胰岛素进行性分泌不足为主伴胰岛素抵抗。

3. 妊娠糖尿病　仅限于妇女妊娠期初次发生的糖尿病，表现为任何程度的糖耐量异常，产后部分患者可恢复，不包括孕前已诊断或已患糖尿病的患者，后者称为糖尿病合并妊娠。

4. 其他特殊类型糖尿病　包括 8 个亚分型：①胰岛 B 细胞功能遗传性缺陷，第 12 号染色体，肝细胞核因子-1α基因突变等；②胰岛素作用遗传性缺陷，A 型胰岛素抵抗、矮妖精貌综合征等；③胰腺外分泌疾病，胰腺炎、创伤/胰腺切除术后等；④内分泌疾病，肢端肥大症、皮质醇增多症等；⑤药物或化学物品所致的糖尿病，烟碱、糖皮质激素等；⑥感染，先天性风疹、巨细胞病毒感染等；⑦不常见的免疫介导性糖尿病；⑧其他与糖尿病相关的遗传综合征，Down 综合征、Turner 综合征等。

（二）病因

糖尿病的病因和发病机制极为复杂，至今未完全阐明。不同类型其病因不尽相同，即使在同一类型中也存在着异质性。总的来说，遗传因素及环境因素共同参与其发病。

1. 1 型糖尿病　绝大多数是自身免疫性疾病，遗传因素和环境因素共同参与其发病。

（1）遗传因素：单卵双生子患 T1DM 的同病率为 30%～40%，提示遗传因素在 T1DM 发病中起到重要作用。T1DM 遗传易感性涉及多个基因，包括 HLA 基因和非 HLA 基因。

（2）环境因素：某些病毒感染（柯萨奇病毒、风疹病毒等）及化学毒物（链脲佐菌素）通过自身免疫反应直接或间接损伤胰岛组织，致胰岛 B 细胞广泛破坏，引起胰岛素分泌绝对不足。

（3）免疫因素：大多数 T1DM 患者血清中存在针对 B 细胞的抗体，包括谷氨酸脱羧酶抗体、胰岛细胞抗体、胰岛素抗体等。抗体阳性可以用来协助糖尿病分型及指导治疗。

2. 2 型糖尿病　也是由遗传因素和环境因素共同作用形成的多基因遗传性疾病。同卵双生子中 T2DM 的同病率接近 100%。其病理生理机制主要涉及两个改变：胰岛素作用缺陷和胰岛素分泌缺陷。胰岛素作用缺陷是指机体对胰岛素敏感性下降，胰岛素促进葡萄糖摄取和利用的效率降低，机体代偿性分泌过多的胰岛素产生高胰岛素血症和胰岛素抵抗。长期高胰岛素水平会导致机体代谢紊乱，组织器官受损，而且代偿性增加胰岛素的分泌会加重胰岛 B 细胞负担导致功能受损，胰岛素的分泌逐步减少。此外，机体摄入葡萄糖后，胰岛素分泌的第一个高峰缺失，第二个高峰延迟及长时间维持在高水平，回落延迟。

环境因素包括年龄增长、现代生活方式、营养过剩、体力活动不足等。肥胖，特别是内脏脂肪增多的腹型肥胖，与胰岛素抵抗和 2 型糖尿病密切相关。

二、临床表现

糖尿病的临床典型表现为“三多一少”，即多尿、多饮、多食和体重减轻。血糖升高后经肾小球滤出糖过多，而不能完全被肾小管重吸收形成糖尿和渗透性利尿，继而因口渴而多饮水；外周组织对葡萄糖利用障碍，脂肪分解增多，蛋白质代谢负平衡，肌肉逐渐消瘦，疲乏无力，体重减轻，儿童生长发育受阻；为了补偿损失的糖分，维持机体活动，患者常易饥、多食。1 型糖尿病患者大多起病较快，病情较重，症状明显且严重。2 型糖尿病患者多数起病缓慢，病情相对较轻，肥胖患者起病后也会体重减轻。许多患者无任何症状，仅于健康检查或因各种疾病就诊化验时发现高血糖。

三、并 发 症

（一）急性并发症

1. 糖尿病酮症酸中毒（DKA） 是各种诱因使体内胰岛素缺乏加剧，胰岛素拮抗激素（升糖激素）不适当增加，使糖和脂肪代谢紊乱加重，以高血糖、高酮血症和代谢性酸中毒为主要表现的临床综合征，是糖尿病的急性并发症。当代谢紊乱发展至脂肪分解加速，血清酮体超过正常水平，尿酮排出增多，有酸中毒症状，为酮症酸中毒。进一步发生昏迷时称为糖尿病酮症酸中毒昏迷。1 型糖尿病有发生 DKA 的倾向；2 型糖尿病在一定诱因情况作用下亦可发生 DKA，常见诱因包括急性感染、胰岛素不适当减量或突然中断治疗、饮食不当、胃肠疾病、心肌梗死、创伤、手术等应激情况。

DKA 分为几个阶段：①早期仅有酮症而无酸中毒称为糖尿病酮症；②酮体中β羟丁酸和乙酰乙酸为酸性代谢产物，消耗体内储备碱，初期血 pH 正常，属代偿性酮症酸中毒，晚期血 pH 下降，为失代偿性酮症酸中毒；③病情进一步发展，出现神志障碍甚至昏迷，称为糖尿病酮症酸中毒昏迷。临床表现有多尿、烦渴多饮和乏力症状加重。失代偿阶段出现食欲减退、恶心、呕吐，常伴头痛、烦渴、嗜睡等症状，呼吸深快，呼气中有烂苹果味（丙酮气味）；病情进一步发展，出现严重失水现象，尿量减少、皮肤黏膜干燥、眼窝下陷、脉快而弱、四肢厥冷、血压下降呈休克表现；到晚期，各种反应迟钝甚至消失，终至昏迷。对昏迷、酸中毒、失水、休克的患者，要想到 DKA 的可能性。实验室检查可见尿糖和酮体阳性伴血糖增高，血 pH 和（或）二氧化碳结合力降低，血 pH 降低，血尿素氮、肌酐均升高。

2. 高渗高血糖综合征 是糖尿病急性并发症的另一临床类型。临床表现为严重失水和神经精神两组症状、体征。以严重高血糖、高血浆渗透压、脱水为特点，无明显酮症酸中毒，患者常有不同程度的意识障碍或昏迷，多见于老年糖尿病患者。

实验室检查：血糖超过 33.3mmol/L，有效血浆渗透压超过 320mOsm/L，血钠正常或增高。尿酮体阴性或弱阳性，一般无明显酸中毒，借此与 DKA 鉴别，但有时两者可同时存在［有效血浆渗透压（mOsm/L）=2×（Na^++K^+）+血糖（均以 mmol/L 计算）］。本病失水比 DKA 更为严重，病情危重，病死率高，故强调早期诊断和治疗。

3. 糖尿病乳酸性酸中毒 主要是体内无氧酵解的糖代谢产物乳酸大量堆积，导致高乳酸血症，进一步出现血 pH 降低，即为乳酸性酸中毒。糖尿病合并乳酸性酸中毒的发生率较低，但病死率很高。大多发生在伴有肝、肾功能不全等缺氧性疾病患者，主要见于服用苯乙双胍者。主要表现为疲乏无力、恶心或呕吐、呼吸深大、嗜睡等。大多数有服用双胍类药物史。

（二）慢性并发症

糖尿病慢性并发症可累及全身各重要器官。并发症可在诊断糖尿病前已存在，有些患者因并发症作为线索而发现糖尿病。由于胰岛素、性激素、生长激素、儿茶酚胺等水平均异常，高血糖、脂肪代谢紊乱、血管内皮功能的紊乱均有利于动脉粥样硬化的发生和发展。慢性并发症的发病机制极为复杂，目前尚未完全阐明。慢性并发症主要有下列几种。

1. 大血管并发症　表现为动脉粥样硬化，主要侵犯冠状动脉、脑动脉、肾动脉和肢体动脉，且发病年龄早，病情进展快，病死率高。糖尿病患者常伴有高血压和血脂异常，又进一步促进动脉粥样硬化的发生和发展，特别是促进了冠心病和脑血管疾病的发生。心脑血管疾病目前是 T2DM 患者致残致死的主要原因之一。

2. 微血管并发症

（1）糖尿病肾病：是导致终末期肾衰竭的常见原因，是 T1DM 患者的主要死因。其病理特征是肾小球毛细血管基底膜增厚，毛细血管间肾小球硬化。血糖控制不良、病程长的糖尿病患者，易患本病。按病情发展可分为 5 期。Ⅰ期：为糖尿病初期，肾脏体积增大，GFR 升高，肾小球入球小动脉扩张，肾小球内压增加；Ⅱ期：肾小球毛细血管基底膜增厚，尿白蛋白/肌酐比值（ACR）和尿白蛋白排泄率（UAER）多数在正常范围，或呈间歇性增高（如运动后）；Ⅲ期：早期。糖尿病肾病，出现微量白蛋白尿，即 ACR 持续在 30～300mg/g，UAER 持续在 20～200μg/min（正常人＜10μg/min）；Ⅳ期：临床糖尿病肾病，尿蛋白逐渐增多，ACR＞300mg/g，UAER＞200μg/min，相当于尿蛋白总量＞0.5g/24h，GFR 下降，可伴有浮肿和高血压，肾功能逐渐减退；Ⅴ期：尿毒症，多数肾单位闭锁，血肌酐、尿素氮升高，血压升高。

（2）糖尿病性视网膜病变：是糖尿病高度特异性的微血管并发症，在 20～74 岁成人新发失明病例中，糖尿病视网膜病变是最常见病因。2002 年国际临床分级标准依据散瞳后检眼镜检查，将糖尿病视网膜改变分为两大类、六期。Ⅰ期：微血管瘤、小出血点；Ⅱ期：出现硬性渗出；Ⅲ期：出现棉絮状渗出；Ⅳ期：新生血管形成、玻璃体积血；Ⅴ期：纤维血管增殖、玻璃体机化；Ⅵ期：牵拉性视网膜脱离、失明。Ⅰ～Ⅲ期为非增殖性视网膜病变，Ⅳ～Ⅵ期为增殖性视网膜病变。

3. 糖尿病神经病变　可累及神经系统的任何一部分，主要由微血管病变及氧化应激增强等代谢异常所致。其病变部位以周围神经为最常见，通常为对称性，下肢较明显，感觉神经受累可出现感觉异常或感觉过敏，患者感觉肢体麻木，针刺和烧灼样痛，夜间和寒冷时加重。运动神经受累出现肌张力减弱，肌力减弱以致肌萎缩和瘫痪。腱反射减弱或消失。自主神经病变有时也会成为糖尿病神经病变的早期症状，表现排汗异常（无汗、少汗或多汗），胃排空延迟（胃轻瘫），腹泻、便秘等胃肠道功能失调，直立性低血压，持续心动过速，心搏间距延长等心血管自主神经功能失常，尿潴留、尿失禁、阳痿等。可累及颅神经，其中以动眼神经麻痹最常见。

4. 糖尿病足　是糖尿病最严重的和治疗费用最高的慢性并发症之一。发病机制与下肢远端神经、周围血管病变及足部溃疡、感染有关。轻者表现为足部畸形、皮肤干燥和发凉、胼胝；重者可出现足部溃疡、坏疽，重者可导致截肢。

5. 感染　糖尿病容易并发各种感染，血糖控制差的患者感染更为常见，也更为严重。糖尿病并发感染可形成恶性循环，即感染导致难以控制高血糖，而高血糖进一步加重感染。感染可诱发糖尿病急性并发症，感染也是糖尿病的重要死因之一。尿路感染中以肾盂肾炎和膀胱炎最常见，多见于女性患者，容易反复发作。肾乳头坏死是严重的并发症，不多见，典型表现为高热、肾绞痛、血尿、尿中排出坏死的肾乳头组织，病死率颇高。真菌性阴道炎和前庭大腺炎是女性糖尿病患者常见并发症，多为白色念珠菌感染所致；疖、痈等皮肤化脓性感染，可反复发生，有时可引起败血症或脓毒血症；皮肤真菌感染如足癣也常见。糖尿病并发肺结核的发生率较非糖尿病者高，病灶多呈渗出干酪性，易扩展播散，形成空洞，且下叶病灶也较多见。

6. 其他　糖尿病还可引起抑郁、焦虑和认知功能障碍等。糖尿病患者某些肿瘤（如乳腺癌）的患病率明显升高。

四、实验室检查

1. 尿糖测定 尿糖阳性是诊断糖尿病的主要线索。但尿糖阴性不能排除糖尿病的可能，如并发肾小球硬化症，因 GFR 降低，肾糖阈升高，此时血糖虽升高，而尿糖可阴性。反之，如肾糖阈降低（如妊娠者），虽然血糖正常，尿糖可呈阳性。

2. 血糖测定 空腹血糖和餐后血糖升高是诊断糖尿病的主要依据。血糖值反映的是瞬间血糖状态。目前常用葡萄糖氧化酶法测定。诊断糖尿病时必须用静脉血浆测定血糖，治疗过程中随访血糖控制情况可用便携式血糖计测定末梢血糖。2003 年国际糖尿病专家委员会建议将空腹血糖调节受损的界限值修订为 5.6～6.9mmol/L，两次以上空腹血糖≥7.0mmol/L 或餐后血糖≥11.1mmol/L 即可诊断为糖尿病。

3. 葡萄糖耐量试验 当血糖高于正常范围而又未达到诊断糖尿病标准者或有阳性家族史者，须进行葡萄糖耐量试验（OGTT）。OGTT 应在清晨进行，测定空腹和口服葡萄糖（将 75g 葡萄糖溶于 250～300ml 水中，5 分钟内服完）后 2 小时的血糖值。正常人空腹血糖为 3.9～5.6mmol/L，糖吸收高峰见于 30～60 分钟内，2 小时血糖浓度恢复正常范围。若 2 小时血糖≥11.1mmol/L 可诊断为糖尿病；若空腹血糖≤7.8mmol/L，7.8mmol/L≤2 小时血糖＜11.1mmol/L 为糖耐量减低。

4. 糖化血红蛋白测定（GHbA1） 是葡萄糖或其他糖与血红蛋白的氨基发生非酶催化反应的产物，是一种不可逆的蛋白糖化反应，其量与血糖浓度呈正相关。GHbA1 有 a、b、c 三种，以 GHbA1c 最为重要。正常人 HbA1c 占血红蛋白总量的 3%～6%。由于红细胞在血循环中的寿命约为 120 天，因此 HbA1c 反映患者近 2～3 个月平均血糖水平，为糖尿病患者病情监测的指标，但不能反映瞬时血糖水平及血糖波动情况，也不能确定是否发生过低血糖。

5. 果糖胺测定 人血浆蛋白主要是白蛋白，也可与葡萄糖发生非酶催化的糖基化反应而形成果糖胺（FA），其形成的量与血糖浓度有关，正常值为 1.7～2.8mmol/L。由于白蛋白在血中浓度稳定，故测定 FA 可反映糖尿病患者近 2～3 周内血糖总的水平，为糖尿病患者近期病情监测的指标。

6. 空腹血浆胰岛素测定及胰岛素释放试验 正常人空腹基础血浆胰岛素正常范围为 5～20mU/L。OGTT 同时测定血浆胰岛素浓度以反映胰岛细胞储备功能。正常人口服葡萄糖后，血浆胰岛素在 30～60 分钟上升至高峰，可为基础值的 5～10 倍，3～4 小时恢复基础水平。1 型糖尿病患者除空腹胰岛素水平很低外，糖刺激后胰岛素水平仍很低。2 型糖尿病患者空腹胰岛素水平可正常或偏高，刺激后呈延迟释放。

7. C 肽测定 由于 C 肽清除率慢，肝对 C 肽摄取率低，周围血中 C 肽/胰岛素比例常大于 5，且不受外源性胰岛素影响，故能较准确地反映胰岛 B 细胞功能，正常人基础血浆 C-肽水平约为 0.4nmol/L。C 肽水平测定有助于了解胰岛 B 细胞功能（包括储备功能）和指导治疗，但不作为诊断糖尿病的依据。

8. 其他 糖尿病控制不良者可有不同程度高脂血症和高脂蛋白血症。可见以三酰甘油、低密度脂蛋白升高，而高密度脂蛋白常降低。如合并高血压、糖尿病肾病、肾动脉硬化，可发生肾功能减退，出现氮质血症以致尿毒症，血尿素氮、肌酐均升高；合并酮症酸中毒时，血酮升高，出现尿酮，并引起电解质、酸碱平衡失调，二氧化碳结合力改变；合并高渗性糖尿病昏迷时，血浆渗透压明显升高。

五、诊断和鉴别诊断

（一）诊断

1. 典型表现 患者有典型糖尿病“三多一少”的症状。进一步查空腹血糖≥7.0mmol/L 或餐后

2 小时血糖≥11.1mmol/L，即可诊断为糖尿病。

2. 以特殊临床表现起病者 如以糖尿病酮症酸中毒起病者，多见于 1 型糖尿病；以高渗性糖尿病昏迷起病者，多见于中老年 2 型糖尿病患者；如女性患者往往以外阴瘙痒或泌尿系感染为主诉；有的患者表现为反复皮肤化脓性感染或多发性疖肿；有的可因突然视力障碍或低血糖发作而就诊等。有上述这些特殊临床表现者，应及时查血糖和尿糖。

3. 对尿糖阳性而空腹血糖正常者 餐后 2 小时血糖>7.8mmol/L，但低于 11.1mmol/L；有自发性低血糖反应者，应进一步作 OGTT 以确定诊断。

4. 诊断标准 糖尿病的诊断是基于空腹（FPG）、任意时间或 OGTT 中 2 小时血糖值（2h PG）。1999 年 10 月我国糖尿病学会采纳的标准：①有糖尿病症状，任何时候血糖≥11.1mmol/L 或空腹血糖≥7.0mmol/L 或 OGTT 实验 2 小时血糖≥11.1mmol/L 可诊断为糖尿病；②如果 OGTT 实验血糖 2 小时 PG≥7.8mmol/L 且<11.1mmol/L 为糖耐量减退（IGT）。③上述结果需要另选一天再重复做一次予以证实，标准不变。对于无糖尿病症状，仅一次血糖值达到糖尿病诊断标准者，必须再另一天复查核实确定诊断（表 9-3-1、表 9-3-2）。

根据 OGTT 结果，血糖代谢状态可以分为正常血糖、空腹血糖受损、糖耐量减退及糖尿病。

表 9-3-1 糖尿病诊断标准（WHO 糖尿病专家委员会报告，1999 年）

诊断标准	静脉血浆葡萄糖水平（mmol/L）
糖尿病症状加随机血糖	≥11.1
或	
空腹血糖（FPG）	≥7.0
或	
OGTT 2 小时血糖	≥11.1

注：需再测一次予证实，诊断才能成立。随机血糖指不考虑上次用餐时间，一天中任意时间的血糖，不能用来诊断 IFG 或 IGT

表 9-3-2 糖代谢状态分类（WHO 糖尿病专家委员会报告，1999 年）

糖代谢分类	静脉血浆葡萄糖（mmol/L）	
	空腹血糖（FPG）	糖负荷后 2 小时血糖（2h PPG）
正常血糖（NGR）	<6.1	<7.8
空腹血糖受损（IFG）	6.1～7.0	<7.8
糖耐量减低（IGT）	<7.0	7.8～11.1
糖尿病（DM）	≥7.0	≥11.1

注：2003 年 11 月国际糖尿病专家委员会建议将 IFG 的界值修订为 5.6～6.9mmol/L

（二）鉴别诊断

本病主要是与其他原因所致的尿糖阳性和各种继发性糖尿病相鉴别，如肾性糖尿病、消化系统疾病所致糖尿病，某些内分泌疾病如肢端肥大症、皮质醇增多症等所致的糖尿病。糖尿病急性并发症需与低血糖昏迷、脑血管病变等相鉴别。

六、治 疗

由于对糖尿病的病因和发病机制尚未充分了解，故缺乏针对病因的有效治疗。目前强调早期治疗、长期治疗、综合治疗、治疗措施个体化的原则。治疗目标是控制高血糖，纠正代谢紊乱，消除糖尿病症状，延长寿命，降低病死率。具体措施以饮食治疗和合适的体育锻炼为基础，根据不同病情予以药物（口服降糖药、胰岛素）治疗。

近年循证医学的发展已使得糖尿病的控制从传统意义上的治疗转变为以患者为中心的团队式管理，包括全科和专科医师、糖尿病教员、营养师、运动康复师、患者及其家属等，并建立定期随访和评估系统。近年临床研究证实，达到良好血糖控制的新诊断的糖尿病患者可延缓糖尿病微血管病变的发生、发展；早期有效的控制血糖可能对大血管有较长期的保护作用而且尚可保护 B 细胞功能和改善胰岛素敏感性。国际糖尿病联盟提出糖尿病综合管理的五个要点：糖尿病教育、医学营养治疗、运动治疗、血糖监测和药物治疗。

（一）糖尿病教育和管理

健康教育是重要的基础管理措施，是决定糖尿病管理成败的关键。教育内容包括糖尿病的危害及如何防治急慢性并发症，饮食、运动、血糖监测、药物治疗及规范的胰岛素注射技术等，使患者充分认识糖尿病并掌握自我管理技能。

（二）医学营养治疗

营养治疗是糖尿病的基础管理措施，是综合管理的重要组成部分。不论是 1 型还是 2 型糖尿病患者都应严格和长期执行。目的包括维持合理体重、提供均衡营养的膳食、达到并维持理想的血糖水平、减轻胰岛素抵抗和减少心血管疾病的危险因素。

（1）计算总热量：每日所需要的总热量可根据患者的性别、年龄、身高查表或可按下列公式估算理想体重（kg）［理想体重（kg）=身高（cm）-105］后计算，超过 20%称为肥胖。结合工作性质、参照原来生活习惯等，计算每日所需总热量。成年人休息状态下每日每公斤理想体重给予热量 25～30kcal，轻体力劳动 30～35kcal，中度体力劳动 35～40kcal，重体力劳动 40kcal 以上。儿童、孕妇、乳母、营养不良及伴有消耗性疾病者应酌情增加，肥胖者酌减，使体重逐渐恢复至理想体重的±5%左右。

（2）营养物质分配：糖类提供的能量应占饮食总量的 50%～60%，限制含糖饮料摄入。蛋白质摄入量占供能比 10%～15%，成人每日每公斤理想体重 0.8～1.2g；孕妇、乳母、营养不良或伴消耗性疾病者增至 1.5～2.0g；伴有糖尿病肾病而肾功能正常者应限制至 0.8g，血尿素氮已升高者应限制在 0.6g 以下。膳食中由脂肪提供的能量不超过总热量的 30%，其中饱和脂肪酸不应超过总热量的 7%；食物中胆固醇摄入量应＜300mg/d。富含食用纤维的食品可延缓食物吸收，降低餐后血糖高峰，有利于改善糖、脂代谢紊乱。此外不推荐糖尿病患者饮酒，食盐摄入量限制在每天 6g 以内。确定每日饮食总热量和糖类、蛋白质、脂肪的组成后，按每克糖类、蛋白质产热 4kcal，每克脂肪产热 9kcal，将热量换算成食品后制订食谱，并根据生活习惯、病情和配合药物治疗需要进行安排。可按每日三餐分配 1/5、2/5、2/5 或 1/3、1/3、1/3。在治疗过程中还应随访调整。

（3）戒烟限酒。

（三）运动治疗

糖尿病患者在无并发症的情况下，根据年龄、性别、体力、病情等不同的条件，应进行有规律的、适量的、循序渐进的和长期体育锻炼，这有利于改善血糖和脂肪代谢紊乱、减轻体重、提高胰岛素敏感性，如有心、脑、肾疾病或严重微血管病变者，应限制运动。

（四）药物治疗

在饮食和运动治疗不能使血糖控制达标时应及时采用降糖药物治疗。口服降糖药物主要有磺酰脲类、格列奈类、双胍类、噻唑烷二酮类、α-葡萄糖苷酶抑制剂和二肽基肽酶-Ⅳ抑制剂（DDP-Ⅳ抑制剂）。注射制剂胰岛素及胰岛素类似物和胰高血糖素样肽-1 受体激动剂（GLP-1 受体激动剂）。

1. 口服降糖药物

（1）磺酰脲胰岛素促泌剂：主要药理作用是通过刺激胰岛 B 细胞分泌胰岛素，增加体内的胰岛素水平而降低血糖。目前在我国上市的磺脲类药物主要为格列本脲、格列齐特、格列吡嗪、格列喹酮和格列美脲。磺脲类药物应在餐前半小时服用。应用于新诊断的 T2DM 非肥胖患者、用饮食和运动治疗血糖控制不理想时。可与其他作用机制不同的口服降糖药或胰岛素联合应用。如果使用不当可导致低血糖，特别是老年患者和肝、肾功能不全者。

（2）格列奈类非磺脲类胰岛素促泌剂：主要通过刺激胰岛素的早时相分泌而降低餐后血糖，较适合于 T2DM 早期餐后高血糖阶段或以餐后高血糖为主的老年患者。代表药物：瑞格列奈和那格列奈。此类药物需在餐前即刻服用，可单独使用或其他降糖药联合应用（磺脲类除外）。格列奈类药物常见副作用是低血糖和体重增加，但低血糖风险和程度较磺脲类药物轻。此类药物可在轻度肝功能不全的患者中使用。严重肝肾功能不全、严重感染、创伤或手术等应激状态的患者不宜使用。

（3）双胍类：主要药理作用是通过抑制肝葡萄糖输出，改善外周组织对胰岛素的敏感性、增加对葡萄糖的摄取和利用而降低血糖。代表药物为二甲双胍，是治疗 2 型糖尿病的一线用药。不增加体重，并可改善血脂谱、增加纤溶系统活性、降低血小板聚集性、使动脉壁平滑肌细胞和成纤维细胞生长受抑制等，被认为可能有助于延缓或改善糖尿病血管并发症。作为 T2DM 治疗一线药物，可单独或联合其他药物；与胰岛素联合应用有可能减少胰岛素用量和血糖波动。主要副作用为胃肠道反应，从小剂量开始并逐渐加量是减少其不良反应的有效方法。二甲双胍的疗效不受体重的影响。肝肾功能不全、心肺功能不全、严重感染、创伤或手术等应激状态的患者不宜使用。在造影检查使用碘化造影剂时，前后 24 小时应暂停使用二甲双胍。

（4）噻唑烷二酮类：主要是增加周围组织对于胰岛素的摄取和生物利用效率，减轻胰岛素抵抗，通过增加靶细胞对胰岛素敏感性而降低血糖，被称为胰岛素增敏剂。代表药物：吡格列酮。可单独或与其他降糖药物合用治疗 T2DM，尤其是肥胖、胰岛素抵抗明显者。体重增加和水肿是此类药物常见副作用，这些副作用在与胰岛素联合使用时表现更加明显。有心力衰竭、活动性肝病或转氨酶升高超过正常上限 2.5 倍及严重骨质疏松和骨折病史的患者应禁用。

（5）α-葡萄糖苷酶抑制剂：主要通过竞争抑制小肠黏膜刷状缘内的α-葡萄糖苷酶，延迟蔗糖、麦芽糖等多糖分解为单糖及其在肠道的吸收，因此主要降低餐后高血糖和缓解高胰岛素血症，适用于以糖类为主要食物成分和餐后血糖升高的患者。可单独用药或与其他降糖药物合用。代表药物：阿卡波糖。T1DM 患者在胰岛素治疗基础上加用此类药物有助于降低餐后高血糖，应与第一口饭嚼碎同服。单用本药不引起低血糖，但与磺脲类或胰岛素合用，仍可发生低血糖。常见副作用为胃肠胀气，偶有腹泻。从小剂量开始，逐渐加量是减少不良反应的有效方法。

2. 胰岛素　胰岛素治疗是控制高血糖的重要手段。1 型糖尿病患者需依赖胰岛素维持生命，也必须使用胰岛素控制高血糖并降低糖尿病并发症的发生风险。2 型糖尿病患者虽不需要胰岛素来维持生命，但当口服降糖药效果不佳或存在口服药使用禁忌时仍需使用胰岛素，以控制高血糖并减少糖尿病并发症的发生危险。

（1）适应证：①1 型糖尿病；②各种严重的糖尿病急慢性并发症；③手术、妊娠和分娩；④2 型糖尿病患者经饮食及口服降糖药治疗效果不佳者；⑤新诊断的 T2DM 伴有明显高血糖，或在糖尿病病程中无明显诱因出现体重显著下降者；⑥T2DM B 细胞功能明显减退者；⑦某些特殊类型糖尿病。

（2）常用胰岛素制剂：按作用快慢和维持作用时间长短，胰岛素制剂可分为速（短）效、中效、长效和超长效。根据来源和化学结构的不同，可分为动物胰岛素、人胰岛素和胰岛素类似物。

（3）使用原则和剂量调节：①无论哪一类型糖尿病，胰岛素治疗应在综合治疗基础上进行；②胰岛素治疗方案应力求模拟生理性胰岛素分泌模式；③从小剂量开始，根据血糖水平逐渐调整至合适剂量。根据患者病情、运动、尿糖、空腹和餐后血糖可先制订试用方案，逐渐调整，至达到良好的血糖控制。

（4）胰岛素的抗药性和不良反应：因各种胰岛素制剂本身来源、结构、成分特点及含有一定量的杂质，故有抗原性和致敏性。胰岛素抗药性指在无糖尿病酮症酸中毒也无拮抗胰岛素因素存在时，每日胰岛素需要量超过 100U 或 200U，机制不明，极少发生。胰岛素的过敏反应通常表现为注射部位瘙痒或荨麻疹样皮疹，罕见严重过敏反应。胰岛素的主要不良反应为低血糖，与剂量过大或饮食失调有关。胰岛素治疗初期可因钠潴留而发生轻度水肿，可自行缓解；部分患者出现视物模糊，为晶状体屈光反应改变所致，常于数周内自然恢复。

3. 胰高血糖素样肽-1 受体激动剂（GLP-1）**和二肽基肽酶-4 抑制剂**（DPP-4 抑制剂）

（1）GLP-1 受体激动剂：通过 GLP-1 受体激动剂而发挥作用，是以葡萄糖浓度依赖的方式增强胰岛素分泌，以抑制胰高血糖素分泌。代表药物有利拉鲁肽、艾塞那肽，需皮下注射，可单用或与其他降糖药物合用治疗 T2DM，尤其是肥胖、胰岛素抵抗明显者，常伴有胃肠道不良反应。有胰腺炎病史者禁用，且不用于 T1DM 或 DKA 的治疗。

（2）DPP-4 抑制剂：通过抑制 DPP-4 活性提高内源性 GLP-1 的水平。代表药物有西格列汀、沙格列汀。单独使用不增加低血糖风险，也不增加体重，也可与二甲双胍联合应用治疗 T2DM。

（五）减重手术治疗

近年 IDF 和 ADA 已将减重手术推荐为肥胖 T2DM 的可选择的治疗方法之一，临床证据显示，代谢手术治疗可明显改善肥胖伴 T2DM 患者的血糖控制水平，甚至可以使一些患者的糖尿病得到“缓解”。2009 年 ADA 在 2 型糖尿病治疗指南中正式将减重手术列为治疗肥胖伴 2 型糖尿病的措施之一。2011 年，IDF 也发表立场声明，正式承认减重手术可作为治疗伴有肥胖的 2 型糖尿病的方法。2011 年，CDS 和中华医学会外科学分会也就减重手术治疗 2 型糖尿病达成共识，认可减重手术是治疗有肥胖的 2 型糖尿病的手段之一，并鼓励内外科合作，共同管理实施减重手术的 2 型糖尿病患者。

（六）急性并发症治疗

1. 糖尿病酮症酸中毒（DKA） 对单有酮症者，需补充液体和胰岛素治疗，持续到酮体消失。DKA 应按以下方法积极治疗：①补液是抢救 DKA 首要的关键措施；②小剂量胰岛素静脉滴注；③纠正电解质紊乱和酸中毒；④去除诱因和治疗并发症；⑤预防，良好的血糖控制及防止诱因是主要的预防措施。

2. 高渗高血糖综合征 治疗上大致与 DKA 相近。主要包括积极补液，纠正脱水；小剂量胰岛素静脉滴注，控制血糖，纠正水、电解质和酸碱失衡及去除诱因和治疗并发症。本症失水比 DKA 更为严重，补液时应密切观察从脑细胞脱水转为脑水肿的可能。

3. 糖尿病乳酸酸中毒 应积极抢救。治疗包括去除诱因、积极治疗原发病、补碱、纠正酸中毒、维持水电解质平衡、补液、扩容、纠正脱水和休克，必要时透析治疗。

七、预　　防

糖尿病预防主要分为三级。一级预防：预防发生。加强宣传糖尿病知识，提倡健康的行为，定期检查，一旦发现有糖耐量受损或空腹血糖受损，及早地实行干预。二级预防：预防并发症。尽早地发现糖尿病，尽可能地控制和纠正患者代谢紊乱及控制各种容易导致并发症的危险因素。三级预防：减少糖尿病的致残率和死亡率。健康生活，延长寿命。

八、糖尿病研究的最新进展

关于糖尿病的药物治疗，ADA、EASD、AACE 等专业学会指定的相关指南虽存在差别，但在以下方面均保持一致。

（1）制订个体化的血糖和糖化血红蛋白控制目标。

（2）将二甲双胍作为起始治疗药物。

（3）建议通过联合治疗实现血糖控制目标。

（4）避免低血糖发作是糖尿病治疗的重点。

（5）医生和患者都要充分了解降糖药物的副作用。

此外，2014 年 FDA 批准钠-葡萄糖协同转运蛋白 2（SGLT2）抑制剂达格列净治疗 2 型糖尿病，其作用机制为通过抑制表达于肾脏的 SGLT2，减少肾脏葡萄糖的重吸收，增加尿液中葡萄糖的排泄，从而降低血浆葡萄糖水平。

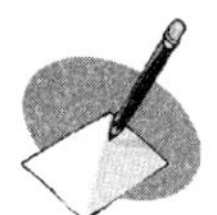

思考题

1. 原发性甲状腺功能减退症与其他病因引起的甲减在病变部位及实验室检查方面有何不同？
2. 糖尿病的诊断标准是什么？
3. 试述糖尿病酮症酸中毒的诊断及治疗原则。
4. 甲状腺功能亢进症的临床表现有哪些？

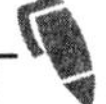

病例分析

案例一　患者，男，40 岁，农民，因多食、多饮、消瘦 2 个月就诊。

患者 2 个月前无明显诱因逐渐食量增加，而体重却逐渐下降，2 个月内体重减轻了 3kg，同时出现口渴，喜欢多喝水，尿量增多。

查体：T 36℃，P 80 次/分，R 18 次/分，BP 120/80mmHg。皮肤无黄染，淋巴结无肿大，瞳孔等大等圆。甲状腺（－），心肺（－），腹平软，肝脾未触及。双下肢无水肿，腱反射正常。巴宾斯基征（－）。

实验室检查：尿蛋白（－），尿糖（++）；空腹血糖 9.7mmol/L。

问题：

1. 还需要做哪些辅助检查？
2. 请给出本病的诊断及诊断依据。
3. 请给出本病的鉴别诊断。
4. 请指出本病的治疗方案。

案例二　患者，女，26 岁，多食、多汗、易怒半年。

半年前淋雨后发热，自行服用“感冒药”及抗生素（具体不详）后恢复，此后常感心慌、易饥（饭量由每天 6 两增加至每天 1 斤）、怕热、多汗。偶有胸闷、心悸、失眠，遂来院就诊求治。

体检：T 37℃，P 112 次/分，律齐，BP 120/65mmHg，发育正常，消瘦，自主体位，无黄染。甲状腺Ⅱ°肿大，呈弥漫性，质软，无结节，可闻及血管杂音。胸部：心界向左扩大 1.0cm，未闻及杂音；肺部听诊无啰音。腹软，无压痛，肝脾肋下未及，无移动性浊音，肠鸣音正常。两小腿水肿，膝及跟腱反射亢进。大便 2～3 次/日。

实验室检查：FT_3 12.2pmol/L，FT_4 30.9pmol/L，既往无自身免疫病史，家族中曾有甲亢患者。

问题：

1. 请给出诊断及诊断依据。
2. 本病例如何进一步检查和明确诊断？
3. 请指出进一步的检查及治疗原则。

（孙晓东）

第十章　风湿性疾病

第一节　风　湿　热

风湿热(rheumatic fever，RF)是常见的风湿性疾病，是一种咽喉部A组乙型溶血性链球菌(group A streptococcus，GAS）感染后反复发作的全身结缔组织炎症，主要累及关节、心脏、皮肤和皮下组织，偶可累及中枢神经系统、血管、浆膜及肺、肾等内脏。临床表现主要为心肌炎、游走性关节炎、小舞蹈症、环形红斑和皮下结节，可反复发作。本病呈自限性，急性发作时通常以关节炎较为明显，反复发作后常遗留轻重不等的心脏损害，形成风湿性心脏病（rheumatic heart disease，RHD)。

近年来，全球风湿热的发病率已有明显下降，病情也明显减轻，但在发展中国家风湿热和风湿性心脏病仍是常见而严重的疾病。发病可见于任何年龄，最常见为5～15岁的儿童和青少年，3岁以内的婴幼儿极少见。男女患病率大致相等。本病多发生于冬春阴雨季节，寒冷和潮湿是重要的诱因。

一、临床表现

（一）症状与体征

1. 前驱症状　在典型症状出现前1～6周，常有咽喉部炎或扁桃体炎等上呼吸道GAS感染表现，50%～70%有不规则发热，轻、中度发热较常见，亦可有高热。脉率加快，大量出汗，往往与体温不成比例。半数患者因前驱症状轻微或短暂而无此主诉。

2. 典型表型

（1）关节炎：急性风湿热有50%～60%的患者可出现典型的游走性多关节炎，常对称累及膝、踝、肘、腕等大关节。主要表现为关节局部红、肿、热、痛及活动受限。急性炎症消退后，关节功能可完全恢复，不遗留畸形，但可反复发作，延续3～4周。

（2）心肌炎：患者常有运动后心悸、气短、心前区不适。二尖瓣炎时可有心尖区高调、收缩期吹风样杂音或短促低调舒张中期杂音（Carey coombs 杂音）。主动脉瓣炎时在心底部可听到舒张中期柔和吹风样杂音。窦性心动过速（入睡后心率仍>100 次/分）常是心肌炎的早期表现，心率与体温升高不成比例。心包炎多为轻度，超声心动图可测出心包积液。心肌炎严重时可出现充血性心力衰竭；轻症患者可仅有无任何其他病理或生理原因可解释的进行性心悸、气促加重（心功能减退的表现）。心肌炎可以单独出现，也可与其他症状同时出现。

（3）环形红斑：皮疹为淡红色环状红斑，中央苍白，时隐时现，数小时或1～2天消退，分布在四肢近端和躯干。

（4）皮下结节：为稍硬、无痛性小结节，位于关节伸侧的皮下组织，尤其是肘、膝、腕、枕或胸腰椎棘突处，与皮肤无粘连，表面皮肤无红肿等炎症改变，常与心肌炎同时出现，是风湿活动的表现之一。发生率为2%～16%。

（5）小舞蹈症：也称Sydenham舞蹈病，3%～10%的风湿热患儿会出现此症，以5～15岁女孩多见。常在链球菌前驱感染后3个月或其他症状出现后数周至数月发病，主要表现为面部或四肢肌肉的无目的不自主快速运动，如伸舌歪嘴、挤眉弄眼、耸肩缩颈、语言障碍、书写困难、细微动作不协调、上肢运动过多及阵挛性舞动等锥体外系神经系统症状，且在兴奋或注意力集中时加剧，入睡后即消失，可伴有肌无力和情绪不稳定。舞蹈病呈自限性，病程 1～3 个月，个别病例在 1～2 年内反复发作。少数患儿可有不同程度神经精神后遗症。

（6）其他：多汗、鼻出血、瘀斑、腹痛也不少见，腹痛有时被误诊为阑尾炎或急腹症，可能为肠系膜血管炎所致。有肾损害时，尿中可出现红细胞及蛋白。肺炎、胸膜炎、脑炎近年已少见。

（二）实验室检查

1. 链球菌感染指标 咽拭子培养阳性率为 20%～25%；抗链球菌溶血素“O”滴度超过 1∶400 为阳性，在感染后 2 周左右出现，阳性率在 75%左右，抗 DNA 酶-B 阳性率在 80%以上，两者联合阳性率可提高到 90%。以上检查只能证实患者在近期内有 GAS 感染，不能提示体内是否存在 GAS 感染诱发自身免疫反应。

2. 急性炎症反应指标与免疫学检查 急性期 80%的患者血沉增快和 C 反应蛋白升高。迁延型风湿热较低，非特异性免疫指标如免疫球蛋白（IgM、IgG）、循环免疫复合物和补体 C3 增高占 50%～60%。抗心肌抗体用间接免疫荧光法和 ELSA 法测定阳性率分别为 48.3%和 70%，抗 A 组链球菌菌壁多糖抗体阳性率为 70%～80%，外周血淋巴细胞促凝血活性试验阳性率在 80%以上，后两者有较高的敏感性和特异性。

（三）心电图及影响学检查

对风湿性心肌炎有较大意义。心电图检查有助于发现窦性心动过速、P—R 间期延长和各种心律失常。超声心动图可发现早期、轻症心肌炎及亚临床型心肌炎，对轻度心包积液较敏感。心肌核素检查可测出轻症及亚临床型心肌炎。

二、诊　　断

风湿热的诊断依赖于临床表现和实验室检查的综合分析。目前本病的诊断仍沿用 1992 年修改的 Jones 诊断标准，主要包括 3 个部分：①主要表现；②次要表现；③链球菌感染的证据。在确定链球菌感染证据的前提下，有 2 项主要表现或 1 项主要表现伴 2 项次要表现即可做出诊断（表 10-1-1）。

表 10-1-1 风湿热的诊断指标

主要表现	次要表现	链球菌感染证据
心肌炎	发热	咽拭子培养或快速抗链球菌抗原试验阳性
多发性关节炎	关节痛	抗链球菌抗体滴度升高
小舞蹈症	血沉增快	
环形红斑	C 反应蛋白阳性	
皮下结节	P—R 间期延长	

注：心肌炎作为主要表现时，P—R 间期延长不作为次要表现；关节炎作为主要表现时，关节痛不作为次要表现；在有链球菌感染证据的前提下，存在以下 3 项之一者亦应考虑风湿热。①排除其他原因的小舞蹈症；②无其他原因可解释的隐匿性心肌炎；③以往已确诊为风湿热，存在一项主要表现，或有发热和关节痛，或急性期反应物质增高，提示风湿热复发

风湿热应与其他一些疾病相鉴别。关节炎应与类风湿关节炎、系统性红斑狼疮、结核性风湿病、白血病、血友病关节腔出血、感染后关节炎和化脓性关节炎相鉴别。风湿性心肌炎应与病毒性心肌炎鉴别，后者很少出现心脏杂音而以心律失常为多见；同时，还要与感染性心内膜炎相鉴别，后者

可出现贫血、脾大、皮肤瘀斑或其他栓塞症状，以及血培养阳性，超声心动图可看到心瓣膜或心内膜有赘生物均有助于诊断。

三、治疗原则及方案

治疗原则包括以下四方面：去除病因，消灭链球菌感染灶；抗风湿治疗，迅速控制临床症状；治疗并发症和合并症，改善预后；实施个别化处理原则。

1. 一般治疗 注意保暖防潮，无心肌炎的急性期患儿卧床休息 2 周，随后于 2 周内逐渐恢复活动；心肌炎无心力衰竭患儿卧床休息 4 周，随后于 4 周内逐渐恢复活动；心肌炎伴充血性心力衰竭患儿需卧床休息至少 8 周，在以后 2～3 个月内逐渐增加活动量。饮食宜给予容易消化、富有营养和维生素的食物。心功能不全者适当限制盐和水的摄入。

2. 抗生素的应用 目的是消除咽部链球菌感染，避免风湿热反复发作。大剂量青霉素静脉滴注 2 周以彻底清除链球菌感染。如青霉素过敏，可改用头孢菌素类或红霉素类抗生素。亦有主张用阿奇霉素。

3. 抗风湿治疗 单纯关节受累，首选非甾体抗炎药，常用阿司匹林，开始剂量成人 3～4g/d，小儿 80～100mg/（kg·d），分 3～4 次口服。亦可用其他非甾体抗炎药，如萘普生、吲哚美辛等。发生心肌炎者，一般采用糖皮质激素（激素）治疗，常用泼尼松，开始剂量成人 30～40mg/d，小儿 1.0～1.5mg/（kg·d）分 3～4 次口服，病情缓解后减量至 10～15mg/d 维持治疗。为防止停用激素后出现反跳现象，可于停用激素前 2 周或更早一些时间加用阿司匹林，待激素停用 2～3 周后才停用阿司匹林。对病情严重，如有心包炎、心肌炎并有急性心力衰竭者可静脉注射地塞米松 5～10mg/d 或滴注氢化可的松 200mg/d，至病情改善后改口服激素治疗。抗风湿治疗的疗程，单纯关节炎为 6～8 周，心肌炎最少 12 周，如病情迁延，应根据临床表现及实验室检查，延长疗程至病情完全恢复。小舞蹈症患者，首选丙戊酸，该药无效或严重舞蹈症如瘫痪的患者，应用卡马西平治疗。

四、预　　防

（一）一般性预防

（1）注意环境卫生，居室宜通风通气良好以避免链球菌的传播。

（2）加强体育锻炼，提高抗病能力。

（3）对流行期的咽部感染应积极控制。

（二）风湿热发作的预防

1. 初发预防（一级预防） 是指儿童、青年、成人，一般包括 4 岁以上的儿童、青少年和中年人，有发热、咽喉痛拟诊上呼吸道链球菌感染者，为避免其诱发风湿热，给予青霉素或其他有效抗生素治疗。

2. 再发预防（二级预防） 是指对有风湿热史或已患 RHD 者持续应用特效抗生素，避免 GAS 侵入而致风湿热再发。复发多于前次发病后 5 年内发生。故再发预防不论有无瓣膜病遗留，应在初次风湿热发病后开始施行，目的是避免风湿热再发，防止心脏损害加重。目前仍公认为青霉素为再发预防的首选药物，对青霉素过敏者，可考虑用磺胺类如磺胺嘧啶或磺胺二甲基异嘧啶（Sulfisomidine）预防，如青霉素和磺胺类药物均过敏，可选用红霉素。

第二节　类风湿关节炎

类风湿关节炎（rheumatoid arthritis，RA）是以对称性、多个周围性关节炎为主要临床表现的异质性、系统性、自身免疫性疾病。确切发病机制不明。基本病理表现为滑膜炎，血管翳形成，并逐渐出现关节软骨和骨破坏。最终可能导致关节畸形和功能丧失。早期诊断、早期治疗至关重要。本病呈全球性分布，是造成人类丧失劳动力和致残的主要原因之一。我国 RA 的患病率为 0.32%～0.36%，略低于 0.5%～1%的世界平均水平。

一、病因与发病机制

MHC-Ⅱ抗原、各种炎症介质、细胞因子、趋化因子在 RA 发病过程中的作用都有许多研究，但其病因和发病机制仍不完全清楚。

1. 环境因素　目前认为一些感染如细菌、支原体和病毒等可能通过感染激活 T、B 等淋巴细胞，分泌致炎因子，产生自身抗体，影响 RA 的发病和病情进展，未证实有导致本病的直接感染因子。

2. 遗传易感性　流行病学调查显示，RA 的发病与遗传因素密切相关，RA 现症者的一级亲属患 RA 的概率为 11%。对孪生子的调查结果显示：单卵双生子同时患 RA 的概率为 12%～30%，而双卵孪生子同患 RA 的概率只有 4%。许多地区和国家进行研究发现 HLA-DR4 单倍型与 RA 的发病相关。

3. 免疫紊乱　是 RA 主要的发病机制，活化的 $CD4^+$ T 细胞和 MHC-Ⅱ型阳性的抗原递呈细胞（antigen presenting cell，APC）浸润关节滑膜。滑膜关节组织的某些特殊成分或体内产生的内源性物质也可能作为自身抗原被 APC 呈递给活化的 $CD4^+$ T 细胞，启动特异性免疫应答，导致相应的关节炎症状。在病程中 T 细胞库的不同 T 细胞克隆因受到体外不同抗原的刺激而活化增殖，滑膜的巨噬细胞也因抗原而活化，使细胞因子如 TNF-α、IL-1、IL-6、IL-8 等增多，促使滑膜处于慢性炎症状态。TNF-α进一步破坏关节软骨和骨，结果造成关节畸形。IL-1 是引起 RA 全身性症状如低热、乏力、急性期蛋白合成增多的主要细胞因子，是造成 C 反应蛋白和血沉升高的主要因素。

B 细胞激活分化为浆细胞，分泌大量免疫球蛋白。其中有多种自身抗体如类风湿因子（rheumatoid factor，RF）、抗环瓜氨酸肽（anti-cyclic citrullinated peptide，CCP）抗体等，免疫球蛋白和这些抗体形成的免疫复合物，经补体激活后可以诱发炎症。RA 患者中过量的 Fas 分子或 Fas 分子和 Fas 配体比值的失调都会影响滑膜组织细胞的正常凋亡，使 RA 滑膜炎免疫应答得以持续。可见，RA 是遗传易感因素、环境因素及免疫系统失调等各种因素综合作用的结果。

二、病　　理

RA 的基本病理改变是滑膜炎和血管炎，滑膜炎是关节表现的基础，血管炎是关节外表现的基础，其中血管炎是 RA 预后不良的因素之一。急性期滑膜表现为渗出性和细胞浸润性。滑膜下层小血管扩张，内皮细胞肿大，细胞间隙增大，间质有水肿和中性粒细胞浸润。病变进入慢性期，滑膜变得肥厚，形成许多绒毛样突起，突向关节腔内或侵入软骨和软骨下的骨质。绒毛又名血管翳，有很强的破坏性，是造成关节破坏、畸形、功能障碍的病理基础。这种绒毛在显微镜中呈现为滑膜细胞层由原来的 1～3 层增生到 5～10 层或更多，其中大部分为具有巨噬细胞样功能的 A 型细胞及成纤维细胞样的 B 型细胞。滑膜下层有大量淋巴细胞，呈弥漫状分布或聚集成结节状，如同淋巴滤泡。其中大部分为 $CD4^+$T 细胞，其次为 B 细胞和浆细胞。另外尚出现新生血管和大量被激活的成纤维样细胞及随后形成的纤维组织。

血管炎发生在 RA 关节外的任何组织，它累及中、小动脉和（或）静脉，管壁有淋巴细胞浸润，纤维素沉着，内膜有增生，导致血管腔的狭窄或堵塞。类风湿结节是血管炎的一种表现，结节中心为纤维素样坏死组织，周围有上皮样细胞浸润，排列成环状，外被以肉芽组织。肉芽组织间有大量的淋巴细胞和浆细胞。

三、临 床 表 现

流行病学资料显示，RA 发生于任何年龄，80%发病于 35～50 岁，女性患者常见，约 3 倍于男性。RA 临床个体差异性大，从短暂、轻微的小关节炎到急剧、进行性多关节炎及全身性血管炎表现均可出现，常伴有晨僵。RA 多以缓慢隐匿的方式起病，在出现明显关节症状前可有数周的低热，少数患者可有高热、乏力、全身不适、体重下降等症状，以后逐渐出现典型关节症状。少数则急剧起病，在数天内出现多个关节症状。

（一）关节

RA 关节表现可分滑膜炎症状和关节结构破坏的表现，前者经治疗后有一定可逆性，但后者一经出现很难逆转。RA 病情和病程有个体差异，从短暂、轻微的小关节炎到急剧进行性多关节炎，常伴有晨僵。

1. 晨僵 早晨起床后关节及其周围僵硬感，称为“晨僵”（morning stiffness）。时间超过 1 小时者意义较大。95%以上的 RA 患者可出现病变关节在早晨起床后或日间长时间（至少 1 小时）静止不动后感觉僵硬，如胶黏着样的感觉，称为“晨僵”。它常被作为观察本病活动指标之一，其持续时间和关节炎症的程度成正比。

2. 关节痛与压痛 关节痛往往是最早的症状，最常出现的部位为腕、掌指关节、近端指间关节，其次是足趾、膝、踝、肘、肩等关节，多呈对称性、持续性，但时轻时重。疼痛的关节往往伴有压痛，受累关节的皮肤出现褐色色素沉着。

3. 关节肿 多因关节腔内积液或关节周围软组织炎症引起，病程较长者可因滑膜慢性炎症后的肥厚而引起肿胀。凡受累的关节均可肿胀，常见的部位为腕、掌指关节、近端指间关节、膝关节等，且多呈对称性。

4. 关节畸形 见于较晚期患者，关节周围肌肉萎缩、痉挛使畸形加重。最常见的关节畸形是腕和肘关节强直、掌指关节的半脱位、手指向尺侧偏斜和呈“天鹅颈（swan neck）”样及“纽扣花样（boutonniere）”表现。重症患者关节可因纤维性或骨性强直失去关节功能，致使生活不能自理。

5. 特殊关节

（1）颈椎的可动小关节及周围腱鞘受累可出现颈痛、活动受限，有时甚至因颈椎半脱位而出现脊髓受压。

（2）肩、髋关节：其周围有较多肌腱等软组织包围，因此很难发肿。最常见的症状是局部痛和活动受限，髋关节往往表现为臀部及下腰部疼痛。

（3）颞颌关节：出现于 1/4 的 RA 患者，早期表现为讲话或咀嚼时疼痛加重，严重者有张口受限。

6. 关节功能障碍 关节肿痛和结构破坏都会引起关节的活动障碍。美国风湿病学会将因本病而影响生活的程度分为四级。Ⅰ级：能正常进行日常生活和各项工作；Ⅱ级：可进行一般的日常生活和某种职业工作，但参与其他项目活动受限；Ⅲ级：可进行一般的日常生活，但参与某种职业工作或其他项目活动受限；Ⅳ级：日常生活的自理和参与工作的能力均受限。

（二）关节外表现

1. 类风湿结节 是本病较常见的关节外表现，可见于 20%～30%的患者，多位于关节隆突部及受压部位的皮下，如前臂伸面、肘鹰嘴突附近、枕、跟腱等处。其大小不一，结节直径由数毫米至数厘米、质硬、无压痛、呈对称性分布。此外，几乎所有脏器如心、肺、眼等均可累及。其存在提示有本病的活动。

2. 类风湿血管炎 RA 患者系统性血管炎少见，体格检查能观察到的有指甲下或指端出现的小血管炎，少数引起局部组织的缺血性坏死。眼受累可造成巩膜炎，严重者因巩膜软化而影响视力。类风湿因子阳性的患者可出现亚临床型的血管炎，如无临床表现的皮肤和唇腺活检可有血管壁免疫物质的沉积，亚临床型血管炎的长期预后尚不明确。

3. 肺 肺受累很常见，其中男性多于女性，有时可为首发症状。

（1）肺间质病变：是最常见的肺病变，见于约 30%的患者，主要表现为活动后气短，肺纤维化。肺功能和肺影像学如肺部高分辨 CT 有助于早期诊断。

（2）结节样改变：肺内可出现单个或多个结节，为肺内的类风湿结节表现。结节有时可液化，咳出后形成空洞。

（3）Caplan 综合征：尘肺患者合并 RA 时易出现大量肺结节，称之为 Caplan 综合征，也称为类风湿性尘肺病。临床和胸部 X 线表现均类似肺内的类风湿结节，数量多，较大，可突然出现并伴关节症状加重。病理检查结节中心坏死区内含有粉尘。

胸膜炎：见于约 10%的患者。为单侧或双侧性的少量胸腔积液，偶为大量胸腔积液。胸腔积液呈渗出性，糖含量很低。

肺动脉高压：一部分是肺内动脉病变所致的肺动脉高压，另一部分为肺间质病变引起的肺动脉高压。

4. 心脏受累 RA 患者可以出现心脏受累，心包炎最常见，多见于类风湿因子阳性、有类风湿结节的患者，但多数患者无相关临床表现。通过超声心动图检查约 30%患者出现少量心包积液。

5. 胃肠道 患者可有上腹不适、胃痛、恶心、食欲不振甚至黑粪，多与服用抗风湿药物，尤其是非甾体抗炎药有关，很少由 RA 本身引起。

6. 肾 本病的血管炎很少累及肾，偶有轻微膜性肾病、肾小球肾炎、肾内小血管炎及肾脏的淀粉样变等报道。

7. 神经系统 神经受压是 RA 患者出现神经系统病变的常见原因。如正中神经在腕关节处受压可出现腕管综合征。多数患者随着炎症减轻神经症状能逐渐好转，但有时需要手术减压治疗。脊髓受压表现为渐起的双手感觉异常和力量的减弱，腱反射多亢进，病理反射阳性。多发性单神经炎则因小血管炎的缺血性病变所造成。

8. 血液系统 RA 患者的贫血一般是正细胞正色素性贫血，且贫血程度通常和病情活动度相关，尤其是和关节的炎症程度相关，患者也可因病变本身或因服用非甾体抗炎药而造成胃肠道长期少量出血导致出现小细胞低色素性贫血；病情活动的 RA 患者还常见血小板增多，其增高的程度和滑膜炎活动的关节数呈正相关，并受关节外表现的影响，但具体机制还不明确。另外，RA 患者可出现脾大、中性粒细胞减少，有的甚至有贫血和血小板减少，称为 Felty 综合征。

9. 干燥综合征 部分患者常有口干、眼干症状，30%～40% 的 RA 患者可继发干燥综合征，需结合自身抗体，经口腔及眼科检查进一步明确诊断。

四、实验室和其他辅助检查

1. 血象 有轻至中度贫血。活动期患者血小板可增高。白细胞及分类多正常。

2. 炎性标志物 血沉和 C 反应蛋白常升高，并且和疾病的活动相关。

3. 自身抗体 RA 新的抗体不断被发现，其中有些抗体诊断的特异性较类风湿因子明显提高，且可在疾病早期出现，如抗 CCP 抗体。

4. 类风湿因子 可分为 IgM、IgG 和 IgA 型。在常规临床工作中主要检测 IgM 型类风湿因子，它见于约 70%的患者血清，其滴度一般与 RA 的活动性和严重成比例。但类风湿因子并非 RA 的特异性抗体，其他感染性、自身免疫性疾病及约 5%的正常人也可以出现低滴度的类风湿因子，类风湿因子阴性者也不能排除 RA 的诊断。

5. 抗角蛋白抗体谱 有抗核周因子抗体、抗角蛋白抗体、抗聚角蛋白微丝蛋白抗体和抗 CCP 抗体。这组抗体的靶抗原为细胞基质的聚角蛋白微丝蛋白，CCP 是该抗原中主要的成分。因此，抗 CCP 抗体在此抗体谱中对 RA 诊断敏感性和特异性高，已在临床中普遍使用，并被纳入 2010 年 ACR/EULAR 新的 RA 分类标准评分中。这些抗体有助于 RA 的早期诊断和鉴别诊断，尤其是血清类风湿因子阴性、临床症状不典型的患者。

6. 免疫复合物和补体 70%的患者血清中可出现各种类型的免疫复合物，尤其是活动期和类风湿因子阳性患者。在急性期和活动期，患者血清补体均有升高，只有少数有血管炎者可出现低补体血症。

7. 关节滑液 正常人关节腔内的滑液不超过 3.5ml。在关节有炎症时滑液增多，滑液中的白细胞明显增多，达（2000～7 5000）$\times 10^6$/L，且中性粒细胞占优势，其黏度差，含葡萄糖量低（低于血糖）。

8. 类风湿结节的活检 其典型的病理改变有助于本病的诊断。

9. 关节影像学检查

（1）X 线片：对 RA 诊断、关节病变分期、病变演变的监测均很重要。初诊至少应拍摄手指及腕关节的 X 线片，早期可见关节周围软组织肿胀影、关节端骨质疏松（Ⅰ期）；进而关节间隙变窄（Ⅱ期）；关节面出现虫蚀样改变（Ⅲ期）；晚期可见关节半脱位和关节破坏后的纤维性和骨性强直（Ⅳ期）。诊断应有骨侵蚀或肯定的局限性或受累关节近旁明显脱钙。

（2）其他：包括关节 X 线数码成像、CT、MRI 及关节超声检查，它们对诊断早期 RA 有帮助。MRI 可以显示关节软组织早期病变，如滑膜水肿、骨破坏病变的前期表现骨髓水肿等，较 X 线更敏感。

五、诊断及鉴别诊断

（一）诊断

目前 RA 的诊断仍沿用 1987 年美国风湿病协会制定的诊断标准：①晨僵每天持续至少 1 小时，病程至少 6 周；②有 3 个或 3 个以上的关节肿，至少 6 周；③腕、掌指、近指关节肿至少 6 周；④对称性关节肿至少 6 周；⑤有皮下结节；⑥手 X 线片改变（至少有骨质疏松和关节间隙狭窄）；⑦血清类风湿因子阳性。符合上述 7 项中 4 项者即可诊断。

对一些早期或典型的患者，诊断需结合本病的临床特点：对称性、多发性的小关节炎，症状可以相继出现而自然病程呈间歇反复发作、大多数逐渐加重而影响关节功能，结合辅助检查再进行综合全面考虑。

（二）鉴别诊断

1. 骨关节炎 多见于 50 岁以上者。主要累及膝、脊柱等负重关节。活动时关节痛加重。可有关节肿、积液。手骨关节炎常影响远端指间关节，尤其在远端指间关节出现赫伯登（Heberden）结节和近端指关节出现布夏尔（Bouchard）结节时有助于诊断。大多数患者血沉正常，类风湿因子阴性或低滴度阳性。X线示关节边缘呈唇样增生或骨疣形成，如出现关节间隙狭窄多为非对称性。

2. 强直性脊柱炎 主要侵犯骶髂及脊柱关节，当周围关节受累，特别是以膝、踝、髋关节为首发症状者，需与RA相鉴别。强直性脊柱炎多见于青壮年男性，外周关节受累以非对称性的下肢大关节炎为主，极少累及手关节，骶髂关节炎具典型的X线改变。可有家族史，90%以上患者HLA-B27阳性，血清类风湿因子阴性。

3. 银屑病关节炎 多于银屑病若干年后发生，部分患者表现为对称性多关节性，与RA相似。但本病累及远端指关节处更明显，且表现为该关节的附着端炎和手指关节炎，同时可有骶髂关节炎和脊柱炎，血清类风湿因子多阴性。

4. 系统性红斑狼疮 部分患者以指关节肿痛为首发症状，也可有类风湿因子阳性、ESR和C反应蛋白增高，而被误诊为RA。然而本病的关节病变一般为非侵蚀性，且关节外的系统性症状如蝶形红斑、脱发、皮疹、蛋白尿等较突出。血清抗核抗体、抗双链DNA抗体等多种自身抗体阳性。

六、防 治

目前RA不能根治，治疗的主要目标是达到临床缓解或疾病低活动度，临床缓解的定义是没有明显的炎症活动症状和体征。应该按照早期、达标、个体化方案治疗原则，密切监测病情，减少致残。

治疗措施包括一般性治疗、药物治疗、外科手术治疗等，其中以药物治疗最为重要。

（一）一般性治疗

一般性治疗包括患者教育、休息、关节制动（急性期）、关节功能锻炼（恢复期）、物理疗法等。卧床休息只适宜急性期、发热及内脏受累的患者。

（二）药物治疗

根据药物性能，治疗RA的常用药物分为五大类，即非甾体抗炎药、改变病情抗风湿药（DMARD）、糖皮质激素（glucocorticoid，GC）、植物药和生物制剂等。

1. 非甾体抗炎药 具有镇痛抗炎作用，是改善关节炎症状的常用药，但不能控制病情，应与改变病情抗风湿药同服。选择药物需注意胃肠道反应为主的副作用；应避免两种或两种以上非甾体抗炎药同时服用，因其疗效不叠加，而不良反应增多；选择性非特异性环氧合酶-2抑制剂可以减少胃肠道的不良反应。非甾体抗炎药可增加心血管意外事件的发生，因而应谨慎选择药物并以个体化为原则。

2. 改变病情抗风湿药 较非甾体抗炎药发挥作用慢。临床症状的明显改善需1～6个月，有改善和延缓病情进展的作用。RA一经确诊，都应早期使用DMARD药物，药物的选择和应用的方案要根据患者病情活动性、严重性和进展而定，视病情可单用也可采用两种及以上药物联合使用。甲氨蝶呤应作为RA的首要用药，并将它作为联合治疗的基本药物。如甲氨蝶呤无效或不能耐受，可选其他DMARD药物。各个DMARD有其不同的作用机制及不良反应，在应用时需谨慎监测。现将本类药物中常用者详述如下。

（1）甲氨蝶呤：本药抑制细胞内二氨叶酸还原酶，使嘌呤合成受抑，同时具有抗炎作用。每周7.5～20mg，以口服为主，亦可静脉注射或肌内注射。4～6周起效，疗程至少半年。不良反应有肝损害、胃肠道反应、骨髓抑制和口炎等，停药后多能恢复。

（2）来氟米特（Leflunomide）：主要抑制合成嘧啶的二氢乳清酸脱氢酶，使活化淋巴细胞的生长受抑。口服每日10～20mg，与甲氨蝶呤有协同作用，常联合使用。主要不良反应有胃肠道反应、肝损伤、骨髓抑制和脱发等。

（3）柳氮磺吡啶：剂量为每日 2～3g，分 2～3 次服用，由小剂量开始，会减少不良反应，对磺胺过敏者禁用。

（4）羟氯喹和氯喹：前者每日 0.2～0.4g，分两次服。后者每日 0.25g，1 次服。长期服用可出现视物盲点，眼底有"牛眼"样改变，因此每 6～12 个月宜作眼底监测，少数患者服用氯喹后出现心肌损害。

（5）其他 DMARD：包括金制剂、青霉胺、硫唑嘌呤和环孢素等。

3. 糖皮质激素 有强大的抗炎作用，能迅速缓解关节肿痛症状和全身炎症，GC 治疗 RA 的原则是小剂量、短疗程。使用 GC 必须同时应用 DMARD，低至中等剂量的 GC 与 DMARD 药物联合应用在初始治疗阶段对控制病情有益，当临床条件允许时应尽快递减 GC 的用量至停用。有系统症状如伴有心、肺、眼和神经系统等器官受累的重症患者，根据具体情况予以中到大量 GC，症状控制后递减。部分患者可根据情况以每日 10mg 或低于 10mg 维持治疗。关节腔注射 GC 有利于减轻关节炎症状，但过频的关节腔穿刺可能增加感染风险，并可发生类固醇晶体性关节炎，一年内不宜超过 3 次。使用 GC 应注意补充钙剂和维生素 D，警惕感染、高血压、血糖增高等副作用。

4. 生物制剂靶向治疗 是目前治疗 RA 快速发展的治疗方法，疗效显著，其中包括 TNF-α拮抗剂、IL-1 拮抗剂、IL-6 拮抗剂、CD20 单克隆抗体、细胞毒 TI 细胞活化抗原-4（cytotoxic T lymphocyte activation antigen-4，CTLA-4）抗体等，还有多种新的生物制剂在研究中。目前使用最普遍的是 TNF-α拮抗剂、IL-6 拮抗剂。如最初 DMARD 方案治疗未能达标，或存在预后不良因素时应考虑加用生物制剂。为增加疗效和减少不良反应，本类生物制剂宜与甲氨蝶呤联合应用。其主要的副作用包括注射部位局部的皮疹，感染，尤其是结核感染，有些生物制剂长期使用致淋巴系统肿瘤患病率增加。有关它们的长期疗效、疗程、停药复发和副作用还有待深入研究。

5. 植物药制剂 已有多种治疗 RA 的植物制剂，如雷公藤总苷、青藤碱、白芍总苷等。部分药物对缓解关节症状有较好作用，但需进一步研究。其中雷公藤总苷最为常用，应注意其明显性腺抑制、骨髓抑制、肝损伤等副作用。其他药物使用也需注意相关副作用。

（三）外科手术治疗

外科手术治疗包括关节置换和滑膜切除手术，前者适用于较晚期畸形并失去功能的关节，滑膜切除术可以使病情得到一定的缓解，但当滑膜再次增生时病情又趋复发，所以必须同时应用 DMARD。

（四）预后

随着人们对 RA 的认识加深及 TNF-α拮抗剂为代表的生物制剂出现，RA 的预后明显改善，经积极正确治疗，80%以上 RA 能达到病情缓解，只有少数最终致残。死亡率较低，主要原因为感染、血管炎、肺间质纤维化。

七、本病研究最新进展

脾酪氨酸激酶（spleen tyrosine kinase，SYK）为一种非受体形酪氨酸蛋白激酶，与 RA 的发生密切相关。SYK 抑制剂已进入Ⅲ期临床试验。该抑制剂可阻断多种免疫细胞胞内信号转导途径，从而抑制肿胀和炎症反应。

第三节 系统性红斑狼疮

系统性红斑狼疮（systemic lupus erythematosus，SLE）是一种慢性系统性自身免疫病，临床上以多系统损害和血清中含有以抗核抗体为代表的多种自身抗体为特点。本病病程以病情缓解和急性发作交替为特点，有内脏（肾、中枢神经）损害者预后较差。SLE 的患病率因人群而异，全球平均患病率为（12～39）/10 万，北欧大约为 40/10 万，黑人中患病率约为 100/10 万。我国患病率为（30.13～70.14）/10 万，以女性多见，尤其是 20～40 岁的育龄女性。在全世界的种族中，汉族 SLE 发病率位居第二。

一、病因与发病机制

（一）病因

1. 遗传

（1）流行病学及家系调查：有资料表明 SLE 患者第一代亲属中患 SLE 者 8 倍于无 SLE 患者家庭，单卵双胞胎患 SLE 者 5～10 倍于异卵双胞胎。然而，大部分病例不显示有遗传性。

（2）易感基因：多年研究已证明 SLE 是多基因相关疾病。有 HLA-Ⅲ的 C2 或 C4 的缺陷，HLA-Ⅱ的 DR2、DR3 频率异常。推测多个基因在某种条件（环境）下相互作用改变了正常免疫耐受性而致病。

2. 环境因素

（1）阳光、紫外线使皮肤上皮细胞出现凋亡，新抗原暴露而成为自身抗原。

（2）药物、化学试剂、微生物病原体等也可诱发疾病。

3. 雌激素　女性患者明显高于男性，在更年期前阶段为 9∶1，儿童及老人为 3∶1。

（二）发病机制

外来抗原（如病原体、药物等）引起人体 B 细胞活化。易感者因免疫耐受性减弱，B 细胞通过交叉反应与模拟外来抗原的自身抗原结合，并将抗原递呈给 T 细胞，使之活化，在 T 细胞活化刺激下，B 细胞得以产生大量不同类型的自身抗体，造成大量组织损伤。

1. 致病性自身抗体　这类自身抗体特性为：①以 IgG 型为主，与自身抗原有很高的亲和力，如 DNA 抗体可与肾组织直接结合导致损伤；②抗血小板抗体及抗红细胞抗体导致血小板和红细胞破坏，临床出现血小板减少和溶血性贫血；③抗 SSA 抗体经胎盘进入胎儿心脏引起新生儿心脏传导阻滞；④抗磷脂抗体引起抗磷脂抗体综合征（血栓形成、血小板减少、习惯性自发性流产），抗核糖体抗体又与 NP-SLE 相关。

2. 致病性免疫复合物　SLE 是一个免疫复合物病。免疫复合物由自身抗体和相应自身抗原相结合而成，免疫复合物能够沉积在组织造成组织的损伤。本病免疫复合物增高的原因：①清除免疫复合物的机制异常；②免疫复合物形成过多（抗体量多）；③因免疫复合物的大小不当而不能被吞噬或排出。

3. T 细胞和 NK 细胞功能失调　SLE 患者的 $CD8^+$T 细胞和 NK 细胞功能失调，不能产生抑制 $CD4^+$T 细胞的作用，因此在 $CD4^+$T 细胞的刺激下，B 细胞持续活化而产生自身抗体。T 细胞的功能异常以致新抗原不断出现，使自身免疫持续存在。

二、病　　理

主要病理改变为炎症反应和血管异常，它可以出现在身体任何器官。中小血管因免疫复合物沉积或抗体直接侵袭而出现血管壁的炎症和坏死，继发的血栓使管腔变窄，导致局部组织缺血和功能障碍。受损器官的特征性改变：①苏木紫小体（细胞核受抗体作用变性为嗜酸性团块）；②“洋葱皮样病变”，即小动脉周围有显著向心性纤维增生，明显表现于脾中央动脉，以及心瓣膜的结缔组织反复发生纤维蛋白样变性而形成赘生物。此外，心包、心肌、肺、神经系统等亦可出现上述基本病理变化。

三、临床表现

临床症状多样，早期症状往往不典型。

1. 全身表现 活动期患者大多数有全身症状。约 90%的患者在病程中出现各种热型的发热，尤以低中度热为常见。此外尚可有疲倦、乏力、体重下降等。

2. 皮肤与黏膜表现 80%患者在病程中出现皮疹，包括颊部呈蝶形分布的红斑、指掌部和甲周红斑、指端缺血、面部及躯干皮疹，其中以鼻梁和双颧颊部呈蝶形分布的红斑最具特征性。与 SLE 相关的特殊皮疹见表 10-3-1。SLE 皮疹多无明显瘙痒。口腔和鼻黏膜的无痛性溃疡较常见，常提示疾病活动。

表 10-3-1 系统性红斑狼疮常见皮疹

狼疮特异性皮疹急性皮疹：如颊部红斑
亚急性皮疹：如亚急性皮肤型红斑狼疮
慢性皮炎：如盘状红斑、狼疮性脂膜炎、黏膜狼疮、冻疮样狼疮等
非特异性皮疹：如光敏感、脱发、甲周红斑、网状青斑、雷诺现象

3. 浆膜炎 半数以上患者在急性发作期出现多发性浆膜炎，包括双侧中小量胸腔积液，中小量心包积液。

4. 肌肉关节表现 关节痛是常见的症状之一，出现在指、腕、膝关节，伴红肿者少见。常出现对称性多关节疼痛、肿。10%的患者因周围肌腱受损而出现 Jaccoud 关节炎，其特点为可复的非侵蚀性关节半脱位，可以维持正常关节功能，关节 X 线片多无关节骨破坏。可以出现肌痛和肌无力，5%～10%出现肌炎。有少部分患者在病程中出现股骨头坏死，目前尚不能肯定是由于本病所致或为糖皮质激素的不良反应之一。

5. 肾脏表现 27.9%～70%的 SLE 患者病程中会出现临床肾脏受累。肾脏受累主要表现为蛋白尿、血尿、管型尿、水肿、高血压，乃至肾衰竭。有平滑肌受累者可出现输尿管扩张和肾积水。

6. 心血管表现 患者常出现心包炎，可为纤维蛋白性心包炎或渗出性心包炎，但心包压塞少见。可出现疣状心内膜炎（Libman-Sacks，心内膜炎），病理表现为膜瓣赘生物，与感染性心内膜炎不同，其常见于二尖瓣后叶的心室侧，且并不引起心脏杂音性质的改变。通常疣状心内膜炎不引起临床症状，但可以脱落引起栓塞，或并发感染性心内膜炎。约 10%患者有心肌损害，可有气促、心前区不适、心律失常，严重者可发生心力衰竭导致死亡。可以有冠状动脉受累，表现为心绞痛和心电图 ST-T 改变，甚至出现急性心肌梗死。除冠状动脉炎可能参与了发病外，长期使用糖皮质激素加速了动脉粥样硬化，抗磷脂抗体导致动脉血栓形成。

7. 肺部表现 约 1/3 患者有中小量、双侧性胸腔积液。患者可发生狼疮肺炎，表现为发热、干咳、气促，肺 X 线可见片状浸润阴影，多见于双下肺。少数患者可出现肺间质性病变，主要为急性和亚急性期的磨玻璃样改变和慢性期的纤维化。另有肺血管炎或雷诺现象的 SLE 患者可出现肺动脉高压。

8. 神经系统表现 有 25%病情活动的 SLE 患者可出现神经精神狼疮（NP 狼疮），轻者仅有偏头痛、性格改变、记忆力减退或轻度认知障碍；重者可表现为脑血管意外、昏迷、癫痫持续状态等。少数患者可出现脊髓损伤，表现为截瘫、大小便失禁等。

9. 消化系统表现 可表现为食欲减退、腹痛、呕吐、腹泻或腹水等，其中部分患者以上述症状为首发。早期出现肝功能损伤与预后不良相关。少数可并发急腹症，如胰腺炎、肠坏死、肠梗阻，这些往往与 SLE 活动性相关。消化系统症状与肠壁和肠系膜的血管炎有关。

10. 血液系统表现 活动性 SLE 中血红蛋白下降、白细胞和（或）血小板减少与血清中存在抗血小板抗体、抗磷脂抗体及骨髓巨核细胞成熟障碍有关。部分患者可有无痛性轻或中度淋巴结肿大。少数患者有脾大。

11. 抗磷脂抗体综合征 可以出现在 SLE 的活动期，其临床表现为动脉和（或）静脉血栓形成，习惯性自发性流产，血小板减少，患者血清不止一次出现抗磷脂抗体。

12. 干燥综合征 有约 30%的 SLE 有继发性干燥综合征并存，有唾液腺和泪腺功能不全。

13. 眼部表现 约 15%患者有眼底变化，如出血、视盘水肿、视网膜渗出物等。其原因是视网膜血管炎。另外，血管炎可累及视神经，两者均影响视力，重者可数日内致盲。早期治疗，多数可逆转。

四、实验室和其他辅助检查

1. 一般检查 不同系统受累可出现相应的血、尿常规，肝肾功能，影像学检查异常。有狼疮脑病者常有脑脊液压力及蛋白含量的升高，但细胞数、氯化物和葡萄糖水平多正常。

2. 自身抗体 患者血清中可以检查到多种抗体，它们的临床意义是 SLE 诊断的标记、疾病活动性的指标及提示临床可出现的亚型。常见的自身抗体依次为抗核抗体谱、抗磷脂抗体和抗组织细胞抗体。

（1）抗核抗体谱出现在 SLE 的有抗核抗体（ANA）、抗双链 DNA（dsDNA）抗体、抗可提取核抗原（ENA）抗体。

1）ANA：见于几乎所有的 SLE 患者，由于它特异性低，它的阳性不能作为 SLE 与其他结缔组织病的鉴别。

2）抗 dsDNA 抗体：诊断 SLE 的标记抗体之一，多出现在 SLE 的活动期，抗 dsDNA 抗体的滴度与疾病活动性密切相关。

3）抗 ENA 抗体谱：是一组临床意义不相同的抗体。抗 Sm 抗体：诊断 SLE 的标记抗体之一。特异性 99%，但敏感性仅 25%，有助于早期和不典型患者的诊断或回顾性诊断。抗 RNP 抗体：阳性率 40%，对 SLE 诊断特异性不高，往往与 SLE 的雷诺现象和肌炎相关。抗 SSA（Ro）抗体：与 SLE 中出现光过敏、血管炎、皮损、白细胞减低、平滑肌受累、新生儿狼疮等相关。抗 SSB（La）抗体：与抗 SSA 抗体相关联，与继发干燥综合征有关，但阳性率低于抗 SSA（Ro）抗体。抗 rRNP 抗体：往往提示有 NP-SLE 或其他内脏重要损害。

（2）抗磷脂抗体：包括抗心磷脂抗体、狼疮抗凝体、抗 B2-糖蛋白 1（B2GP1）抗体、梅毒血清实验假阳性等对自身不同磷脂成分的自身抗体。结合其特异的临床表现可诊断是否合并有继发性抗磷脂抗体综合征。

（3）抗组织细胞抗体：抗血小板相关抗体导致血小板减少，抗神经元抗体多见于神经精神狼疮病。

（4）其他：有少数的患者血清可出现类风湿因子和抗中性粒细胞胞质抗体。

3. 补体 目前常用的有总补体（CH50）、C3 和 C4 的检测。补体低下，尤其是 C3 低下常提示有 SLE 活动。C4 低下除表示 SLE 活动性外，尚可能是 SLE 易感性（C4 缺乏）的表现。

4. 病情活动度指标 除上述 dsDNA 抗体、补体与 SLE 病情活动度有关外，仍有许多指标变化提示狼疮活动，包括症状反复的相应检查（新发皮疹、CSF 变化、蛋白尿增多）和炎症指标升高。后者包括血沉增快、血清 C 反应蛋白升高、高γ球蛋白血症、类风湿因子阳性、血小板计数增加等。

5. 肾活检病理 对狼疮肾炎的诊断、治疗和预后评估均有价值，尤其对指导狼疮肾炎治疗有重要意义。

6. X 线及影像学检查 有助于早期发现器官损害，如神经系统磁共振、CT 对患者脑部的梗死性或出血性病灶的发现和治疗提供帮助；胸部高分辨 CT 有助于早期肺间质性病变的发现。超声心动图对心包积液、心肌、心瓣膜病变、肺动脉高压等有较高敏感性而有利于早期诊断。

五、诊　　断

目前普遍采用美国风湿病学会（ACR）1997 年推荐的 SLE 分类标准（表 10-3-2）。该分类标准的 11 项中，符合 4 项或 4 项以上者，在除外感染、肿瘤和其他结缔组织病后，可诊断为 SLE。其敏感性和特异性分别为 95%和 85%。2009 年 ACR 对 SLE 的分类标准进行了修订，新标准在临床应用日趋广泛。

表 10-3-2　SLE 诊断标准

主要指标	具体表现
颊部红斑	固定红斑，扁平或高起，在两颧突出部位
盘状红斑	片状高起于皮肤的红斑，黏附有角质脱屑和毛囊栓；陈旧病变可发生萎缩性瘢痕
光过敏	对日光有明显的反应，引起皮疹，从病史中得知或医生观察到
口腔溃疡	经医生观察到的口腔或鼻咽部溃疡，一般为无痛性
关节炎	非侵蚀性关节炎，累及 2 个或更多的外周关节，有压痛、肿胀或积液
浆膜炎	胸膜炎或心包炎
肾脏病变	尿蛋白＞0.5g/24h 或+++，或管型（红细胞、血红蛋白、颗粒或混合管型）
神经病变	癫痫发作或精神病，除外药物或已知的代谢紊乱
血液学疾病	溶血性贫血，或白细胞减少，或淋巴细胞减少，或血小板减少
免疫学异常	抗 dsDNA 抗体阳性，或抗 Sm 抗体阳性，或抗磷脂抗体阳性（后者包括抗心磷脂抗体，或狼疮抗凝物阳性，或至少持续 6 个月的梅毒血清试验假阳性三者之一）
抗核抗体	在任何时候和未用药物诱发“药物性狼疮”的情况下，抗核抗体滴度异常

SLE 存在多系统累及，每种临床表现均需与相应的各系统疾病相鉴别。SLE 可出现多种自身抗体及不典型临床表现，尚需与其他结缔组织和系统性血管炎等鉴别。有些药物如肼屈嗪等，如长期服用，可引起类似 SLE 表现（药物性狼疮），但极少有神经系统表现和肾炎，抗 dsDNA 抗体、抗 Sm 抗体阴性，血清补体常正常，可资鉴别。

诊断明确后则要判定患者的病情以便治疗。可以根据以下三个方面来判定。

1. 疾病的活动性或继续发作 有多种标准做这方面的评估。现用的标准有 SLEDAI、SLAM、SIS、BILAG 等。较为简明实用的为 SLEDAI，内容如下：抽搐（8 分）、精神异常（8 分）、脑器质性症状（8 分）、视觉异常（8 分）、脑神经受累（8 分）、狼疮性头痛（8 分）、脑血管意外（8 分）、血管炎（8 分）、关节炎（4 分）、肌炎（4 分）、管型尿（4 分）、血尿（4 分）、蛋白尿（4 分）、脓尿（4 分）、新出现皮疹（2 分）、脱发（2 分）、发热（1 分）、血小板减少（1 分）、血细胞减少（1 分）。根据患者前 10 天内是否出现上述症状而定分，凡总分在 10 分或 10 分以上者考虑疾病活动。

2.病情的严重性　依据受累器官的部分和程度来评价。例如，出现脑受累表明病情严重；出现肾病变者，其严重性又高于仅有发热、皮疹者，有肾功能不全者较仅有蛋白尿的狼疮肾炎为严重。狼疮危象是指急性的危及生命的重症 SLE，包括急进性狼疮性肾炎、严重的中枢性神经系统损害、严重的溶血性贫血、血小板减少性紫癜、粒细胞缺乏症、严重心脏损害、严重狼疮性肺炎、严重狼疮性肝炎和严重的血管炎。

3. 并发症　有动脉粥样硬化、感染、高血压、糖尿病等则往往使病情严重。

六、治　　疗

SLE 目前尚不能根治，治疗要个体化，但经合理治疗后可以达到长期缓解。肾上腺皮质激素加免疫抑制剂依然是主要的治疗方案。治疗原则是急性期积极用药诱导缓解，尽快控制病情活动；病情缓解后，调整用药，并维持缓解治疗使其保持缓解状态，保护重要脏器功能并减少药物副作用。重视并发症的治疗包括动脉粥样硬化、高血压、血脂异常、糖尿病、骨质疏松等的预防及治疗。对患者家属教育甚为重要。

1. 一般治疗　非药物性治疗非常重要，必须进行心理治疗使患者对疾病树立乐观情绪；急性活动期要卧床休息，病情稳定的慢性患者可适当工作，但注意勿过劳；及早发现和治疗感染；避免使用可诱发狼疮的药物，如避孕药等；避免强阳光暴晒和紫外线照射；缓解期可作防疫注射，但尽可能不用活疫苗。

2. 对症治疗　对发热及关节痛者可辅以非甾体抗炎药，对有高血压、血脂异常、糖尿病、骨质疏松等应予相应的治疗。对于 SLE 神经精神症状可予相应的降颅压、抗癫痫、抗抑郁等治疗。

3. 药物治疗　糖皮质激素（简称激素）在诱导缓解期，根据病情用泼尼松每日 0.5～2mg/kg，病情稳定后 2 周或疗程 6 周内，缓慢减量。如果病情允许，以小于每日 10mg 泼尼松的小剂量长期维持。在存在重要脏器急性损伤时（如肺泡出血、NP-SLE 的癫痫发作或明显精神症状、严重溶血性贫血等）可应用激素冲击治疗，即用甲泼尼龙 500～1000mg 静脉滴注，每天一次，连续 3～5 天为一个疗程。如病情需要，1～2 周后可重复使用，这样能较快控制病情活动，达到诱导缓解。

免疫抑制剂大多数 SLE 患者尤其是在病情活动时需选用免疫抑制剂联合治疗，加用免疫抑制剂有利于更好地控制 SLE 活动，保护重要脏器功能，减少复发，以及减少长期激素的需要量和副作用。在有重要脏器受累的 SLE 患者中，诱导缓解期建议首选环磷酰胺或吗替麦考酚酯治疗，如无明显副作用，建议至少应用 6 个月以上。在维持治疗中，可根据病情选择 1～2 种免疫抑制剂长期维持。目前认为羟氯喹应作为 SLE 的基础治疗，可在诱导缓解和维持治疗中长期应用。合并抗磷脂抗体综合征时需根据抗磷脂抗体滴度和临床情况，应用阿司匹林或华法林抗凝治疗。对于反复血栓患者，可能需长期或终身抗凝。

4. 预后　随着早期诊断方法的增多和治疗 SLE 水平提高，SLE 预后已明显改善。目前，SLE 患者的生存期已从 20 世纪 50 年代 50%的 4 年生存率提高至 80%的 15 年生存率。10 年存活率也已达 90%以上。急性期患者的死亡原因主要是 SLE 的多脏器严重损害和感染，尤其是伴有严重神经精神性狼疮、肺动脉高压和急性狼疮性肾炎者；慢性肾功能不全和药物（尤其是长期使用大剂量激素）的不良反应，冠心病等，是 SLE 远期死亡的主要原因。

七、本病研究最新进展

SLE 患者外周血单核细胞中 FAS mRNA 水平升高，且与疾病活动期有关，SLE 患者的部分临床特点与 FAS 和 FASLG mRNA 的表达有关。FAS 和 FASLG 结合后，通过调节肿瘤坏死因子相关因子的相互作用激活 NF-κB 通路和细胞外信号调节激酶，引起炎症反应的发生，同时能够释放大量炎症细胞因子，诱导 FAS 在细胞上表达升高。

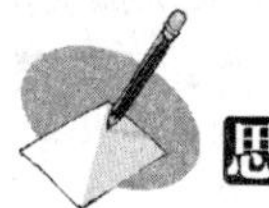

思考题

1. SLE 常见皮疹包括哪些？
2. 风湿热的典型临床表现有哪些？

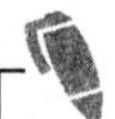

病例分析

患者，女，60 岁，因多关节肿痛半年余就诊。半年前出现右手近端指间关节（PIP）（4、5）、掌指关节（1、2）肿痛，晨僵 10 分钟。此后，右膝关节肿痛，逐渐加重，伸屈明显受限，局部皮温增高，抗感染治疗无效。2 个月前双腕、右踝及右足跖趾关节（MTP）肿痛，伴双肩、左足 MTP、左手 PIP（3）及颈部疼痛。无皮下结节、光过敏、雷诺现象及口眼干。既往患“白癜风”6 年。

查体：一般状况可，颜面、颈背、四肢远端见多发大小不等片状色素脱失。心、肺及腹部未见异常。双腕关节肿（+），压痛（++），背伸受限；右踝关节肿（++），压痛（++）；右足 MTP 关节（++），压痛（++）。实验室检查：血常规、尿常规、肝肾功能正常；血沉 97mm/h；C 反应蛋白 13.8mg/dl；类风湿因子 265U/ml。

问题：

1. 初步诊断及诊断依据是什么？
2. 应进一步做哪些检查？
3. 治疗原则是什么？

（姚　娓）

第十一章　神经与神经系统疾病

第一节　脑血管疾病

脑血管疾病（cerebrovascular diseases，CVD）是指各种原因导致的脑血管病变或血流障碍所引起的脑部疾病的总称，分为缺血性和出血性疾病两大类，其中，缺血性脑血管病占全部脑血管病的60%～80%。疾病种类主要包括脑动脉粥样硬化、脑血栓形成、脑血管的狭窄和闭塞、脑动脉炎、脑动脉损伤、脑动脉瘤、脑血管畸形、脑动静脉瘘等，其共同特点是引起脑组织的缺血或出血性意外，导致患者的残废或死亡，发病率占神经系统总住院病例的1/4～1/2。脑血管疾病是导致人类死亡的三大疾病之一，常见于中年以上人群的急性发作，严重者可发生意识障碍和肢体瘫痪，部分患者丧失劳动能力和生活能力，是造成人类死亡和残疾的主要疾病。

一、缺血性脑血管病

（一）病因

1. 脑动脉狭窄和闭塞　动脉粥样硬化是脑动脉狭窄的主要原因，而动脉斑块部位的血栓形成也是动脉闭塞的主要原因。脑动脉粥样硬化最常见发生于颈动脉。缺血发作的发生与动脉狭窄的程度有关。轻度狭窄通常不至于影响脑血流，一般认为血管狭窄面积超过原面积的75%才较容易发生缺血事件，即在血管造影上血管管径狭窄超过50%。

2. 脑动脉栓塞　临床中大部分的栓子来源于颈内动脉起始部的粥样斑块，另外还有一重要来源是心源性栓子，如患有风湿性心脏病、亚急性心内膜炎等。少见的栓子还有脓毒性栓子、脂肪栓子、空气栓子和羊水栓子等。

3. 血流动力学因素　广义的血流动力学因素包括血管腔的情况、血液本身的理化性质、血压的变化及侧支循环的情况。血管狭窄或管腔不平滑可在局部造成湍流，容易形成血栓。血液的黏稠度升高可增加血流阻力而减低灌注压，血流减缓也容易形成血栓。血压降低可影响脑灌注压，引发脑缺血。

4. 血液学因素　以往认为造成脑缺血性卒中的血液学因素主要包括口服避孕药、妊娠、术后和血小板增多症等所致的血液高凝状态，以及红细胞增多症、镰状细胞贫血、巨球蛋白血症等引起的血液黏稠度增高。目前研究的内容以日趋基础化，包括蛋白C、蛋白S、抗凝血酶Ⅲ缺乏，抗磷脂抗体阳性及脂蛋白（a）增高等，这些都可能参与脑缺血的发病机制。

（二）类型和临床表现

脑缺血的分类方法很多，常用的是根据脑缺血后脑功能损害的程度及症状持续时间来分类，分为短暂性脑缺血发作（transient ischemic attack，TIA）、可逆性缺血性神经功能缺失（reversible ischemic neurologic deficit，RIND）和缺血性卒中（ischemic stroke），卒中又可分为进展性卒中（progressive stroke，PS）和完全性卒中（complete stroke，CS）。

1. 短暂性脑缺血发作 是指脑动脉一过性供血不足引起的短暂发作的局灶性神经功能障碍，即尚未发生脑梗死的一过性脑缺血。每次发作出现的相应症状和体征一般持续数秒至数十分钟，在24小时内完全恢复，但可反复发作。

2. 可逆性缺血性神经功能缺失 又称为可逆性脑缺血发作，是指局限性的神经功能缺失时间超过24小时，在完全恢复之前体格检查可发现神经功能缺失的体征。

3. 进展性卒中 一般指发病后7天内临床症状和体征逐渐加重的卒中。普遍采用的定义是指症状发展的高峰在6小时之后卒中。

4. 完全性卒中 是指脑缺血卒中发展迅速，在发病后数分钟至1小时内，最迟不超过6小时发展到高峰。6小时也是完全性卒中和进展性卒中的界限。

颈内动脉系统表现为运动性失语和感觉性失语、一侧肢体轻瘫或不完全性瘫痪、感觉减退甚至偏身麻木，单眼视力障碍及对侧肢体运动障碍。椎基底动脉系统表现为眩晕、恶心、呕吐、复视、交叉瘫、共济失调等。

（三）检查和诊断

（1）脑血管造影：是诊断缺血性脑血管病的金标准，也是介入治疗术前的最终评价标准。

（2）超声检测：颅内动脉狭窄或闭塞的经颅多普勒检查，能够检测到大脑中动脉、大脑前动脉、颈内动脉末端、椎-基底动脉的狭窄及闭塞。颅外血管使用彩色多普勒血流成像进行检测。

（3）磁共振脑血管造影。

（4）计算机体层脑血管成像。

（四）治疗

1. 内科保守治疗 卧床、翻身，保持皮肤清洁、呼吸道通畅和血压稳定；减轻脑细胞水肿、限制入水量；抗血小板凝聚、保护脑细胞、改善脑血液循环、增加供氧；口服维生素E和C、过氧化物歧化酶等；使用神经生长因子、脑多肽等；溶栓疗法；手术治疗；进行针灸、体疗、理疗、语言训练等康复治疗手段。

2. 外科治疗 外科手术治疗分两大类：一类是针对脑血管狭窄闭塞部位的手术，如颈动脉内膜切除术、血栓或栓子摘除术。此类手术直接解除了脑血管的狭窄和闭塞，手术效果直接有效，也符合患者的支持生理状态。另一类是狭窄闭塞血管远端的血流重建手术，如颅外-颅内血管吻合术，以及一些间接的血流重建手术。这类手术可以改善狭窄闭塞血管远端脑组织的血液供应，防止完全性脑卒中的发生。

二、出血性脑血管病

高血压性脑出血又称为脑溢血，是出血性脑血管病中的最主要原因，也是自发性脑实质内出血和脑室内出血的最常见原因。

（一）病因

（1）微动脉瘤：是目前公认的高血压性脑出血的最可能原因，多见于灰质结构，尤其是壳核、苍白球、丘脑、脑桥和齿状核等脑区，与高血压脑出血的好发部位一致。

（2）小动脉壁的脂质透明变性：是高血压患者最常见的脑小动脉病理改变。

（3）脑淀粉样血管病：是一种选择发生在脑血管的病变，身体其他部位的血管很少受到影响。发生率与年龄有关，年龄越大，发生率越高。

（4）脑软化后出血。

（二）临床表现

剧烈而持续性全头痛、呕吐、意识障碍等；脑局灶性损害可偏瘫、偏身感觉障碍、偏盲（三偏征），部分有失语和脑疝；脑桥出血者有交叉瘫，意识清楚，重者两侧瞳孔针尖样缩小，生命中枢紊乱、短时间内死亡；小脑出血表现为突然后枕部痛、眩晕、呕吐、瞳孔缩小，意识障碍逐渐加重，小脑性共济失调。

（三）诊断

本病患者多有高血压病史；常常于体力活动或情绪激动时发病；临床症状与体征；头颅 CT 检查、MRI 检查结果、脑脊液检查等。

（四）治疗

1. 内科保守治疗　病程 2 周内绝对卧床休息，给氧、降温，保持呼吸通畅，控制感染、血压，维持水电解质和酸碱平衡，注意营养等；防止再出血，减少搬动，避免激动，适当给予镇静剂、镇咳药物、调整血压等；降低颅内压、减轻脑水肿；尽早进行针灸、理疗、体疗及语言训练。

2. 外科手术治疗　外科治疗的目的是：①降低颅内压，改善脑血流；②清除血肿，解除对周围脑组织的压迫，除去引起脑水肿和脑缺血的原因，减少后遗症；③解除急性梗阻性脑积水；④解除或防止威胁生命的脑疝。

（韩轶鹏）

第二节　癫　　痫

癫痫（epilepsy）是由于大脑神经元突然异常放电引起的反复发作的短暂性大脑功能紊乱。表现为运动、感觉、意识、行为、自主神经等方面的异常，以阵发、短暂和刻板为特征。

一、病　　因

癫痫发生的原因及机制尚未完全阐明。临床上分为原发性癫痫和继发性癫痫两类，前者又称为特发性癫痫，目前未能找到病因，一般认为与遗传有关；后者又称为症状性癫痫，是指由于脑部受损或代谢障碍引起的癫痫。常见的原因有脑部先天发育异常、颅脑外伤、肿瘤、颅内感染、脑血管疾病、中毒、脑部变性疾病、代谢障碍等。癫痫发作有一定的促发因素，如月经期、疲劳、饥饿、睡眠不足、紧张、过度换气等都能激发。

一般认为，脑组织受损形成癫痫病理灶，该病灶通过挤压、影响血供和代谢等导致局部皮质神经元减少、神经递质和神经肽的合成减少、胶质增生和突触重组而形成致痫灶，致痫灶放出高频电（频率由正常 10～20 次/秒，增加至每秒数百次），使其轴突所直接联系的神经元产生较大的兴奋性突触后电位。在各种诱因下，这种电位得以传播，称为痫性活动。根据放电的起始部位及扩散范围不同，发作的类型也不一样。

二、临 床 表 现

（一）全面性发作

1. 强直-阵挛发作（又称为大发作）　临床上可分为 4 期：①先兆期，约半数患者在发作开始前有某种先兆，如疲软、肢麻、恐惧、头昏、上腹部不适等；②强直期，突发意识丧失，尖叫一声倒地，头后仰，两眼上窜，两侧瞳孔散大，四肢强直、呼吸暂停，面色红紫，历时 10～20 秒；③阵挛期，四肢强烈震颤并延及全身，由持续收缩转变为一张一弛地交替抽动，呼吸恢复，口吐白沫或血沫。持续约 1 分钟；④昏睡期，抽搐停止后，全身肌肉松弛，呼吸渐平稳，可出现大小便失禁，意识逐渐苏醒。对发作经过不能回忆。部分患者每次发作不一定完全经历上述四期，称为不完全发作。若在短期内频繁发生，以致发作间隙期内意识持续昏迷者，称为癫痫持续状态，常伴有高热、脱水、血白细胞增多和酸中毒，其可致永久性脑损害，引起生命功能衰竭或严重并发症而死亡。

2. 失神发作（又称小发作）　以突然发生的短暂意识丧失为特征，好发于儿童。患者表现突然停止原来的动作（如进食、玩耍等），眼凝视或向上翻转，历时 3～15 秒，多为几秒。

（二）部分性发作

1. 单纯部分性发作（又称为局限性发作）　无意识丧失，发作局限在机体某一部位，脑部存在局限性病灶，持续数秒到数十秒。①局限性运动性发作：一侧口角、眼睑、手指、足趾阵挛性抽搐，可扩散到偏侧肢体或全身，出现大发作；②局限性体觉性发作：一侧口角、舌部、手指或足趾重复出现针刺感、麻木、触电感等。

2. 复杂部分性发作（又称为精神运动性发作）　病变多在颞叶或边缘系统。发作时存在程度不同的意识障碍，知觉、情感和精神运动障碍，如对环境接触不良，对别人言语不起反应，事后不能回忆，并在意识模糊的状态下做出吸吮、咀嚼、舔唇、搓手、解扣脱衣、游走、奔跑等不自主动作，甚至出现自动症。

三、诊断与鉴别诊断

（一）诊断

1. 诊断依据　通过典型的病史和临床表现可初步诊断为癫痫，借助脑电图可明确诊断。

2. 辅助检查　①脑电图：脑电图检查发现癫痫样电活动是诊断癫痫的客观指标，诊断准确率可达 80%左右，但正常脑电图不能排除癫痫。大发作的异常脑电波通常为两侧对称性棘波；失神发作患者可出现 3Hz 两侧对称的棘慢波放电，持续 10 秒左右；局限性发作可见局限于某一脑区的尖波、棘波和尖-慢组合波，或局限性慢波；精神运动性发作表现为单侧或双侧颞额区的异常波。②其他检查：脑脊液检查对各种感染、出血性脑血管病和颅脑外伤有诊断意义；血常规、血生化检查有助于显示代谢异常及中毒等；头颅 CT、MRI 对脑肿瘤、脑梗死、出血、脑脓肿、炎症等有较大诊断意义。

（二）鉴别诊断

1. 癔症　发作多有人在场及情感刺激后，发作形式无规律，时间常在数十分钟及数小时，无尿失禁、舌咬伤等。

2. 其他　与晕厥（发作及终止均较慢，无抽搐）、低血糖、低血钙、短暂性脑缺血发作等鉴别。

四、治　疗

1. 病因治疗　对病因明确的症状性癫痫，应积极去除病因，并避免诱发因素。

2. 发作间歇期抗癫痫药物的应用原则　使用抗癫痫药物控制发作能避免患者发生意外、出现并发症。减少发作次数可以减少脑细胞的损害，所以合理的应用抗癫痫药物是必要的。

用药的原则：①早期治疗，对仅有一次发作，脑电图正常者，可暂不用药，对一年内有2次以上发作或仅一次发作，但脑电图异常者应早期用药。②根据发作类型选择用药，大发作、单纯及复杂部分性发作首选卡马西平、苯妥英钠，其次选丙戊酸钠和苯巴比妥；小发作首选乙琥胺，次选丙戊酸钠、氯硝西泮；应坚持单药治疗，必要时慎重考虑联合用药。对于难治性癫痫考虑合并使用新药如拉莫三嗪、奥卡西平等。③用药剂量个体化，从小剂量开始逐渐增量至控制又不出现毒性反应为宜，剂量因人而异。④换药停药要慎重，并注意不良反应。

3. 发作期的处理　一般无须治疗，必要时给予地西泮等静脉注射，以尽快控制发作，但应加强护理，防止患者自伤、伤人和毁物。

4. 手术治疗　对有头部器质性病变者可选用手术治疗。

（韩轶鹏）

第三节　人格障碍与性心理障碍

一、人格障碍

人格（personality）是指个体在认知、情感、意志行为等方面有别于他人的独特的行为模式及习惯方式，也称个性。人格障碍（personality disorder）又称为病态人格，是在无认知过程障碍或智力障碍的情况下，个体行为明显偏离正常人的一类心理障碍的总称。这种对社会适应不良的行为模式，给个人和社会带来了不良影响，患者自感痛苦或使他人遭受痛苦，也可能是精神疾病发生的素质因素之一。

（一）病因

1. 生物学因素　一般认为，人格障碍是在大脑先天性缺陷的基础上，遭受环境有害因素影响而形成，如婴幼儿时期营养不良、轻微脑损伤等。有些研究显示，同卵双生人格障碍、过失、性格、犯罪率的一致性较异卵双生子高；血缘关系越近发生率越高；有人研究染色体畸形呈XYY核型者，与异常攻击行为、反社会性人格密切相关。人类行为和情绪的改变与脑内去甲肾上腺素、5-羟色胺、多巴胺等神经递质及其受体的改变有关。

2. 心理发育影响　人格障碍通常开始于童年、青少年或成年早期，并一直持续到成年乃至终身，部分患者可在成年有所缓解。幼儿心理发育过程中重大精神刺激或生活挫折（如父母离异等）；教养方式不当（如父母教育态度的不一）；父母各种不良行为对儿童起到了“示范”作用；不恰当的学校和家庭教育、对儿童提出过高要求而使儿童始终生活在“失败”的阴影之中；学生由于成绩较差而受到家长、老师的压力和同学的鄙视等，均对人格发育不利。不成熟的心理应对或防御机制也常导致患者社会适应不良，进一步塑造了患者不良的行为特征。

3. 环境因素　不良的生活环境、社会文化环境、结交品行不端的朋友及大多数具有恶习的社会成员等，青少年往往容易通过观察、模仿或受教唆等而习得不良行为。

（二）临床表现

1. 偏执型人格障碍 以猜疑和偏执为主要特征。这类人格障碍以缺乏事实根据的无端猜疑并对此深信不疑为特点，始于成年早期，男性多于女性。①对周围的人或事物敏感、多疑、心胸狭窄，自尊心过强；②常无端怀疑别人要伤害、欺骗或利用自己，总认为他人不怀好意，甚至歪曲理解他人的善意举动，怀疑别人的真诚；③推诿客观，易将自己的失败归咎于他人，不从自身寻找原因；④容易与他人发生争辩、对抗，意见尤多；⑤常有病理性嫉妒观念，怀疑配偶和情侣的忠诚，限制对方和异性的交往；⑥易于记恨，并引起强烈的敌意和报复心；⑦易感委屈；⑧自我评价过高，不能宽容他人，固执地追求不合理的利益或权利；⑨忽视或不相信与其想法不符的客观证据，很难改变其想法或观念。

2. 分裂样人格障碍 以情感冷漠及人际关系明显缺陷为特点。①性格极内向，回避社交，我行我素而自得其乐；②对人冷漠，缺乏情感体验，对于批评与表扬等漠不关心；③常不修边幅、服饰奇特、行为怪异，其行为不合时宜，目的不明确；④非智能障碍或文化程度原因而言语无逻辑、离题、用词不妥、表达意思不清楚；⑤爱幻想或有奇异信念，有时思考一些在旁人看来毫无意义的事情，有些人甚至在抽象思维的领域可有成就；⑥可有牵连、猜疑、偏执观念，或奇异感知体验。男性略多于女性。

3. 反社会型人格障碍 以行为不符合社会规范、不能正常地进行社会交往和适应社会，经常违法乱纪、对人冷酷无情为特点，有一定的社会危害性。往往在童年和少年期即出现品行问题。①在理想、需求、动机、兴趣、自我价值观念等方面均与正常人不同；②他们往往缺乏友爱、亲情，对家庭亲友缺乏爱和责任心；③常行为放荡，无法无天，缺乏焦虑和罪恶感；④患者往往在童年或少年期就经常说谎、逃学、无视家教、校规和社会道德、外宿不归、经常斗殴、欺侮弱小、偷窃、赌博；成年后表现行为不符合社会规范，甚至违法乱纪；⑤待人冷酷无情，极端自私，并以撒谎、欺骗、恶作剧取乐；⑥脾气暴躁，冲动，并有攻击行为；⑦对善恶是非缺乏正确判断；⑧常使其家庭、亲友、同事、邻居感到痛苦或憎恨。反社会性人格对社会常有较大危害性，有的犯罪时作案手段残酷、犯罪情节恶劣。30 岁以后常有所缓和，但难以与亲友、社会关系持久协调。本病男性多于女性。

4. 强迫型人格障碍 以过分的谨小慎微、严格要求和完美主义及内心的不安全感为特征。①过分疑虑及谨慎，常有不安全感，对实施的计划反复检查核对，唯恐疏忽或差错；②对细节、规则、条目、秩序、组织或表格过分关注，常拘泥细节，避免做出决定；③对任何事物都要求过高，完美主义影响了工作的完成；④道德感过强，谨小慎微，过分看重工作成效而不顾乐趣和人际关系；⑤过分迂腐，拘泥于社会习俗，缺乏创新和冒险精神；⑥刻板和固执，不合情理地坚持要求他人严格按自己的方式行事，对别人做事很不放心，担任领导职务，往往事必躬亲，事无巨细。男性多于女性 2 倍，约 70%强迫症患者病前有强迫型人格障碍。

5. 冲动性人格障碍 以情感暴发，伴明显行为冲动为特征。①情绪急躁易怒，存在无法自控的冲动和驱动力；②性格上常表现出向外攻击、鲁莽和盲动性；③冲动的动机形成可以是有意识的，亦可以是无意识的；④行动反复无常，可以是有计划的，亦可以是无计划的。行动之前有强烈的紧张感，行动之后体验到愉快、满足或放松感，无真正的悔恨或罪恶感；⑤心理发育不健全和不成熟，经常导致心理不平衡；⑥容易产生不良行为和犯罪的倾向。男性多于女性。

6. 表演性（癔症性）**人格障碍** 以过分的感情用事或夸张言行吸引他人注意为特点。①引人注意，情绪带有戏剧化色彩。这类人好表现自己，常常表现出过分做作和夸张的行为，甚至装腔作势，以引人注意。②高度的暗示性和幻想性。这类人不仅有很强的自我暗示性，还带有较强的被他人暗示性。她们常好幻想，把想象当成现实，当缺乏足够的现实刺激时便利用幻想激发内心的情绪体验。③情感用事，这类人情感丰富，热情有余而稳定不足，他们情感变化无常，对于轻微的刺激，可有情绪激动的反应，大惊小怪。④玩弄多种花招使人就范，如任性、强求、说谎欺骗、献殷勤、谄媚，有时甚至使用操纵性的自杀威胁。他们的人际关系肤浅，不顾他人的需要和利益。⑤高度的自我中心，喜欢别人注意和夸奖，只有投其所好和取悦一切时才合自己的心意，表现出欣喜若狂，否则会攻击他人。

7. 焦虑性人格障碍　以一贯感到紧张、提心吊胆、不安全及自卑为特征。①有特殊的行为模式，表现在情感、警觉性、冲动控制、感知和思维方式等方面，有明显与众不同的态度和行为；②此模式是长期的，持续性的，不限于精神疾病发作期；③此模式具有普遍性，致使其社会适应不良。

8. 依赖性人格障碍　以过分依赖为特征，表现为缺乏独立性。①经常感到自己无助、无能和缺乏精力，生怕为人遗弃；②将自己的需求依附于别人，过分顺从于别人意志；③要求和容忍他人安排自己的生活，当亲密关系终结时有被毁灭和无助的体验；④常有将责任推给他人来对付逆境的倾向。

（三）诊断

1. 症状标准　个人的内心体验与行为特征（不限于精神障碍发作期）在整体上与其文化所期望的和所接受的范围明显偏离，这种偏离是广泛、稳定和长期的，起始于儿童期或青少年期，并至少有下列 1 项：①认知（感知及解释人和事物，由此形成对自我及他人的态度和行为的方式）的异常偏离；②情感（范围、强度及适切的情感唤起和反应）的异常偏离；③控制冲动及满足个人需要的异常偏离。

2. 严重标准　特殊行为模式的异常偏离，使患者感到痛苦或社会适应不良。

3. 病程标准　开始于童年、青少年期，现年 18 岁以上已持续 2 年。

4. 排除标准　人格特征的异常偏离并非躯体疾病或精神障碍的表现及后果。躯体疾病及精神障碍所致人格特征偏离正常为原发疾病的症状的称为人格改变。

（四）治疗

人格障碍长期持续存在，症状相对稳定，所以治疗较为困难。但有关的治疗手段对行为的矫正仍可发挥一定的作用。通常采用社会、家庭、心理、生物多种疗法，目的在于帮助患者矫正不良的习惯，使之适应社会。幼年时期培养健全的人格尤为重要。

1. 心理治疗　人格障碍治疗的目的之一就是帮助患者建立良好的行为模式，矫正不良习惯。医生通过与患者深入接触，与他们建立良好的关系，帮助其认识个性缺陷之所在，鼓励他们改变自己的行为模式并对其出现的积极变化予以鼓励和强化等措施。直接改变患者的行为通常相当困难，但可以让患者尽可能避免暴露在诱发不良行为的环境里。

2. 药物治疗　药物治疗目标并非在于改变患者整个人格模式，在于缓解患者出现的异常应激和情绪反应。药物治疗更是对症治疗，剂量宜偏小，用药时间宜短，不主张长期应用和常规使用，要依据不同情况选用抗精神病药物。

3. 教育和训练　人格障碍特别是反社会性人格障碍患者往往有一些程度不等的危害社会的行为，收容于工读学校、劳动教养机构对其行为矫正有一定帮助。

但总体而言，人格障碍治疗效果有限，应着眼于幼年时期正确培养与预防。

二、性心理障碍

性心理是人类性行为活动中的各种心理反应。性心理障碍（psychosexual disorder）既往称为性变态，指以两性性行为的心理和行为明显偏离正常，并以此作为性兴奋、性满足的主要或唯一方式为主要特征的一组精神障碍。这类患者多性格内倾，对社会生活适应良好，起病于青春期前后，18岁以前起病约占半数，男性远多于女性。

（一）病因

1. 心理因素 可能在性心理障碍的病因学中占主导地位。性心理障碍起病多有一定的心理诱因，如父母对子女的性教育失当及社会不良影响会对小孩的性心理发育、性指向产生重要影响。

2. 社会因素 不同社会的法律、风俗习惯和文化背景对同性恋一类的性心理障碍具有重大影响。如有的社会认为同性恋伤风败俗，有的社会对同性恋行为相对宽容，在一定程度上会影响其人群。色情物品和影像等不良社会文化环境对性心理障碍的形成也有一定影响。

3. 生物学因素 如同性恋的研究中发现有少数患者内分泌异常或性染色体畸变，大多数性心理障碍目前尚未发现其生物学异常变化。

（二）临床表现

1. 性身份障碍（gender identity disorder） 主要指易性症，患者对自身性别的认定与解剖生理上的性别特征呈持续厌恶的态度，并有改变本身性别的解剖生理特征以达到转换性别的强烈愿望，其性爱倾向为纯粹同性恋。易性症发生率为 1/10 万，男性多于女性。易性症患者往往为自己的性别而深感痛苦和遗憾。病情严重者渴望自己是异性或坚持自己是异性。女性患者厌恶女装并否定自己的女性解剖结构，甚至表示即将长出阴茎，有的偷偷地甚至公开上男厕所并取站立位排尿。男性则期望自己将长成女人，明确表示阴茎和睾丸令人厌恶或即将消失。男性患者约有 1/3 结婚，但离婚比例亦较高。临床上要求转换性别身份至少持续 2 年以上才能确立诊断。

2. 性偏好障碍（disorders of sexual preference） ①恋物症：在强烈的性欲望和性兴奋的驱使下反复收集异性所使用的物品，所恋物品均为直接与异性身体接触的东西，如女性内衣。同时抚摸、嗅闻这类物品伴手淫以获得性满足，正常人对心上人所用之物的迷恋等不能视为恋物症，只有当所迷恋的物体成为性刺激的重要来源或达到满足的必备条件时方可诊断为恋物症；这类患者对异性本身并无特殊的兴趣，一般不会出现攻击行为；有些恋物症患者表现为对女性身体的某一部分如手指、脚趾、头发、指甲迷恋。②异装症：是恋物症的一种特殊形式，表现为对异性衣着特别喜爱，反复出现穿戴异性服饰的强烈欲望并付诸行动由此引起性兴奋；同性恋患者中有些也喜穿着异性服装，但同性恋患者是为了取悦性伙伴，而异装症患者以此作为性唤起物并取得性满足；且异装症患者性高潮过后便脱去异性服装。③露阴症：特点是反复多次在陌生异性毫无准备的情况下暴露自己的生殖器以达到性兴奋的目的，有的继以手淫，但无进一步性侵犯行为施加于对方，大部分露阴者性功能低下或缺乏正常性功能，强奸并不多见。④窥阴症：反复窥视他人性活动或亲昵行为或异性裸体作为自己性兴奋的偏爱方式，有的在窥视当时手淫，有的事后通过回忆与手淫，达到性的满足，他们对窥视有强烈追求。但他们并不企图与被窥视者性交，一般不会有进一步的攻击和伤害行为。此类患者多不愿甚至害怕与异性交往或性交，有些伴有阳痿。⑤摩擦症：指在拥挤的场合或乘对方不备，伺机以身体的某一部分（常为阴茎）摩擦和触摸女性身体的某一部分以达到性兴奋之目的。在人多拥挤的地方，无意中触摸到女性的某个部位而自发阴茎勃起甚至射精不能诊断为摩擦症。⑥性施虐症与性受虐症：在性生活中，向性对象同时施加肉体上或精神上的痛苦，作为达到性满足的惯用和偏爱方式者为性施虐症；相反，在性生活的同时，要求对方施加肉体上或精神上的痛苦，作为达到性满足的惯用与偏爱方式者为性受虐症。

3. 性指向障碍（sexual orientation disorders） 性指向障碍有多种表现形式，常见形式为同性恋。①有些只是纯精神性的，主要是思想和情感上的依恋。②同性恋者对待同性恋伴侣情投意合时，甚至欲建立“家庭”，一旦当伴侣离开，他（她）们会引起极大的悲哀和痛苦。③多数同性恋之间有具体的性行为，如口腔-生殖器接触；相互手淫取乐；肛门性交；女性还有拥抱、阴部相互摩擦、使用人工阴茎或类似于阴茎的物体。但总体而言，同性恋的关系不如异性恋稳定，而且多数同性恋患者伴有不同程度的心理障碍，需要恰当的医学治疗和咨询。由于各国法律、制度、文化等差异，有越来越多的国家倾向于不把它列为病态。

（三）诊断

依据详细的病史、生活经历和临床表现。但要与躯体器质性病变相鉴别（如实验室检查），主要特征为：①性冲动行为表现为性对象选择或性行为方式与正常人明显不同，且较固定和不易纠正；②对异常性行为有辨认能力，迫于法律及舆论的压力，可出现回避行为，但难以自我控制；③具有前述的临床特点；④除了单一的性心理障碍所表现的变态行为外，一般社会适应良好，无突出的人格障碍及智能障碍。

（四）治疗

性心理障碍治疗较为困难，教育及心理治疗有一定的帮助。

1. 教育诱导 明确指出某些行为对自己或社会的危害性，有些行为违反现行法律、风俗习惯和道德规范，鼓励患者通过意志克服其性偏离倾向。

2. 心理治疗 心理治疗的疗效取决于治疗依从性的高低。通过使患者回顾自身的心理发展过程，正确理解和领悟性偏离的根源，并进行自我心理纠正。若患者的治疗愿望强烈且为自己的性心理偏离感到不安或痛苦，则疗效相对较好，否则较差。性心理障碍发生越早、持续时间越长则疗效欠佳。在治疗时尽量帮助患者考虑或处理好异性恋的问题，有利于取得稳定疗效。

3. 行为矫正 通过行为矫正和厌恶疗法，可以帮助患者纠正一些不良行为并建立良好行为。如给患者看同性恋的录像之后随即给予厌恶性刺激。恋物症的患者同样可采取厌恶治疗。这种治法需要反复操作，不断强化和巩固治疗。

4. 其他 如易性症者多要求通过手术改变其性别，但变性手术复杂，难度较大，费用较高且效果也不肯定。手术后社会又难以接纳他们，会给患者生活带来诸多痛苦，因此手术应慎重，并履行相应的法律手续。另外。药物治疗也是对症治疗，疗效有限。

第四节 精神分裂症

精神分裂症（schizophrenia）是一组以语言、思维、感知觉、社会活动、情感障碍等多方面表现障碍，是以基本个性，思维、情感、行为的分裂，精神活动与环境的不协调为主要特征的一类最常见的精神病。精神分裂症到目前为止病因未明，无器质性改变，为一种功能性精神病，一般无意识和智能方面的障碍。该病好发于青壮年，多发于16～40岁，常缓慢起病，病程多迁延，部分患者可发展为精神活动的衰退，女性患病率高于男性，城市高于农村。

一、病　因

引起精神分裂症的原因相当复杂，很多情况下，是多种因素综合作用的结果，近百年来的研究结果也仅发现一些可能的致病因素。

（一）遗传因素

遗传因素是精神分裂症最可能的一种因素。国内家系调查资料表明，精神分裂症患者亲属中的患病率比一般居民高6.2倍，血缘关系越近，患病率也越高。双生子研究表明，单卵双生子的发病率远较遗传信息不完全相同的双卵双生子为高，寄养子在正常家庭成长，成年后仍有较高的发病率。目前对精神分裂症的基因定位研究，尚无定论。

（二）神经生化异常及假说

1. 多巴胺假说 这是最被广泛接受的精神分裂症病因假说。抗精神病药物对多巴胺神经递质的作用得以改善精神分裂症症状支持这一假说。

2. 5-羟色胺假说 5-羟色胺神经源于中脑被盖核和中缝核，这两个核投射到皮质、纹状体、海马和其他边缘系统区域。早期的精神分裂症病因学假说认为脑内5-羟色胺能活动过度导致疾病。

3. 谷氨酸假说 有许多研究报告称精神分裂症患者脑脊液中谷氨酸功能降低。另外非竞争性NMDA受体拮抗剂苯环己哌啶，在正常人群及精神分裂症患者中均可引起阳性症状、阴性症状及认知损害症状。

4. 神经发育假说 精神分裂症患者的大脑在未达到成年期前的各个阶段发生了神经环路的病理性改变，从而导致阳性症状或阴性症状的出现。计算机断层扫描（CT）和磁共振（MRI）研究表明精神分裂症脑影像的结构异常，较为一致的发现是脑室增大，侧脑室和第三脑室增大，脑沟回增宽。

（三）社会心理因素

1. 环境因素 ①家庭中父母的性格，言行、举止和教育方式（如放纵、溺爱、过严）等都会影响子女的身心健康或导致个性偏离常态；②家庭成员间的关系及其精神交流的紊乱；③生活不安定、居住拥挤、职业不固定、人际关系不良、噪声干扰、环境污染等均对发病有一定作用。农村精神分裂症发病率明显低于城市。

2. 心理因素 一般认为生活事件可诱发精神分裂症。诸如失学、失恋、学习紧张、家庭纠纷、夫妻不和、意外事故等均对发病有一定影响，但这些事件的性质均无特殊性。因此，心理因素也仅属诱发因素。

（四）感染和免疫因素

最新的基础研究显示，孕期感染弓形虫或流感，可以激活胎儿脑特定免疫细胞——小胶质细胞，感染平息后即休眠，但有了“记忆”，在青春期长期应急刺激后，小胶质细胞会苏醒并影响特定脑区发育，两个因素叠加才会导致精神分裂样行为。

二、临床表现

（一）主要临床表现

在出现典型的精神分裂症状前，患者常常伴有不寻常的行为方式和态度的变化。由于这种变化非常缓慢，并不引起人们注意，多在回溯时发现。前驱症状包括失眠、紧张性疼痛、敏感、孤僻、回避社交、胆怯、情绪不好、执拗、难于接近、对抗性增强，与亲友关系冷淡疏远等。

1. 思维障碍 包括思维联想障碍、逻辑进程障碍和妄想。思维联想过程缺乏连贯性和逻辑性，是精神分裂症最具有特征性的障碍。其特点是患者在意识清楚的情况下，思维联想散漫或分裂，缺乏具体性和现实性。最典型的表现为破裂性思维，即患者的言语或书写中，语句在文法结构虽然无异常，但语句之间、概念之间，或上下文之间缺乏内在意义上的联系，因而失去中心思想和现实意义。逻辑进程障碍指患者不按正常的思维逻辑规律来分析问题，表现出概念混乱和奇怪的逻辑推理。妄想一般为原发性妄想，常见的是被害妄想和关心妄想。

2. 感知觉障碍 最突出的感知觉障碍是以幻听最多见，如评论性、争议性或命令性幻听，或思维化声，并受幻听支配。其他的幻觉次之。

3. 情感障碍 情感表现与思维活动和意志行为互不协调，与周围环境也不相协调，是本病特征。情感障碍以迟钝、淡漠多见，对人对事，多不关心。随着病情的发展，情感障碍日益加重，终日茫然。其他可有无明显诱因的激怒、急躁、情感暴发、情感矛盾等。情感的变化令人感到与前判若两人，是精神分裂症的重要特征。

4. 意志行为障碍 多呈精神运动性抑制表现终日呆坐少动，沉默寡言，孤独退缩，独居一处，与关系密切的也不交往，甚至呈木僵状态。相反的则出现不协调性兴奋，如躁动不安、冲动毁物、自伤、殴人或出现紧张综合征。有的表现幼稚、傻气等。

5. 智力意识障碍 智力尚保持良好，但有的随着病情的发展，于后期可有智力减退和人格改变。意识清晰，自知力不良。

还有些患者表现为紧张综合征，以全身肌张力增高而得名，包括紧张性木僵和紧张性兴奋两种状态，两者可交替出现，是精神分裂症紧张型的典型表现。

（二）临床分型

1. 偏执型（paranoid type） 为精神分裂症中最多见的一型。一般起病较缓慢，起病年龄也较其他各型为晚。主要表现是妄想和幻觉，以妄想为主，幻觉在妄想形成前后或同时均可出现，以幻听最为多见，也可出现幻视、幻触、幻嗅等；无显著情感、意志、行为障碍；较少出现显著的人格改变和衰退。

2. 青春型（hebephrenic type） 在精神分裂症中也较为多见。起病多在18～25岁的青春期。起病缓急，常与始发年龄相关。其临床表现主要是思维、情感和行为障碍。思维障碍表现为言语杂乱、内容离奇，难以为人理解；情感障碍表现为情绪波动大、喜乐无常，时而大哭，时而大笑，转瞬又变得大怒，令人难以捉摸；行为障碍表现为动作幼稚、愚蠢，做鬼脸、玩弄粪便、吞食苍蝇、傻笑，使人无法接受。此外，也可能有妄想和幻觉，但较片面简单。本型患者生活难以自理，预后较差，并要注意，避免将突出的行为紊乱或严重的躁狂误诊为青春型精神分裂症。

3. 紧张型（catatonic type） 以明显的精神运动紊乱为主，外观呆板。起病较急，多在青壮年期发病。其临床表现主要是紧张性木僵，有时会从木僵状态突然转变为难以遏制的兴奋躁动。紧张性木僵和紧张性兴奋交替出现。

4. 单纯型（simplex type） 较为少见。起病隐袭，发展缓慢，多在青少年期发病。其临床表现为思维贫乏、情感淡漠，或意志减退等“阴性症状”为主，早期可表现为类似神经衰弱症状，然后逐渐出现孤僻、懒散、兴致缺失、思维贫乏或松弛、情感淡漠和行为古怪，以致无法适应社会需要，但没有妄想、幻觉等明显的“阳性症状”。

5. 其他型精神分裂症 精神分裂症除以上几种精神病性症状较为明显的类型外，尚有未分型、残留型和抑郁型等几种类型。

三、诊　断

（一）诊断标准

本病是一组病因未明的精神病，诊断时应结合病史、起病年龄和形式、遗传环境因素、临床表现等，按照《中国精神障碍分类与诊断标准》第3版（CCMD-3）中精神分裂症诊断标准做出诊断。

1. 症状标准 至少有下列2项，并非继发于意识障碍、智能障碍、情感高涨或低落，单纯型分裂症另规定：①反复出现的言语性幻听；②明显的思维松弛、思维破裂、言语不连贯，或思维贫乏或思维内容贫乏；③思想被插入、被撤走、被播散、思维中断，或强制性思维；④被动、被控制，或被洞悉体验；⑤原发性妄想（包括妄想知觉，妄想心境）或其他荒谬的妄想；⑥思维逻辑倒错、病理性象征性思维，或语词新作；⑦情感倒错，或明显的情感淡漠；⑧紧张综合征、怪异行为，或愚蠢行为；⑨明显的意志减退或缺乏。

2. 严重标准 自知力障碍，并有社会功能严重受损或无法进行有效交谈。

3. 病程标准 ①符合症状标准和严重标准至少已持续1个月，单纯型另有规定。②若同时符合分裂症和情感性精神障碍的症状标准，当情感症状减轻到不能满足情感性精神障碍症状标准时，分裂症状需继续满足分裂症的症状标准至少2周以上，方可诊断为分裂症。

4. 排除标准 排除器质性精神障碍，以及精神活性物质和非成瘾物质所致精神障碍。尚未缓解的分裂症患者，若又罹患本项中前述两类疾病，应并列诊断。

（二）鉴别诊断

1. 与器质性及躯体疾病所致的精神障碍的鉴别 首先应该考虑到中枢神经系统病变的可能性。脑器质性损害表现在神经系统的症状和体征，有意识障碍，实验室检查方面有较为特征性的异常。

2. 与心境障碍的鉴别 躁狂症和抑郁症发作时均可出现精神病性症状，如幻觉、妄想等。鉴别的要点在于前者是在情绪高涨或低落的情况下出现的，与周围环境有着密切的联系， 而精神分裂症的症状不是在情绪高涨或低落的基础上产生的，患者所表现出的行为多为情感与自身思维、行为等方面的不协调及和外界环境的不协调，再结合具体的患者的各方面的情况和资料，可以做出鉴别。

3. 与神经症的鉴别 在精神分裂症早期，有的患者可以出现神经衰弱的症状，如失眠、易疲劳、感到记忆力下降、注意力不集中、工作和学习的效率下降等及内感性不适、焦虑、强迫症状等。鉴别的要点主要在于神经症患者没有人格的变化。

4. 与创伤后应激障碍的鉴别 创伤后的应激障碍的发生与生活事件有着密切的联系，而心理因素也可以成为某些精神分裂症患者的发病原因。

5. 与偏执性精神障碍的鉴别 偏执性精神病妄想结构严密系统，病前常有性格缺陷，妄想有一定的事实基础，是在对事实的片面评价和推断的基础上发展起来的。

6. 与人格障碍的鉴别 年轻人如果潜隐起病，与人格障碍的鉴别就有困难。对急性精神症状的长时间观察是必要的。有些边缘人格患者也可能出现一些精神病症状。既往病史和随访有助于诊断的明确。

四、治　疗

1. 药物治疗 精神分裂症的药物治疗应系统规范，强调早期、足量、足疗程。一旦明确诊断应及早开始用药。一般急性期治疗应持续2个月到半年，治疗从低剂量开始，逐渐加量，高剂量时密切注意不良反应。

抗精神病药物按作用机制分为经典药物与非经典药物两大类。经典药物又称为神经阻滞剂，主要通过阻断 D_2 受体起到抗幻觉妄想作用，以氯丙嗪和氟哌啶醇为代表；非经典药物通过平衡阻滞5-羟色胺与 D_2 受体起治疗作用，代表药物有氯氮平、奥氮平、利培酮等。

2. 治疗原则 药物治疗遵循“安全、早期、适量、全程、有效、个体化”的原则。先从低剂量开始，逐步加量，一般情况下不能突然停药，原则上单一用药为主并注意维持。

3. 心理治疗与社会康复 心理治疗是精神分裂症的必要治疗手段，配合药物治疗可以提高和巩固疗效。应当向社会公众普及及精神卫生知识，使社会对精神病患者多一些宽容和关怀，少一些歧视和孤立，鼓励恢复他们的健康状态、工作和学习能力，重建恰当稳定的人际关系，这样才算达到全面的社会康复。

第五节 情感性精神障碍

情感性精神障碍（affective disorder）又称为心境障碍（mood disorder），是以显著而持久的情绪、行为及情感活动紊乱为特征的一类疾病。临床上一般分为躁狂症、抑郁症和双向情感障碍。

一、病 因

病因尚不清楚，大量研究资料表明可能与生物、心理和社会因素等有关。

1. 遗传因素 迄今为止的遗传学研究肯定地发现遗传学因素在情感障碍的发病中具有重要作用，有明显的家族聚集性，但遗传学影响的作用方式则十分复杂。

2. 神经生物学因素 神经生理生化的改变如 5-羟色胺、去甲肾上腺素、多巴胺、γ-氨基丁酸等的升高或降低与其有关；情感障碍患者有下丘脑-垂体-肾上腺轴、下丘脑-垂体-甲状腺轴、下丘脑-垂体-生长素轴功能的异常。此外，神经可塑性的假说认为，低水平的神经可塑性是抑制障碍遗传倾向的决定性因素。

3. 心理社会因素 应激性生活事件与心境障碍尤其是抑郁症的发生关系密切。如经历一些可能危及生命的生活事件后 6 个月内，发生抑郁症的危险系数增加 6 倍以上。离婚、丧偶、失业、严重躯体疾病、家庭成员病故等“负性事件”均可导致抑郁症的发生。

二、临床表现

1. 躁狂症 主要临床表现：①心境高涨（情感高涨），患者表现兴高采烈，洋洋自得，喜形于色的神态，具有感染力。患者自我评价过高，自我感觉良好，往往自命不凡，常自称是“高兴极了”“生活充满阳光，绚丽多彩”。情绪反应可能不稳定、易激惹，可因细小琐事或意见遭驳斥，要求未满足而暴跳如雷，可出现破坏或攻击行为，有些患者躁狂期也可出现短暂心情不佳。②思维奔逸，患者的思维敏捷、反应联想非常迅速，有的患者讲起话来口若悬河、滔滔不绝，并且眉飞色舞，表情异常丰富、生动。有些患者一下子想到的东西实在太多，以致无法连贯地用语言来表达，主题转换迅速，出现了医学上称作“音连”“意念飘忽”等现象。③活动增多、精神运动性兴奋，躁狂患者兴趣广，精力旺盛，喜热闹、交往多，主动与人亲近，与不相识的人也一见如故。与人逗乐，爱管闲事，打抱不平。部分患者可产生夸大妄想，自觉聪明绝顶或是某名门的后裔，专横跋扈狂妄自大。绝大多数患者睡眠时间减少，但他们依然精力充沛。有的患者有性欲亢进，他们常常会主动地接近和挑逗异性，甚至发生“出格”行为。此外，少数患者会出现幻觉、冲动行为等。

2. 抑郁症 ①情绪低落：轻症患者总感闷闷不乐、高兴不起来、总是忧愁伤感，重者可悲观绝望、痛不欲生。部分患者伴有焦虑、激惹症状；典型者有晨重夜轻的节律性特点，严重者伴有罪恶感、被害妄想等。②思维迟缓：联想速度慢、反应迟钝，自觉脑子不好使，记不住事，思考问题困难，特别是兴趣与愉快感丧失。工作学习能力下降。③运动抑制：包括精神精力减退、疲乏感、不爱活动、浑身发懒、走路缓慢、言语减少。有的表现为“不语、不食、不动”，可达木僵状态，称为“抑郁性木僵”，生活不能自理。严重者有消极自杀倾向或行为。约 15%的抑郁症患者死于自杀。

④其他：躯体症状如睡眠障碍、食欲减退、体重下降、性欲减退、疼痛等；也可出现人格解体、现实解体及强迫症状等。

3. 双相障碍 以躁狂或忧郁的反复发作和交替发作为特征，以情绪的快速和不可预测的转换为特点，发作可呈双向性，亦可呈单向性。

4. 恶劣心境 以持久的心境低落为主的轻度抑郁。患者在大部分时间里，感到心情沉重、沮丧，对工作无兴趣，无热情，缺乏信心，对未来悲观失望，抑郁程度加重时也会有轻生的念头。

三、诊 断

本病诊断主要根据病史、病程、临床表现、体格检查、实验室及物理检查，典型病例的诊断一般不难。

1. 诊断要点 ①躁狂症和抑郁发作分别是以显著而持续的心境高涨或低落为主要表现；②伴有躯体不适；③大多有病程，发作间期精神状态恢复到病前水平；④家族同类疾病史；⑤体格检查和辅助检查。

2. 鉴别诊断 ①器质性疾病或药物引发的继发性情感障碍：主要依据体格检查、实验室检查有明确的器质性损伤，病史及意识障碍等有助于鉴别。②精神分裂症：以思维障碍和情感淡漠为原发症状，其思维、情感和意志行为等活动是不协调的，病程为渐进性或持续进展。而情感障碍是间歇发作，间歇期基本正常。③与心因性精神障碍鉴别：有明显的精神创伤史并发症。

四、治 疗

在药物治疗的同时辅助以心理辅导和精神治疗。

1. 躁狂症 可选用氯丙嗪和氟哌啶醇等治疗，也可选用碳酸锂。

2. 抑郁症 主要使用各种抗抑郁药，常用的有选择性 5-羟色胺再摄取抑制剂如氟西汀、帕罗西汀；去甲肾上腺素及 5-羟色胺双重摄取抑制剂如文拉法新；三环类及四环类抗抑郁药如丙米嗪、氯米帕明、马普替林等；单胺氧化酶抑制剂如吗氯贝胺等。

3. 双向情感障碍的治疗 遵循长期治疗的原则，主要用心境稳定剂治疗。常用的有碳酸锂、丙戊酸盐、卡马西平等。

另外，电休克和改良电休克治疗对上述患者也有一定的疗效。

第六节 失 眠 症

失眠是临床上最常见的睡眠障碍，是指无法入睡或无法保持睡眠状态，导致睡眠不足，并影响白天社会功能的一种主观体验，可继发于躯体因素、环境因素、神经精神疾病等。美国精神医学会 DSM-Ⅳ对睡眠障碍的定义包含两个要点：连续睡眠障碍时间长达一个月以上；睡眠障碍的程度足以造成主观的疲累、焦虑或客观的工作效率下降、角色功能损伤。其症状特点具体为入睡困难、睡眠不深、易惊醒、早醒、多梦，醒后疲乏或缺乏清醒感。白天思睡，严重影响工作效率或社会功能。

一、病 因

导致失眠的原因有很多，根据传统中医理论，失眠的原因主要为脏腑功能紊乱，尤其是心的温阳功能与肾的滋阴功能不能协调、气血亏虚、阴阳失调等，常见原因如下。

1. 社会心理因素　不良的生活习惯，如睡前饮茶、饮咖啡、吸烟等；过度劳累、紧张或对健康过度关心，尤其是个人不良自我暗示是导致失眠和失眠长期不愈的重要心理因素。

2. 环境与外在因素　睡眠环境、规律的突然改变；外界光线过强、异常噪声等。

3. 疾病或药物因素　广义来说，任何躯体的不适均可导致失眠。服用中枢系统兴奋剂、安眠药戒断反应、激素水平的变化等。

二、临 床 表 现

失眠会引起人的疲劳感、不安、全身不适、无精打采、反应迟缓、头痛、注意力不能集中，它的最大影响是精神方面的，严重一点会导致精神分裂和抑郁症、焦虑症、自主神经功能紊乱等功能性疾病，以及各个系统疾病，如心血管系统、消化系统等。主要表现有入睡困难；不能熟睡，睡眠时间减少；早醒、醒后无法再入睡；频频从噩梦中惊醒，自感整夜都在做噩梦；睡过之后精力没有恢复；发病时间可长可短，短者数天可好转，长者持续数日难以恢复；容易被惊醒，有的对声音敏感，有的对灯光敏感；很多失眠的人喜欢胡思乱想。

三、失眠的分类

1. 按失眠的形式分类　①入睡困难型：上床后久久不能入睡；②保持睡眠困难型：夜间易醒，醒后不能再入睡；③早醒型：清楚清醒过早，多于凌晨 3～4 点醒来。

2. 按严重程度分类　①轻度：偶发，对生活质量影响小；②中度：每晚发生，中度影响生活质量，伴一定症状（易怒、焦虑、疲乏等）；③重度：每晚发生，严重影响生活质量，临床症状表现突出。

3. 按周期分类　①短暂性失眠（小于一周）。②短期性失眠（一周至一个月）严重或持续性压力，如重大身体疾病或手术、亲朋好友的过世、严重的家庭、工作或人际关系问题等可能会导致短期性失眠。这种失眠与压力有明显的相关性。短期性失眠如果处理不适当也会导致慢性失眠。③长期失眠（大于一个月）慢性失眠，亦可维持数年之久，有些人面对压力（甚至仅仅为正常压力）时，就会失眠，已经形成了一种对压力的习惯性模式。

临床将慢性失眠分为原发性失眠和继发性失眠。原发性失眠：是一种无法解释的、长期或终生存在的、频繁的睡眠中断、短睡伴日间疲劳、紧张、压抑和困倦。除外其他内在原因和环境干扰的因素，部分患者可能有失眠的家族史。病因不详。继发性失眠：由疼痛、咳嗽、呼吸困难、夜尿多、心绞痛和其他的躯体疲劳和症状引起的失眠。

4. 中医分型　从中医角度看，失眠基本分为肝郁化火、痰热内扰、阴虚火旺、心脾两虚、心胆气虚五种类型。

四、治　　疗

失眠症状是抑郁症、焦虑症发生前的重要症状，并贯穿于抑郁症、焦虑症患者整个病程的始终，失眠也是诱发抑郁焦虑情绪的重要因素之一，所以要更加重视。

1. 积极治疗原发病，养成良好的生活习惯　对有躯体疾病所致的睡眠障碍，重点治疗原发病，去除诱因，形成良好的睡眠生活习惯。

2. 药物治疗　合理适当服用安眠药是治疗失眠症的最佳方法，但要避免长期服用。如苯二氮䓬类，适当配伍抗抑郁剂，如米安色林、阿米替林、多塞平、马普替林等。

3. 心理治疗 对于心因性失眠，药物只能起辅助作用，心理治疗才能根本性解决问题。①一般心理治疗：通过解释、指导，使患者了解有关睡眠的基本知识，减少不必要的预期性焦虑反应。②行为治疗：进行放松训练，教会患者入睡前进行，加快入睡速度，减轻焦虑。③心理仪器疗法。

4. 催眠疗法 催眠疗法治疗失眠是应用一定的催眠技术使人进入睡眠状态，并用积极的暗示控制患者心身状态和行为的一种心理治疗方法，通过正性意念来消除焦虑、紧张、恐惧等负性意念。

5. 物理治疗 是现代与传统医学中非常重要的组成部分，包含失眠与疼痛处理、肌力的训练、关节活动度的增进、心肺功能的训练、小儿物理治疗等。给予患者最需要的预防医学教育与观念及治疗训练方法。

6. 中医中药治疗和按摩疗法 包括足底按摩在内的穴位按摩及梳头法、揉捻耳垂法等有一定的效果。

7. 其他疗法 ①生物反馈：可加强自我放松训练，对于减轻焦虑情绪有效。②体育锻炼：适当体育锻炼，增强体质，加重躯体疲劳感，对睡眠有利，但运动量不宜过大，过度疲劳反而影响睡眠。③调整生活习惯，如取消或减少午睡，养成按时睡眠的习惯。④食疗法。

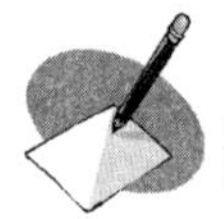

思考题

1. 试述临床上癫痫强直–阵挛发作的分期。
2. 人格障碍及情感性精神障碍的表现及诊断。
3. 失眠症的分类。
4. 脑血栓的急性期如何治疗？

（杨傲然）

第十二章　传染性疾病

第一节　总　　论

传染病（communicable diseases）是由病原生物感染人体后产生的有传染性的疾病。病原生物包括病原微生物（细菌、病毒、真菌和支原体、衣原体、立克次体、螺旋体和朊毒体等）和寄生虫（原虫、蠕虫等）。病原体引起的疾病均属于感染性疾病（infectious diseases），但感染性疾病不一定有传染性，有传染性的疾病才称为传染病。

一、感染与免疫

（一）感染的概念

感染（infection）是病原体和人体相互作用的过程。有些微生物和寄生虫可与人体之间达到互不损害的共生状态。但在某些因素作用下，导致机体免疫防御功能下降或机械损伤使寄生物异位寄生时，则可引起机会性感染。

（二）感染过程中的表现

1. 清除病原体（elimination of pathogen）　病原体进入人体后，可被处于机体防御第一道防线的固有免疫屏障或已产生的适应性免疫（体液免疫与细胞免疫）物质所清除。

2. 隐性感染（covert infection）　又称为亚临床感染（sub-clinical infection），是指病原体仅诱导机体产生适应性免疫应答，而不引起或只引起轻微的组织损伤，无明显的临床症状，只能通过免疫学检查才能发现。

3. 显性感染（overt infection）　又称为临床感染（clinical infection），是指病原体不仅诱导机体产生免疫应答，还可导致组织损伤，引起病理改变和临床症状。

4. 病原携带状态（carrier state）　病原体侵入人体后，存在于一定部位并生长繁殖，虽可有轻度的病理损害，但不出现疾病临床症状。病原携带状态包括带病毒者、带菌者与带虫者，且均可成为重要的传染源。

5. 潜伏性感染（latent infection）　病原体侵入人体后寄生于某些部位，机体免疫系统将病原体局限化而不引起显性感染，但又不能将病原体清除，当机体免疫功能下降时，潜伏的病原体才引起显性感染。潜伏性感染期间，病原体一般不排出体外，这是与病原携带状态不同之处。

（三）感染过程中病原体的作用

感染过程中病原体的作用主要体现在它的致病能力，包括以下 4 个方面。

1. 侵袭力　是指病原体侵入机体并在体内生长、繁殖及扩散的能力。

2. 毒力　包括细菌外毒素、内毒素与其他毒力因子。

3. 数量　在同一种传染病中，病原体的致病力与入侵数量一般成正比。但在不同的传染病中，病原体的最低致病量可有较大差异。

4. 变异性 病原体可因环境、药物或遗传等因素而产生变异。一般来说，在人工培养多次传代的环境下，可使病原体的致病力减弱；在不同宿主之间反复传播可使致病力增强；病原体的抗原变异可产生免疫逃逸而继续引起疾病或使疾病慢性化。

（四）感染过程中免疫应答的作用

1. 保护性免疫

（1）固有免疫：即非特异性免疫，又称为先天性免疫或天然免疫，是机体对进入人体内的病原体的一种清除机制。主要包括天然屏障（如皮肤黏膜屏障、血脑屏障和胎盘屏障），单核-吞噬细胞系统的吞噬作用，以及各种存在于体液中的体液因子和细胞因子等作用。

（2）适应性免疫 是指机体对病原体的抗原特异性识别，通过细胞免疫和体液免疫的相互作用而产生免疫应答清除病原体的机制。由于不同病原体所具有的抗原绝大多数是不同的，故适应性免疫通常只针对一种病原体。

2. 超敏反应 病原体侵入人体后，可引起机体出现异常免疫应答。超敏反应是指机体再次接受相同抗原刺激时，发生的一种以生理功能紊乱或组织细胞损伤为主的病理性免疫应答，又称为变态反应。主要有Ⅰ型超敏反应（速发型）、Ⅱ型超敏反应（细胞溶解型）、Ⅲ型超敏反应（免疫复合物型）和Ⅳ型超敏反应（迟发型）4 型。其中Ⅰ型超敏反应是临床中最常见的，可见于寄生虫感染时的过敏反应。Ⅳ型超敏反应可见于细胞内细菌感染性疾病，如结核病、伤寒等。

二、传染病的发病机制

传染病的发生与发展具有各自的规律性。不同的病原体以不同入侵部位侵入机体后，以一定方式在机体内定位，以一定的排出途径从体内排出。病原体侵入机体后主要通过下列 3 种机制造成组织损伤。

1. 直接损伤 病原体借助机械运动及所分泌的酶可直接破坏组织，如溶组织内阿米巴滋养体；或通过增殖而使细胞溶解，如脊髓灰质炎病毒。

2. 毒素作用 细菌外毒素和（或）内毒素可引起各种临床症状与体征。

3. 免疫机制 多种传染病的发病机制与免疫应答有关。有些传染病的病原体能抑制细胞免疫（如麻疹）或直接破坏 T 淋巴细胞（如艾滋病），更多的病原体则是通过超敏反应导致组织损伤。

三、传染病的流行过程及影响因素

（一）流行过程的基本条件

1. 传染源 指体内的病原体生长、繁殖并能排出体外的人和动物。主要包括患者、隐性感染者、病原携带者、受感染的动物 4 个方面。

2. 传播途径 指病原体离开传染源到达另一个易感者所经过的途径，分为水平传播和垂直传播。水平传播主要包括：①呼吸道传播，病原体存在于空气中的飞沫或气溶胶中，易感者吸入时获得感染；②消化道传播，病原体污染食物、水源或餐具，易感者在进食时被感染；③接触传播，易感者与被病原体污染的水或土壤接触时，或日常生活中密切接触而获得感染；④虫媒传播，被病原体感染的吸血节肢动物通过叮咬将病原体传给易感者；⑤血液、体液传播，病原体存在于携带者或患者的血液或体液中，通过应用血制品、分娩或性交等传播。垂直传播又称为母婴传播，即母体内病原微生物经胎盘或产道传染给胎儿或新生儿。

3. 易感人群　对某种传染病缺乏特异性免疫力的人称为易感者，易感者在某一特定人群中的比例决定该人群的易感性。

（二）影响流行过程的因素

1. 自然因素　自然环境中的各种因素，包括地理、气象和生态等条件对传染病的发生和发展有极大影响。某些自然生态环境为传染病在野生动物之间的传播创造了良好条件，如鼠疫、恙虫病和钩端螺旋体病等，人类进入这些地区时亦可被感染，这类疾病称为自然疫源性传染病或人畜共患病。

2. 社会因素　社会制度、经济与生活条件、文化水平等多种因素，对传染病的流行过程有决定性影响。

四、传染病的特征

（一）基本特征

1. 病原体　每种传染病都是由特异性的病原体引起的，分离与鉴定病原体在传染病的诊断、治疗和预防等方面有重要意义。

2. 传染性　这是传染病与非传染性疾病的最主要区别。传染性指病原体能通过某种途径感染他人。

3. 流行病学特征　传染病可以在易感人群中造成不同程度的流行，并受自然和社会因素的影响。发病率在时间上（季节分布）、空间上（地区分布）、不同人群（年龄、性别、职业等）中的分布，也表现出不同的流行病学特征。

4. 感染后免疫　人体感染病原体后，均能产生不同程度的、针对病原体及其代谢产物的特异性免疫。不同传染病和不同个体感染后获得的保护性免疫力水平及持续时间长短有很大差异。

（二）临床特征

1. 病程发展的阶段性　急性传染病的发生、发展和转归，通常分为以下四期。

（1）潜伏期：指从病原体侵入人体至开始出现临床症状为止的时期。

（2）前驱期：指从起病至症状明显开始为止的时期。在前驱期中的临床表现通常是非特异性的，如头痛、发热、乏力、肌肉及关节痛等，为多种传染病所共有。

（3）症状明显期：急性传染病患者度过前驱期后，出现某种传染病特有的症状与体征，有助于临床诊断与治疗。

（4）恢复期：机体免疫力增长至一定程度，体内病理生理过程基本终止，患者症状及体征基本消失，临床上称为恢复期。

（5）复发与再燃：某些患者由于潜伏于机体内的病原体再度繁殖至一定程度使发热等初发症状再度出现，称为复发。某些患者恢复期体温未稳定下降至正常，又再次升高，称为再燃。

（6）后遗症：恢复期后机体功能仍长期不能恢复正常。

2. 常见的症状与体征

（1）发热：是传染病重要的共同特征之一，不同的热型具有鉴别诊断意义。常见热型有稽留热、弛张热、间歇热、回归热、波浪热等。

（2）发疹：许多传染病在发热的同时伴有发疹，称为发疹性感染，包括皮疹和黏膜斑两大类。皮疹的特点、分布、出疹顺序与时间在传染病的鉴别诊断上有重要意义。

（3）毒血症状：病原体的各种代谢产物，包括细菌毒素在内，可引起除发热以外的多种症状，如乏力、全身不适、厌食、头痛、肌肉痛、关节骨骼疼痛等。严重者可有意识障碍、谵语、脑膜刺激征、中毒性脑病、呼吸及外周循环衰竭（感染性休克）等表现，有时还可引起肝肾损害。临床常见的有毒血症、菌血症、败血症、脓毒血症等。

（4）单核-吞噬细胞系统反应：在病原体及其代谢产物的作用下，单核-吞噬细胞系统可出现充血、增生等反应，临床上表现为肝、脾和淋巴结的肿大。

3. 临床类型 根据传染病临床过程的长短，可分为急性、亚急性、慢性；根据病情的轻重，可分为轻型、中型、重型、暴发型；根据临床特征，可分为典型及非典型等。

五、传染病的诊断

（一）流行病学资料

发病年龄、职业、季节、地区、预防接种史、接触史、过去病史等流行病学资料在传染病的诊断中占有重要的地位。

（二）临床资料

全面而准确的临床资料来源于详尽的病史和全面的体格检查，如发病诱因、起病方式、特有的症状和体征（热型、皮疹特点、特殊症状、伴随症状等），以及有诊断意义的体征（如玫瑰疹、黄疸、焦痂、腓肠肌压痛、麻疹黏膜斑等）。

（三）实验室检查及其他检查资料

1. 一般检查 包括血液、尿、粪便常规检查和生化检查。血液常规检查中以白细胞计数和分类的用途最广；尿常规检查有助于钩端螺旋体病和流行性出血热等的诊断；粪便常规检查有助于蠕虫病、感染性腹泻等的诊断；生化检查有助于病毒性肝炎的诊断。

2. 病原学检查 包括病原体检出、分子生物学检测和免疫学检查，往往是确诊的依据。其中病原体的直接检出或分离培养出病原体是传染病病原学诊断的“金指标”。

3. 其他检查 如内镜检查、影像学检查、活体组织检查等。

六、传染病的治疗

（一）治疗原则

传染病治疗应坚持综合治疗原则，即治疗与护理、隔离与消毒并重，一般治疗、对症治疗与特效治疗相结合。此外，根据需要，充分发挥中医中药优势，积极参与治疗。

（二）治疗方法

1. 一般治疗 包括隔离、护理、饮食和心理治疗等。此外，一般治疗还包括支持疗法，如适当的营养、休息、增强体质和免疫功能，维持患者水和电解质平衡等各项必要的措施。

2. 对症治疗 包括降温、镇静、强心、改善微循环、纠正电解质失衡及电解质紊乱、应用糖皮质激素及血液透析和血浆置换等。对症治疗能够减轻患者痛苦，调整患者各系统的功能，达到减少机体消耗、保护重要器官使损伤降至最低的目的。使患者度过危险期，以便机体免疫功能及病原治疗得以发挥作用，促进和保证康复。

3. 病原治疗　针对病原体的治疗措施，具有抑杀病原体的作用，达到根治和控制传染源的目的。常用药物有抗生素、化学治疗制剂和血清免疫制剂等。

4. 康复治疗　某些传染病（如脊髓灰质炎和脑膜炎等）可引起一定程度后遗症，需要采取针灸、理疗等疗法促进康复。

5. 中医药治疗　中医药在传染病防治方面尤其是病毒性疾病防治方面有较明显疗效。

七、传染病的预防

1. 管理传染源　传染病报告制度是早期发现、控制传染病的重要措施，必须严格遵守。根据《中华人民共和国传染病防治法》，将法定传染病分为甲类、乙类和丙类，实行分类管理。对传染病患者必须做到早发现、早诊断、早隔离、早治疗；对接触者应根据情况采取检疫、密切观察及预防措施；对病原携带者应随访、治疗、管理并适当调整工作；对带菌或发病动物予以捕杀或治疗。

2. 切断传播途径　应搞好个人卫生及防护；加强水源、食物、粪便的管理；保持空气流通，加强环境消毒；消灭导致传播的昆虫媒介。

3. 保护易感人群　通过锻炼身体、改善营养等措施提高人体的非特异性免疫力；通过预防接种提高人群的特异性免疫力，特别是儿童计划免疫对传染病预防起关键性的作用。

第二节　病毒性肝炎

病毒性肝炎（viral hepatitis）是由肝炎病毒引起的以肝脏炎症损害为主的一组传染病。目前已确定的有甲型肝炎（hepatitis A）、乙型肝炎（hepatitis B）、丙型肝炎（hepatitis C）、丁型肝炎（hepatitis D）、戊型肝炎（hepatitis E）五型。各型病毒性肝炎的临床表现均以乏力、食欲不振、厌油、肝功能异常为主，部分病例出现黄疸。甲型肝炎、戊型肝炎经消化道途径传播，多表现为急性感染；乙型肝炎、丙型肝炎、丁型肝炎主要经血液、体液等消化道以外途径传播，多呈慢性感染，少数病例可发展为肝硬化或肝细胞癌。

一、病原学及发病机制

目前已证实引起病毒性肝炎的病原体有甲、乙、丙、丁、戊五型肝炎病毒。

（一）甲型肝炎病毒

甲型肝炎病毒（hepatitis A virus，HAV）简称甲肝病毒，直径为27～28 nm，无包膜，是由32个亚单位结构（称为壳粒）组成正20面体球形颗粒的RNA病毒。HAV的抗原性较稳定，只有一个血清型。

HAV对外界抵抗力较强，耐酸碱，60℃ 1小时不能完全被灭活，100℃ 1分钟可完全被灭活。干粪中室温下能存活30天，在贝壳类动物、污水、淡水、海水、泥土中能存活数月。对紫外线、氯、甲醛、过氧乙酸等敏感。

HAV经口进入体后，经消化道进入血流，约1周后进入肝细胞内复制，HAV可进入血循环引起低浓度的病毒血症，2周后由胆汁排出体外。由于HAV大量增殖，可引起肝细胞轻微损伤。随后HAV抗原激活特异性$CD8^+$ T淋巴细胞，通过直接作用和分泌细胞因子使肝细胞变性、坏死，肝组织出现炎症反应；在感染后期，抗HAV抗体的产生也可参与HAV的清除。

（二）乙型肝炎病毒

乙型肝炎病毒（hepatitis B virus，HBV）简称乙肝病毒，属嗜肝 DNA 病毒科、正嗜肝 DNA 病毒属。电镜下 HBV 存在三种形式的颗粒：①大球形颗粒，又名 Dane 颗粒，为完整的 HBV，直径 42nm，由包膜和核心两部分组成。其中，包膜内含表面抗原（HBsAg）、糖蛋白与细胞脂肪；核心含环状双股 DNA、DNA 聚合酶、核心抗原（HBcAg），是病毒复制主体，具有感染性。②小球形颗粒，直径 22 nm。③管形颗粒，直径 22nm，长 100～1000nm。后两种颗粒由 HBsAg 组成，不含核酸，无感染性。HBV 基因组易突变，可能与疫苗接种失败、肝炎慢性化、重型肝炎和肝细胞癌等发生有关。

HBV 的抵抗力很强，对热、低温、干燥、紫外线及一般浓度的消毒剂均能耐受。60 ℃ 10 小时、100 ℃ 10 分钟或高压蒸汽消毒可被灭活，对甲醛、过氧乙酸、次氯酸等敏感，对乙醇不敏感。

HBV 的抗原抗体系统主要包括：①HBsAg 与抗 HBs，HBsAg 大量存在于感染者血中，是感染的主要标志。抗 HBs 是机体产生的一种保护性抗体，抗 HBs 阳性表示对 HBV 有免疫力。PreS1 与 PreS2 阳性提示病毒存在和复制，可刺激机体产生保护性抗体，即抗 PreS1 和抗 PreS2。②HBcAg 与抗 HBc，HBcAg 主要存在于 Dane 颗粒的核心，血清中不易检测出。HBV 感染者几乎均可检出抗 HBc，其中，抗 HBc IgM 是 HBV 感染后较早出现的抗体，提示急性期或慢性肝炎急性发作；抗 HBc IgG 出现较迟，但可保持多年甚至终生。③HBeAg 与抗 HBe，HBeAg 是一种可溶性蛋白，一般仅见于 HBsAg 阳性血清。HBeAg 在临床上常作为 HBV 的复制及传染性指标，如果持续存在预示趋向慢性。抗 HBe 阳性，病毒复制多处于静止状态，传染性降低。

HBV 的分子生物学标记主要包括：①HBV DNA，血液中 HBV DNA 主要存在于 Dane 颗粒内，是病毒复制和传染性的直接标志。②HBV DNA 多聚酶（HBV DNAP），位于 HBV 核心部位，具有反转录酶活性，血清中 HBV DNAP 活力是判断病毒复制、传染性高低的指标之一。

HBV 导致肝细胞病变的机制复杂，一般认为，HBV 可通过 PreS1 蛋白直接与肝细胞膜特异性受体结合继而侵入肝细胞并在其中复制。HBV 并不直接引起肝细胞病变。肝细胞损伤主要由细胞免疫反应导致的超敏反应所致。机体免疫状态不同，导致临床表现各异。当机体处于免疫耐受状态，不发生免疫应答，多成为无症状携带者；当机体免疫功能正常时，多表现为一过性的急性肝炎；当机体免疫功能低下、不完全免疫耐受、HBV 基因突变逃避免疫清除等情况下，可导致慢性肝炎；当机体处于超敏反应时，大量抗原-抗体复合物产生并激活补体系统，以及在各种细胞因子等参与下，导致大片肝细胞坏死，发生重型肝炎。免疫复合物还可引起乙型肝炎的多种肝外损伤。此外，HBV 基因整合于人体肝细胞染色体中，可能发生癌变，这也是 HBV 感染导致肝细胞癌发生的基本机制。

（三）丙型肝炎病毒

丙型肝炎病毒（hepatitis C virus，HCV）简称丙肝病毒，属黄病毒科、丙型肝炎病毒属，是一种直径 30～60nm 的球形有包膜的单股正链 RNA 病毒。HCV Ag 血清中含量很低，检出率不高；抗 HCV 无保护性，是 HCV 感染的标志。用 RT-PCR 法可检出血液或肝组织中 HCV RNA，是病毒感染和复制的直接标志，定量检测有助于了解病毒复制程度、抗病毒治疗的选择及疗效评估等。

HCV 对氯仿等有机溶剂敏感，100℃ 10 分钟、60℃ 10 小时或 37℃ 96 小时可被灭活，紫外线亦可使 HCV 灭活。

HCV 进入体内后，首先引起病毒血症。病毒血症间断地出现于整个病程。目前研究认为 HCV 导致肝细胞损伤主要有 HCV 直接杀伤作用；宿主免疫因素，包括细胞免疫和体液免疫在清除 HCV 的同时均可导致被感染细胞的损伤；HCV 感染后导致宿主出现的自身免疫状态，以及介导细胞凋亡的

Fas/FasL 在被 HCV 感染的肝细胞的高表达均参与和加重肝细胞的损伤。由于 HCV 的高度变异性可逃避机体的免疫监视，因此，导致超过 50%的感染者转为慢性。此外，HCV 与肝细胞癌的关系也很密切，HCV 感染引起的慢性炎症导致肝细胞不断的破坏和再生被认为是导致肝细胞癌发生的重要因素。

（四）丁型肝炎病毒

丁型肝炎病毒（hepatitis D virus，HDV）简称丁肝病毒，是一种缺陷病毒，为单股环状闭合负链 RNA，必须有 HBV 或其他嗜肝 DNA 病毒的辅助才能进行复制。HDV 可与 HBV 同时感染人体，但多数情况下是在慢性 HBV 感染基础上引起重叠感染。当 HBV 感染结束时，HDV 感染亦随之结束。HDVAg 是 HDV 的结构蛋白和抗原成分，因此 HDV 仅有一个血清型；抗 HDV 不是保护性抗体。血清或肝组织中 HDV RNA 是诊断 HDV 感染最直接的依据。

丁型肝炎的发病机制还未完全阐明，有观点认为病毒本身及其表达产物对肝细胞有直接作用，但尚缺乏确切证据。另外，宿主免疫反应也参与了肝细胞的损伤。

（五）戊型肝炎病毒

戊型肝炎病毒（hepatitis E virus，HEV）简称戊肝病毒，直径 27～34nm，无包膜，为 20 面体对称的圆球形单股正链 RNA 病毒。HEVAg 可在约 40%戊型肝炎患者肝组织中通过免疫组织化学方法检测出，但在血液中一般检测不到。抗 HEV IgM 阳性是近期 HEV 感染的标志。此外，可用 RT-PCR 法检测到 HEV RNA。

HEV 在碱性环境下较稳定，对高热、消毒剂（如氯仿、过氧乙酸、甲醛等）敏感。

发病机制尚不清楚，可能与甲型肝炎相似。细胞免疫是引起肝细胞损伤的主要原因。

二、流行病学

我国是病毒性肝炎的高发区。甲型肝炎人群流行率（抗 HAV 阳性）约 80%。全世界 HBV 感染者约 3.5 亿，其中我国约 1.2 亿。全球 HCV 感染者约 1.7 亿，我国人群抗 HCV 阳性者达 3.2%，约 3000 万。我国丁型肝炎人群流行率约 1.2%，戊型肝炎约为 17%。

1. 传染源　甲、戊型肝炎传染源主要为急性期患者和隐性感染者，后者数量远较前者多。乙、丙、丁型肝炎传染源主要是急、慢性患者和病毒携带者。

2. 传播途径　甲型肝炎主要由粪-口途径传播，水源或食物污染可致暴发流行。乙型肝炎传播途径主要通过肠道外途径传播，主要包括输血及血制品、注射、针刺、移植和血液透析、生活密切接触、性途径及母婴传播。丙、丁型肝炎传播途径类似乙型肝炎。戊型肝炎传播途径与甲型肝炎相似。

3. 易感人群　人类对各型肝炎普遍易感。甲型肝炎易感者为抗 HAV 阴性者，以幼儿、儿童和青少年为主。乙型肝炎高危人群包括 HBsAg 阳性母亲的新生儿、HBsAg 阳性者的家属、反复输血及应用血制品者、血液透析患者、多个性伴侣者、静脉药瘾者、接触血液的医务工作者等。丙型肝炎的发病以成人多见，也常与输血或使用血制品、药瘾注射、血液透析等有关，大多数感染者易转为慢性。丁型肝炎的易感者为 HbsAg 阳性的急慢性肝炎患者或无症状携带者。戊型肝炎发病以成年人为主，感染后可产生一定免疫力，但同时感染 HBV 或晚期孕妇感染 HEV 后病死率高。各型肝炎之间无交叉免疫，可重叠感染或先后感染。

三、临床表现

各型肝炎的潜伏期不同，甲型肝炎 2～6 周（平均 4 周），乙型肝炎 4～24 周（平均 12 周），丙型肝炎 2～26 周（平均 7.4 周），丁型肝炎 4～20 周；戊型肝炎 2～9 周（平均 6 周）。

（一）急性肝炎

各型病毒均可引起，可分为急性黄疸型肝炎和急性无黄疸型肝炎 2 型。

1. 急性黄疸型肝炎 临床经过可分为 3 期：①黄疸前期，甲、戊型肝炎起病较急，可有明显的畏寒、发热，乙、丙、丁型肝炎起病相对较缓，仅少数有发热，此期主要症状有全身乏力、食欲不振、恶心、呕吐、厌油、腹胀、肝区疼痛、尿色加深等，肝功能改变主要为谷丙转氨酶（ALT）升高。本期持续平均 5～7 天。②黄疸期，自觉症状好转，发热消退，尿黄加深，巩膜和皮肤出现黄染，并于 1～3 周内达高峰。部分患者可表现为胆汁淤积性黄疸，如大便色浅、皮肤瘙痒等。体格检查肝大，质软、边缘锐利，有压痛及叩痛，脾可轻度增大。肝功能检查 ALT 和胆红素升高，尿胆红素阳性。本期持续 2～6 周。③恢复期，症状消失，黄疸消退，肝功能逐渐恢复正常，肝、脾缩小。本期持续 1～4 个月。

2. 急性无黄疸型肝炎 此型发病率远高于黄疸型，占全部急性期肝炎的 70%～90%，除无黄疸外，其他临床表现与黄疸型相似。起病较缓慢，症状较轻，恢复较快，病程大多在 3 个月内。部分患者无明显症状，仅有肝功能异常，为亚临床型感染。

（二）慢性肝炎

慢性肝炎指急性肝炎病程超过半年，或原有乙、丙型肝炎或有 HBsAg 携带史而因同一病原体再次出现肝炎症状、体征及肝功能异常者，以及发病日期不明确或虽无肝炎病史，但根据肝组织病理学或症状、体征、实验室化验及影像学检查综合分析符合慢性肝炎表现者。慢性肝炎仅见于乙、丙、丁型肝炎，并依据病情轻重分为轻、中、重 3 度。

1. 轻度 病情较轻，可反复出现乏力、头晕、食欲不振、厌油、尿黄、肝区不适、睡眠不佳、肝脏稍大有轻触痛，可有轻度脾大。部分患者症状、体征缺如。肝功能指标仅 1 项或 2 项轻度异常。

2. 中度 症状、体征、实验室检查介于轻度和重度之间。

3. 重度 有明显或持续的肝炎症状，如乏力、食欲不振、腹胀、尿黄、便溏等，伴有肝病面容、肝掌、蜘蛛痣、脾大、ALT 和（或）天门冬氨酸氨基转移酶（AST）反复或持续升高，白蛋白降低，丙种球蛋白明显升高，A/G 比值异常。凡 A≤32g/L，胆红素＞正常值上限 5 倍，凝血酶原活动度（PTA）在 40%～60%，胆碱酯酶（CHE）＜2500U/L，四项中有 1 项者可诊断为重度慢性肝炎。

（三）重型肝炎

重型肝炎（肝衰竭）是病毒性肝炎中最严重的类型，占全部肝炎的 0.2%～0.5%，病死率高。各型肝炎病毒均可引起重型肝炎，但甲型和丙型少见。重型肝炎的病因和诱因复杂，包括重叠感染、机体免疫状况功能低下、妊娠、HBV 前 C 区突变、过度疲劳、精神刺激、饮酒、应用肝损药物、合并细菌感染、伴有其他疾病（如甲亢、糖尿病）等。大多表现为肝衰竭，极度乏力、严重消化道症状，出现神经、精神症状（如性格改变、行为反常、嗜睡、烦躁不安、昏迷等）等。有明显出血倾向，凝血酶原时间（PT）显著延长及 PTA≤40%；黄疸急剧加深；出现中毒性鼓肠、肝臭、肝肾综合征等。肝萎缩、胆酶分离、血氨升高等。根据病理组织学特征和病情发展速度，可将肝衰竭分为 4 类。

1. 急性肝衰竭 又称为暴发型肝炎，特点是以急性黄疸型肝炎起病，病情发展迅猛，2 周内出现以Ⅱ度以上肝性脑病为特征的肝衰竭症状，本型病死率高。病程不超过 3 周。

2. 亚急性肝衰竭 又称为亚急性重型肝炎，起病较急，发病 15 日至 26 周内出现肝衰竭症状，早期可根据首发症状不同分为脑病型（首先出现Ⅱ度以上肝性脑病者）和腹水型（首先出现腹水及

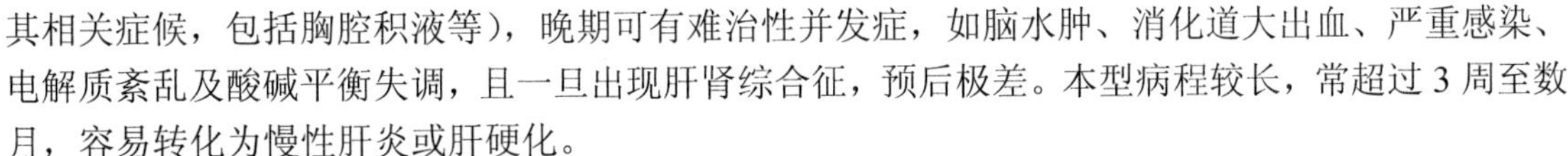

其相关症候，包括胸腔积液等），晚期可有难治性并发症，如脑水肿、消化道大出血、严重感染、电解质紊乱及酸碱平衡失调，且一旦出现肝肾综合征，预后极差。本型病程较长，常超过 3 周至数月，容易转化为慢性肝炎或肝硬化。

3. 慢加急性（亚急性）肝衰竭　是在慢性肝病基础上出现的急性肝功能失代偿。

4. 慢性肝衰竭　是在肝硬化基础上，肝功能进行性减退导致的以腹水或门静脉高压、凝血功能障碍和肝性脑病等为主要表现的慢性肝功能失代偿。

（四）淤胆型肝炎

淤胆型肝炎又称为毛细胆管炎型肝炎，是以肝内淤胆为主要表现的一种特殊类型疾病。本型起病类似急性黄疸型肝炎，但消化道症状不明显，而黄疸较深，持续 3 周以上，甚至持续数月或更长，有梗阻性黄疸的表现。出现皮肤瘙痒，大便颜色变浅，肝大；血清胆红素升高，以直接胆红素为主；γ谷氨酰转肽酶（γ -GT）、碱性磷酸酶（ALP）、总胆汁酸（TBA）、总胆固醇（CHO）等明显升高；ALT、AST、PTA、PT 变化不明显。大多数患者可恢复，但在慢性肝炎或肝硬化基础上发生上述表现者为慢性淤胆型肝炎，预后较差。

（五）肝炎肝硬化

根据肝脏炎症情况，可将肝硬化分为活动性与静止性 2 型。

1. 活动性肝硬化　有慢性肝炎活动的表现，乏力及消化道症状明显，ALT 升高，黄疸，白蛋白下降。伴有腹壁食管静脉曲张、腹水、肝缩小且质地变硬、脾进行性增大，以及门静脉、脾静脉增宽等门静脉高压症表现。

2. 静止性肝硬化　无明显肝脏炎症活动的表现，症状轻，可有上述体征。

此外，根据肝组织病理学及临床表现，可将肝硬化分为代偿性肝硬化和失代偿性肝硬化，详见消化系统“肝硬化”一节。

未达到肝硬化诊断标准，但肝纤维化表现较明显者，称为肝炎肝纤维化，主要根据组织病理学检查结果做出诊断，影像学检查及血清学指标等可供参考。

四、实验室及辅助检查

1. 血常规　急性肝炎早期白细胞总数正常或略高；黄疸期至恢复期白细胞总数正常或稍低；重型肝炎时白细胞可升高，红细胞下降，血红蛋白下降。肝炎肝硬化伴脾功能亢进者可出现血小板、红细胞、白细胞均减少的“三少”现象。

2. 尿常规　肝细胞性黄疸时尿胆红素和尿胆原均呈阳性；溶血性黄疸时以尿胆原为主，梗阻性黄疸以尿胆红素为主。此外，还可出现蛋白尿，红细胞、白细胞及管型。

3. 肝功能　肝功能的检测常见以下指标：①血清酶测定，ALT 在肝细胞损伤时释放入血流，是目前临床上反映肝细胞功能最常用的指标；AST 在心肌细胞中含量最高，在肝细胞内 80%的 AST 存在于线粒体中。肝病时血清 AST 升高提示肝细胞损伤，且与肝病严重程度呈正相关。急性肝炎时 ALT 明显升高，AST/ALT 常<1；黄疸出现后 ALT 开始下降；慢性肝炎和肝硬化时 ALT 轻度或中度升高或反复异常，AST/ALT 常>1，比值越高，则预后越差。重型肝炎患者可出现 ALT 逐渐下降、胆红素不断上升的“胆酶分离”现象，提示肝细胞大量坏死。其他血清酶，如乳酸脱氢酶、γ-GT 在肝炎时可显著升高；CHE 由肝细胞合成，其值愈低，提示病情越重；当肝内或肝外胆汁排泄受阻时，血清 ALP 活性升高。②血清蛋白，急性肝炎时血清蛋白可在正常范围内。慢性肝炎中度以上、肝硬化、重型肝炎时出现白蛋白下降，球蛋白升高，A/G 比例下降甚至倒置。③血清胆红素，急性或慢性黄疸型肝炎、活动性肝硬化、重型肝炎时血清胆红素出现不同程度升高，可反映出肝细胞损伤程度；直接胆红素在总胆红素中的比例可反映胆汁淤积的程度。

此外，某些反映肝功能的指标如 PT、PTA、血氨、血糖、血浆胆固醇、补体、胆汁酸等，在一定程度上也有助于肝炎各种临床类型的诊断与鉴别诊断。

4. 甲胎蛋白 是肝细胞癌早期诊断的重要指标。肝炎活动和肝细胞修复时甲胎蛋白有不同程度的升高，应动态观察。急性重型肝炎甲胎蛋白升高，提示有肝细胞再生，有助于判断预后。

5. 病原学检查 ①甲型肝炎：抗 HAV IgM 是早期诊断甲型肝炎最简便而可靠的血清学指标；抗 HAV IgG 是机体具有免疫力的标志，如急性期及恢复期双份血清抗 HAV IgG 滴度增高 4 倍以上，亦可作为诊断甲型肝炎的依据。此外，其他的检测方法，如免疫电镜观察和鉴定 HAV 颗粒、cDNA-RNA 分子杂交和 RT-PCR 检测 HAV RNA，均可确诊 HAV 感染，但只用于实验研究。②乙型肝炎：采用 ELISA 法检测患者血清中 HBV 的抗原-抗体系统，即“两对半”检测，是诊断乙型肝炎的常规方法，其结果的临床意义见表 12-2-1。HBV DNA 是病毒复制和传染性的直接标志。HBV DNA 定量检测对判断病毒复制程度、传染性大小、抗病毒药物疗效等有重要意义，检测方法包括 PCR 和分子杂交。③丙型肝炎：抗 HCV 是 HCV 感染的标志，抗 HCV IgM 阳性多见于现症感染；抗 HCV IgG 阳性提示现症感染或既往感染。抗 HCV 阴转不能作为抗病毒疗效的指标。此外，HCV RNA 阳性是病毒感染和复制的直接标志，其定量测定有助于了解病毒复制程度、抗病毒治疗的选择及疗效评估。④丁型肝炎：HDV Ag 阳性是诊断急性 HDV 感染的直接证据。在慢性 HDV 感染中有高滴度的抗 HDV。抗 HDV IgM 阳性是现症感染的标志；高滴度抗 HDV IgG 提示感染持续存在，低滴度提示感染静止或终止。此外，用 RT-PCR 方法检测血清或肝组织中 HDV RNA 是诊断 HDV 感染最直接的依据。⑤戊型肝炎：抗 HEV IgM 阳性是近期 HEV 感染的标志；抗 HEV IgG 滴度高低的变化均可诊断为 HEV 感染；但两者阴性时不能完全排除戊型肝炎。采用 RT-PCR 法在血清和（或）粪便标本中检测到 HEV RNA 可明确诊断（表 12-2-1）。

表 12-2-1 HBV 抗原、抗体检测及临床分析

HBsAg	HBeAg	抗 HBs	抗 HBe	抗 HBc IgM	抗 HBc IgG	结果分析
+	−	−	−	−	−	HBV 感染者或无症状携带者
+	+	−	−	+	−	急性乙型肝炎（俗称“大三阳”）
+	−	−	+	−	+	急性感染趋向恢复（俗称“小三阳”）
+	+	−	−	+	+	急性或慢性乙型肝炎，或无症状携带者
−	−	+	+	−	+	乙型肝炎恢复期
−	−	−	−	−	+	既往感染
−	−	+	−	−	−	既往感染或接种过疫苗

6. 肝组织病理学检查 对明确诊断、衡量炎症活动度、纤维化程度及评估疗效具有重要价值。还可在肝组织中原位检测病毒抗原或核酸，以明确病毒复制状态。

7. 影像学检查 B 型超声、彩色超声、CT、MRI 均有助于判断肝脏损伤程度及合并其他脏器受损情况，以明确诊断与鉴别诊断。

五、诊断与鉴别诊断

根据流行病学资料，结合临床表现及病原学检测结果，以明确病毒性肝炎的临床类型和病原学类型。同时，需要与其他原因引起的黄疸，如溶血性黄疸、肝外梗阻性黄疸，以及感染中毒性肝炎、药物性肝损伤、自身免疫性肝炎、脂肪肝、肝豆状核变性和其他病原体引起的肝炎进行鉴别诊断。

六、防　治

（一）治疗

病毒性肝炎目前还缺乏可靠的特效治疗方法，应根据不同病原体、不同临床类型及组织学改变区别对待。原则上以充足的休息、营养为主，辅以适当药物治疗，同时避免饮酒、过劳和使用肝毒性药物。

1. 急性肝炎　以一般治疗及对症支持治疗为主，症状明显及有黄疸者应卧床休息，恢复期可逐渐增加活动量，一般以不感到疲劳为度。食物宜清淡易消化，适当补充维生素，摄入热量不足者应静脉补充葡萄糖。辅以药物对症治疗及恢复肝功能，且药物不宜太多，以免加重肝脏负担。一般不采用抗病毒治疗，但急性乙型肝炎有慢性化倾向者及急性丙型肝炎可考虑应用抗病毒药物，尤其是丙型肝炎易转为慢性，早期用抗病毒药可减少转慢率，常用干扰素，同时加用利巴韦林。

2. 慢性肝炎　应根据患者的病情采用综合性治疗方案，主要包括一般及对症治疗，抗病毒、免疫调节、保肝、抗肝纤维化等治疗措施。一般治疗包括适当休息、合理饮食、心理治疗等。药物治疗主要包括：①抗病毒治疗，目的是抑制病毒复制，降低传染性，改善肝功能，减轻肝组织病变，减少或延缓肝硬化和肝细胞癌的发生，提高生活质量。符合适应证者应尽可能进行抗病毒治疗。常用药物主要有α干扰素、拉米夫定等。②免疫调节疗法，应用胸腺素、转移因子、特异性免疫核糖核酸等，以及某些中草药提取物如猪苓多糖、香菇多糖、山豆根注射液等亦有免疫调节功效。③保肝及对症治疗，可适当应用维生素类、肌苷、ATP 等非特异性保肝药及降酶药如五味子类、垂盆草等；退黄药物可选用丹参、茵陈、低分子右旋糖酐、山莨菪碱、糖皮质激素等。④抗肝纤维化治疗，常用药物有γ干扰素及中药丹参、冬虫夏草、核仁提取物、秋水仙碱等。

3. 重型肝炎　应以支持和对症疗法的综合性治疗为主，促进肝细胞再生，预防和治疗各种并发症。必要时可采用人工肝支持系统，争取肝移植。

4. 淤胆型肝炎　早期治疗同急性黄疸型肝炎，黄疸持续不退时可加用糖皮质激素，如泼尼松或地塞米松。

5. 肝炎后肝硬化　参照慢性肝炎和重型肝炎的治疗，如有脾功能亢进或门静脉高压明显，则可选择手术或介入治疗。

（二）预防

1. 管理传染源　病毒性肝炎患者和病毒携带者是本病的传染源。甲型和戊型肝炎自发病之日起隔离 3 周，乙型和丙型肝炎隔离至病情稳定后可以出院。凡现症感染者和携带者均不能从事食品加工、饮食服务、托幼保育等工作。对献血员进行严格筛选，不合格者不得献血。

2. 切断传播途径　加强水源、饮食、粪便等管理，搞好环境卫生和个人卫生，对控制甲、戊型肝炎的传播具有重要意义；加强血液及其制品、各种医疗器械的消毒，提倡使用一次性注射用具，对理发、美容、洗浴等用具按规定进行消毒处理，切断母婴传播途径及性途径等措施对控制乙、丙、丁型肝炎传播具有重要意义。

3. 保护易感人群　甲型肝炎高危易感人群应接种甲型肝炎减毒活疫苗或灭活疫苗，对于 HAV 暴露的易感者，用人丙种球蛋白进行被动免疫预防注射。乙型肝炎高危易感者应接种乙型肝炎疫苗；对于 HBsAg 阳性产妇的新生儿及暴露 HBV 的易感者，应注射乙型肝炎免疫球蛋白进行被动免疫。目前对丙、丁、戊型肝炎尚缺乏特异性免疫预防措施。

第三节 艾 滋 病

艾滋病是获得性免疫缺陷综合征（acquired immunodeficiency syndrome，AIDS）的简称，由人免疫缺陷病毒（Human immunodeficiency virus，HIV）引起的慢性传染病。机体可通过血液、性接触及垂直传播等途径感染。HIV 主要侵犯 CD_4^+T 淋巴细胞，造成机体免疫功能受损和缺陷，最终继发各种机会性感染和恶性肿瘤导致死亡。本病病程长、病死率高。

一、病原学与发病机制

HIV 属于反转录病毒科、慢病毒属，呈球状，有包膜，直径为 100～120nm，病毒核心含两条相同的单正链 RNA、反转录酶、整合酶、蛋白酶等。包膜表面有糖蛋白 gp120 及 gp41，gp120 是 HIV 与宿主细胞病毒受体结合的部位，gp41 介导病毒包膜与宿主细胞膜融合，有利于 HIV 穿过细胞膜。病毒根据基因不同分 HIV-1 和 HIV-2 两个型，HIV-1 分 3 个亚型组 13 个亚型，HIV-2 有 7 个亚型。病毒对热敏感，56℃ 30 分钟、75%乙醇、0.2%次氯酸钠、0.1%漂白粉等能灭活病毒，但 20℃ 左右可存活 7 天。

艾滋病的发病机制主要是 HIV 侵犯和破坏 $CD4^+$ T 淋巴细胞。HIV 进入人体后，病毒包膜上 gp120 与细胞表面的病毒受体（CD4 分子）结合，再与辅助受体（CCR5 或 CXCR4）结合后，构型改变，通过 gp41 的融细胞膜作用进入细胞。病毒 RNA 在反转录酶作用下，形成负链 DNA 进入胞核内，在 DNA 聚合酶（DNAP）作用下形成双链 DNA，一部分在整合酶作用下，与宿主细胞核的染色体整合为前病毒 DNA。前病毒可被某些因素诱导或激活，通过转录和翻译形成新的病毒 RNA 和多种病毒蛋白，装配成新病毒后以芽生方式释出，再感染其他细胞。HIV 主要感染表面有 $CD4^+$分子的细胞，如 T 淋巴细胞、单核-巨噬细胞、B 淋巴细胞、小神经胶质细胞、骨髓干细胞等。病毒通过直接损伤和免疫损伤等方式破坏这些细胞，进一步导致其功能异常，尤其是 $CD4^+$T 淋巴细胞和 B 细胞受损后，引起特异性免疫功能缺陷，最终并发各种机会性感染和恶性肿瘤，导致患者死亡。

二、流 行 病 学

1. 传染源 艾滋病患者和无症状的病毒携带者是本病的传染源。

2. 传播途径 主要包括性接触、血液及其制品、母婴传播和其他途径（如器官移植、人工授精）等。

3. 易感人群 人群普遍易感染。男同性恋者、性乱交者、静脉药瘾者、血友病和多次输血者为高危人群。

4. 流行特征 HIV-1 感染人群主要分布于世界各地，HIV-2 感染主要见于西非和西欧。我国的病例数呈增加趋势，但近年来上升幅度有所减缓，性传播已成为主要传播途径。截至 2010 年 10 月底，全球有超过 3400 万名 HIV 感染者，我国 2011 年底统计结果艾滋病病毒感染者约 78 万人，艾滋病患者约 15.4 万人。目前，中国艾滋病主要呈现 4 个特点：①疫情上升速度有所减缓；②疫情地区分布差异大；③性传播成为主要传播途径；④流行因素广泛存在。

三、临 床 表 现

艾滋病潜伏期数月至十几年不等，平均 9 年。我国将艾滋病分为急性期、无症状感染期和艾滋病期3期。

1. 急性期　HIV感染后2～4周，部分患者可出现发热、头痛、厌食、恶心、呕吐、腹泻、皮疹、关节痛、淋巴结肿大及神经系统症状。持续1～3周后症状缓解或消失。

2. 无症状感染期　此期持续时间一般6～8年，其长短与感染病毒的数量、型别、感染途径及机体个体差异性等有关。临床上无任何症状，但病毒在体内复制，$CD4^+T$淋巴细胞计数逐渐下降，此期具有传染性。

3. 艾滋病期　为感染HIV的最终阶段。患者血中$CD4^+T$细胞常少于200/μL，HIV血浆病毒载量明显增高。

此期患者的主要临床表现是持续一个月以上的发热、盗汗、腹泻，体重减轻，部分患者出现头痛及记忆力减退、癫痫、进行性痴呆等神经系统症状。此外，患者还可出现全身性淋巴结肿大，直径在1cm以上，无压痛，无粘连，持续3个月以上。

艾滋病期可并发多种机会性感染和恶性肿瘤：①呼吸系统，多数患者可继发卡氏肺孢子菌肺炎，临床表现主要是慢性咳嗽及短期发热，呼吸急促和发绀，缺氧。肺部X线检查显示间质性肺炎，痰液标本病原学检查可检出卡氏肺孢子菌。此外，巨细胞病毒、结核分枝杆菌、鸟分枝杆菌、念珠菌和隐球菌等常引起肺部感染。②消化系统，由于念珠菌、疱疹病毒、巨细胞病毒、隐孢子虫及多种细菌等感染引起多种疾病，表现为食管炎或溃疡、吞咽疼痛、腹泻、肛周炎、直肠炎等，可致腹泻和体重减轻。③中枢神经系统，机会性感染如脑弓形虫病、隐球菌脑膜炎、结核性脑膜炎等。④其他，口腔、皮肤、眼等部位常引起多种机会性感染，如鹅口疮、舌毛状白斑、复发性口腔溃疡、带状疱疹、尖锐湿疣、真菌性皮炎、甲癣、巨细胞病毒和弓形虫性视网膜炎等。⑤恶性肿瘤，如恶性淋巴瘤、卡波西肉瘤等。

四、实验室检查

1. 一般检查　不同程度的贫血、白细胞计数降低，尿蛋白呈阳性。血清转氨酶、肌酐、尿素氮可升高。

2. 免疫学检查　T淋巴细胞绝对计数、$CD4^+T$淋巴细胞计数均下降，CD4/CD8＜1.0，细胞免疫功能下降，免疫球蛋白及$β_2$微球蛋白可升高。

3. 病原学检测　包括抗体检测和抗原检测。①抗体检测：应用酶联免疫吸附试验（ELISA法）检测血清等标本中HIV抗体初筛，再用免疫印迹法（WB法）等做确认试验。②抗原检测：应用ELISA法检测p24抗原；采用流式细胞术检测血或体液中HIV特异性抗原；应用RT-PCR法检测HIV RNA。此外，采用蛋白质芯片同时检测联合感染者血中HIV和相应抗体，对临床诊断有一定帮助。

五、诊断与鉴别诊断

根据流行病学史、相关临床表现，结合实验室HIV抗体的确认试验做出最终诊断。鉴别HIV-2感染，主要依靠HIV-1和HIV-2实验室抗体检测。

六、防　　治

（一）治疗

1. 心理治疗　不应歧视艾滋病患者，要让他们感到被关爱、被理解、被接受。

2. 抗病毒治疗 目前艾滋病尚无特有效的治疗方法。抗病毒治疗的目标是最大限度地抑制病毒复制，减少对免疫系统的破坏，恢复免疫功能，提高患者的生活质量与生存期，降低病死率和相关疾病的发病率。目前国内主要应用的药物包括核苷类反转录酶抑制剂、非核苷类反转录酶抑制剂和蛋白酶抑制剂等。为避免抗病毒药物诱发 HIV 的突变而产生耐药性，目前主张联合用药，称为高效抗反转录病毒治疗。此外，基因重组白细胞介素 2（IL-2）与抗病毒药物同时应用对改善免疫功能有一定作用。

3. 免疫治疗 可应用基因重组白细胞介素 2。

4. 其他治疗 针对各种机会性感染和恶性肿瘤等并发症进行治疗，同时辅以营养支持治疗，补充维生素等。如 $CD4^+T$ 淋巴细胞＜$0.2\times10^9/L$ 者可服用复方磺胺甲噁唑预防性治疗卡氏肺孢子菌肺炎；卡波西肉瘤患者在抗病毒治疗同时联合α干扰素治疗，或者用博来霉素、长春新碱和多柔比星联合化疗等；预防母婴传播的治疗可选用齐多夫定。另外，对于医务人员职业暴露后，可根据预防程序进行评估和用药预防。

（二）预防

管理传染源，对患者及无症状的病毒携带者进行监控与治疗，加强国境检疫。重视防艾知识宣传，提倡高危人群使用安全套；严格检查血液及血液制品，推广一次性注射器的使用，严格消毒医疗器械；对 HIV 感染孕妇进行产科干预和药物干预，降低母婴传播。目前尚无成功应用于易感者的疫苗。

第四节 流行性乙型脑炎

流行性乙型脑炎（epidemic encephalitis B）又称为日本脑炎，简称乙脑。是由乙型脑炎病毒引起的以脑实质炎症为主要病变的中枢神经系统急性传染病。临床上以高热、意识障碍、抽搐、病理反射及脑膜刺激征为主要特征，可产生严重的后遗症，病死率高。本病多发生于夏秋季，经蚊虫传播，主要分布于亚洲。

一、病原学与发病机制

乙型脑炎病毒属黄病毒科，呈球形，有包膜，直径 40～50nm。核心为单股正链 RNA，包被核衣壳蛋白，包膜上有糖基化（E）蛋白和非糖基化（M）蛋白。该病毒抗原稳定，仅有一个血清型。人与动物感染乙脑病毒后，可产生中和抗体和血凝抑制抗体。病毒对热、乙醚和酸等常用消毒剂敏感，在温度为 56℃的情况下 30 分钟即可被灭活，耐低温和干燥。

人被带有乙脑病毒的蚊虫叮咬后，乙脑病毒进入人体，先在单核-巨噬细胞内繁殖，达一定量后进入血流引起病毒血症。若感染病毒数量大、毒力强且被感染者免疫力低下，病毒可侵入中枢神经系统，引起脑实质病变。主要病理变化为脑实质各部位神经细胞肿胀、变性及坏死，可形成大小不等的坏死软化灶；脑实质淋巴细胞、单核细胞、浆细胞浸润，脑实质及脑膜血管充血、扩张，渗出物造成脑水肿；胶质细胞增生。

二、流行病学

乙脑流行有明显地区性和季节性。我国除东北北部、青海、新疆、西藏外均有乙脑流行，80%～90%的病例集中在 7、8、9 三个月，呈高度散发性。

乙脑是人兽共患的自然疫源性疾病。人和动物（特别是猪等）感染乙脑病毒后可发生病毒血症，成为传染源。但人血中病毒含量少，不是主要的传染源。三带喙库蚊是本病主要的传播媒介，其次是东方伊蚊和中华按蚊。人对乙脑病毒普遍易感。发患者群以 10 岁以下儿童为主，2～6 岁儿童发病率最高。近年由于广泛接种乙脑疫苗，我国乙脑发病率有较大幅度下降。

三、临床表现

乙脑潜伏期为 4～21 天，一般为 10～14 天。典型患者可分为以下 4 期。

1. 初期 起病急，1～3 天内患者体温高达 39～40℃，伴头痛、恶心和呕吐，多有嗜睡或精神倦怠，少数出现颈项强直及抽搐。头痛是乙脑最常见和最早出现的症状。

2. 极期 病程的 4～10 天，症状逐渐加重，主要表现为脑实质损害：①高热，体温可高达 40℃以上，持续 7～10 天，重者可达 3 周。②意识障碍，包括嗜睡、谵妄、昏迷或定向力障碍等。③惊厥或抽搐。④呼吸衰竭，为本病最严重的表现之一，也是最主要的死亡原因。主要为中枢性呼吸衰竭，如呼吸表浅、双吸气、叹息样呼吸、潮式呼吸、下颌呼吸等，甚至呼吸停止。⑤颅内高压及脑膜刺激征，患者多有不同程度的颅内压增高，表现为剧烈头痛、喷射性呕吐、血压增高等，同时伴有脑膜刺激征，如颈项强直、凯尔尼格征和布鲁辛斯基征阳性。脑疝患者可出现瞳孔散大或对光反射消失、呼吸节律异常、昏迷等神经和意识障碍，小儿可有前囟膨隆，呼吸可骤停而死亡。⑥其他神经系统症状，多在病程的 10 天内出现神经系统表现，如浅反射先减弱后消失，膝、跟腱反射等先亢进后消失，肢体可呈强直性瘫痪，伴肌张力增高，病理性锥体束征阳性及脑膜刺激征。此外，极少数患者出现循环衰竭。高热、抽搐和呼吸衰竭是乙脑极期的严重症状，三者相互影响，尤以呼吸衰竭常为致死主要原因（占 70%～80%）。

3. 恢复期 病程的 8～12 天，体温逐渐下降，极期症状逐日好转，2 周左右可完全恢复。重症患者可有精神神经障碍等症状，经积极治疗后大多数患者于 6 个月内恢复。

4. 后遗症期 5%～20%的重症患者 6 个月后仍有精神神经症状者，称为后遗症，主要表现为意识障碍、肢体瘫痪、癫痫、精神失常和痴呆等。

5. 并发症 并发症发生率约 10%，以支气管肺炎最常见，其次为肺不张、败血症、尿路感染、褥疮等。重型患者要警惕应激性溃疡致上消化道大出血。

四、实验室检查

1. 血象 白细胞常在（10～20）$\times 10^9$/L，中性粒细胞在 80%以上，嗜酸粒细胞常减少，部分患者血象始终正常。

2. 脑脊液 压力增高，外观无色透明或微混，白细胞计数多在（50～500）$\times 10^9$/L，初期以中性粒细胞稍多，以后以单核细胞为主，氯化物正常，糖正常或偏高。部分患者病初脑脊液检查正常。

3. 血清学检查 包括 IgM 抗体测定、血凝抑制试验、补体结合试验和中和试验等，均能检测到相应的特异性抗体。IgM 抗体可作为早期诊断指标。

4. 病原学检查 死亡患者的脑组织可做病毒分离及核酸检测。

五、诊断与鉴别诊断

1. 诊断 根据流行病学资料、主要症状和体征及实验室检查（血清学和核酸检测等）可明确诊断，血常规与脑脊液可辅助诊断。

2. 鉴别诊断 应与中毒性菌痢、结核性脑膜炎、化脓性脑膜炎及其他病毒性脑炎等相鉴别。

六、防　治

（一）治疗

目前尚无特效药物，主要做好对症治疗和护理，重点处理好高热、抽搐和呼吸衰竭等危重症状，降低病死率和防止后遗症的发生。

1. 一般治疗 重视住院隔离和护理，注意保证水、电解质及酸碱平衡。

2. 对症治疗 治疗原则应包括以下几个方面：①降温，以物理降温为主，药物降温为辅控制高热。②止痉，去除病因及镇静解痉，依据不同情况，相应采取脱水、肾上腺皮质激素、吸痰、给氧、保持呼吸道通畅、加压呼吸、降温、使用镇静剂等。③防止呼吸衰竭，由脑水肿所致者用脱水剂、血管扩张剂；中枢性呼吸衰竭可用呼吸兴奋剂，明显缺氧时可经鼻导管使用高频呼吸器；若呼吸道分泌物梗阻则要吸痰、引流、气管插管等。

3. 恢复期及后遗症处理 主要用理疗、针灸、按摩、体疗、高压氧治疗等方法，尽量恢复患者的智力、语言和运动等功能。

（二）预防

针对本病，应采取灭蚊、防蚊、搞好环境卫生及预防接种的综合性预防措施。乙脑疫苗的接种应在乙脑开始流行前的1个月完成，6～12个月的婴幼儿为主要接种对象。

第五节　流行性出血热

流行性出血热（epidemic hemorrhagic fever，EHF），又称为肾综合征出血热（haemorrhagic fever with renal syndrome，HFRS），是由汉坦病毒引起的，以鼠类为主要传染源的自然疫源性疾病。临床表现主要为发热、休克、充血出血和急性肾衰竭。

一、病原学与发病机制

汉坦病毒属布尼亚病毒科、汉坦病毒属，呈圆形或卵圆形，有双层包膜，平均直径为122nm，内含单链负RNA基因组，并分大（L）、中（M）、小（S）3个节段，S基因编码的核蛋白有较强的免疫原性和稳定的抗原决定簇。核蛋白抗体出现最早，利于早期诊断。M基因编码的G1、G2糖蛋白镶嵌在包膜上，具有血凝活性，与吸附宿主细胞有关，可诱导中和抗体产生。根据抗原结构差异，汉坦病毒至少可分为23个血清型。其中汉滩病毒、汉城病毒、普马拉病毒和贝尔格莱德-多布拉伐病毒等引起人类EHF，辛诺柏病毒可引起汉坦病毒肺综合征（Hantavirus pulmonary syndrome，HPS），我国流行的主要是汉滩病毒和汉城病毒。病毒对乙醚、氯仿、丙醇、酸、乙醇和碘酒等消毒剂敏感，温度达56℃ 30分钟或温度达100℃ 1分钟及紫外线均可使其灭活。

病毒进入人体后随血流到达全身，然后进入血管内皮细胞及骨髓、肝、脾、肺、肾及淋巴结等，增殖后释放入血引起病毒血症，病毒对组织具有泛嗜性，可导致多种受染细胞直接破坏，引起多器官损害；病毒诱导机体免疫应答，释放多种细胞因子或产生免疫复合物，导致相应器官和组织的炎症及损伤。Ⅲ型超敏反应可能是造成血管和肾脏损害的原因。此外，其他型的超敏反应在本病发病中也起到一定的作用。

二、流 行 病 学

本病流行广泛，主要分布于亚欧两大洲，我国疫情严重。四季均可发病，但随传染源鼠类的不同而异，呈明显的季节性。本病传染源主要是啮齿类。我国已发现 53 种动物携带本病病毒，其中以啮齿类的黑线姬鼠（野鼠型）和褐家鼠（家鼠型）为主要传染源。野鼠型发病以秋冬季为多，高峰在 11 月份至次年 1 月份（5～7 月份有小高峰）。家鼠型发病以春夏季为多，高峰在 3～5 月份。鼠类携带病毒的排泄物如尿、粪、唾液等污染尘埃、食物等可通过呼吸道、消化道传播，被鼠咬伤或破损伤口接触带病毒的鼠类血液和排泄物亦可导致感染。病毒也可经胎盘感染胎儿。寄生于鼠类身上的革螨或恙螨也具有传播作用。人群普遍易感，但主要以青壮年为主，男性多于女性，野外工作人员及农民发病率高。本病隐性感染率为 3.5%～4.3%。

三、临 床 表 现

本病潜伏期为 4～46 天，一般为 7～14 天。典型患者临床经过可分为发热期、低血压休克期、少尿期、多尿期和恢复期 5 期。非典型患者可出现越期或者期间重叠现象。

1. 发热期　主要表现为感染中毒症状、毛细血管损伤和肾脏损害。①发热：起病较急，体温可达 39～40℃，以稽留热和弛张热多见，一般持续 3～7 天，亦有达 10 天以上者。一般体温越高，热程越长，则病情越重。少数患者以低热、胃肠道和呼吸道前驱症状开始。②全身中毒症状：表现为乏力、全身酸痛，常有典型的“三痛”，即头痛、腰痛、眼眶痛。③胃肠道症状：多数患者可出现食欲不振、呕吐或腹痛、腹泻。腹痛剧烈者腹部有压痛和反跳痛。粪便可有黏液和血而误诊为痢疾或肠炎。④神经精神症状：部分患者出现嗜睡、烦躁、谵妄或抽搐等。⑤毛细血管损伤：主要表现为“三红”征，即颜面、颈部、上胸部等部位呈弥漫性潮红，酒醉貌。眼结膜、软腭和咽部充血；腋下和胸颈肩部皮肤，常呈搔抓样瘀点，眼结膜呈片状出血；少数患者有鼻衄、咯血、黑粪或血尿，若并发弥散性血管内凝血，则皮肤可迅速出现大片瘀斑和腔道大出血。此外，还可在球结膜、腹腔等部位表现为渗出水肿。肾损害主要表现为蛋白尿及尿镜检发现管型等。

2. 低血压休克期　多发生于发病第 4～6 天，一般持续数 1～3 天，严重患者达 6 天以上。当血压下降明显时，患者多表现为面色苍白、四肢厥冷、脉搏细弱，尿量减少。脑供血不足时可出现烦躁、谵妄等。少数顽固性休克患者，可出现发绀、弥散性血管内凝血、脑水肿等。

3. 少尿期　一般发生于发病第 5～8 天，持续 2～5 天，常在低血压休克期之后出现，亦可与低血压休克期重叠或由发热期直接进入此期。每日尿量可少于 400ml，甚至无尿，可引起尿毒症、酸中毒和水电解质紊乱。严重患者可出现高血容量综合征和肺水肿。临床表现为严重胃肠道症状及神经系统症状，出血倾向加重。

4. 多尿期　一般出现在发病第 9～14 天，持续 1 天至数月。根据尿量和氮质血症情况可分为以下 3 期：①移行期，每日尿量由 400ml 增加至 2000ml，但血尿素氮（BUN）和肌酐（Cr）等浓度反而上升，患者常因并发症死于此期。②多尿早期，每日尿量超过 2000ml。氮质血症未见改善，症状仍重。③多尿后期，每日尿量超过 3000ml，可达 4000～8000ml 或以上，若处理不当，可发生低钠、低钾症状。

5. 恢复期　一般在病程的 3～4 周，每日尿量逐步恢复为 2000ml 以内。症状逐渐消失，精神、食欲好转。一般 1～3 个月后，体力才能完全恢复。少数患者可遗留高血压、肾功能障碍、心肌劳损和垂体功能减退等症状。

6. 并发症　包括腔道出血、中枢神经系统合并症、肺水肿及继发性呼吸系统和泌尿系统感染等。

四、实验室检查

1. 血常规 发病第 3 天后白细胞计数逐渐升高，严重患者可达（50～100）×10^9/L。发病早期中性粒细胞增多，重症患者可见幼稚细胞，呈类白血病反应。发病第 4～5 天后淋巴细胞增多，并出现异型淋巴细胞。发热后期和低血压休克期血红蛋白和红细胞明显升高。血小板从发病第 2 天起开始减少，休克期和少尿期最低，并可见异型血小板。

2. 尿常规 发病第 2 天即可出现尿蛋白，发病第 4～6 天尿蛋白常为（+++）～（++++），部分患者尿中出现膜状物，为大量蛋白和脱落上皮细胞的凝聚物。尿沉渣中可发现巨大的融合细胞，其中可检出病毒抗原。尿镜检尚可发现红细胞和管型。

3. 血液生化检查 多数患者在低血压休克期 BUN 和 Cr 开始上升，多尿移行期末达高峰。发热期以呼吸性碱中毒多见。休克期和少尿期以代谢性酸中毒为主。血钾在发热期和休克期较低，少尿期升高，多尿期又降低；血钠、氯、钙在各期中多数降低。约 50%患者血清 ALT 升高，少数患者血清胆红素升高。

4. 凝血功能检查 发热期开始血小板减少，其黏附、凝聚和释放功能降低。若出现弥散性血管内凝血，血小板常在 50×10^9/L 以下，高凝期则凝血时间缩短，消耗性低凝血期则纤维蛋白原降低，凝血酶原时间延长和凝血酶时间延长。进入纤溶亢进期则出现纤维蛋白降解物升高。

5. 病原学及免疫学检查 可在早期患者的血清、外周血粒细胞及尿沉渣细胞中检出病毒抗原；也可检测血清特异性抗体 IgM 和 IgG；应用 RT-PCR 方法可以检出病毒核酸，敏感性较高，有早期诊断价值。

五、诊断与鉴别诊断

1. 诊断 临床诊断的依据主要包括：①流行病学资料，如季节、接触史；②临床表现，包括发热、出血、肾损害三主症，“三红”“三痛”，有临床 5 期经过。患者热退后症状反而加重，有助于诊断。③实验室检查。

2. 鉴别诊断 发热期应与上呼吸道感染、流感、流行性脑脊髓膜炎、败血症、钩端螺旋体病等相鉴别；低血压休克期应与中毒性痢疾、休克型肺炎等相鉴别；少尿期应与急性肾小球肾炎及其他原因引起的急性肾衰竭相鉴别；出血明显者需与消化性溃疡出血、血小板减少性紫癜及其他原因所致的弥散性血管内凝血相鉴别。

六、防　治

（一）治疗原则

本病治疗以综合疗法为主，强调“三早一少”即早发现，早休息，早治疗和少搬动。治疗中要注意防治休克、出血、肾衰竭和继发感染。

1. 发热期 以抗病毒、减轻外渗、改善中毒症状和预防弥散性血管内凝血为主。

2. 低血压休克期 以积极补充血容量、纠正酸中毒、改善微循环功能为主，可应用血管活性药、糖皮质激素、强心剂等。

3. 少尿期 以稳定机体内环境、促进利尿、导泻、放血疗法和透析疗法为主。

4. 多尿期 移行期和多尿早期的治疗同少尿期。多尿后期主要维持水和电解质平衡，防治继发感染为主。

5. 恢复期　注意补充营养，休息1～2个月。定期复查肾功能、血压和垂体功能等。

（二）预防

防鼠灭鼠是预防本病原关键措施，做好鼠密度、鼠带病毒率及易感人群等疫情监测工作。注意食品卫生和个人防护，不用手接触鼠及其排泄物。流行区高危人群可接种疫苗。

第六节　狂　犬　病

狂犬病（rabies）又名恐水病，是由狂犬病病毒所致的以侵犯中枢神经系统为主的人兽共患急性传染病。临床表现为恐水、怕风、恐惧不安、流涎、咽肌痉挛，最终因呼吸循环衰竭而死亡，病死率达100%。

一、病原学与发病机制

狂犬病病毒属弹状病毒科，形似子弹状，大小75～180nm，核心为单负链RNA，外有含脂蛋白及糖蛋白的包膜，糖蛋白能与乙酰胆碱受体结合，使狂犬病毒具有嗜神经性，并能刺激机体产生保护性免疫反应。从患者和病兽动物体内分离到的病毒称为野毒株或街毒株，致病力强；街毒株连续在家兔脑内多次传代后获得固定毒株，毒力减弱，一般不致病，但仍有免疫原性，可供制备疫苗。病毒抵抗力不强，易被紫外线、甲醛、70%乙醇、苯扎溴铵等灭活。不耐热，温度达40℃ 4小时或温度达60℃30分钟即可被灭活。

狂犬病病毒经皮肤或黏膜破损处入侵人体后，先在伤口附近的肌细胞内缓慢增殖，4～6天侵入周围神经；病毒沿神经的轴突上行至脊髓的背根神经节大量繁殖，入侵脊髓和中枢神经系统，主要侵犯脑干、小脑等处的神经元。病毒再从中枢神经向周围神经扩散，侵入各器官组织，如唾液腺、舌浆液腺等。由于迷走、舌咽及舌下神经核受损，致吞咽肌及呼吸肌痉挛，出现恐水、吞咽和呼吸困难等症状。交感神经受累时出现唾液分泌和出汗增多。迷走神经节、交感神经节和心脏神经节受损时，可引起患者心血管功能紊乱或猝死。病理变化主要为急性弥漫性脑脊髓炎，以大脑基底海马回、脑干及小脑损害最为明显。镜下出现脑实质细胞变性与炎性细胞浸润，并在胞质内形成具有特征性的嗜酸性包涵体，称为内基小体（Negri body），具有诊断意义。

二、流行病学

我国狂犬病的主要传染源是病犬，其次为猫和狼，野生动物（如蝙蝠、狐狸臭鼬和浣熊等）也可成为传染源。本病主要通过被患病或携带病毒的动物咬伤传播，也可通过黏膜方式感染，如眼结膜接触病兽唾液、肛门黏膜被病犬舔舐。人群普遍易感，发病与否与咬伤部位、伤口深浅、局部处理情况及机体免疫功能等因素有关。

三、临床表现

狂犬病潜伏期长短不一，短的5日，长达十多年或更长，一般1～3个月。本病全程一般不超过6天，典型临床经过分为以下3期。

1. 前驱期　患者出现发热、头痛、乏力、全身不适、食欲不振、恐惧不安、烦躁等症状，对痛、声、光、风等刺激敏感并有咽喉紧缩感。在愈合的伤口部位及附近有痒、麻、痛及虫爬、蚁走感等。本期持续2～4天。

2. 兴奋期 患者高度兴奋，有极度恐怖表情，体温可达40℃以上。恐水为本病的特殊症状，典型患者虽渴极而不敢饮水，在饮水、见水、闻流水声或仅谈及饮水时均可引起咽喉肌痉挛。此外，风、光、声也可引起咽喉肌痉挛。常因声带痉挛伴声嘶、吐字不清，甚至失音。严重发作时可出现全身肌肉阵发性抽搐，因呼吸肌痉挛致呼吸困难和发绀。患者交感神经功能常呈亢进，表现为大汗淋漓，心率加快，血压上升，大量流涎、瞳孔扩大，但神志大多清醒等。部分患者可出现精神失常、定向力障碍、幻视幻听、谵语等。本期持续1～3天。

3.麻痹期 患者肌肉痉挛减少或停止，出现弛缓性瘫痪，呼吸变慢，心搏微弱，神志不清，可进入昏迷状态。最后因呼吸、循环衰竭死亡。本期持续6～18小时。

此外，尚有以脊髓或延髓受损为主的麻痹型狂犬病。该型患者无兴奋期和典型的恐水表现，呈横断性脊髓炎或上行性麻痹等症状，最终因瘫痪死亡。

四、实验室检查

1. 血、尿常规及脑脊液检查 白细胞轻至中度增多，（10～20）$\times 10^9$/L不等，中性粒细胞占80%以上；尿常规有轻度蛋白尿，偶有透明管型；脑脊液压力正常或轻度升高，蛋白可稍增多，细胞数低于200×10^6/L。糖及氯化物正常。

2. 病原学检查 必要时取患者的唾液、脑脊液等分离病毒，或取病兽或死者的脑组织切片镜检内基小体，阳性率为70%～80%；用RT-PCR法检测狂犬病病毒核酸；用免疫荧光抗体检测病毒抗原，阳性率可达98%。

3. 抗体检测 国内多用ELISA检测血清中特异性抗体，该抗体仅在晚期出现。

五、诊断与鉴别诊断

1. 诊断 根据患者有被病兽或疑似病兽咬伤、抓伤史及典型临床症状，即可做出临床诊断。确诊有赖于实验室检查。

2. 鉴别诊断 本病需与破伤风、病毒性脑炎、脊髓灰质炎等相鉴别，病原学检查有助于鉴别诊断。

六、防　　治

（一）治疗

本病目前无特效治疗方法，一般以对症综合治疗为主，对发病患者单室严格隔离并加强监护治疗，但病死率达100%。

（二）预防

由于本病病死率几乎为100%，故预防发病极为关键。①管理传染源：要捕杀狂犬、野犬，管理和免疫家犬等。②伤口处理：咬伤后应尽快用20%肥皂水或0.1%苯扎溴铵溶液反复冲洗，然后用70%乙醇及5%碘酒反复涂拭。③接种疫苗：可局部浸润注射抗狂犬病毒免疫血清；接种狂犬病疫苗，一般接种5次，每次2ml肌内注射，分别于0、3、7、14和30日各注射1次。

第七节　伤　　寒

伤寒（typhoid fever）是由伤寒沙门菌（又称为伤寒杆菌）经消化道传播引起的急性传染病。临床表现以持续性发热、相对缓脉、表情淡漠、玫瑰疹、肝脾大、白细胞减少为特征。部分患者出现肠穿孔等严重并发症。

一、病原学与发病机制

伤寒杆菌属沙门菌属D组，为革兰氏阴性短杆菌，无芽孢和荚膜，有鞭毛，需氧及兼性厌氧。在普通培养基及含胆汁的培养基上生长良好。菌体裂解后释放的内毒素在发病过程中起重要作用。伤寒杆菌具有菌体（O）抗原，鞭毛（H）抗原和表面（Vi）抗原，三种抗原刺激机体产生相应的抗体，有特异性但无保护性，有助于本病的临床诊断。伤寒杆菌在水中可存活2～3周，粪便中能存活1～2个月，对热及一般消毒剂敏感，温度达60℃ 15分钟或煮沸后即可被杀死。

伤寒杆菌随污染的水或食物到达回肠下段，穿过黏膜屏障，部分细菌被巨噬细胞吞噬后在胞质内繁殖，部分细菌经淋巴管进入回肠集合淋巴结形成初发病灶；进一步侵入肠系膜淋巴结中生长繁殖，经胸导管进入血流引起第一次菌血症。若患者免疫力弱，伤寒杆菌随血流进入肝、脾、胆囊、肾和骨髓后继续大量繁殖，再次进入血流引起第二次菌血症，患者开始出现发热、肝脾大、玫瑰疹等伤寒表现。此时相当于病程的第1～2周，血液及骨髓中有大量伤寒杆菌，培养常呈阳性。病程第2～3周，伤寒杆菌经胆管进入肠道随粪便排出，经肾随尿液排出。经胆管进入肠道的伤寒杆菌，可在原已致敏的肠壁淋巴组织中产生强烈的炎症反应，甚至引起肠壁出血、穿孔。此外，伤寒杆菌还可随血流扩散至全身各器官及皮肤等处，引起肠外骨髓炎、肾脓肿、胆囊炎、脑膜炎等。病程第4～5周，人体产生的免疫力逐渐加强，伤寒杆菌逐渐被消除，组织逐渐恢复痊愈；3%左右患者可成为慢性带菌者。少数患者由于免疫功能低下等原因，潜伏在体内的细菌大量增殖，可引起伤寒再燃或复发。

二、流 行 病 学

世界各地均有发病，亚热带、热带及卫生条件差的地区多见。夏秋季高发。儿童和青壮年为主要感染对象。本病传染源主要是患者及带菌者，尤以病程的2～4周排菌量最多，传染性最强。内传染性最大。传播途径主要经粪-口途径，通过污染的水、食物、日常生活接触和苍蝇等媒介传播，水和食物污染可引起暴发流行。人群普遍易感。病后可获得持久性免疫力。

三、临 床 表 现

伤寒潜伏期为7～23天，平均10天左右，其长短与感染细菌数量及机体免疫状况有关。

（一）典型伤寒

典型伤寒的临床经过可分为以下4期。

1. 初期　病程的第1周。起病缓慢，发热是最早出现的症状，体温逐渐上升，于5～7天内达39～40℃，常伴有全身不适、食欲不振、咽痛与咳嗽等。

2. 极期　病程的第2～3周。持续高热，多数呈稽留热型，少数呈弛张热型或不规则热型，一般持续 10～14 天；出现食欲不振、腹胀，多有便秘，少数则以腹泻为主，右下腹可有轻度压痛；患者表情淡漠、反应迟钝、重者可有谵妄、昏迷、病理反射等；相对缓脉，但并发中毒性心肌炎时，相对缓脉不明显；肝脾大，质软伴压痛，重者出现肝功能明显异常及黄疸；病程的 1～2 周，部分患者在胸、腹、背部及四肢的皮肤分批出现直径 2～4mm 淡红色斑丘疹（玫瑰疹）。

3. 缓解期 病程的第 3～4 周。极期症状渐趋恢复，但仍有发生肠出血或肠穿孔的危险。

4. 恢复期 病程的第 5 周。体温恢复正常，食欲逐渐好转，一般在 1 个月左右恢复健康。

（二）不典型伤寒

除典型伤寒外，临床上还有轻型、迁延型、逍遥型、暴发型、顿挫型等类型的不典型伤寒。其中暴发型起病急，有畏寒、高热、肠麻痹、中毒性脑病、中毒性心肌炎、中毒性肝炎、弥散性血管内凝血等表现。如抢救不及时，常在 1～2 周内死亡。此外，不同年龄阶段发病特点不同。不典型伤寒还包括小儿伤寒和老年人伤寒。

（三）再燃和复发

伤寒缓解期患者在进入恢复期前，体温尚未下降至正常时又重新升高，持续 5～7 天后退热，称为再燃。患者进入恢复期，体温正常后 1～3 周，再次出现发热等临床症状，称为复发。无论是再燃还是复发，都是体内伤寒杆菌未完全被消灭，当机体免疫功能低下时，再次繁殖并侵入血流，此时血培养可呈阳性。

（四）并发症

本病常见的并发症有肠出血、肠穿孔、中毒性心肌炎、中毒性肝炎。此外，溶血性尿毒综合征、支气管炎或支气管肺炎、急性胆囊炎、血栓性静脉炎、中毒性脑病、弥散性血管内凝血等也可见到。

四、实验室检查

1. 一般检查 ①血象：白细胞和中性粒细胞均可减少，嗜酸粒细胞减少或消失，其消失情况可作为判断病情与疗效指征之一。血小板计数骤然降低有可能并发弥散性血管内凝血或溶血性尿毒综合征。②尿常规：出现轻度蛋白尿，偶见少量管型。③粪便常规：在肠出血时可有血便或隐血试验阳性。

2. 血清学检查 伤寒血清凝集素试验又称为肥达反应，当 O 抗体的效价≥1∶80，H 抗体效价≥1∶160 时，才有诊断价值。若肥达反应阴性，也不能排除伤寒，可能是由于感染较轻，或是早期应用抗菌治疗或接受糖皮质激素治疗，或是机体免疫功能低下，因而不能产生特异性抗体。

3. 病原学检查 细菌培养是诊断伤寒的主要手段。在病程的第 1 周做血培养，阳性率可达 90%；第 2～3 周骨髓培养阳性率较血培养高，且较少受抗菌药物的影响；第 3～4 周粪便培养阳性可达 75%，尿培养阳性率约为 25%。

五、诊断与鉴别诊断

1. 诊断 临床诊断的依据主要包括：①流行病学资料，包括流行地区、季节、患者的生活卫生习惯，有否伤寒病史及接种史等。②临床表现，可见持续性发热、表情淡漠、相对缓脉、皮肤玫瑰疹、肝脾大等典型表现，伴肠出血或肠穿孔有助于诊断。③实验室检查，血、骨髓、粪便等标本中细菌培养阳性可以确诊，外周血象、肥达反应可作为辅助诊断。

2. 鉴别诊断　本病需与病毒性上呼吸道和消化道感染、流行性斑疹伤寒、败血症、急性血行播散性肺结核、钩端螺旋体病、恶性组织细胞增生病等相鉴别。

六、防　治

1. 治疗　按消化道传染病隔离。原则上应给予抗菌治疗、对症治疗及防治并发症。发热期患者必须卧床休息。注意皮肤及口腔的护理，防止褥疮与肺部感染。一般以高营养、易消化少纤维的无渣饮食为主，防止诱发肠出血或肠穿孔。

2. 预防　包括隔离患者至体温正常后 15 天，症状消失后 5 天和 10 天各做尿、粪便培养，连续 2 次阴性后解除隔离。患者及带菌者的排泄物及用具等须严格消毒。加强粪便管理、水源管理、饮食卫生管理，消灭苍蝇，养成良好个人卫生习惯。慢性携带者应调离饮食等行业。对高危人群可进行伤寒、副伤寒三联疫苗的接种，也可口服 Ty21a 株活菌苗。

第八节　细菌性痢疾

细菌性痢疾（bacillary dysentery）简称菌痢，是由志贺菌属（又称为痢疾杆菌）细菌引起的肠道传染病。本病主要通过消化道传播，临床上可伴有发热，主要特征为腹痛、腹泻、里急后重及黏液脓血便。严重者可出现休克和中毒性脑病。少数可出现慢性迁延。

一、病原学与发病机制

痢疾杆菌属肠杆菌科志贺菌属，革兰氏阴性杆菌，有菌毛，无鞭毛、芽孢子及荚膜。营养要求不高，在普通培养基上即可生长。按菌体抗原（O）和生化反应不同将志贺菌属分为 A、B、C、D 四群及 43 个血清型。我国以 B 群福氏志贺菌感染占首位，其次为 D 群宋内志贺菌；也有 C 群鲍氏志贺菌和 A 群痢疾志贺菌。所有志贺菌都有强烈的内毒素，A 群志贺菌Ⅰ、Ⅱ型还可产生具有肠毒性、神经毒性、细胞毒活性的外毒素，称为志贺毒素，可导致患者出现溶血性尿毒综合征。志贺菌抵抗力比其他肠道杆菌弱，温度达 60℃ 10 分钟可被灭活，对酸和一般消毒剂敏感，粪便标本中数小时内死亡，但在污染的瓜果、蔬菜等物品上生存 1～3 周，在适宜温度下，可在水和食品中繁殖。

志贺菌经口进入人体后是否发病，取决于感染细菌数量、致病力及机体的免疫力。志贺菌被食入后，多被胃酸杀死，少量存活的细菌可因下消化道的正常菌群的拮抗作用或局部 SIgA 阻断作用而无法致病。若机体免疫力下降，则细菌可侵入结肠黏膜上皮细胞，在固有层大量繁殖、释放毒素，引起肠黏膜的炎症反应和固有层小血管循环障碍，导致肠黏膜出现炎症、坏死及溃疡，由黏液、细胞碎片，死亡的白细胞、纤维蛋白和血液形成黏液脓血便，并引起腹痛、腹泻。细菌一般不进入血流，但释放的内毒素入血后，可引起发热、急性微循环障碍，甚至引起感染性休克、弥散性血管内凝血及重要脏器功能衰竭。外毒素还可引起出血性肠炎和溶血性尿毒综合征。

二、流行病学

本病全年均可发病，夏秋季高发，通常 5 月份开始上升，8～9 月份达高峰，10 月份以后逐渐下降。患者多为学龄前儿童和青壮年。传染源为急、慢性菌痢患者和带菌者；经粪-口途径传播；人群普遍易感，病后可获得一定的免疫力，但不持久，可重复感染。

三、临 床 表 现

本病潜伏期一般为1～3天，短者数小时，长者1周。痢疾志贺菌感染临床表现较重，但预后大多良好；宋内志贺菌感染症状较轻，非典型病例多；福氏志贺菌感染病情介于两者之间，但排菌时间较长，且易转为慢性。

1. 急性菌痢 根据毒血症及肠道症状轻重，可分为3型：①典型菌痢，起病急，有发热（体温可达39℃）、腹痛、腹泻、里急后重、黏液脓血便，并有头痛、乏力、食欲不振等症状。腹泻多由水样便转为黏液脓血便，每日排便10余次至数十次，里急后重明显，伴下腹压痛和肠鸣音亢进。自然病程1～2周，少数转为慢性。②轻型菌痢，全身及腹部症状不明显，腹泻，水样或稀糊便，但每日10次以内，无脓血便，易误诊为肠炎。病程3～7天，也可转为慢性。③中毒型菌痢，多见于2～7岁的儿童，成人偶有发生。起病急，全身中毒症状重，发展快，病势凶险。患者出现畏寒、高热（40℃以上），可伴有精神萎靡、面色苍白、四肢厥冷、烦躁、惊厥、昏迷等，严重者可迅速发生循环衰竭和（或）呼吸衰竭，病死率极高。临床上分为休克型（周围循环衰竭型）、脑型（呼吸衰竭型）和兼有两者表现的混合型，后者病死率高达90%以上。

2. 慢性菌痢 菌痢反复发作或迁延不愈超过2个月以上者，即为慢性菌痢。菌痢慢性化与多种因素有关，如机体免疫力低下、未获得有效治疗、细菌类型或耐药菌株感染等。慢性菌痢可分为3型：①慢性迁延型，急性菌痢发作后，症状时轻时重，迁延不愈，大便间歇排菌；②急性发作型，慢性菌痢患者间隔一段时间又出现急性菌痢的症状，但发热等全身症状较轻；③慢性隐匿型，有急性发作史，但无明显症状，粪便培养可检出志贺菌，此型少见。

3. 并发症及后遗症 部分痢疾患者病程中可出现并发症，如志贺菌血行感染、溶血性尿毒综合征、关节炎等。此外，还可出现神经系统后遗症。

四、实验室检查

1. 一般检查 ①血象：急性菌痢白细胞多在（10～20）$\times 10^9$/L，中性粒细胞增高，慢性患者可有轻度贫血。②粪便检查：粪便外观多为黏液脓血便，镜检可见满视野散在的红细胞及大量成堆的白细胞（≥15个/高倍视野），如见到少量巨噬细胞，更有助于诊断。

2. 病原学检查 应用抗菌药之前采集新鲜粪标本，取脓血部分进行细菌培养与鉴定，可确诊菌痢。药敏试验有利于指导临床用药。噬菌体及血清学分型用于流行病学调查。

五、诊断与鉴别诊断

1. 诊断 临床诊断依据主要包括：①流行病学资料，多发于夏秋季，有不洁饮食或与患者接触史；②症状体征；③实验室检查，一般检查及病原学检查如上述。确诊有赖于粪便志贺菌培养及血清分型。

2. 鉴别诊断 痢疾应与各种腹泻类疾病相鉴别。①急性菌痢：需与急性阿米巴痢疾相鉴别，阿米巴痢疾全身症状及腹部症状轻，无里急后重感，大便果酱色，有腥臭味；此外，还需与其他细菌引起的肠道感染、食物中毒、急性肠套叠、急性坏死出血性小肠炎相鉴别。以上确诊有赖于病原学检查。②慢性菌痢：需与直结肠癌、慢性血吸虫病、非特异性溃疡性结肠炎等相鉴别。③中毒性菌痢：应与其他细菌引起的感染性休克和乙脑等相鉴别。

六、防　治

（一）治疗

1. 急性菌痢　注意饮食和护理，隔离至消化道临床症状消失，大便培养连续2次阴性。治疗原则包括病原治疗和对症治疗。病原治疗首选环丙沙星、左氧氟沙星、加替沙星等；二线药物主要为三代头孢菌素，如匹美西林，也可根据药敏试验结果选择药物。对症治疗包括降温、口服补液盐、解痉止痛。毒血症状严重者可给予小剂量肾上腺皮质激素。

2. 中毒性菌痢　病原治疗与急性菌痢相同。对症治疗原则主要针对相应症状采取降温止惊、纠正酸中毒、改善微循环障碍、防治心力衰竭和弥散性血管内凝血、减轻脑水肿、防治呼吸衰竭等综合措施。

3. 慢性菌痢　注意饮食、休息、营养和适度锻炼，积极治疗其他肠道疾病，根据药敏试验结果选用有效抗菌药物。

（二）预防

急、慢性患者和带菌者应隔离或定期进行随访，彻底药物治疗直至粪便培养阴性；加强对饮食服务业等重点行业人群的监督管理。搞好个人及环境卫生，注意饮食及水源的监测。我国主要采用口服含福氏和宋内志贺菌的FS双价活疫苗，对同型志贺菌保护率约为80%，免疫力可维持6～12个月。

第九节　霍　　乱

霍乱（cholera）是由霍乱弧菌引起的烈性肠道传染病。本病发病急、传播快，属于国际检疫传染病，在我国属甲类传染病。临床主要表现为剧烈的呕吐和腹泻，引起脱水、肌肉痉挛，严重者可导致周围循环衰竭和急性肾衰竭。

一、病原学与发病机制

霍乱弧菌呈弧形或逗点状，革兰氏染色阴性，有些菌株（O_{139}）有荚膜，有一根单鞭毛，运动活泼。粪便涂片显微镜下霍乱弧菌呈鱼群样排列。霍乱弧菌属兼性厌氧菌，在普通培养基中生长良好，在pH8.4～8.6的碱性蛋白胨水或琼脂平板上生长繁殖快。霍乱弧菌具有菌体（O）抗原和鞭毛（H）抗原，其中O抗原特异性高，是霍乱弧菌分群和分型的基础；根据O抗原不同，霍乱弧菌已发现200多个血清型，其中O_1群和O_{139}群可引起流行性腹泻，但两者无交叉免疫，WHO要求将这两个血清群引起的腹泻同样对待，其余的一般无致病性。根据生物学性状不同，O_1群弧菌可分为古典生物型和埃尔托生物型，根据O抗原成分不同，O_1群又分为稻叶型、小川型、彦岛型3型。霍乱弧菌在水中可存活1～3周，对热、干燥、酸及一般消毒剂敏感。耐低温、耐碱。湿热55℃15分钟，100℃1～2分钟，水中加0.5ppm氯15分钟可被灭活。在正常胃酸中仅存活4分钟。

霍乱弧菌经口感染，正常情况下可被人体胃酸杀灭，但当胃酸分泌减少或被高度稀释，或感染量比较大时，霍乱弧菌可进入小肠并借助鞭毛运动及其蛋白酶的作用，霍乱弧菌穿过肠黏膜表面黏液层，黏附于小肠上段黏膜上皮细胞的刷状缘，大量繁殖并产生霍乱肠毒素（cholera toxin，CT）导致发病，霍乱肠毒素有A、B两个亚单位，B亚单位识别肠黏膜上皮细胞的膜表面受体GM_1，并与之结合，A 亚单位具有毒素活性，进入细胞内水解成 A1 片段和 A2 片段，A1 片段可导致细胞内腺苷酸环化酶活化，促进 ATP 转变为 cAMP，细胞内 cAMP 浓度升高，则细胞分泌水、氯化物及碳酸氢盐的功能增强，同时抑制绒毛细胞对氯和钠等离子的正常吸收，导致肠腔出现大量水分和电解质，形成本病特征性的剧烈水样腹泻。霍乱肠毒素还能促使肠黏膜杯状细胞分泌黏液增多，使水样便中含大量黏液。此外，腹泻导致的失水使胆汁分泌减少，形成本病特征性的“米泔水”样便。若不及时治疗，患者可因严重脱水导致的水电解质紊乱和代谢性酸中毒而死亡。

二、流 行 病 学

从 1817 年迄今曾有过七次世界性霍乱大流行，前六次大流行与古典生物型有关；1961 年的第七次霍乱大流行由埃尔托生物型所引发。1992 年在印度、孟加拉等地由 O_{139} 群引起霍乱的暴发流行。霍乱全年均可发病，夏秋季高发。霍乱的分布以沿海地带为主。霍乱的主要传染源是患者和带菌者。传播途径为粪-口途径，主要通过污染水源或食物引起传播，其中水源被污染可引起暴发流行。人群对霍乱弧菌普遍易感。

三、临 床 表 现

本病潜伏期数小时至 7 天，平均 1～3 天。典型霍乱的病程可分为以下 2 期。

1. 泻吐期 特点为：①腹泻，患者多以剧烈腹泻开始，无发热、腹痛及里急后重感，大便开始含粪质，后为“米泔水”样便，无粪臭，大便量多、次频，每日可达数十次，甚至失禁。O_{139} 群引起的霍乱常有发热、腹痛等症状，且可并发菌血症等肠道外感染。②呕吐，本期持续数小时至 2～3 天，严重者可呕出米泔水样液体。轻者可无呕吐。

2. 脱水期 剧烈频繁的泻吐使患者迅速出现脱水、电解质紊乱、代谢性酸中毒，严重者出现循环衰竭。临床上根据脱水程度（脱水占体重的百分比）将霍乱分为轻（5%以下）、中（5%～10%）、重（10%以上）3 型，症状依次加重。①轻度脱水：可见皮肤黏膜稍干燥，皮肤弹性略差，约失水 1000ml，儿童 70～80ml/kg；②中度脱水：失水 3000～3500ml，出现眼窝凹陷、声音轻度嘶哑、血压下降及尿量减少；③重度脱水：约 4000ml，出现皮肤干皱、声音嘶哑、两颊深凹、舟状腹、表情淡漠或神志不清，患者极度无力，尿量明显减少。代谢性酸中毒时，患者呼吸增快、浅促，严重者可有意识障碍；低钠可致肌肉痉挛；低血钾引起肌张力减低，甚至心律失常。严重失水表现为四肢厥冷、脉搏细速至不能触及、血压下降等低血容量性休克症状。此期一般为数小时至 1～2 天。此外，还有一种罕见的暴发型或称中毒型，又称为“干性霍乱”，起病急骤，患者还未出现腹泻和呕吐等症状，即可因循环衰竭而死亡。

3. 恢复期或反应期 患者及时补液治疗后，症状逐渐消失，体温、脉搏、血压恢复正常。少数患者可有反应性低热。持续 1～3 天后可自行消退。

4. 并发症 患者脱水严重时可发生急性肾衰竭和急性肺水肿等严重的并发症。

四、实验室检查

1. 一般检查 包括以下几个方面：①血常规及生化检查，脱水致血液浓缩，外周血红细胞、白细胞及血小板增高；血清钾、钠、氯化物、碳酸氢盐降低；血清尿素氮、肌酐升高。②尿常规，可见少量蛋白、红细胞、白细胞和管型。③粪便检查，可见黏液和少许红细胞、白细胞。

2. 血清学检查 抗凝集素抗体在病后第 5 天出现，1～3 周达高峰。若双份血清抗凝集素抗体滴度增长 4 倍以上，有诊断意义。该检查多用于流行病学的追踪调查、回顾性诊断或粪便培养阴性可疑患者的诊断。

3. 病原学检查　粪便涂片染色镜检可见革兰氏阴性的弧菌，呈鱼群样排列；动力试验和制动试验呈阳性反应。上述检查可用于快速诊断。同时取粪便标本进行增菌和分离培养，进一步做生化鉴定和玻片凝集试验。PCR 技术可快速诊断及进行群与型的鉴别。

五、诊断与鉴别诊断

1. 诊断　包括确定诊断、疑似诊断和临床诊断。

（1）确定诊断：符合下列三项之一者，①有泻吐症状，粪便培养有霍乱弧菌者。②流行区人群有典型症状，虽粪便培养无霍乱弧菌生长，但无其他原因可查，血清抗体效价呈 4 倍或以上增长者。③粪便培养阳性，且在粪检前后 5 天内有腹泻表现，并有密切接触史者。符合一项即可确诊。

（2）疑似诊断：符合以下一项者，①有典型临床症状的首发病例，但病原学检查未明确诊断者；②霍乱流行期间有明显接触史，并出现泻吐症状，且不能诊断为其他疾病者。对疑似病例应填写疑似霍乱报告、隔离、消毒，每日作粪便培养，如连续三次阴性，可否定诊断并作更正报告。

（3）临床诊断：霍乱流行期间的疫区内，有霍乱典型症状，粪便培养 O_1 群和 O_{139} 群霍乱弧菌阴性，且不能诊断为其他疾病者。

2. 鉴别诊断　本病应与其他病原体所引起的腹泻相鉴别，如其他弧菌（非 O_1、O_{139} 群）感染性腹泻、大肠埃希菌性肠炎、沙门菌肠炎、病毒性胃肠炎、急性菌痢和细菌性食物中毒等。

六、防　　治

（一）治疗

治疗本病的关键是及时足量补液，纠正脱水、酸中毒及电解质失衡，改善循环，辅以抗菌治疗及对症治疗。

1. 补液　补液的原则是早期、迅速、足量，先盐后糖，先快后慢，纠酸补钙，见尿补钾。①静脉补液：对重度脱水、不能口服的中度脱水及极少数轻度脱水患者采用静脉补液。②口服补液：轻、中度脱水患者及重度脱水患者在纠正低血容量性休克后，给予口服补液。口服补液采用 WHO 推荐的口服补液盐（oral rehydration salts，ORS）配方。

2. 抗菌治疗　早期应用抗菌药物有助于缩短病程，但不能代替补液，仅作补液疗法的辅助治疗。常用药物为氟喹诺酮类，如环丙沙星、多西环素等。可根据药物敏感试验选择用药。

3. 对症治疗　对出现的低血压、肺水肿、心力衰竭、低钾综合征、急性肾衰竭患者应采取相应的治疗措施。

（二）预防

患者应按甲类传染病进行严格隔离治疗并及时上报疫情；确诊患者和疑似病例应分别隔离，排泄物应彻底消毒；患者症状消失后，隔日粪便培养一次，连续 3 次粪便培养阴性方可解除隔离。加强饮水和食品管理，改善环境卫生，对患者或带菌者的排泄物均应严格消毒。消灭苍蝇、蟑螂等传播媒介。目前国外制成多价口服疫苗，主要有 B 亚单位-全菌灭活疫苗和基因工程减毒活疫苗。至今 WHO 还未正式通过使用任何一种口服霍乱疫苗。

第十节　疟　　疾

疟疾（malaria）是由疟原虫引起的寄生虫病。临床上以周期性寒战、高热、出汗热退 3 个典型症状为特征。间日疟和卵形疟可出现复发，恶性疟可有较高的病死率。

一、病原学与发病机制

寄生于人体的疟原虫共有 4 种，即间日疟原虫、卵形疟原虫、三日疟原虫和恶性疟原虫。几种疟原虫的生活史相似。寄生于雌性按蚊体内的感染性子孢子进入人体后，经血循环迅速进入肝脏，在肝细胞内发育为成熟的裂殖体。受染的肝细胞破裂后，裂殖体释放出大量裂殖子进入血循环，其中一部分侵入红细胞，开始红细胞内的无性繁殖。裂殖子在红细胞内依次发育为环状体、大滋养体、成熟的裂殖体。当红细胞胀破后，大量裂殖子再侵入其他正常的红细胞，重复上述裂体增殖。间日疟及卵形疟红细胞内发育周期为 48 小时，三日疟为 72 小时，恶性疟发育周期为 36～48 小时，且发育不同步，故临床发作亦不规律。间日疟及卵形疟部分子孢子还可在肝内经过休眠期（数月至年余）后，才完成红外期的裂体增殖，称为迟发型子孢子，这也是疟疾复发的原因 。三日疟及恶性疟无迟发型子孢子，故无复发。部分疟原虫裂殖子在红细胞内经 3～6 代增殖后发育为雌、雄配子体。雌蚊吸血后，雌雄配子体在蚊体内经有性繁殖最终发育为子孢子，并进入蚊唾液腺。当感染蚊叮咬人体时，子孢子可随唾液进入人体，开始在人体内发育，形成新的感染。

疟原虫在红细胞内发育时一般无症状，但大量裂殖子及其代谢产物一起释放出来后，成为致热原，引起寒战、高热、出汗热退 3 个典型发作症状。释放出来的裂殖子部分被机体免疫系统消除，一部分侵入新的红细胞继续发育，导致疟疾周期性循环发作。疟疾发作及症状的严重程度主要取决于血中原虫的数量。恶性疟原虫能侵犯各阶段的红细胞，产生大量的疟原虫，引起的疟疾症状也就最严重。间日疟和卵形疟原虫侵犯年幼的红细胞，限制了疟原虫的数量，三日疟仅感染衰老的红细胞，所以血中原虫数最少，故各种相应症状较轻。恶性疟可使红细胞增大为球形，并可黏附成团堵塞微血管（如脑血管），形成脑型疟疾，大量红细胞裂解还可以导致溶血尿毒综合征。疟原虫不易被宿主的免疫反应所清除，机体对疟原虫的免疫为带虫免疫。

二、流 行 病 学

疟疾在全世界的热带和亚热带地区流行，尤其是非洲、拉丁美洲和东南亚地区严重。流行有一定的地区性与季节性。我国除云南和海南两省为间日疟及恶性疟混合流行外，主要以间日疟流行为主。发病以夏秋季较多，在热带及亚热带则不受季节限制。传染源为疟疾患者和带虫者，传播媒介为按蚊，经蚊虫叮咬皮肤为主要传播途径。人群对疟疾普遍易感。感染后无持久免疫力，各型疟疾之间亦无交叉免疫性。

三、临 床 表 现

间日疟及卵形疟潜伏期为 10～17 天，三日疟 18～40 天，恶性疟 8～11 天。疟疾的典型症状为周期性寒战、高热、出汗热退、贫血与脾大。每次发作时患者全身发抖、颜面苍白，伴头痛、恶心，寒战持续 10 分钟到 2 小时，体温迅速上升达 39～40℃，颜面绯红，头痛加剧，恶心、呕吐，全身乏力、酸痛。发热持续 2～6 小时。随后出现大量出汗、体温骤降，自觉症状明显缓解，但机体乏力，持续 1～2 小时。两次发作之间有一个间歇期，患者乏力，症状轻或无，其间隔间日疟和卵形疟为 48 小时，三日疟为 72 小时，恶性疟发热无规律，一般无明显间歇期。

疟疾初发时，发热可不规则，一般发作数次以后，才呈周期性发作。反复发作造成大量红细胞被破坏而出现不同程度的贫血，脾脏轻度肿大。脑型疟为恶性疟严重的临床类型，亦偶见于间日疟，主要的临床表现为头痛、发热，常出现不同程度的意识障碍，此型病情险恶，病死率高。恶性疟还可引起肾衰竭，亦可导致肺部病变。

此外，因输血感染的疟疾与蚊传疟疾临床表现相同，但无肝细胞繁殖阶段，故不会复发疟疾。复发是由肝细胞内寄生的迟发型子孢子引起，只见于间日疟与卵形疟，多见于病愈后 3～6 个月。疟疾再燃由血液中残存的疟原虫引起，多发生于病愈后 1～4 周。

四、实验室检查

1. 血象　白细胞正常或减少，大单核细胞增多，血红蛋白下降。

2. 病原学检查　厚或薄血涂片，骨髓涂片，染色后直接镜检找到环状体或发病数日后找到配子体即可确诊。

五、诊断与鉴别诊断

1. 诊断　临床诊断依据：①流行病学资料，发病前是否到过疟疾流行区，新近有无输血史。②临床表现，典型疟疾的临床表现具有周期性（如间日或三日）寒战、高热、出汗热退的过程。但要注意发病之初及恶性疟，因其发热多不规则，给临床诊断带来一定困难。③疑似诊断，对临床表现酷似疟疾，但多次血及骨髓检查未发现疟原虫者，可用抗疟药氯喹 3 日疗法作诊断性治疗，服药 24～48 小时后症状被控制，即可能是疟疾。

2. 鉴别诊断　疟疾应与多种发热疾病相鉴别，如败血症、钩端螺旋体病、伤寒、尿路感染等。脑型疟应与乙型脑炎、中毒性痢疾等。实验室病原学检查有助于鉴别。

六、防　　治

1. 治疗　疟疾的治疗原则：①病原治疗，最重要的是杀灭红细胞内的疟原虫。主要包括杀灭红细胞内裂殖体增殖、红细胞内配子体及迟发型子孢子的两类药物，如氯喹、青蒿素及其衍生物、磷酸伯氨喹、他非诺喹等。②对症治疗，主要针对高热、脑型疟常出现的脑水肿与昏迷采取相应治疗。

2. 预防　根治疟疾现症患者及带虫者。清除按蚊幼虫孳生场所及广泛使用杀虫药物。流行期间可对高危人群采取预防性服药，如口服氯喹或甲氟喹等，目前尚无有效疫苗。

第十一节　血吸虫病

血吸虫病（schistosomiasis）是一种由血吸虫引起的人和动物都能受传染的寄生虫病。本病主要由虫卵沉积在肠道与肝组织等部位引起肉芽肿。急性期表现为发热、腹痛、腹泻和脓血便、肝区压痛等；慢性期为肝脾大和慢性腹泻；晚期则以门静脉周围纤维化病变为主，出现肝硬化、巨脾和腹水。

一、病原学与发病机制

患者粪便中的虫卵入水后，在 25～30℃下孵出毛蚴，毛蚴侵入中间宿主钉螺体内，经过母胞蚴和子胞蚴二代发育繁殖，形成尾蚴，尾蚴从螺体逸出，在水面漂浮游动。当人接触疫水时，尾蚴经皮肤或黏膜侵入，后随血循环流经肺而到达肝，在肝内发育为成虫，再移行至肠系膜下静脉中，在此雌雄合抱。成虫逆行至肠黏膜下层的静脉末梢血管内交配产卵，大部分虫卵滞留于宿主肝及肠壁内，部分虫卵从肠壁穿破血管，随粪便排出体外。

血吸虫在人体内发育的不同阶段均可引起一系列免疫反应。尾蚴进入皮肤和黏膜时，其代谢产物可导致局部发生Ⅰ型超敏反应及Ⅳ型超敏反应，如尾蚴性皮炎。幼虫移行随血流进入右心而到达肺，有时可发生出血性肺炎。成虫表面膜抗原可刺激机体产生抗体，起一定保护作用，但其形成的抗原抗体复合物可导致Ⅲ型超敏反应。虫卵是引起本病病理损害的主要原因，可形成典型的虫卵肉芽肿。机制是含有毛蚴的虫卵，通过卵壳上微孔释放可溶性抗原，使 T 淋巴细胞致敏，释放各种淋巴因子，吸引大量巨噬细胞、单核细胞、嗜酸粒细胞等聚集虫卵周围，引起虫卵肉芽肿，此为Ⅵ型超敏反应。肝纤维化是在肉芽肿基础上产生的，虫卵抗原、巨噬细胞与 T 淋巴细胞产生的成纤维细胞刺激因子，均可使成纤维细胞增殖。

人体感染血吸虫后对再感染可产生不同程度的抵抗力，即获得性免疫。这种免疫对原发感染的成虫不起作用，面对再感染具有一定抵抗力，称为伴随免疫。血吸虫表面覆盖有宿主抗原，可逃避机体免疫的攻击而长期寄生，此称为免疫逃逸。

二、流 行 病 学

本病流行于中国、日本及东南亚等。我国主要流行于长江流域及两广、福建、云南等 12 个省、直辖市、自治区，流行区可分为湖沼、水网和山丘三种类型，湖沼区最严重。本病的传染源是患者和保虫宿主（如牛、猪、犬等）。在传播过程中，虫卵入水、钉螺的存在与孳生、人体接触疫水 3 个环节最为重要。人群普遍易感，但以农民和渔民等易接触疫水者居多，儿童及无免疫力者常发生急性血吸虫病或暴发流行。

三、临 床 表 现

本病从感染至出现临床症状的潜伏期为 30～60 天，平均 40 天。血吸虫病临床上分为以下 4 型。

1. 急性血吸虫病 多发生于夏秋季，男性青壮年与儿童居多，患者常有明确疫水接触史。主要临床表现：①发热，轻者发热数天，重者可迁延数月，以间歇热、弛张热多见。②过敏反应，患者除有皮疹外，还有荨麻疹、血管神经性水肿、出血性紫癜、支气管哮喘等，血中嗜酸粒细胞显著增多。③消化系统，患者食欲不振、腹部不适、轻微腹痛、腹泻（初为稀水便，继而出现脓血、黏液），粪检易找到虫卵。危重患者可出现高度腹胀、腹水、腹膜刺激征等。④肝脾大，90%以上患者肝大伴压痛，左叶肝大较显著。半数患者轻度脾大。此外，大部分患者出现咳嗽、气喘、胸痛，甚至咳血痰、胸闷、气促等呼吸系统症状，重症患者可出现神志淡漠、心肌受损、重度贫血、消瘦及恶病质等，少数可迅速发展为肝硬化。

2. 慢性血吸虫病 多为急性患者未经病原治疗，或疫区反复轻度感染而获得部分免疫力者，病程超过 6 个月，称为慢性血吸虫病。临床上可分为有症状和无症状 2 类。隐匿型常出现隐匿型间质性肝炎或慢性血吸虫性结肠炎，可同时或单独存在。有症状患者常表现为慢性腹泻、脓血黏液便，症状呈间歇性出现。部分患者可出现肠梗阻、贫血、消瘦、体力下降等，重者可有内分泌紊乱、性欲减退、不孕等。早期肝大、表面光滑，晚期肝硬化、质地硬，表面有结节，脾脏增大，下腹部可触及大小不等的痞块。隐匿型患者一般无症状，仅粪便检查中发现虫卵，或体检时发现肝脾轻度大。

3. 晚期血吸虫病 主要以肝硬化、巨脾和临床并发症为特征。病程多在5～15年以上，分为以下4型：①巨脾型，此型最常见，脾大超过脐平线或横径超过腹中线外，伴有脾功能亢进，还可出现肝硬化各种征象。②腹水型，表现为腹部极度膨隆、下肢高度浮肿、腹壁静脉怒张、脐疝和巨脾，常因消化道出血、肝昏迷和肝衰竭或败血症死亡，此型易出现黄疸。③结肠增殖型，突出表现为结肠病变，经常腹痛、腹泻、便秘，有时出现腹胀、肠梗阻。左下腹可触及肿块，有压痛、纤维结肠镜下可见黏膜充血水肿、溃疡或息肉，较易癌变。病程3～6年以上。④侏儒型，此型少见，表现为慢性或晚期血吸虫病外，还伴有身材矮小，面容苍老，无第二性征，X线检查显示骨骼生长成熟迟缓等特征，但患者智力正常。

4. 异位血吸虫病 见于肺型血吸虫病和脑型血吸虫病，引起肺部与脑部病变相应的临床表现。此外，肾、睾丸、卵巢、子宫、心包、腮腺、皮肤等也可发生血吸虫病。

5. 并发症 晚期患者常可发生上消化道出血、肝昏迷、感染及肠腔狭窄、肠梗阻甚至结肠癌等。

四、实验室检查

1. 血象 急性期患者白细胞10×10^9/L以上，嗜酸粒细胞一般占20%～40%，可高达90%以上；慢性患者一般仅轻度增多，在20%以内；极重型急性患者常不增多，甚至消失；晚期患者红细胞、白细胞及血小板减少。

2. 肝功能检查 急性患者血清球蛋白增高，ALT轻度增高。晚期患者血清白蛋白减少，球蛋白增高，A/G比例倒置。慢性患者肝功能试验大多正常。

3. 粪便检查 粪便内检查虫卵和孵出毛蚴是确诊血吸虫病的直接依据。一般急性期检出率较高，慢性期和晚期患者的阳性率不高。

4. 直肠活检 通过直肠或乙状结肠镜，取病变部位黏膜，光镜下压片检查有无虫卵，是血吸虫病原诊断方法之一。

5. 免疫学检查 可选用皮内试验、环卵沉淀试验、ELISA等测体内抗体，或用循环抗原酶免疫法等测抗原，但应注意假阳性、假阴性等。

6. 影像学检查 可通过B型超声、CT扫描等对肝脏病变程度予以诊断。

五、诊断与鉴别诊断

1. 诊断 临床诊断依据：①流行病学资料，有血吸虫疫水接触史。②临床表现，有发热、皮炎、荨麻疹、腹痛、腹泻、腹水、肝脾大等症状和体征。③实验室检查，找到病原或免疫学检查指标阳性，肝脏影像指标。

2. 鉴别诊断 急性患者应与伤寒、阿米巴肝脓肿等相鉴别。血象中嗜酸粒细胞显著增多有重要鉴别价值。慢性血吸虫病肝脾肿大型应与无黄疸型病毒性肝炎相鉴别。流行区的癫痫患者应与脑血吸虫病相鉴别；晚期血吸虫病还应与门脉性及坏死后肝硬化相鉴别。

六、防　　治

1. 治疗 血吸虫病的治疗原则：①病原治疗，常用吡喹酮。该药对血吸虫发育的不同阶段均有不同程度杀灭作用，适用于各期各型血吸虫病患者。②对症治疗，加强营养及全身支持疗法，合并其他寄生虫及细菌感染者应先驱虫或抗感染后用吡喹酮治疗。慢性和晚期患者应及时治疗并发症。

2. 预防 流行区每年对患者、病畜进行普查普治。消灭钉螺，加强粪便无害处理和水源管理。严禁在疫水中游泳、戏水，必须接触疫水时应加防护措施。

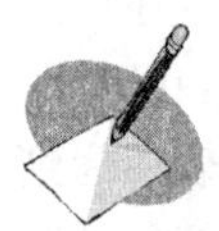

思考题

1. 简述病原体感染机体过程中各种表现的异同点。
2. 肾综合征出血热的病原体是什么？可以通过哪些途径传染？
3. 伤寒的致病机制是什么？
4. 伤寒的典型临床表现有哪些？
5. 何谓疟疾的复发与再燃？原因是什么？

病例分析

患者，男，20 岁，学生，因发热、食欲不振、恶心 3 周，皮肤黄染 2 周入院。患者 3 周前无明显诱因出现发热，38℃左右，不伴有寒战、咳嗽。但感全身不适、乏力、食欲不振、恶心、右上腹不适，无呕吐。曾服感冒药但无好转。2 周前家人发现皮肤发黄，尿色亦黄，伴有皮肤瘙痒，睡眠稍差，大便正常，发病以来体重无明显变化。既往健康，无肝炎、胆囊炎和胆石症病史，无药物过敏史、输血史和疫区接触史。查体：T 37.8℃，P 84 次/分，R 18 次/分，BP 120/80mmHg。一般情况尚可，皮肤略黄，无出血点，浅表淋巴结未触及，巩膜黄染，咽部（－），心肺检查（－），腹平软，肝肋下 2.5cm，质软，轻度压痛和叩击痛，脾肋下刚触及，移动性浊音（－），下肢无水肿。实验室检查：Hb 126 g/L，Ret 1.0%，WBC 5.2×10^9/L，其中 N 65%，L 30%，M 5%，PLT 200×10^9/L；尿蛋白（－），尿胆红素（+）尿胆原（+）；粪便常规（－），潜血试验（－）。

问题：

1. 疾病诊断及诊断依据是什么？
2. 患者应进一步做哪些检查？
3. 本病的治疗原则是什么？

（韩晓伟）

第十三章　外科学基础

第一节　无　菌　术

无菌术（asepsis）是针对微生物及感染途径所采取的一系列预防措施，包括灭菌、消毒法、操作规则及管理制度。无菌术是临床医学的一个基本操作规范。灭菌，是指杀灭一切活的微生物。消毒则是指杀灭病原微生物和其他有害微生物，但并不要求清除或杀灭所有微生物。

一、手术器械、物品、敷料的灭菌、消毒法

1. 高压蒸汽灭菌法　是目前国内最常用的灭菌方式，多采用下排气式灭菌器，当高压蒸汽达到一定的温度和时间，即能杀灭包括细菌芽孢在内的一切微生物。高压蒸汽灭菌法用于能耐高温的物品，如金属器械、衣物、布单、敷料、玻璃、搪瓷等。

2. 化学气体灭菌法　采用环氧乙烷气体灭菌法、过氧化氢等离子体低温灭菌法和甲醛蒸汽灭菌法等方式，适用于不能使用高压蒸汽灭菌的医疗材料，如电子仪器、光学仪器、内镜及其专用器械、心导管、导尿管及其他橡胶制品等物品。

3. 煮沸法　采用煮沸灭菌器或去油脂后的不锈钢锅将需要杀菌的物品放入其中，在水中煮沸至 100℃并持续 15～20 分钟，即可杀灭一般细菌，杀灭带芽孢的细菌至少需煮沸 1 小时，适用于金属器械、玻璃制品及橡胶类物品。

4. 药液浸泡法　多采用 2%中性戊二醛浸泡消毒，适用于锐利手术器械、内镜等不宜高压蒸汽灭菌的物品。

5. 干热灭菌法　采用干燥环境（如火焰或干热空气）进行灭菌，适用于耐热、不耐湿，蒸汽或气体不能穿透物品的灭菌，如玻璃、粉剂、油剂等物品的灭菌。干热灭菌比湿热灭菌需要更高的温度与较长的时间。

6. 电离辐射法　采用电磁波进行灭菌，主要应用于无菌医疗耗材（如一次性注射器、丝线）和某些药品。

二、手术人员和患者手术区域的准备

（一）手术人员的术前准备

1. 一般准备　进入手术室后，先要换穿手术室准备的清洁鞋和衣裤，戴好帽子和口罩。帽子要盖住全部头发，口罩要盖住鼻孔。剪短指甲，并去除甲缘下的积垢。

2. 外科手消毒　手臂的消毒方法有刷洗法、冲洗法和免冲洗法。新型手消毒剂的出现使消毒过程逐渐简化，而传统的肥皂水刷手法，现在已经很少使用。各种消毒剂的使用要求会有不同，但消毒前都应用肥皂液或洗手液，按“六步洗手法”清洗手臂皮肤的污渍。

3. 穿无菌手术衣和戴无菌手套　手臂消毒后，应按照无菌的要求穿无菌手术衣，戴无菌手套。

（二）患者手术区的准备

目的是清除手术切口处及其周围皮肤上的暂存菌和抑制常存菌，减少手术部位相关感染。手术前应清除油脂或胶布粘贴的残迹。如果手术区域皮肤的毛发浓密，应于术前去除。患者麻醉后，用皮肤消毒剂对手术区域的皮肤进行消毒。

涂擦皮肤消毒剂时，应由手术区中心部向四周涂擦。如为感染伤口，或为肛门区手术，则应自手术区外周涂向感染伤口或会阴、肛门处。已经接触污染部位的药液纱布，不应再返擦清洁处。手术区皮肤消毒范围要包括手术切口周围 15cm 的区域。

手术区消毒后，铺无菌布单，以避免和尽量减少手术中的污染。

三、手术进行中的无菌原则

在手术过程中，所有参加手术的人员必须认真遵守无菌操作规则，防止已经灭菌和消毒的物品或手术区域受到污染。

无菌操作规则如下。

（1）手术人员穿无菌手术衣和戴无菌手套之后，手不能接触背部、腰部以下和肩部以上部位，也不能接触手术台边缘以下的布单。

（2）不可在手术人员的背后传递手术器械及用品。坠落到无菌巾或手术台边以外的器械物品，不准拾回再用。

（3）手术中如手套破损或接触到有菌地方，应更换无菌手套，如前臂或肘部触碰有菌地方，应更换无菌手术衣或加套无菌袖套。如无菌巾、布单等物已被湿透，其无菌隔离作用不再完整，应加盖干的无菌布单。

（4）在手术过程中，同侧手术人员如需调换位置，一人应先退后一步，背对背地转身到达另一位置，以防触及对方背部不洁区。

（5）手术开始前要清点器械、敷料，手术结束时，检查胸、腹等体腔，待核对器械、敷料数无误后，才能关闭切口，以免异物遗留腔内，产生严重后果。

（6）切口边缘应以无菌大纱布垫或手术巾遮盖，并用巾钳或缝线固定，仅显露手术切口。术前手术区粘贴无菌塑料薄膜可达到相同目的。

（7）做皮肤切口及缝合皮肤之前，需用 70%酒精再涂擦消毒皮肤一次。

（8）切开空腔脏器前，要先用纱布垫保护周围组织，以防或减少污染。

（9）参观手术的人员不可太靠近手术人员和器械台或站得太高，尽量减少室内走动。

（10）手术进行时不应开窗通风或用电扇，室内空调机风口也不能吹向手术台。

四、手术室的管理

手术室需要有严格的管理制度以保证环境洁净。进入手术室的工作人员严格遵守手术室各项制度，如更衣更鞋制度、参观制度，患者安全管理制度、查对制度、仪器设备使用制度等。一天内同一手术间有多个手术，安排时要遵循先做无菌手术后做污染手术的原则。手术间完成当天所有手术或每台手术后，应对手术间及时进行清洁消毒处理一次。每周要对手术间进行彻底清扫一次。层流手术室在手术过程中尽量减少手术间的开门次数。特殊感染患者手术后，应对手术间和手术用品进行特殊处理。

第二节　麻　　醉

麻醉（anesthesia）是指应用药物或其他方法使患者整体或局部暂时失去感觉，以消除手术时的疼痛。麻醉的目的是消除手术疼痛，保障患者安全，并为手术创造条件。麻醉作用的产生主要是利用麻醉药物使中枢神经系统或神经系统中某些部位受到暂时的、完全可逆的抑制。

一、麻醉前准备和麻醉前用药

为了保障手术患者在围手术期的安全，增强患者对手术和麻醉的耐受能力，避免或减少围手术期的并发症，应认真做好麻醉前病情评估和准备工作。

（一）麻醉前病情评估

为了提高麻醉的安全性，麻醉前对患者进行访视和检查，根据病历、体格检查和并存疾病的评估等，对病情和患者对麻醉及手术的耐受能力做出全面评估。美国麻醉医师协会（ASA）根据患者全身健康情况与疾病严重程度制定了“ASA 体格情况分级”（表 13-2-1）。

表 13-2-1　ASA 体格情况分级和围手术期死亡率

分级	标准	死亡率（%）
Ⅰ	体格健康，发育营养良好，各器官功能正常	0.06～0.08
Ⅱ	除外科疾病外，有轻度并存疾病，功能代偿健全	0.27～0.40
Ⅲ	并存疾病较严重，体力活动受限，但尚能应付日常活动	1.82～4.30
Ⅳ	并存疾病严重，丧失日常活动能力，经常面临生命威胁	7.80～23.0
Ⅴ	无论手术与否，生命难以维持 24 小时的濒死患者	9.40～50.7
Ⅵ	确诊为脑死亡，其器官拟用于器官移植手术供体	—

（二）麻醉前准备

1. 纠正或改善病理生理状态　改善营养不良状态，使血红蛋白≥80g/L，白蛋白≥30g/L；纠正脱水、电解质紊乱和酸碱平衡失调；改善内科疾病所致的病理生理紊乱，如合并高血压者，最好控制收缩压低于 180mmHg、舒张压低于 100mmHg 较为安全；合并糖尿病者，择期手术应控制空腹血糖不高于 8.3mmol/L，尿糖低于（++），尿酮体阴性。

2. 心理准备　关心和鼓励患者，耐心听取和解答患者提出的问题，消除患者术前的紧张和焦虑。

3. 胃肠道的准备　成人择期手术前应禁食 8～12 小时，禁饮 4 小时，以保证胃排空。以避免围手术期间发生胃内容物的反流、呕吐或误吸，以及由此而导致的窒息和吸入性肺炎。

4. 麻醉设备、用具及药品的准备　麻醉前必须对麻醉和监测设备、麻醉用具及药品进行准备和检查。保障麻醉和手术能安全顺利进行，防止任何意外事件的发生。

（三）麻醉前用药

目的是消除患者紧张、焦虑及恐惧的心情；抑制呼吸道腺体的分泌，防止术中呼吸道的误吸；

提高患者的痛阈；消除因手术或麻醉引起的不良反射。常用药物为安定镇静药、催眠药、镇痛药、抗胆碱药等。

1. 安定镇静药 具有安定镇静、催眠、抗焦虑、抗惊厥作用。常用药有地西泮（安定）、咪达唑仑（咪唑安定）。

2. 催眠药 具有镇静、催眠和抗惊厥作用。常用药有苯巴比妥（鲁米那）。

3. 镇痛药 具有镇痛和镇静作用，与全身麻醉药有协同作用，减少麻醉药的用量。常用药有吗啡、哌替啶。

4. 抗胆碱药 具有抑制腺体分泌而减少呼吸道黏液和口腔唾液的分泌，解除平滑肌痉挛和减弱迷走神经兴奋性。常用药有阿托品、东莨菪碱。

二、全 身 麻 醉

全身麻醉是指麻醉药经呼吸道吸入或静脉、肌内注射入体内，产生中枢神经系统的抑制，临床表现为神志消失、全身的痛觉丧失、遗忘、反射抑制和一定程度的肌肉松弛。

（一）全身麻醉药

1. 吸入麻醉药 是指经呼吸道吸入进入人体内并产生全身麻醉作用的药物。一般用于全身麻醉的维持，有时也用于麻醉诱导。常用吸入麻醉药有氧化亚氮、恩氟烷（安氟醚）、异氟烷（异氟醚）、七氟烷（七氟醚）、地氟烷（地氟醚）等。

2. 静脉麻醉药 是指经静脉注射进入体内，通过血液循环作用于中枢神经系统而产生全身麻醉作用的药物。静脉麻醉药具有诱导快，对呼吸道无刺激的特点，常用于全身麻醉的诱导。常用静脉麻醉药有硫喷妥钠、氯胺酮、依托咪酯（甲苄咪唑）、丙泊酚（异丙酚）等。

3. 肌肉松弛药 是指能阻断神经-肌肉传导功能而使骨骼肌松弛的药物。肌肉松弛药松弛骨骼肌，有利于手术操作，但不具有麻醉作用。肌肉松弛药分为去极化肌松药和非去极化肌松药两类，常用药物有琥珀胆碱（司可林）、泮库溴铵（潘可罗宁）、维库溴胺（万可罗宁）、罗库溴铵（爱可松）等。

4. 麻醉性镇痛药 主要作为麻醉前用药和麻醉辅助药。常用药物有吗啡、哌替啶、芬太尼等。

（二）呼吸道管理

呼吸道管理的目的在于保持患者的呼吸道通畅、维持患者氧分压（PaO_2）和二氧化碳分压（$PaCO_2$）在安全范围内、防止误吸等，保障围手术期的安全。

1. 保持气道的通畅 根据患者的情况，采取不同的措施保障患者的气道通畅，尤其重要的是防止舌后坠。

2. 气管内插管术 是将一种特制的气管导管通过口腔或鼻腔，经声门置入气管的技术，常用于气管内麻醉和危重病患者的抢救。其目的在于：①麻醉期间保持患者的呼吸道通畅，防止异物进入呼吸道，及时吸出气管内分泌物或血液；②进行有效的人工或机械通气，防止患者缺氧和二氧化碳积蓄；③便于吸入全身麻醉药的应用。常用插管方法有经口腔明视插管和经鼻腔插管。

3. 喉罩通气道 是声门上人工气道方法，患者可通过喉罩自主呼吸，也可行控制通气。喉罩不能完全防止误吸，不能用于呕吐、反流危险高的患者。

4. 食管-气管联合导管 是可盲探置入的双腔导管，其特点是置入简单和迅速，尤其适用于面罩通气和气管内插管困难的患者。

（三）全身麻醉的实施

1. 全身麻醉的诱导 是指患者接受全身麻醉药后，由清醒状态到神志消失，并进入全身麻醉状态后进行气管内插管，这一阶段称为全身麻醉诱导期。全身麻醉诱导方法有吸入诱导和静脉诱导两种方法。

2. 全身麻醉的维持 是指使用麻醉药物，维持一定的麻醉深度，保证患者生命安全，满足手术需要。全身麻醉的维持主要采用以下三种方式：①吸入麻醉药维持，经呼吸道吸入一定浓度的吸入麻醉药，以维持适当的麻醉深度。②静脉麻醉药维持，全身麻醉诱导后经静脉给药维持适当麻醉深度的方法。③复合全身麻醉，是指两种或两种以上的全身麻醉药和（或）方法复合应用，彼此取长补短，以达到最佳临床麻醉效果。复合全身麻醉分为全静脉麻醉和静脉与吸入麻醉药复合的静吸复合麻醉。

3. 全身麻醉深度的判断 在麻醉过程中，应根据患者的各项指标，综合判断麻醉的深度。根据手术刺激的强弱及时调节麻醉深度，以适应手术麻醉的需要。

（四）全身麻醉的并发症

全身麻醉期间可导致呼吸系统、循环系统和中枢神经系统的并发症，其中以呼吸系统并发症发生率最高。呼吸系统可出现反流与误吸、呼吸道梗阻、通气量不足和低氧血症等并发症。循环系统可出现低血压、高血压和心律失常等并发症。中枢神经系统可出现高热、抽搐和惊厥，常见于小儿麻醉。因此，做好麻醉前评估和准备对防止并发症的发生具有积极的作用。一旦出现全身麻醉的并发症，应积极地及时处理，以免导致严重的后果。

三、局部麻醉

局部麻醉（local anesthesia）简称局麻，是用局部麻醉药（简称局麻药）暂时阻断某些周围神经的冲动传导，使这些神经所支配的区域产生麻醉作用。局麻操作简便易行、安全有效、并发症较少、患者意识清醒，适用于较表浅、局限的手术。

（一）常用局麻药

根据局麻药的不同化学结构，将局麻药分为以下两类。

（1）酯类局麻药，如普鲁卡因、丁卡因等。

（2）酰胺类局麻药，如利多卡因、布比卡因、左旋布比卡因和罗哌卡因等。

（二）局麻药的不良反应

局麻药的不良反应主要为毒性反应和过敏反应。

1. 毒性反应 主要表现为对中枢神经系统和心血管系统的影响。轻度毒性反应时，患者常出现嗜睡、眩晕、多语、寒战、惊恐不安和定向障碍等症状。药物停止吸收后，在短时间内症状可自行消失。重度毒性反应时，造成中枢神经系统和心血管系统的抑制。患者可出现意识丧失，肌肉震颤，呼吸和循环衰竭，甚至心搏骤停。

导致毒性反应的常见原因：①一次用量超过患者的耐受量；②意外血管内注入；③注药部位血供丰富，吸收增快；④患者因体质衰弱等原因而导致耐受力降低。

预防局麻药毒性反应的措施：①一次用药量不应超过限量；②注药前应回吸无血液；③根据具体情况和用药部位酌减剂量；④药液内加入适量肾上腺素；⑤以及给予麻醉前用药如地西泮或巴比妥类药物等。

2. 过敏反应 局麻药发生过敏反应主要为酯类局麻药，患者使用很少量局麻药后，出现荨麻疹、咽喉水肿、支气管痉挛、低血压和血管神经性水肿，甚至危及患者生命。一旦出现过敏反应，应立即停用局麻药，并进行抗过敏和对症处理。

（三）局麻的方法

1. 表面麻醉 将局麻药作用于黏膜表面，使其透过黏膜而阻滞位于黏膜下的神经末梢，使黏膜产生麻醉现象，称为表面麻醉，常用于眼、鼻、咽喉、气管、尿道等处的浅表手术或内镜检查时。

2. 局部浸润麻醉 将局麻药注射于手术区的组织内，阻滞神经末梢而达到麻醉作用，称为局部浸润麻醉，常用于切开和缝合时。

3. 区域阻滞 在手术区域四周和底部注射局麻药，阻滞通入手术区的神经纤维，称为区域阻滞，常用于肿块切除术。

4. 神经阻滞 在神经干、丛、节的周围注射局麻药，阻滞其冲动传导，使所支配的区域产生麻醉作用，称为神经阻滞。常用神经阻滞有肋间、指（趾）神经干阻滞，颈丛、臂神经丛阻滞等。

四、椎管内麻醉

椎管内麻醉是将麻醉药注入蛛网膜下隙或硬脊膜外间隙，使相应区域产生麻醉作用。常用方式有蛛网膜下隙阻滞（简称腰麻）、硬膜外间隙阻滞及腰麻-硬膜外间隙联合阻滞。

1. 蛛网膜下隙阻滞 将局麻药注入蛛网膜下隙，阻断部分脊神经的传导功能而引起相应支配区域的麻醉作用称为蛛网膜下隙阻滞（spinal block），适用于 2～3 小时以内的下腹部、盆腔、下肢和肛门会阴部手术。

2. 硬膜外间隙阻滞 将局麻药注射到硬脊膜外间隙，阻滞部分脊神经的传导功能，使其所支配区域产生麻醉作用，称为硬脊膜外间隙阻滞（epidural block），又称为硬膜外阻滞或硬膜外麻醉，常用于横膈以下的各种腹部、腰部和下肢手术，持续硬膜外阻滞不受手术时间的限制。

3. 骶管阻滞 经骶裂孔将局麻药注入骶管腔内，阻滞骶脊神经，称为骶管阻滞（caudal block），适用于直肠、肛门和会阴部手术。

4. 蛛网膜下隙-硬膜外隙联合阻滞 蛛网膜下隙-硬膜外隙联合阻滞具有腰麻起效快、镇痛完善与肌肉松弛和硬膜外阻滞可调控麻醉平面和时间的共同优点，适用于下腹部及下肢手术。

第三节　外科患者的营养代谢

外科患者常因疾病、创伤或大手术，机体处于严重分解代谢，影响器官功能，并使神经、内分泌系统功能紊乱，以致发生营养障碍。营养障碍反过来又加重了原发疾病。外科不少危重病症都会存在不同程度的营养不良，如果不采取积极措施予以纠正，往往很难救治成功。根据外科患者不同病情存在的不同营养代谢状况，进行必要的营养支持，可提高手术耐受力和效果，减少患者术后并发症的发生，提高外科危重患者的救治成功率。

一、外科患者的营养代谢特点

（一）禁食饥饿状况下机体代谢改变

（1）禁食饥饿早期，机体首先利用肝脏及肌肉的糖原储备消耗以供能直至糖原耗尽，然后再依赖糖异生作用。此时，机体能量消耗下降，肝脏及肌肉蛋白分解以提供糖异生前体物质，蛋白质合成下降。

（2）随后，脂肪动员增加，成为主要能源物质，以减少蛋白质消耗。血浆葡萄糖及胰岛素浓度下降，血酮体及脂肪酸浓度增高，组织对脂肪酸利用增加。

（3）禁食饥饿第三天，体内酮体形成及糖异生作用达到高峰，大脑及其他组织越来越多利用酮体作为能源，减少对葡萄糖利用，较少依赖糖异生作用，从而减少了骨骼肌蛋白分解程度。随着饥饿的持续，所有生命重要器官都参与适应饥饿的代谢改变，平衡有限的葡萄糖产生和增加游离脂肪酸及酮体的氧化，其目的是尽可能地保存机体的蛋白质，使生命得以延续。

（二）创伤应激状态下机体代谢变化

外科感染、手术创伤等应激情况下，机体发生一系列代谢改变，其特征为静息能量消耗增高、高血糖及蛋白质分解增强。应激状态时糖类代谢改变主要表现为：一方面是内源性葡萄糖异生作用明显增加；另一方面是组织、器官葡萄糖的氧化利用下降及外周组织对胰岛素抵抗，从而造成高血糖。创伤后蛋白质代谢变化是蛋白质分解增加、负氮平衡，其程度和持续时间与创伤应激程度、创伤前营养状况、患者年龄及应激后营养摄入有关，并在很大程度上受体内激素反应水平的制约。脂肪是应激患者的重要能源，创伤应激时机体脂肪组织的脂肪分解增强，其分解产物作为糖异生作用的前体物质，从而减少蛋白质分解，保存机体蛋白质，对创伤应激患者有利。

二、肠内营养

肠内营养（enteral nutrition，EN）是指通过胃肠道途径提供营养的方式，是首选的营养途径。

1. 肠内营养制剂　根据其组成可分为非要素型（整蛋白型制剂）、要素型、组件型及疾病专用型肠内营养制剂四类。肠内营养制剂有粉剂及溶液两种，临床上应根据制剂的特点、患者的病情进行选择，以达到最佳的营养效果。

2. 肠内营养的途径　肠内营养的输入途径有口服、鼻胃/十二指肠置管、鼻空肠置管、胃造口、空肠造口等，临床常用鼻胃/十二指肠置管。肠内营养的给予方式为一次性投给、间歇性重力滴注和连续性经泵输注三种，遵循循序渐进的原则，避免一次性给予高浓度和高剂量的肠内营养。

3. 肠内营养的并发症　肠内营养很少发生严重并发症，临床上有机械方面、胃肠道方面、代谢方面及感染方面的并发症，其中常见为恶心、呕吐、腹泻、腹胀、肠痉挛等胃肠道并发症。

三、肠外营养

肠外营养（parenteral nutrition，PN）是指通过胃肠道以外途径（即静脉途径）提供营养支持的方式，适用于一周以上不能进食或因胃肠道功能障碍或不能耐受肠内营养者；当肠内营养无法达到机体需要的目标量时应该补充肠外营养。

1. 肠外营养制剂　常用的肠外营养制剂有糖类制剂、氨基酸制剂、脂肪乳剂制剂、电解质制剂、维生素及微量元素制剂。根据患者不同的营养代谢的特点，选择相应的肠外营养制剂。针对患者营养代谢的需要可将糖类、脂肪乳剂、氨基酸、水、维生素、电解质及微量元素等基本营养素进行组合配制，称为全合一（all-in-one，AIO）营养液系统。

2. 肠外营养的途径　肠外营养的输注途径主要有中心静脉和周围静脉两种途径。需长期肠外营养的患者采用中心静脉途径，包括颈内静脉途径；锁骨下静脉途径；经头静脉或贵要静脉插入中心静脉导管（PICC）途径。短期肠外营养的患者采用周围静脉途径。肠外营养的输注有持续输注法和循环输注法两种。

3. 肠外营养的并发症 主要有静脉导管相关并发症、代谢性并发症、脏器功能损害及代谢性骨病等。静脉导管相关并发症与肠外营养采用静脉途径有关，如气胸、空气栓塞、血管、神经损伤和感染等。代谢性并发症与营养制剂的剂量有关，如高血糖、低血糖、氨基酸代谢紊乱、高脂血症等。长期肠外营养可引起肝脏损害。长期肠外营养患者可出现骨钙丢失、骨质疏松、血碱性磷酸酶增高、高钙血症等。

第四节 外科感染

一、概论

外科感染（surgical infection）是指发生在组织损伤、空腔器官梗阻和手术后的感染，常需要外科手术治疗。外科感染的发生和发展与致病菌的毒力、局部及全身的抵抗力、及时和正确的治疗等因素相关。

外科感染分为非特异性感染和特异性感染。非特异性感染又称为化脓性感染，如疖、痈、丹毒、急性乳腺炎、急性阑尾炎等，常见致病菌有葡萄球菌、链球菌、大肠埃希菌等。特异性感染如结核病、破伤风、气性坏疽等，常见致病菌有结核杆菌、破伤风梭菌、产气荚膜杆菌等。

外科感染按病程可分为急性、亚急性与慢性感染。病程在 3 周以内的外科感染为急性感染。病程超过 2 个月为慢性感染。病程介于急性与慢性感染之间的称为亚急性感染。按照发生条件可分为条件性（机会性）感染、二重感染（菌群交替症）、医院内感染等。

二、浅部组织的化脓性感染

（一）疖

疖（furuncle）是单个毛囊及其周围组织的急性化脓性感染。

1. 病因 致病菌以金黄色葡萄球菌多见，与局部皮肤不洁、擦伤、环境温度较高或机体抗感染能力降低有关。疖好发于颈项、头面、背部毛囊与皮脂腺丰富的部位。因金黄葡萄球菌产生的血浆凝固酶限制了细菌的扩散，所以炎症多为局限性并有脓栓形成。

2. 临床表现 病变初期局部皮肤有红、肿、热、痛的小硬结（直径<2cm）。数日后肿痛范围扩大、小硬结中央组织坏死、软化，出现黄白色的脓栓；继而，大多脓栓可自行脱落、破溃。待脓液流尽后炎症将会逐步消退愈合。

面部的疖特别是鼻、上唇及周围所谓“危险三角区”的疖，由于处理不当如被挤压时，病菌可经内眦静脉、眼静脉进入颅内海绵状静脉窦，引起化脓性海绵状静脉窦炎，出现颜面部进行性肿胀和疼痛，可有寒战、高热、头痛、呕吐、昏迷甚至死亡。

不同部位同时发生几处疖，或短时间内反复发生疖，称为疖病，常见于糖尿病患者。

3. 诊断 根据临床表现可做出诊断，老龄或疖病患者应检查血糖和尿糖。

4. 治疗 病变初期可选用热敷、超短波、红外线等理疗，也可敷贴中药金黄散、玉露散或鱼石脂软膏。当出现脓点时，可用苯酚或碘酊点涂脓点，也可用针尖或小刀头将脓栓剔出，但禁忌挤压。当疖和疖病有发热、头痛、全身不适等全身症状时，应予以抗菌药物。

（二）痈

痈（carbuncle）是多个相邻毛囊及其周围组织同时发生急性细菌性化脓性感染，可由多个疖融合而成。

1. 病因　致病菌为金黄葡萄球菌。以中、老年发病居多，部分患者原有糖尿病。病变好发于项部和背部等皮肤较厚的部位。

2. 临床表现　病变初期表现为局部小片皮肤硬肿、热痛，肤色暗红，可有数个凸出点或脓点，常伴有畏寒、发热、食欲减退和全身不适等全身症状。继而，局部病灶的皮肤硬肿范围增大，周围水肿，引流区域淋巴结肿大，局部疼痛加剧，全身症状加重。随着感染加重，病变部位脓点增大、增多，中心处可坏死脱落、破溃流脓，皮肤呈紫褐色。唇痈容易引起颅内化脓性海绵状静脉窦炎，危险性更大。

3. 诊断　根据临床表现和实验室检查可做出诊断，老龄患者应检查血糖和尿糖。

4. 治疗　①全身治疗：抗感染和对症支持治疗。选用青霉素类或磺胺类抗菌药物，也可根据细菌培养和药物敏感试验结果更换敏感药物。糖尿病患者应采用饮食管理和药物控制高血糖。②局部治疗：病变初期仅有红肿时，可用 50%硫酸镁、鱼石脂软膏、金黄散等局部治疗。若出现多个脓点、表面紫褐色或已破溃流脓时，需要及时切开引流。

（三）急性蜂窝织炎

急性蜂窝织炎（acute cellulitis）是指发生在皮下、筋膜下、肌间隙或深部蜂窝组织的急性细菌感染。

1. 病因　致病菌主要是溶血性链球菌，其次为金黄色葡萄球菌、大肠埃希菌等。溶血性链球菌感染后可释放溶血素、链激酶、透明质酸酶等，导致炎症扩散迅速，可导致全身炎症反应综合征和内毒素血症。

2. 临床表现　急性蜂窝织炎的临床表现因病菌的种类与毒性、患者的状况、感染原因和部位的不同而表现不同。①表浅部位的急性蜂窝织炎，初起时患处红、肿、热、痛，继之炎症迅速沿皮下向四周扩散，肿胀明显者可出现大小不同的水疱。局部皮肤发红、指压后可稍褪色，红肿边缘界限不清楚，中央部位可出现坏死。②深部的急性蜂窝织炎，表皮的病状不明显，但常有寒战、高热、头痛、乏力等全身症状。③特殊类型的急性蜂窝织炎，包括产气性皮下蜂窝织炎、新生儿皮下坏疽、口底、颌下蜂窝织炎等。产气性皮下蜂窝组织炎的致病菌以厌氧菌为主，下腹与会阴部比较多见，常在皮肤受损伤且污染较重的情况下发生。局部可触及皮下捻发音，破溃后可有臭味，全身状态较快恶化。新生儿皮下坏疽的致病菌以金黄色葡萄球菌为主，多发生于背部与臀部，特点是起病急、发展快，病变不易局限，极易引发皮下组织广泛的坏死。患儿可有高热、拒乳、哭闹不安，昏睡、昏迷等全身感染症状。口底、颌下蜂窝织炎小儿多见，可导致高热、呼吸急迫、吞咽困难、不能进食。颌下肿胀明显者，可导致吞咽和呼吸困难，甚至窒息，病情危急。

3. 诊断　根据根据病史、体征，白细胞计数增多等表现可做出诊断，细菌培养与药物敏感试验可帮助诊断和选择抗菌药物。

4. 治疗　①全身治疗：抗感染和对症支持治疗。选用新青霉素或头孢类抗菌药物，厌氧菌感染可选用甲硝唑或替硝唑。也可根据细菌培养和药物敏感试验结果更换敏感药物。改善患者全身状态和维持内环境的稳定。②局部治疗：病变初期可用 50%硫酸镁、鱼石脂软膏、金黄散等局部治疗。形成脓肿时需要及时切开引流。因口底及颌下急性蜂窝织炎易导致呼吸困难和窒息，应早期切开减压。

（四）丹毒

丹毒（erysipelas）是指发生在皮肤淋巴管网的急性非化脓性炎症。

1. 病因 致病菌为乙型溶血性链球菌。常因足趾皮肤损伤、足癣、口腔溃疡、鼻窦炎等引起，好发于下肢与面部。

2. 临床表现 表现为片状皮肤红疹、微隆起、色鲜红、中间稍淡、境界较清楚，病变范围向外周扩展时，中央红肿消退而转变为棕黄，可出现张力性水疱和淋巴结肿大，局部很少有组织坏死或化脓。丹毒常伴有畏寒、发热、头痛、全身不适等全身症状。下肢丹毒反复发作导致淋巴水肿、局部皮肤粗厚、肢体肿胀，甚至发展成“象皮肿”。

3. 诊断 根据病史、体征和实验室检查可做出诊断，需与表浅部位的急性蜂窝织炎相鉴别。

4. 治疗 ①全身治疗：首选青霉素类或头孢类抗菌药物静脉滴注，局部及全身症状消失后，继续用药 3～5 天，防止复发。②局部治疗：卧床休息，抬高患肢。局部可以 50%硫酸镁液湿热敷。

三、全身性外科感染

脓毒症（sepsis）是指因病原菌因素引起的全身性炎症反应，体温、循环、呼吸、神志有明显的改变者。全身性感染的炎症介质得不到控制时，可导致全身炎症反应综合征，脏器受损和功能障碍，严重者可致感染性休克、多器官功能障碍综合征。

（一）病因

导致全身性外科感染的原因是致病菌数量多、毒力强和（或）机体抗感染能力低下，常继发于严重创伤后的感染和各种化脓性感染，如大面积烧伤创面感染、开放性骨折合并感染、急性弥漫性腹膜炎、急性梗阻性化脓性胆管炎等。常见致病菌为大肠埃希菌、铜绿假单胞菌、变形杆菌等革兰氏染色阴性杆菌；金黄色葡萄球菌、表皮葡萄球菌、肠球菌等革兰氏染色阳性球菌；拟杆菌、梭状杆菌、厌氧葡萄球菌等厌氧菌；白念珠菌、曲霉菌、毛霉菌等真菌。

（二）临床表现

本病主要表现为：①骤起寒战，继以高热可达 40～41℃，或低温，起病急，病情重，发展迅速；②头痛、头晕、恶心、呕吐、腹胀，面色苍白或潮红、出冷汗，神志淡漠或烦躁、谵妄和昏迷；③心率加快、脉搏细速，呼吸急促或困难；④肝脾可增大，严重者出现黄疸或皮下出血瘀斑等。

（三）诊断

根据临床表现和实验室检查结果可做出诊断。实验室检查：①重度感染的表现，白细胞计数可达（20～30）$\times 10^9$/L 以上，部分患者还可表现为白细胞计数减少（$<4\times 10^9$/L）；②可有不同程度的酸中毒、氮质血症，尿中出现蛋白、血细胞等；③寒战发热时抽血进行细菌培养，阳性率高。多次血液培养阴性者，应考虑厌氧菌或真菌性脓毒症，可抽血作厌氧菌培养，或作尿、血液真菌检查及培养。细菌培养与药物敏感试验可对致病菌作出判断和选择敏感抗菌药物。

（四）治疗

全身性感染应用综合性治疗，关键是处理原发感染灶。

1. 原发感染灶的处理　关键性的治疗。找到原发感染灶，作及时彻底的处理，包括清除坏死组织和异物、消灭无效腔、脓肿引流等，还需解除相关的病因，如静脉导管引起的感染，则应拔除导管。

2. 抗菌药物的应用　重症感染不能等待细菌培养结果，可先根据原发感染灶的性质、部位，选用广谱抗菌药物或联合使用抗菌药物，再根据细菌培养和药敏试验结果，调整抗生素。

3. 支持疗法　补充血容量、纠正低蛋白血症等。

4. 对症治疗　控制高热可用物理或药物降温；纠正电解质紊乱和维持酸碱平衡等。

四、破　伤　风

（一）病因

破伤风是由破伤风梭菌引起的特异性感染，常发生在创伤后。破伤风梭菌是一种革兰氏染色阳性的梭状芽孢杆菌，为厌氧菌。在缺氧环境中，破伤风梭菌的芽孢发育为增殖体，迅速繁殖并产生大量外毒素，主要是痉挛毒素，导致患者一系列临床症状和体征。

（二）临床表现

破伤风潜伏期约为 7 天，病程一般为 3～4 周。潜伏期越短，预后越差。

患者在患病初期常有全身乏力、头晕、头痛、咀嚼无力、局部肌肉发紧、扯痛、反射亢进等前驱症状。典型症状是在肌紧张性收缩（肌强直、发硬）的基础上，阵发性强烈痉挛。最先受影响的是咬肌，表现为张口困难，随后顺序为面部表情肌受影响表现为“苦笑”面容，颈部肌群受影响表现为颈部强直、头后仰，背部肌群受影响表现为“角弓反张”，四肢肌群受影响表现为屈膝、弯肘、半握拳等痉挛姿态，最后为膈肌受影响出现呼吸困难，甚至呼吸暂停。上述发作可因轻微的刺激，如光、声、接触、饮水等而诱发。间隙期长短不一，发作频繁者，常示病情严重。发作时患者神志清楚，表情痛苦，每次发作时间由数秒至数分钟不等。强烈的肌痉挛，可使肌断裂，甚至发生骨折。膀胱括约肌痉挛可引起尿潴留。持续的呼吸肌和膈肌痉挛，可造成呼吸骤停。患者死亡原因多为窒息、心力衰竭或肺部并发症。

破伤风病程一般为 3～4 周，经积极治疗，发作的程度可逐步减轻，缓解期平均约 1 周。但痊愈后患者的肌紧张与反射亢进仍可继续一段时间。

（三）诊断

根据外伤史和典型的临床表现可做出诊断，实验室检查很难诊断破伤风。

（四）预防和治疗

1. 预防　破伤风重在预防。创伤后早期彻底清创，改善局部循环，是预防破伤风发生的重要措施。此外，还可通过人工免疫，产生较稳定的免疫力。人工免疫有自动和被动两种方法。主动免疫采用破伤风类毒素抗原注射，使人体产生抗体以达到免疫目的。被动免疫法采用注射破伤风抗毒素注射，主要用于对伤前未接受主动免疫的伤员，应尽早注射。

2. 治疗　破伤风病情严重，死亡率高。应采取积极的综合治疗措施，包括伤口进行清创和引流清除毒素来源；破伤风抗毒素静脉滴注中和游离毒素；镇静、解痉药物控制和解除痉挛；抗菌药物抑制破伤风梭菌；保持呼吸道通畅和防治并发症等。

五、外科应用抗菌药的原则

（1）尽早确定病原菌：根据细菌培养和药敏试验，有针对性地使用抗菌药。

（2）根据抗菌药物的作用特点及其体内代谢过程选用药物：各种抗菌药物均有特定的抗菌谱和适应证，应根据药代动力学特点，选择疗效高、毒性小、应用方便、价廉易得的药物。

（3）抗菌药物治疗方案应综合患者病情、病原菌种类及抗菌药物特点制订：个体化抗菌药物治疗方案包括抗菌药物的选用品种、剂量、给药途径、疗程和联合用药等。

（4）联合用药需有明确的指征：①病因未明的严重感染；②单一抗菌药物不能控制的混合感染或严重感染；③单一抗菌药物不能有效控制的感染性心内膜炎、败血症等重症感染；④需长疗程治疗，但病原菌对某些抗菌药物产生耐药性的感染，如结核病、深部真菌病；⑤联合用药时，宜选用具有协同或相加抗菌作用的药物联合，减少用药剂量，从而降低药物的毒性和不良反应。

第五节　烧　　伤

烧伤（burn）是指由火焰、热液、热蒸汽、热金属等产生的热力所引起的组织损伤。电、化学物质等所致的损伤，也属于烧伤范畴。

一、伤情判断

伤情判断最基本的要求是烧伤面积和深度，还应同时考虑全身情况：如休克、重度吸入性损伤或较重的复合伤。

（一）烧伤面积的估算

烧伤面积采用中国新九分法和手掌法相配合，用皮肤烧伤区域占全身体表面积的百分数来表述。

1. 中国新九分法　按体表面积划分为 11 个 9%的等份，另加 1%，构成 100%的体表面积，即头颈部=1×9%；躯干=3×9%；两上肢=2×9%；双下肢=5×9%+1%，共为 11×9%+1%。估算面积时，女性和儿童有所差别。一般成年女性的臀部和双足各占 6%；儿童头大，下肢小，可按下法计算：头颈部面积＝［9+（12−年龄）］%，双下肢面积＝［46−（12−年龄）］%（表 13-5-1）。

表 13-5-1　中国新九分法

部位		占成人体表%		占儿童体表%
头颈	发部	3	9	9+（12−年龄）
	面部	3		
	颈部	3		
双上肢	双手	5	9×2	9×2
	双前臂	6		
	双上臂	7		
躯干	躯干前	13	9×3	9×3
	躯干后	13		
	会阴	1		
双下肢	双臀	5	9×5+1	9×5+1−（12−年龄）
	双足	7		
	双小腿	13		
	双大腿	21		

2. 手掌法　以伤员的手掌估算烧伤面积，五指并拢的手掌相当于自己体表面积的1%，可用于小面积烧伤的测算。

（二）烧伤深度的判断

烧伤深度的判断常用三度四分法，将烧伤深度分为Ⅰ°、浅Ⅱ°、深Ⅱ°和Ⅲ°，Ⅰ°和浅Ⅱ°烧伤一般称为浅度烧伤；深Ⅱ°和Ⅲ°烧伤则属于深度烧伤（表13-5-2）。

Ⅰ°烧伤：仅伤及表皮浅层，生发层健在，再生能力强。表面红斑状、干燥，烧灼感，3～7天脱屑痊愈，短期内有色素沉着。

浅Ⅱ°烧伤：伤及表皮的生发层、真皮乳头层。局部红肿明显，大小不一的水疱形成，内含淡黄色澄清液体，水疱皮如剥脱，创面红润、潮湿、疼痛明显。如不感染，1～2周内愈合，一般不留瘢痕，多数有色素沉着。

深Ⅱ°烧伤：伤及皮肤的真皮层，介于浅Ⅱ°和Ⅲ°度之间，深浅不尽一致，也可有水疱，但去疱皮后，创面微湿，红白相间，痛觉较迟钝。如不感染，可岛状融合修复，需时3～4周。但常有瘢痕增生。

Ⅲ°烧伤：是全皮层烧伤甚至达到皮下、肌或骨骼。创面无水疱，呈蜡白或焦黄色甚至炭化，痛觉消失，局部温度低，皮层凝固性坏死后形成焦痂，痂下可显树枝状栓塞的血管。除非面积很小，一般需靠植皮愈合。

表13-5-2　烧伤深度的鉴别

烧伤深度	伤及层次	临床表现	预后
Ⅰ°	表皮浅层，生发层健在	局部发红，烧灼感，皮肤温度增高	3～7天后脱屑愈合，不留瘢痕
浅Ⅱ°	表皮生发层、真皮乳头层	红肿明显，疼痛剧烈，可形成大水疱，基底红润	两周左右愈合，通常不留瘢痕
深Ⅱ°	真皮深层，即网状层	痛觉较迟钝，亦有水疱形成，基底红白相间	如无感染，4周内愈合，一般留有瘢痕
Ⅲ°	全层皮肤，甚至伤及皮下组织	创面苍白、焦黄甚至炭化，痛觉消失，常见树枝状栓塞血管网	除非面积很小，一般需手术植皮

（三）烧伤严重程度分度

轻度烧伤：Ⅱ°烧伤面积10%以下。

中度烧伤：Ⅱ°烧伤面积11%～30%，或Ⅲ°烧伤面积不足10%。

重度烧伤：烧伤总面积31%～50%；或Ⅲ°烧伤面积11%～20%；或Ⅱ°、Ⅲ°烧伤面积虽不到上述百分比，但已发生休克等并发症、吸入性损伤或有较重的复合伤。

特重烧伤：烧伤总面积50%以上；或Ⅲ°烧伤20%以上；或存在较重的吸入性损伤、复合伤等。

（四）吸入性损伤

吸入性损伤习惯称“呼吸道烧伤”，是较危重的部位烧伤。热力和燃烧产生的化学物质，可导致呼吸道的损害和全身中毒。

二、烧伤的临床分期

根据烧伤病理生理的特点，将烧伤临床发展过程分为以下四期。

1. 体液渗出期（休克期） 伤后迅速发生体液渗出。体液渗出的速度，一般以伤后6～12小时内最快，持续24～36小时，严重烧伤可延至48小时以上。患者出现循环血量的迅速下降，进而发生低血量休克。

2. 急性感染期 休克后或休克的同时，因皮肤、黏膜屏障功能受损和免疫功能抑制，患者易发生感染。

3. 创面修复期 创面修复过程在伤后不久即开始。创面修复所需时间与烧伤深度等多种因素有关。

4. 康复期 深度烧伤创面形成的瘢痕后，常有瘙痒或疼痛、反复出现水疱。这些症状需一段时间的恢复。严重烧伤所致的大部分汗腺被毁，体温能力下降，常需2～3年调整适应。

三、烧伤的治疗

（一）现场急救、转送与初期处理

1. 现场急救、转送

（1）迅速去除致伤原因：如火焰烧伤应尽快脱离火场，脱去燃烧衣物。热液浸渍的衣裤，可以冷水冲淋后剪开取下。小面积烧伤立即用清水连续冲洗或浸泡（水温一般为15～20℃），持续30～60分钟。

（2）保护受伤部位：现场可用干净敷料或布类保护，或行简单包扎后送医院处理。避免用有色药物涂抹，增加随后深度判定的困难。

（3）维护呼吸道通畅：火焰烧伤常伴呼吸道受烟雾、热力等损伤，应注意保持呼吸道通畅。合并一氧化碳中毒者应移至通风处，必要时应吸入氧气。

（4）其他救治措施：①大面积严重烧伤早期就近输液抗休克或加作气管切开，必须转送者应建立静脉输液通道，途中继续输液，保证呼吸道通畅。②安慰和鼓励受伤者，使其情绪稳定。疼痛剧烈可酌情使用地西泮、哌替啶（度冷丁）等。③注意有无心跳及呼吸停止、复合伤，对大出血、窒息、开放性气胸、骨折、严重中毒等危及生命的情况进行紧急处理。

2. 初期处理

（1）轻度烧伤主要为创面处理，包括清洁创伤周围皮肤，创面可用苯扎溴铵或氯己定清洗、移除异物，浅Ⅱ°水疱皮应予保留，水疱大者，可用消毒空针抽去水疱液。如果用包扎疗法，内层用油质纱布，外层用吸水敷料均匀包扎，包扎范围应超过创周5cm。

（2）中、重度烧伤应按下列程序处理：①简要了解受伤史后，记录血压、脉搏、呼吸，注意有无呼吸道烧伤及其他合并伤，严重呼吸道烧伤需及早行气管切开。②立即建立静脉输液通道，开始输液。③留置导尿管，观察每小时尿量、比重，注意有无血红蛋白尿。④清创，估算烧伤面积和深度。⑤按烧伤面积、深度制订第一个24小时的输液计划。⑥广泛大面积烧伤采用暴露疗法。

（3）创面污染重或有深度烧伤者，均应注射破伤风抗毒血清，并用抗生素治疗。

（二）烧伤休克的处理

液体疗法是防治烧伤休克的主要措施。按照患者的烧伤面积和体重计算，伤后第一个24小时，每1%烧伤面积，每公斤体重应补胶体和电解质液共1.5ml（小儿2.0ml）。胶体液和电解质液的比例为1∶2，特重度烧伤与小儿烧伤其比例可改为1∶1。另补充生理需要量2000ml（小儿按年龄、体重计算），总量的一半应于伤后8小时内输入。第二个24小时，胶体和电解质液为第一个24小时的一半，生理需要量仍为2000ml。治疗期间应加强休克的监测，随时调整输液的速度和成分。

广泛深度烧伤者，常伴有较严重的酸中毒和血红蛋白尿，为纠正酸中毒和避免血红蛋白降解产物在肾小管的沉积，在输液成分中可加碳酸氢钠。

（三）烧伤全身性感染的治疗

（1）及时积极地纠正休克，维护机体的防御功能，保护肠黏膜的组织屏障。

（2）正确处理创面特别是深度烧伤创面。对深度烧伤的进行早期切痂、削痂植皮，是防治全身性感染的关键措施。

（3）早期使用抗菌药物，根据细菌培养和药物敏感实验选用抗菌药物。对严重患者并发全身性感染时，可联合应用抗菌药物。

（4）对症支持治疗，包括营养支持；水、电解质紊乱的纠正；脏器功能的维护等。

（四）烧伤创面的处理

（1）Ⅰ°烧伤属于红斑性炎症反应，无须特殊处理，能自行消退。

（2）小面积浅Ⅱ°烧伤清创后，保护创面，及时更换敷料。

（3）深度烧伤外用磺胺嘧啶银或碘伏霜剂，抑制细菌的生长。早期切痂或削痂，并行皮肤移植。

第六节　骨折概论

一、骨折的定义、成因、分类及骨折段的移位

骨折（fracture）即骨的完整性和连续性中断。

（一）骨折的成因

骨折可由创伤和骨骼疾病所致，前者如车祸、高处坠落所致骨质破坏，称为创伤性骨折，后者如骨髓炎、骨肿瘤所致骨质破坏，受轻微外力即发生的骨折，称为病理性骨折。

创伤性骨折可由直接暴力、间接暴力、积累性劳损所致。

1. 直接暴力　暴力直接作用使受伤部位发生骨折，常伴有不同程度的软组织损伤，如车轮撞击小腿，撞击处发生胫腓骨骨干骨折。

2. 间接暴力　暴力通过传导、杠杆、旋转和肌收缩使肢体远处发生骨折，如跌倒时以手掌撑地，依其上肢与地面的角度不同，暴力向上传导，可致桡骨远端骨折或肱骨髁上骨折。骤然跪倒时，股四头肌猛烈收缩，可致髌骨骨折。

3. 积累性劳损　长期、反复、轻微的直接或间接损伤可致肢体某一特定部位骨折，如持续远距离行走易致第2、3跖骨及腓骨下1/3骨干骨折，称为应力性骨折。

（二）骨折的分类

（1）根据骨折处皮肤、黏膜的完整性分为闭合性骨折和开放性骨折。骨折处皮肤或黏膜完整，骨折端不与外界相通为闭合性骨折。骨折处皮肤或黏膜不完整，骨折端与外界相通为开放性骨折。

（2）根据骨折的程度和形态分为不完全骨折和完全骨折。不完全骨折又分为裂缝骨折和青枝骨折，骨的完整性和连续性部分中断。完全性骨折根据骨折线的方向及其形态分为横行骨折、

斜行骨折、螺旋形骨折、粉碎性骨折、压缩性骨折、嵌插骨折、凹陷性骨折、骨骺分离(图 13-6-1)。

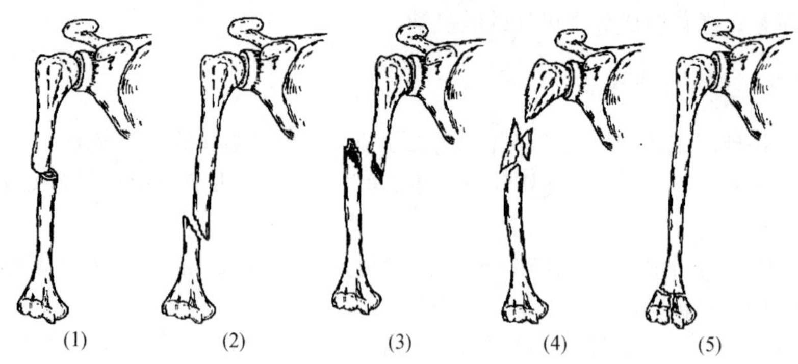

图 13-6-1 完全性骨折

(1)横行骨折;(2)斜行骨折;(3)螺旋形骨折;(4)粉碎性骨折;(5)T 形骨折

(3)根据骨折端稳定程度分为稳定性骨折和不稳定性骨折。稳定性骨折骨折端不易移位，如裂缝骨折、青枝骨折、横行骨折、压缩性骨折、嵌插骨折等。不稳定性骨折骨折端易移位或复位后易再移位者，如斜行骨折、螺旋形骨折、粉碎性骨折等。

(三)骨折的移位

骨折受暴力的作用、肌肉和骨折远侧段肢体重量的牵拉、不恰当的搬运和治疗等因素的影响，多数骨折骨折段均有不同程度的移位。以成角移位、侧方移位、缩短移位、分离移位、旋转移位在临床中较为常见(图 13-6-2)。

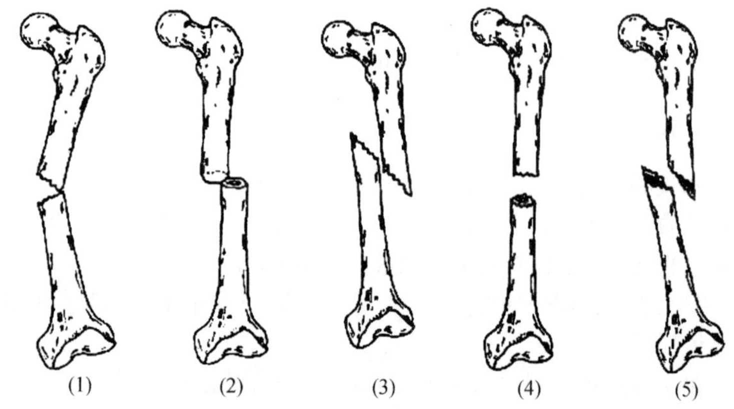

图 13-6-2 骨折的移位方向

(1)成角移位;(2)侧方移位;(3)缩短移位;(4)分离移位;(5)旋转移位

二、骨折的临床表现及 X 线检查

(一)临床表现

大多数骨折一般只引起局部症状，严重骨折和多发性骨折可导致全身反应。

1. 全身表现 主要表现出血性休克和发热。成人骨盆骨折出血量可达 500～5000ml，股骨干骨折出血量可达 300～2000ml，均可引起休克。骨折血肿吸收可导致吸收热，开放性骨折可导致感染发热。

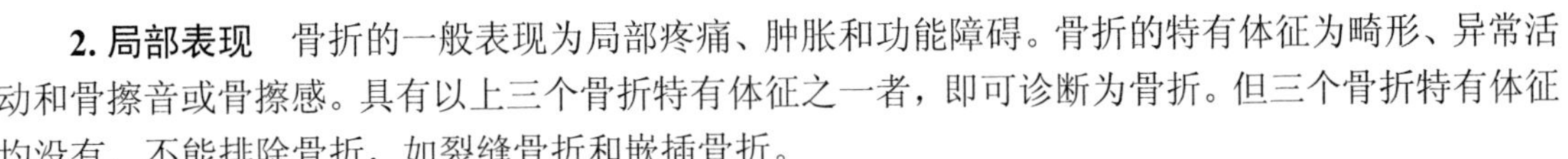

2. 局部表现　骨折的一般表现为局部疼痛、肿胀和功能障碍。骨折的特有体征为畸形、异常活动和骨擦音或骨擦感。具有以上三个骨折特有体征之一者，即可诊断为骨折。但三个骨折特有体征均没有，不能排除骨折，如裂缝骨折和嵌插骨折。

（二）骨折的 X 线检查

X 线检查对骨折的诊断和治疗具有重要价值。凡疑为骨折者应常规进行 X 线检查。X 线检查有助于了解骨折的部位和类型、骨折端移位情况。骨折 X 线检查时应拍摄包括邻近一个关节在内正侧位片，一些特殊部位拍摄方式可能不一，如掌骨和跖骨应拍正位及斜位片。对不易确定的损伤还需拍摄对侧相应部位的 X 线片，加以对比。初次 X 线检查未见明显骨折线，但临床症状显著的患者，应于伤后 2 周复查 X 线结果。

除 X 线检查外，对于解剖部位复杂，X 线检查难以做出诊断的骨折，可选用 CT 检查，如骨盆和关节内的骨折。脊柱骨折时，为了更好地判断脊髓损伤的情况，可选用 MRI 检查。

三、骨折的并发症

严重的骨折伴有或所致的重要组织或重要器官损伤，并有严重的全身反应，甚至危及患者的生命。骨折的并发症分为早期并发症和晚期并发症。

（一）早期并发症

1. 休克　严重创伤，骨折引起大出血或重要器官损伤所致。

2. 脂肪栓塞综合征　发生于成人，因骨折处髓腔内的脂肪滴进入破裂的静脉窦内，引起肺、脑脂肪栓塞。

3. 重要内脏器官损伤　由创伤或骨折断端所致，如肝、脾破裂；气胸、血胸；膀胱和尿道损伤；直肠损伤等。

4. 重要周围组织损伤　常由骨折断端所致，如伸直型肱骨髁上骨折致肱动脉损伤；肱骨中、下 1/3 交界处骨折致桡神经损伤；脊柱骨折致脊髓损伤。

5. 骨筋膜室综合征　多见于前臂掌侧和小腿，由骨折的血肿和组织水肿或外包扎过紧、局部压迫使骨筋膜室内压力增高所致。

（二）晚期并发症

1. 坠积性肺炎　主要发生于因骨折长期卧床不起的患者。

2. 压疮　严重创伤骨折，长期卧床不起，骶骨部、髋部、足跟部等骨突起处受压，局部血循环障碍，易形成压疮。

3. 下肢深静脉血栓　多见于骨盆骨折或下肢骨折，下肢长时间制动，静脉血回流缓慢，加之创伤所致血液高凝状态，易发生血栓形成。

4. 感染　开放性骨折，特别是污染较重或伴有较严重的软组织损伤者，易发生感染。

5. 损伤性骨化　又称为骨化性肌炎，多见于肘关节，多因骨折后反复暴力复位、牵拉所致。

6. 创伤性关节炎　关节内骨折，关节面遭到破坏，又未能准确复位，骨愈合后使关节面不平整，长期磨损易引起创伤性关节炎，致使关节活动时出现疼痛。

7. 关节僵硬　即指患肢长时间固定，发生纤维粘连，致使关节活动障碍。这是骨折和关节损伤最为常见的并发症。

8. 急性骨萎缩　即损伤所致关节附近的痛性骨质疏松，亦称为反射性交感神经性骨营养不良，好发于手、足骨折后，典型症状是疼痛和血管舒缩紊乱。

9. 缺血性骨坏死 常见股骨颈骨折后股骨头缺血性坏死。

10. 缺血性肌挛缩 由骨筋膜室综合征发展而来，可由创伤或外固定过紧造成。典型的畸形是爪形手和爪形足。

四、骨折的愈合

（一）骨折愈合过程

骨折愈合分为三个阶段：血肿炎症机化期、原始骨痂形成期、骨痂改造塑形期。

1. 血肿炎症机化期 ①骨折导致骨髓腔、骨膜下、周围组织血管破裂出血，在骨折后断端及其周围形成血肿。伤后6～8小时，骨折断端的血肿凝结成块。②严重的损伤和血管断裂使骨折端缺血，可致其部分软组织和骨组织坏死，在骨折处引起无菌性炎症反应。③缺血和坏死的细胞所释放的产物，引起局部毛细血管增生扩张、血浆渗出、水肿和炎性细胞浸润，而使血肿机化形成肉芽组织。④内源性生长因子释放。间充质细胞聚集、增生及血管增生，并向骨细胞转化。未分化的间充质细胞分化形成软骨和骨。肉芽组织内大量胶原纤维，转化为纤维结缔组织，使骨折端成为纤维连接。这一过程约在骨折后2周完成。

2. 原始骨痂形成期 骨内、外膜增生，新生血管长入，成骨细胞大量增生，合成并分泌骨基质，使骨折端附近内、外形成的骨样组织逐渐骨化，形成内骨痂和外骨痂。由软骨基质形成的连接骨痂与内、外骨痂相连，形成原始骨痂。这一过程一般需4～8周。

3. 骨痂改造塑形期 原始骨痂中新生骨小梁逐渐增粗，排列逐渐规则和致密。骨折端死骨不断清除，新骨形成并爬行替代。原始骨痂被板层骨所替代，使骨折部位形成坚强的骨性连接，这一过程需1～2年的时间。

（二）骨折临床愈合标准

临床愈合是骨折愈合的重要阶段，此时患者已可拆除外固定，通过功能锻炼，逐渐恢复患肢功能。其标准如下。

（1）局部无压痛及纵向叩击痛。

（2）局部无异常活动。

（3）X线片显示骨折处有连续性骨痂，骨折线已模糊。

（4）拆除外固定后，如为上肢能向前平举1kg重物持续达1分钟；如为下肢不扶拐能在平地连续步行3分钟，并不少于30步；连续观察2周骨折处不变形。

（三）影响骨折愈合的因素

1. 全身因素

（1）年龄：儿童骨折较成人愈合快，新生儿股骨骨折2周可达坚固愈合，成人股骨骨折一般需3个月左右。

（2）健康状况：健康状况欠佳，特别是患有慢性消耗性疾病者，如糖尿病、营养不良症、恶性肿瘤及钙磷代谢紊乱，骨折愈合时间明显延长。

2. 局部因素

（1）骨折的类型和数量：螺旋形和斜行骨折，骨折断面接触面大，愈合较快。横行骨折断面接触面小，愈合较慢。多发性骨折或一骨多段骨折，愈合较慢。

（2）骨折部位的血液供应：这是影响骨折愈合的重要因素，骨折的部位不同，骨折段的血液供应状况也不同。一般血液供应良好，骨折愈合快。血液供应差，则愈合慢。完全丧失血液供应，可导致缺血坏死。

（3）软组织损伤程度：严重的软组织损伤，特别是开放性损伤，可直接损伤骨折段附近的肌肉、血管和骨膜，破坏从其而来的血液供应，影响骨折的愈合。

（4）软组织嵌入：若有肌肉、肌腱等组织嵌入两骨折端之间，不仅影响骨折的复位，而且阻碍两骨折端的对合及接触，骨折难以愈合甚至不愈合。

（5）感染：开放性骨折，局部感染可导致化脓性骨髓炎，出现软组织坏死和死骨形成，严重影响骨折愈合。

3. 治疗方法的影响

（1）反复多次的手法复位，可损伤局部软组织和骨外膜，不利于骨折愈合，凡已达到功能复位标准者，则不宜再行复位。

（2）切开复位时，软组织和骨膜剥离过多影响骨折段血供，可能导致骨折延迟愈合或不愈合，手术时尽可能少地干扰和破坏局部血液供应。

（3）开放性骨折清创时，过多地摘除碎骨片，造成骨质缺损，影响骨折愈合。

（4）骨折行持续骨牵引治疗时，牵引力过大，可造成骨折段分离，并可因血管痉挛而致局部血液供应不足，导致骨折延迟愈合或不愈合。

（5）骨折固定不牢固，骨折处仍可受到剪切力和旋转力的影响，干扰骨痂生长，不利于骨折愈合。

（6）过早和不恰当的功能锻炼，可能妨碍骨折部位的固定，影响骨折愈合。

五、骨折的治疗

（一）骨折的急救

严重的骨折常是全身严重多发性损伤的一部分。因此，现场急救不仅要注意骨折的处理，更重要的是要注意全身情况的处理。骨折急救的目的是用最为简单而有效的方法抢救生命、保护患肢、迅速转运，以便尽快得到妥善处理。

1. 抢救休克　患者处于休克状态时，应立即输液、输血，并注意保温，尽量减少搬动。

2. 包扎伤口　开放性骨折，伤口出血者应用无菌敷料包扎加压包扎止血，不能止血时，可采用止血带止血，并记录上止血带的时间。若骨折端戳出伤口，并已污染，严禁复位，应送至医院经清创后再复位。

3. 妥善固定　固定是骨折急救的重要措施。凡疑有骨折者，均应按骨折处理。闭合性骨折者，急救时不必脱去患肢的衣裤和鞋袜，以免过多地搬动患肢，增加疼痛。若患肢肿胀严重，可用剪刀将患肢衣袖和裤脚剪开，减轻压迫。骨折有明显畸形，并有穿破软组织或损伤附近重要血管、神经的危险时，可适当牵引患肢，使之变直后再行固定。

骨折急救固定的目的：①避免骨折端在搬运过程中对重要血管、神经、内脏的损伤；②减少骨折端的活动，减轻患者疼痛；③便于运输。

4. 迅速转运　患者经初步处理，妥善固定后，应尽快转运至就近的医院进行治疗。

（二）骨折的治疗原则

骨折的治疗的三大原则，即复位、固定和康复治疗。

1. 复位 是将移位的骨折端恢复正常或近乎正常的解剖关系，重建骨的支架作用。它是治疗骨折的首要步骤，也是骨折固定和康复治疗的基础。早期正确的复位，是骨折顺利愈合的必要条件。

2. 固定 将骨折维持在复位后的位置，使其在良好对位情况下达到牢固愈合，是骨折愈合的关键。

3. 康复治疗 是在不影响固定的情况下，尽快地恢复患肢肌肉、肌腱、韧带、关节囊等软组织的舒缩活动。早期合理的功能锻炼，可促进患肢血液循环，消除肿胀；减少肌萎缩、保持肌肉力量；防止骨质疏松、关节僵硬和促进骨折愈合，是恢复患肢功能的重要保证。

（三）骨折的复位

1. 复位的标准 骨折的复位标准分为解剖复位和功能复位。解剖复位是指骨折段通过复位，恢复了正常的解剖关系，对位和对线完全良好。功能复位是指复位后，两骨折段虽未恢复至正常的解剖关系，但在骨折愈合后对肢体功能无明显影响。

2. 复位的方法 骨折复位方法分为手法复位（又称为闭合复位）和切开复位。手法复位是指应用手法使骨折复位。手法复位应争取一次复位成功，避免多次复位而影响骨折愈合。切开复位是指手术切开骨折部位的软组织，暴露骨折段，在直视下将骨折复位。手法复位和切开复位都具有各自的优、缺点，因此，在选择复位方法时，应对患者的全身和局部情况进行综合判断。

（四）骨折的固定

骨折的固定有内固定和外固定两种方法。

1. 内固定 主要用于闭合复位（手法复位）或切开复位后，采用金属内固定物，如接骨板、螺丝钉、可吸收螺丝钉、髓内钉或带锁髓内钉和加压钢板等，将已复位的骨折予以固定。

2. 外固定 主要用于开放性骨折，有些骨折经切开复位内固定术后，也需加用外固定。常用的外固定有小夹板、石膏绷带、外展支具、持续牵引、骨外固定器等。

（五）康复治疗

康复治疗是骨折治疗的重要阶段，是防止发生并发症和及早恢复功能的重要保证。应遵循动静结合、主动与被动运动相结合、循序渐进的原则，鼓励患者早期进行康复治疗，促进骨折愈合和功能恢复，防止并发症发生。早期阶段，以患肢肌主动舒缩活动为主，骨折上、下关节暂不活动。中期阶段，应开始进行骨折上、下关节活动。晚期阶段，骨折已达临床愈合标准，外固定已拆除，应促进关节活动范围和肌力的恢复。

（六）开放性骨折的处理

开放性骨折即骨折部位皮肤或黏膜破裂，骨折与外界相通。开放性骨折的最大危险是由于创口被污染，大量细菌侵入，并在局部迅速繁殖，导致骨感染。严重者可致肢体功能障碍、残废，甚至引起生命危险。

1. 开放性骨折的处理原则 及时正确处理创口，防止感染，力争将开放性骨折转化为闭合性骨折。

2. 清创时间 原则上，清创越早，感染机会越少，治疗效果越好。在伤后6～8小时内清创，创口绝大多数能一期愈合。

3. 清创原则 ①切除创缘皮肤1～2mm，清除异物，切除污染和失去活力的皮下组织、筋膜、肌肉，尽量保留肌腱、神经和血管的完整性以便修复。②关节韧带和关节囊，若无严重挫伤，应尽

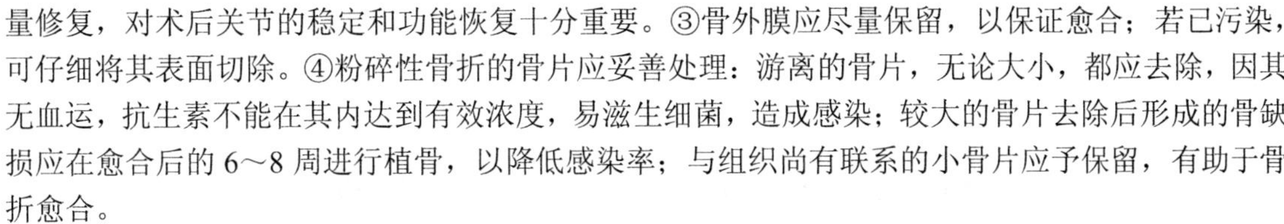

量修复，对术后关节的稳定和功能恢复十分重要。③骨外膜应尽量保留，以保证愈合；若已污染，可仔细将其表面切除。④粉碎性骨折的骨片应妥善处理：游离的骨片，无论大小，都应去除，因其无血运，抗生素不能在其内达到有效浓度，易滋生细菌，造成感染；较大的骨片去除后形成的骨缺损应在愈合后的6～8周进行植骨，以降低感染率；与组织尚有联系的小骨片应予保留，有助于骨折愈合。

4. 骨折的固定与组织修复　清创后，应在直视下将骨折复位，并根据骨折的类型选择适当的内固定方法将骨折固定。修复重要软组织，应争取在清创时予以修复。用引流管，置于创口内最深处，促进引流。

5. 闭合创口　完全闭合创口，争取一期愈合。

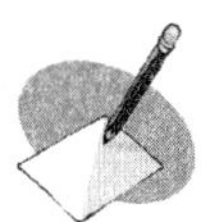

思考题

1. 什么是外科感染？什么是脓毒症？
2. 常用的灭菌和消毒方法有哪些？
3. 试述急性蜂窝织炎和丹毒的区别。
4. 试述烧伤深度的判断。

（朱　敏）

第十四章　妇产科疾病

第一节　妊娠诊断

妊娠是母体承受胎儿在其体内发育成长的过程。卵子受精为妊娠的开始，胎儿及其附属物（即胎盘、胎膜）自母体内排出是妊娠的终止。临床将妊娠全过程共40周分为三个时期：妊娠13周末以前为早期妊娠；妊娠14～27周末为中期妊娠；妊娠28周以上为晚期妊娠。

一、早期妊娠的诊断

（一）症状

1. 停经　已婚育龄妇女，平时月经周期规则，一旦月经过期10日以上，需考虑是否妊娠。停经是妊娠最早的症状，但并不具有特异性，既需与哺乳、环境变化及用避孕药等所引起的闭经区别，又需与各种生理性、病理性因素引起的月经失调、闭经相区别。

2. 早孕反应　约半数妇女于停经6周左右出现头晕、嗜睡、畏寒、流涎、食欲不振、喜食酸物或厌恶油腻、恶心、晨起呕吐及乏力等症状，称为早孕反应。12周左右多自行消失。

3. 尿频　妊娠早期，增大前倾子宫压迫膀胱，可出现尿频。约在妊娠12周以后，增大的子宫体越出盆腔时，症状自然消失。

（二）检查与体征

1. 乳房的变化　自妊娠8周起，受增多的雌激素及孕激素影响，乳腺腺泡及乳腺小叶增生发育，使乳房逐渐增大。孕妇自觉乳房轻度胀痛及乳头疼痛，初孕妇此变化较明显。乳头及乳晕着色加深，乳晕周围有深褐色的蒙氏结节（Montgomery's tubercles）显现。哺乳期妇女如果再次受孕，乳汁分泌明显减少。

2. 生殖器官变化　阴道壁及宫颈充血变软，呈紫蓝色。有些孕妇子宫峡部极软，宫颈和宫体似不相连，称为黑加征（Hegar sign）。妊娠6周后，宫体呈球形，12周后子宫底越出盆腔时，可在耻骨联合上方触及。

（三）辅助检查

1. 妊娠试验　临床多用试纸检测孕妇尿液，在白色显示区上下呈现两条红色线为阳性，表明受检者尿中含人绒毛膜促性腺素（HCG），可协助诊断。

2. 超声波检查　①B型超声波显像法：是妊娠早期快速准确的方法，可见到增大的子宫轮廓，其中有圆形光环，5周以后可见到胎心搏动及胎动。②超声多普勒法：妊娠7周时在增大的子宫区内，用超声多普勒仪能听到有节律、单一高调的胎心音，胎心率多在150～160次/分，可确诊为早期妊娠且为活胎，此外，还可听到脐带血流音。

3. 其他辅助检查

（1）黄体酮试验：对月经过期可疑早孕妇女，每天肌内注射黄体酮 10～20mg，连用 3 天，停药 3～7 天内有阴道流血，可以排除妊娠，如超过 7 日仍未出现阴道流血，妊娠的可能性大。

（2）子宫颈黏液检查：早孕者的宫颈黏液量少质稠，涂片检查无羊齿状结晶而见到排列成行的椭圆体时，妊娠的可能性大。

（3）基础体温测定：双相型体温的妇女，高温持续 18 日不下降，早期妊娠的可能性大，高温持续 3 周以上，则可能性更大。

二、中、晚期妊娠的诊断

妊娠中期以后，临床表现逐渐明显，根据症状、体征、检查及辅助检查，子宫明显增大，能扪到胎体，感到胎动，听到胎心音，即可确诊。

（一）前期表现与症状

有早期妊娠的经过，并自觉腹部增大和胎动。

（二）妇科检查与体征

1. 子宫增大　随妊娠进展子宫逐渐增大。检查腹部时，根据尺测耻上子宫长度（表 14-1-1），可以判断妊娠周数。宫底高度因孕妇的脐耻间距离、胎儿发育情况、羊水量、单或多胎等而有差异，故仅供参考。

表 14-1-1　妊娠各周子宫底高度及子宫长度

妊娠周数	手测子宫底高度（横指）	尺测耻骨上子宫长度（cm）
12 周末	耻骨联合上 2～3	
16 周末	脐耻之间	
20 周末	脐下 1	18（15.3～21.4）
24 周末	脐上 1	24（22.0～25.1）
28 周末	脐上 3	26（22.4～29.0）
32 周末	脐上 3	26（22.4～29.0）
36 周末	剑突下 2	32（29.8～34.5）
40 周末	脐与剑突中点或略高	33（30.0～35.3）

2. 胎动　胎儿在子宫内冲击子宫壁的活动称为胎动。胎动是胎儿情况良好的表现。孕妇于妊娠 18～20 周开始自觉胎动（每小时 3～5 次）。妊娠周数越多，胎动越活跃，但至妊娠末期胎动渐减少。腹壁薄且松弛的孕妇，在腹部可看到胎动，检查腹部时可扪到胎动，也可用听诊器听到胎动音。

3. 胎儿心音　妊娠 18～20 周用听诊器经孕妇腹壁能听到胎儿心音。胎心率每分钟 120～160 次/分，需与脐带杂音、子宫杂音、腹主动脉音及肠蠕动音区别。

4. 胎体　妊娠周数越多，胎体触得越清楚。妊娠 20 周以后，经腹壁可触到子宫内的胎体。妊娠 24 周以后，触诊时已能区分胎头、胎背、胎臀和胎儿肢体。

（三）辅助检查

1. 超声检查　B 超能显示胎儿数目、胎产式、胎先露、胎方位、有无胎心搏动及胎盘位置，且能测量胎头双顶径等多条径线来了解胎儿生长情况，并可观察有无胎儿体表畸形、羊水多少。超声多普勒法能探出胎心音、胎动音、脐带血流音及胎盘血流音。

2. 胎儿心电图　目前国内常用间接法检测胎儿心电图，通常在妊娠 12 周以后即能显示较规律的图形，妊娠20周后的成功率更高，由于本法为非侵入性，故可以反复使用。

三、妊娠的鉴别诊断

（一）与其他疾病的鉴别

1. 子宫肌瘤 早期妊娠子宫可误诊为子宫肌瘤或子宫腺肌症，但这些情况一般没有停经史，子宫较硬。若有疑问，可做妊娠试验鉴别。

2. 卵巢肿瘤 早孕子宫偶可误诊为卵巢肿瘤。仔细作双合诊，必要时作B超检查，不难鉴别。

3. 假孕 为幻想妊娠，多见于绝经妇女或迫切希望妊娠的妇女。患者有停经史、早孕反应、腹部逐渐增大（系脂肪堆积、肠充气所致），乳房可增大且有分泌，有时有皮肤色素沉着。由于肠蠕动及腹壁肌肉收缩，患者认为是胎动。超声检查，子宫不增大，也无胎儿存在。

（二）胎儿死亡的鉴别

孕早期对死胎的鉴别不容易，需多次检查子宫，证明几周来子宫没有增大或反而缩小，也可采用超声检查。妊娠后半期，胎动消失会引起孕妇的注意。若反复未能听到胎心音，表示胎儿死亡。对腹壁肥厚或羊水过多者，最好做超声检查。

第二节 妊娠高血压综合征

妊娠高血压综合征（pregnancy-induced hypertension syndrome，PIH，简称妊高征）是妊娠期妇女所特有而又常见的疾病。妊娠高血压综合征按严重程度分为轻度、中度和重度，重度妊娠高血压综合征又称为先兆子痫（子痫前期）和子痫，子痫即在高血压基础上有抽搐。本病常发生于妊娠20周以后，临床表现为高血压、水肿、蛋白尿，严重时出现抽搐、昏迷，心、肾功能衰竭甚至母婴死亡。迄今为止，仍为孕产妇及新生儿死亡的重要原因。

一、病　因

妊高征的病因，至今尚未完全阐明。

（一）妊高征的好发因素

根据流行病学调查发现，妊高征发病可能与以下因素有关：①精神过分紧张或受刺激致使中枢神经系统功能紊乱者；②寒冷季节或气温变化过大；③小于20岁、大于30岁初孕妇；④羊水过多、双胎妊娠、巨大胎儿致子宫张力过高者；⑤有高血压家族史，尤其是孕妇母亲有妊高征病史者；⑥营养不良、贫血者；⑦有慢性高血压、慢性肾炎、糖尿病病史者；⑧体形矮胖者。

（二）主要脏器病理变化

（1）子宫：胎盘正常妊娠时，子宫血管的生理性改变，表现在蜕膜与子宫肌层的螺旋小动脉卷曲、粗大，管腔无弹性，以利于增加子宫-胎盘的血液供应。妊高征时这种变化仅限于蜕膜层的部分血管，而子宫肌层与蜕膜其他部分血管则发生急性动脉粥样硬化，使其管腔直径减小到正常妊娠时的一半，影响母体血液对胎儿的供应，损害胎盘功能，导致胎儿宫内发育迟缓。严重时发生螺旋动脉栓塞，蜕膜坏死出血，导致胎盘出血和胎盘早期剥离。

（2）肾：肾内小动脉痉挛收缩而引起组织缺氧，血管壁内皮细胞肿胀，体积增大而妨碍血液畅通。肾小球病灶内可有大量成堆的葡萄状脂质，肾小球也可能有梗死，内皮下有纤维样物质沉积，使肾小球前小动脉极度狭窄。

（3）脑：脑部小动脉痉挛，引起脑组织缺血、缺氧，脑血管调节功能丧失，引起点状或局限性斑状出血。若痉挛性收缩时间过长，还可发生微血管内血栓形成和局部脑实质组织软化。血管明显破裂时，则发生大面积脑出血。

（4）心血管：冠状小动脉痉挛时，可引起心肌缺血、间质水肿及点状出血与坏死，偶可见个别毛细血管内栓塞。

（5）肝：病情严重时，肝内小动脉痉挛后继以扩张松弛，血管内突然充血，使静脉窦内压力骤然升高，门静脉周围可能发生局限性出血。若小动脉痉挛持续时间达 2 小时，肝细胞可因缺血缺氧而发生不同程度的坏死。

（三）分类

目前国内外尚未统一。为诊断治疗的需要，参照 1999 年世界卫生组织和国际高血压学会公布的高血压指南，结合国内现行的分类，主要分为轻、中、重度妊高征（表 14-2-1）。

表 14-2-1　妊高征分类

分类	临床表现
轻度妊高征	血压≥140/90mmHg，<150/100mmHg，或较基础血压升高 30/15 mmHg，可伴有轻微蛋白尿，（<0.5g/24h）和（或）伴有水肿
中度妊高征	血压≥150/100mmHg，<160/110mmHg，蛋白尿+（≥0.5g/24h）和（或）伴水肿，无自觉症状或有轻微头痛
重度妊高征	（1）先兆子痫：血压≥160/110mmHg，尿蛋白++～++++（≥5g/24h）和（或）伴水肿，有头痛、眼花、胸闷等自觉症状
	（2）子痫：在子痫前期的基础上有抽搐或昏迷

注：血压如不符合以上标准时，以其收缩压或舒张压高者为准。如血压为 170/100mmHg 或 150/110mmHg，则均归入重度妊高征

二、临床表现

（一）轻度妊高征

轻度妊高征主要临床表现为血压轻度升高，可伴微量蛋白尿或水肿，此阶段可持续数日至数周，可逐渐发展，也可迅速恶化。

1. 高血压　孕妇在未孕前或妊娠 20 周前血压（即基础血压）不高，而至妊娠 20 周后血压开始升高至 140/90mmHg 或超过原基础血压 30/15mmHg 者，诊断为异常。

2. 蛋白尿　蛋白尿的出现常略迟于血压升高，量微小（<0.5g/24h），开始时可无。

3. 水肿　最初表现为体重异常增加（隐性水肿），每周超过 0.5kg。若体内积液过多，将导致临床可见的水肿。水肿多由踝部开始，渐延至小腿、大腿、外阴部、腹部，按之凹陷，称为凹陷性水肿。

（二）中度妊高征

中度妊高征血压≥150/l00mmHg，但不超过 160/110mmHg。尿蛋白持续存在，（+）表示 24 小时尿液中蛋白量≥0.5g；无自觉症状或有轻度头晕。

（三）重度妊高征

重度妊高征为病情的进一步发展。血压高达 160/110mmHg 或更高，24 小时尿中蛋白排出量≥5g，可有不同程度的水肿，并有一系列自觉症状出现。此阶段可分为先兆子痫和子痫。

1. 先兆子痫 在高血压及蛋白尿等的基础上，患者出现头痛、眼花、恶心、胃区疼痛及呕吐等症状。表示颅内血管病变的进一步发展，抽搐可能立即发生，称为先兆子痫。因此，必须高度警惕，积极治疗，防止子痫发生。

2. 子痫 在先兆子痫的基础上抽搐发作，或伴有昏迷。少数病例病情进展迅速，子痫前期的症状不明显而骤然发生抽搐。子痫典型发作过程为先表现眼球固定，瞳孔散大，瞬间头转向一侧，牙关紧闭，继而口角及面部肌肉颤动，数秒钟后发展为全身及四肢肌肉强直，双手紧握，双臂直伸，迅速发生强烈抽动。抽搐时呼吸暂停，面色青紫。1 分钟左右抽搐强度减弱，全身肌肉松弛，以深长的鼾音作吸气而后恢复呼吸。患者一般在此时尚未恢复神志。抽搐发作前及抽搐期间，患者神志丧失。抽搐次数少及间隔长者，抽搐后短期即可苏醒；抽搐频繁持续时间较长者，往往陷入深昏迷。在抽搐过程中易发生唇舌咬伤甚至有过舌被咬断者，摔伤甚至骨折，昏迷时呕吐物可造成窒息或致吸入性肺炎。

子痫多发生于妊娠晚期或临产前，称为产前子痫。少数在产时发生，称为产时子痫。个别发生于产后 24 小时内，称为产后子痫。

三、诊　　断

根据病史和典型的临床表现，诊断并不困难。

（一）病史

详细询问患者于孕前及妊娠 20 周前有无高血压、肾炎、糖尿病及抽搐等征象。有无家族史，此次妊娠经过有无蛋白尿或水肿，出现异常现象的时间，特别应注意有无头痛、视力改变、上腹不适等。

（二）临床表现

一经诊断为妊高征，应随时注意有无头痛、眼花、胸闷、恶心及呕吐等症状。这些自觉症状的出现，表示病情发展已进入先兆子痫阶段，应及时作相应检查与处理。

1. 高血压 需与基础血压相比较。如有血压升高，需休息 0.5～1 小时后复测，方能正确地反映血压情况。当基础压为 90/60mmHg，而妊娠后血压升为 120/80mmHg，虽未达高血压诊断标准，但血压增高已超过 30/15mmHg，仍可做出诊断。

2. 尿蛋白 应取中段尿进行检查，凡 24 小时尿蛋白定量达 0.5g 为异常。蛋白尿的出现及量的多少，反映肾小动脉痉挛造成肾小管细胞缺氧及其功能受损的程度，应予以重视。

3. 水肿 妊娠后期水肿发生的原因，除妊高征外，还可由于增大子宫压迫下腔静脉使血液回流受阻、营养不良性低蛋白血症及贫血等引起。因此，水肿的轻重并不一定反映病情的严重程度。水肿并不明显者，有可能迅速发展为子痫。此外，水肿不明显，但体重于 1 周内增加≥500g，也应予以重视。

4. 抽搐与昏迷 是本病发展到严重阶段的表现，应特别注意发作状态、频率、持续时间及间隔时间，注意神志情况。

（三）实验室和辅助检查

1. 血液检查　测定血红蛋白含量，血细胞比容>35%、血浆黏度>1.6、全血黏度>3.6，表示血液浓缩。重症患者应测定血小板计数、凝血时间、凝血酶原时间、纤维蛋白原和鱼精蛋白副凝固试验（3P 试验），以了解有无凝血功能异常。此外，测定血电解质含量及二氧化碳结合力也十分重要，便于了解有无电解质紊乱及酸中毒。

2. 肝肾功能检查　如谷丙转氨酶、血尿素氮、非蛋白氮、肌酐及尿酸等测定。必要时重复测定，以便综合判断。

3. 眼底检查　视网膜小动脉可以反映体内主要器官的小动脉情况。因此，眼底改变是反映妊高征严重程度的一项重要标志，对估计病情和决定处理均有重要意义。眼底的主要改变为视网膜小动脉痉挛，动静脉管径之比可由正常的 2∶3 变为 1∶2 甚至 1∶4，提示痉挛的加重，有考虑终止妊娠的必要。严重时可出现视网膜水肿、视网膜剥离，或有棉絮状渗出物及出血，患者可能出现视物模糊或突然失明，这些情况产后多可逐渐恢复。

4. 尿液检查　测尿相对密度、尿常规，当尿相对密度≥1.020 时，说明尿液浓缩。尿蛋白检查在重度子痫前期患者应每日 1 次。

5. 其他　心电图、超声心动图、胎盘功能、胎儿成熟度检查、脑血流图检查等，可视病情而定。

（四）鉴别诊断

妊高征应与妊娠合并原发性高血压或慢性肾炎等相鉴别。子痫应与癫痫、脑出血、癔症、糖尿病所致的酮症酸中毒或高渗性昏迷、低血糖昏迷等相鉴别。

（五）妊高征对母儿影响

1. 对孕产妇的影响　妊高征，特别是重度妊高征，可发生妊高征心脏病并发心力衰竭、胎盘早剥、肺水肿、凝血功能障碍、脑溢血、肾衰竭、产后出血及产后血液循环障碍等。而脑溢血、妊高征并发心力衰竭及凝血功能障碍为妊高征患者的主要死亡原因。

2. 对胎儿的影响　妊高征时，由于子宫血管痉挛所引起的胎盘供血不足、胎盘功能减退，可致胎儿窘迫、胎儿宫内发育迟缓、死胎、死产、早产、新生儿窒息和死亡。

四、防　　治

（一）预防

积极开展孕期宣教保健工作，加强产前检查，严密观察血压、尿蛋白、水肿及体重的变化。

（二）治疗

1. 轻度妊高征　应酌情增加孕期检查次数，密切注意病情变化，防止病情发展。①休息：适当减轻工作，保证充分睡眠，必要时住院治疗。②左侧卧位：休息及睡眠时取左侧卧位，可减轻右旋的子宫对下腔静脉的压力，增加回心血量，改善肾血流量增加尿量，并有利于维持正常的子宫胎盘血液循环。③饮食：应注意摄入足够的蛋白质、维生素，补足铁和钙剂。食盐不必严格限制，长期低盐饮食可引起低钠血症，易发生产后虚脱。④药物：为保证休息与睡眠，可给予适量的镇静剂口服。轻度妊高征患者经上述处理，病情多可缓解。但亦有少数病例，病情继续发展。有所谓轻症病例可能突然恶化甚至迅速进入子痫状态者需密切注意。⑤本病中医证候以肝阳上亢为主，但有阴虚肝旺、脾虚肝旺之别。阴虚肝旺者，以头晕目眩为主；脾虚肝旺者，以头胀眩晕伴面浮肢肿为主。治疗分别以养阴平肝、健脾利湿之法。

2. 中、重度妊高征 一经确诊，应住院治疗，积极处理，防止子痫及并发症的发生。治疗原则为解痉、降压、镇静、合理扩容，必要时利尿，适时终止妊娠。①解痉：镁离子能抑制运动神经末梢对乙酰胆碱的释放，阻断神经和肌肉间的传导，从而使骨骼肌松弛，故能较好地预防和控制子痫发作。②镇静：地西泮有镇静、催眠、抗惊厥、肌肉松弛作用，口服 5mg，3 次/日，或 10mg 肌内注射，重症采用静脉注射。③降压：肼屈嗪为周围血管扩张剂，能降低外周阻力，增加心排血量，故为首选。④扩容：原则是在解痉的基础上扩容，可用白蛋白、全血、低分子右旋糖酐等扩容治疗，治疗中应严密观察脉搏、呼吸、血压及尿量，防止肺水肿及心力衰竭的发生。⑤利尿：仅限于全身性水肿、急性心力衰竭、肺水肿、脑水肿者。常用药物有呋塞米、甘露醇等。⑥适时终止妊娠：是治疗妊高征的根本。对重症病例经积极治疗 24～48 小时无明显好转者；先兆子痫者，胎龄已超过 36 周，经治疗好转者；胎龄不足 36 周，胎盘功能检查提示胎盘功能减退，而胎儿已成熟者；子痫控制后 6～12 小时者，应及时终止妊娠。

3. 子痫的处理 子痫为重度妊高征最严重阶段，一旦发生抽搐，母儿死亡率均明显增高，故尤需注意。①控制抽搐：一旦抽搐发作，应尽快控制。药物首选硫酸镁。必要时加用镇静降压药。②护理：防止受伤：子痫时患者神志不清，防止受伤十分重要，必须专人护理，加用床档，以防患者从床上跌落。③严密监护：密切监测血压、脉搏、呼吸、体温及尿量（留置导尿管），记录液体出入量。及时进行血、尿化验及眼底、心电图等特殊检查。及早发现与处理脑出血、肺水肿、急性肾衰竭等并发症。④终止妊娠：停止抽搐后尽早终止妊娠，一般在 12～24 小时内终止妊娠为宜。

五、本病研究最新进展

妊娠高血压综合征是产科最常见的合并症，也是导致孕产妇与围产儿病率及死亡率增加的最常见原因之一。近年来国际上对 PIH 的临床表现与妊娠结局的关系做了大量研究。在现行的妊娠高血压疾病分类方法中，水肿不作为诊断标准；血压≥140/90mmHg，即可诊断高血压，不考虑基础血压；尿蛋白定量为≥0.3g/24h，提示孕妇尿中如出现蛋白，母婴预后不良。新的分类方法更注重客观指标，更注重对孕妇各脏器功能损害及胎儿宫内情况的监测。

第三节 妇科炎症

妇科炎症是女性的常见疾病，主要是指女性生殖器官的急性和慢性炎症。女性的多种器官都可以发生，具体包括女性外阴炎、阴道炎、宫颈炎、盆腔炎等，其中以阴道炎和宫颈炎最为高发。妇科炎症具有高发、难治愈、易复发的特点，严重影响女性的正常工作和生活。

一、滴虫性阴道炎

滴虫性阴道炎（trichomonal vaginitis，TV）是常见的阴道炎，由阴道毛滴虫所引起。滴虫呈梨形，是一种厌氧的寄生原虫。25～40℃、pH 为 5.2～6.6 的潮湿环境适宜其生长。

（一）病因

月经前后，隐藏在腺体及阴道皱襞中的滴虫常得以繁殖，引起炎症的发作。它能消耗或吞噬阴道上皮细胞内的糖原，阻碍乳酸生成。由于感染的阴道毛滴虫消耗了阴道内的糖原，破坏了阴道的自净防御功能，继发细菌感染所致。滴虫经性交直接传播，或可经公共浴池、浴盆、浴巾、游泳池、坐便器、衣物、器械及敷料等间接传播。

（二）临床表现

主要症状是白带增多及外阴瘙痒，白带为稀薄的泡沫状。若有其他细菌混合感染则分泌物呈脓性，可有腥臭味。瘙痒部位主要为阴道口及外阴，间或有疼痛、灼热、性交痛等。尿道口感染时，可有尿频、尿痛，有时可见血尿。检查时见阴道黏膜充血、水肿，有散在红色斑点，阴道穹后部有多量液性泡沫状白带或脓性泡沫状白带。少数患者阴道内有滴虫而无炎症反应，称为带虫者。带虫者阴道黏膜常无异常。

（三）诊断

取阴道分泌物，用悬滴法在低倍光镜下找到活动滴虫即可确诊。少数不能确诊者可做滴虫培养。

（四）治疗

患者常同时伴有尿道、尿道旁腺、前庭大腺的滴虫感染，所以治疗宜全身用药，单独局部治疗效果欠佳。

1. 全身用药 甲硝唑 200～400mg，2～3 次/日，连用 5～7 天，初期患者可顿服 2g。口服吸收好，疗效高，毒性小，服用方便。性伴侣应同时治疗。对甲硝唑 2g 单次口服。治疗失败且排除再次感染者，增加甲硝唑疗程及剂量仍有效。若为初次治疗失败，可重复使用甲硝唑 400mg，日二次口服，连服 7 日。若治疗仍效果不佳，给予甲硝唑或替硝唑 2g，每日 1 次，连服 5 日。

2. 局部用药 甲硝唑片 0.2g 每晚塞入阴道 1 次，10 次为一个疗程。局部用药前，可先用 1%乳酸液或 0.1%～0.5%醋酸液冲洗阴道，改善阴道内环境，以提高疗效。

3. 治愈标准 滴虫阴道炎常于月经后复发，故治疗后检查滴虫阴性时，仍应每次月经后复查白带，若经 3 次检查均阴性，方可称为治愈。

4. 预防 作好卫生宣传，积极开展普查普治工作，消灭传染源，切断传播途径。浴盆、浴巾等用具应消毒。医疗单位必须作好消毒隔离，防止交叉感染。

（五）本病研究的最新进展

1. 非妊娠期 TV 的治疗 2006 年美国疾病预防控制中心（CDC）推荐治疗方案：甲硝唑 2g，单次口服；或替硝唑 2g，单次口服。替代方案：甲硝唑 500mg，2 次/日，连服 7 日。甲硝唑的治愈率为 90%～95%，替硝唑的治愈率为 86%～100%。性伴侣同时接受治疗可提高治愈率。不能耐受口服或不适宜全身用药者可选择阴道局部给药，但美国 CDC 认为，阴道外用甲硝唑凝胶比口服用药有效率低，一般不足 50%。

2. 妊娠期和哺乳期 TV 的治疗 2006 年美国 CDC 推荐治疗方案为甲硝唑 2g，单次口服。美国食品药品管理局，已将甲硝唑列为 B 类药。而中国药物手册等仍将甲硝唑列为妊娠期禁用药，所以在应用前应获得患者及其家属知情同意，以避免不必要的医疗纠纷。动物实验证实，替硝唑可引起不良后果，但其在妊娠妇女的安全性并未进行评估，美国食品药品管理局将替硝唑列为 C 类药，所以不推荐作为妊娠期 TV 的治疗。

二、念珠菌性阴道炎

念珠菌性阴道炎是一种常见的阴道炎，发病率仅次于滴虫性阴道炎。由念珠菌中的白色念珠菌感染所致。念珠菌对热的抵抗力不强，加热至60℃ 1小时即可死亡。白色念珠菌为条件致病菌，约10%非孕妇女及1/3孕妇阴道中有此菌寄生，并不引起症状。适合念珠菌繁殖的pH为5.5～6.5。

（一）病因

（1）当阴道糖原增加、酸度升高时，或在机体抵抗力降低的情况下，白色念珠菌可成为致病的原因。

（2）长期应用广谱抗生素和肾上腺皮质激素，可导致机体内菌群失调，改变了阴道内微生物之间的相互制约关系，抗感染的能力下降。使念珠菌感染大为增加。此外，复合维生素B缺乏、严重的传染性疾病和其他消耗性疾病均可成为白色念珠菌繁殖的有利条件。

（3）妊娠期阴道上皮细胞糖原含量增加，阴道酸性增强，加之孕妇的肾糖阈降低，常有营养性糖尿，小便中糖含量升高而促进白色念珠菌的生长繁殖。

（二）临床表现

念珠菌感染最常见的症状是白带多，外阴及阴道瘙痒、灼痛，严重时坐卧不宁，异常痛苦，还可伴有尿频、尿痛及性交痛。

急性期白带增多，典型白带呈白色稠厚凝乳或豆渣样。见外阴抓痕，阴道黏膜高度红肿，可见白色鹅口疮样斑块附着，易剥离，急性期还可能见到糜烂及浅表溃疡，以阴道下1/3明显，严重者可遗留瘀斑。

（三）诊断

在阴道分泌物中找到白念珠菌孢子和假菌丝即可确诊。对非典型病例或疑似病例，须作阴道分泌物培养。

（四）治疗

1. 预防 合理应用广谱抗生素及激素，注意防止交叉感染，对其他部位白色念珠菌感染应予治疗。

2. 消除诱因 若有糖尿病应积极治疗。及时停用广谱抗生素、雌激素。勤换内裤，用过的内裤、盆及毛巾均应用开水烫洗。

3. 局部用药 可选用下列药物放于阴道内：克霉唑栓剂或片剂，咪康唑栓剂，每晚1粒（150mg）或1片（250mg），连用7日。局部用药前可用2%～4%碳酸氢钠液冲洗阴道，改变阴道酸碱度，造成不利于念珠菌生长的条件。外阴涂布克霉唑软膏，每晚1次，连用7次，也可用中药清洗外阴。

4. 全身用药 氟康唑150mg，顿服；酮康唑200～400mg，每日1次口服，连用5日，此药损害肝脏，用药前及用药中应监测肝功能，有肝炎病史者禁用，孕妇禁用。

5. 复发病例的治疗 念珠菌阴道炎治疗后容易在月经前复发。对复发病例应检查原因，如是否有糖尿病、应用抗生素、雌激素等，消除诱因。性伴侣应进行念珠菌的检查及治疗。由于肠道念珠菌及阴道深层念珠菌是重复感染的重要来源，抗真菌剂以全身用药为主，加大抗真菌剂的剂量及应用时间，如氟康唑150mg，每日1次口服，连用5日，然后每2周或每月单次给予150mg，连用3～6个月。

（五）本病研究的最新进展

念珠菌性阴道炎发病率仅次于滴虫性阴道炎，治疗后极易复发，严重威胁着全球数以万计妇女的身心健康。近年来，在该病的病因学和治疗学方面研究较多，特别是治疗药物和外用制剂方面。药理实验证明，很多单味中药就有很强的杀菌、消炎及调整阴道内环境的作用。中药复方治疗该病亦在临床广泛应用。除口服中药外，通过中药煎剂冲洗、熏洗坐浴等方法对外阴、阴道黏膜有消炎、止痒、止痛的作用。中药疗效较好，毒副作用低，在治疗阴道炎方面将会有更好的前景。

三、老年性阴道炎

老年性阴道炎常见于绝经后的老年妇女，患病率高，约 45%的绝经后妇女会发生相关症状，且病程漫长，严重影响绝经后妇女的生活质量。

（一）病因

因卵巢功能衰退，雌激素水平降低，阴道壁萎缩，黏膜变薄，上皮细胞内糖原含量减少，阴道内 pH 增高，局部抵抗力降低，致病菌容易入侵繁殖引起炎症。此外，手术切除双侧卵巢、卵巢功能早衰、盆腔放疗后、长期闭经、长期哺乳等均可引起本病发生。

（二）临床表现

主要症状为阴道分泌物增多呈黄水状，严重者呈血样脓性白带，外阴瘙痒、灼热感。检查见阴道呈老年性改变，上皮萎缩，皱襞消失，上皮菲薄。阴道黏膜充血，有点状或片状出血点，有时见浅表溃疡。

（三）诊断

根据年龄及临床表现，诊断一般不难，但应排除其他疾病才能诊断。

（1）取阴道分泌物检查滴虫及念珠菌，排除滴虫性阴道炎和念珠菌阴道炎等。

（2）对血性白带者，应与子宫恶性肿瘤鉴别，需常规作宫颈刮片，必要时行分段诊刮术。

（3）对阴道壁肉芽组织及溃疡需与阴道癌相鉴别，可行局部组织活检。

（四）治疗

治疗原则为增加阴道抵抗力及抑制细菌的生长。

1. 增加阴道酸度　用 1%乳酸液或 0.1%～0.5%醋酸液冲洗阴道，每日 1 次。

2. 使用抗生素　甲硝唑 200mg 或氧氟沙星 100mg，放于阴道深部，每日 1 次，7～10 日为一个疗程。

3. 增加阴道抵抗力　炎症较重者，需应用雌激素制剂。雌激素可以局部或全身给药。己烯雌酚 0.125～0.25mg，每晚放入阴道 1 次，7 日为一个疗程，或用 0.5%己烯雌酚软膏涂布。全身用药可口服尼尔雌醇，首次 4mg，以后每 2～4 周 1 次，每次 2mg，维持 2～3 个月。乳腺癌或子宫内膜癌患者禁用雌激素制剂。

（五）本病研究的最新进展

近年经阴道补充雌激素的应用日益增多，目前阴道用雌激素的种类多种多样，剂型有栓剂、片剂、霜剂及硅胶环缓释系统。有研究对局部用低剂量雌激素治疗阴道萎缩的效能和安全性做了系统评价，结果显示，与安慰剂和润滑剂比较，阴道给予低剂量雌激素能明显缓解阴道萎缩引起的相关症状，应用各种剂型治疗并无显著性差异，但从患者使用的难易度、舒适度及满意度等方面看，患者更容易接受雌激素缓释阴道环。阴道环可由患者自行置入和取出，每个环可持续使用3个月，由于其使用方便而舒适，易为患者接受，有良好应用前景。长期应用时药物的积累效应不容忽视，应监测子宫内膜厚度或适时行内膜活检。

四、宫 颈 炎

宫颈炎（cervicitis）是育龄妇女的常见病，分为急性和慢性两种。临床上以慢性宫颈炎多见。

（一）病因

长期慢性机械性刺激是导致宫颈炎的主要诱因，多由于分娩、流产或手术损伤宫颈后发生。病原体主要为葡萄球菌、链球菌、大肠杆菌和厌氧菌，其次是淋病双球菌、结核杆菌，原虫中有滴虫和阿米巴。特殊情况下为化学物质和放射线所引起。

（二）临床表现

1. 急性宫颈炎 白带增多，呈脓性，伴下腹及腰骶部坠痛，或有尿频、尿急、尿痛等膀胱刺激征。妇科检查见宫颈充血，水肿，有触痛。

2. 慢性宫颈炎 白带多，呈乳白色黏液状，或淡黄色脓性，或白带中夹有血丝，或性交出血，伴外阴瘙痒。当炎症沿子宫骶骨韧带扩散到盆腔时，可有腰骶部疼痛，下腹部坠胀感及痛经等，每于经期、排便、性交时加重。轻者可无症状。

此外，黏稠脓性的白带不利于精子穿过，可引起不孕。妇科检查见宫颈不同程度的糜烂，肥大或有息肉。

（三）诊断

根据典型临床表现做出诊断并不困难，但明确病原体困难。诊断依据如下。

（1）典型的临床表现：见上述急性宫颈炎和慢性宫颈炎的临床表现。

（2）妇科检查：①急性宫颈炎，可见宫颈充血水肿或糜烂，有脓性分泌物自宫颈管排出，触动宫颈时可有疼痛感。②慢性宫颈炎，可见宫颈有不同程度的糜烂、肥大、息肉、腺体囊肿、外翻等表现，或见宫颈口有脓性分泌物，触诊宫颈较硬，如为宫颈糜烂或息肉，可有接触性出血。

（3）宫颈刮片：示巴氏Ⅱ级。

（4）病情较重者，可做宫颈活检以明确诊断。

（5）宫颈糜烂或息肉与早期宫颈癌较难以鉴别，后者组织较硬、脆、易出血，必须依靠做宫颈刮片找癌细胞，必要时做阴道镜检查及宫颈组织活检进行鉴别。

（四）治疗

1. 急性宫颈炎 急性子宫颈炎的治疗方法很多，主要是局部用药。其治疗方法如下：①炎症明显，分泌物多，可用1∶5000呋喃西林液阴道灌洗后，局部喷药，如喷呋喃西林粉等。但灌洗时应注意无菌操作，以免交叉感染。②有全身症状者，如下腹疼痛、腰痛、尿频等，可采用抗生素治疗。③注意外阴卫生，防止交叉感染，急性期禁止性生活，注意适当休息。

2. 慢性宫颈炎 慢性宫颈炎多因分娩、流产或手术造成宫颈损伤感染等原因引起，治疗以局部治疗为主，有物理疗法和化学疗法等，此外，中医辨证论治慢性宫颈炎，临床疗效较好。

（五）本病研究的最新进展

研究显示宫颈癌的发生与慢性宫颈炎有密切的关系。调查研究发现，目前中医药治疗慢性宫颈炎主要有外治疗法、内服疗法、内外兼治疗法及药物配合物理疗法等，且中医药治疗慢性宫颈炎有独特优势，疗效肯定，治疗方法简单易行，值得临床推广及进一步深入研究。

五、盆 腔 炎

盆腔炎（pelvic inflammatory disease，PID）指女性上生殖道及其周围组织的炎症，主要包括子宫内膜炎、输卵管炎、输卵管卵巢脓肿、盆腔腹膜炎。炎症可局限于一个部位，也可同时累及几个部位，按其发病过程、临床表现可分为急性与慢性两种。PID 多发生于性活跃期有月经的妇女，初潮前或绝经后及月经期但无性生活者，则很少发生。即使发生，也往往是邻近器官炎症扩散的结果。

（一）病因

（1）产后或流产后感染：分娩后产妇体质虚弱，宫颈口未及时关闭，或产后过早有性生活，病原体乘虚侵入宫腔内引起感染。自然流产、药物流产过程中阴道流血时间过长，或有组织物残留于宫腔内，或人工流产手术无菌操作不严格等均可致流产后感染。

（2）宫腔内手术操作后感染：如放置或取出宫内节育环、刮宫术、输卵管通液术、子宫输卵管造影术、宫腔镜检查、黏膜下子宫肌瘤摘除术等，由于术前有性生活或手术消毒不严格或术前适应证选择不当，生殖道原有慢性炎症，经手术干扰而引起急性发作并扩散。

（3）经期卫生不良：不注意经期卫生，使用不洁的卫生巾和护垫，经期盆浴、经期性交等均可使病原体侵入而引起炎症。

（4）邻近器官炎症的直接蔓延：最常见的是阑尾炎、腹膜炎时，由于它们与女性内生殖器官毗邻，炎症可以通过直接蔓延，引起盆腔炎症；患慢性宫颈炎时，炎症也可通过淋巴循环，引起盆腔结缔组织炎。

（5）慢性盆腔炎的急性发作。

（二）临床表现

1. 急性盆腔炎 典型症状是发热，下腹疼痛、拒按，白带量多，呈脓性。可伴乏力、腰痛、月经失调。病情严重者可见高热、寒战、头痛、食欲不振。如有腹膜炎则出现恶心、呕吐、腹胀等消化系统症状。如有脓肿形成，可出现尿频、尿急、尿痛等膀胱刺激症状；还可出现里急后重、肛门坠胀、腹泻和排便困难等直肠刺激症状。出现脓毒血症时，常伴有其他部位脓肿病灶。

2. 慢性盆腔炎 主要临床表现为月经紊乱、白带增多、腰腹疼痛及不孕等，如已形成慢性附件炎，则可触及肿块。全身症状多不明显，有时可有低热、易感疲劳。病程时间较长，部分患者可有神经衰弱症状。慢性炎症形成的瘢痕粘连及盆腔充血，可引起下腹部坠胀、疼痛及腰骶部酸痛，常在劳累、性交、月经前后加剧。

（三）诊断

急性、慢性盆腔炎根据病史、症状和体征可以做出诊断。但是一定要做好鉴别诊断。急性盆腔炎有急性感染病史，需与急性阑尾炎、异位妊娠、卵巢囊肿蒂扭转等相鉴别；慢性盆腔炎要与子宫内膜异位症和卵巢癌相鉴别。

（四）治疗

急性盆腔炎和慢性盆腔炎的治疗是不同的。对于急性盆腔炎患者治疗方面主要是要多休息，补充营养，选择合适的抗生素。慢性盆腔炎采用中西药综合治疗。在急性期应积极彻底地治疗，不应以症状暂时缓解作为治愈的标准。同时，要配合生活调护及预防复发。治疗应解除患者思想顾虑，增强治疗的信心，增加营养，锻炼身体，注意劳逸结合，提高机体抵抗力。

1. 药物治疗 急性盆腔炎或慢性盆腔炎急性发作宜选抗生素治疗，慢性盆腔炎中药治疗较为彻底，需时较长。

2. 物理疗法 温热的良性刺激可促进盆腔局部血液循环。改善组织的营养状态，提高新陈代谢，以利于炎症的吸收和消退。常用的有短波、超短波、离子透入（可加入各种药物如青霉素、链霉素等）、醋疗等。

3. 手术治疗 有肿块如输卵管积水或输卵管卵巢囊肿可行手术治疗。手术以彻底治愈为原则，避免遗留病灶再有复发的机会，行单侧附件切除术或子宫全切除术加双侧附件切除术。对年轻妇女应尽量保留卵巢功能。

4. 中医治疗 慢性盆腔炎中医辨证以湿热型居多，治则以清热利湿、活血化瘀为主。

第四节 妇科肿瘤

妇科肿瘤是指女性生殖器官所发生的肿瘤，可分为良性肿瘤、恶性肿瘤和交界性肿瘤。良性肿瘤常见有子宫肌瘤、卵巢肿瘤、外阴肿瘤等；恶性肿瘤有外阴癌、宫颈癌、卵巢癌、输卵管癌等。女性生殖器官任何部位均可发生肿瘤，其中以子宫和卵巢常见，阴道和输卵管较少见。目前我国妇科肿瘤发病呈年轻化趋势，发病率逐年上升。

一、子宫肌瘤

子宫肌瘤（myoma of uterus，MOU）又称为子宫平滑肌瘤，是女性生殖器官中最常见的良性肿瘤，由平滑肌及结缔组织组成。据统计，30 岁以上妇女约 20%有子宫肌瘤。以多发性子宫肌瘤常见，多见于 30～50 岁妇女，20 岁以下少见。

（一）病因

确切病因尚不明了，根据好发于生育年龄妇女，绝经后肌瘤停止生长，甚至萎缩、消失等，提示子宫肌瘤的发生可能与体内雌激素水平过高，长期受雌激素刺激有关。肌瘤组织对雌激素的高敏感性是其发生的重要因素。

（二）分类

根据肌瘤所在子宫的不同部位，而分为以下几类。

1. 肌壁间肌瘤 肌瘤位于肌壁内，周围均为肌层所包围，初发病时多为此类肌瘤，故最常见，占 60%～70%。

2. 浆膜下肌瘤 肌壁间肌瘤向浆膜发展，并突出于子宫表面，与浆膜层直接接触，约占 20%，如突入阔韧带两叶之间生长，即为阔韧带内肌瘤。

3. 黏膜下肌瘤 肌壁间肌瘤向宫腔内生长，突出于子宫腔内，与黏膜层直接接触，占 10%～15%。此瘤可使子宫腔逐渐增大变形，并常有蒂与子宫相连，如蒂长，肌瘤可堵住子宫颈口或脱出于阴道内。

4. 子宫颈肌瘤　较少见，肌瘤在子宫颈部位生长，因生长部位低，可嵌顿于盆腔内，产生压迫症状，手术切除困难，易损伤输尿管、膀胱。

子宫肌瘤常为多发性，并且以上不同类型肌瘤可同时发生在同一子宫上，称为多发性子宫肌瘤。

（三）临床表现

子宫肌瘤典型症状为月经过多和继发性贫血。

1. 症状　多无明显症状，仅于盆腔检查时偶被发现。①月经改变：为最常见症状。可表现为月经周期缩短、经量增多、经期延长，或持续性或不规则阴道流血或脓血性排液等。浆膜下肌瘤及肌壁间小肌瘤常无明显月经改变。②继发性贫血：系月经过多所致，严重时有全身乏力、面色苍白、心悸、气短等症状。③下腹部包块：多以腹部胀大，下腹触及肿块而就诊。当清晨膀胱充盈将子宫推向上方时更易扪及，质地坚硬，形态不规则。肌瘤小者多在妇科检查时发现。④白带：增多或有异味。⑤压迫症状：肌瘤压迫膀胱出现尿频、尿潴留等。压迫直肠可致排便困难等。⑥腹痛、腰酸、下腹坠胀：患者通常无腹痛，当肌瘤蒂扭转时出现急性腹痛。肌瘤红色变时，腹痛剧烈且伴发热。下腹坠胀、腰酸背痛常见，且经期加重。⑦不孕：文献报道占25%～40%。肌瘤妨碍受精卵着床致不孕。受孕后流产机会也增加。

2. 体征　与肌瘤大小、位置、数目及有无变性有关。肌瘤较大在腹部扪及质硬、不规则、结节状块物。妇科检查时，肌壁间肌瘤子宫常增大，表面不规则、单个或多个结节状突起；浆膜下肌瘤可扪及质硬、球状块物与子宫有相连；黏膜下肌瘤子宫多为均匀增大，搔刮宫腔时，可触及宫腔内高低不平，有块物隆起。肌瘤位于宫口内或脱出在阴道内，呈红色、实质、表面光滑，伴感染则表面有渗出液覆盖或溃疡形成，排液有臭味。

（四）诊断及鉴别诊断

根据病史、症状和体征，诊断多无困难。但对小的、症状不明显或囊性变肌瘤有时诊断困难。可借助B型超声、探针探测宫腔深度、诊刮或采用子宫镜、腹腔镜、子宫输卵管造影等协助确诊。

子宫肌瘤需与下列疾病相鉴别。

1. 妊娠子宫肌瘤囊性变　可误诊为妊娠子宫。其鉴别要点为妊娠时有停经史、早孕反应，子宫随停经月份增大、质软等。借助尿或血HCG测定、B型超声、多普勒超声检查可确诊。

2. 子宫腺肌病及腺肌瘤　两者均可使子宫增大，经量增多，但子宫腺肌病多以痛经为主要症状，子宫常均匀性增大，且有经期子宫增大、经后缩小的特征。

3. 盆腔炎性块物　常有盆腔感染病史，块物边界不清，与子宫粘连不易分离，有压痛，抗炎治疗后症状、体征好转，B型超声检查可协助鉴别。

（五）治疗

根据患者年龄、生育要求、症状、肌瘤大小等情况全面考虑。

1. 随访观察　若肌瘤小且无症状，通常不需治疗，近绝经年龄患者，雌激素水平低落，肌瘤可自然萎缩或消失，每3～6个月随访一次。

2. 药物治疗　肌瘤在2个月妊娠子宫大小以内，症状不明显或较轻，近绝经年龄及全身情况不能手术者，均可给予药物保守治疗。①雄激素：可对抗雌激素，使子宫内膜萎缩，作用于子宫平滑肌，使其收缩而减少出血，并使近绝经期患者提早绝经。常用丙酸睾酮25mg肌内注射，每5日一次，月经来潮时25mg肌内注射，每日一次共3次，每月总量不超过300mg，以免引起男性化。②黄体生成素释放激素类似物：可抑制垂体、卵巢功能，降低雌激素水平。目前主要作为术前的辅助治疗和近绝经患者的治疗。③手术治疗：对肌瘤较大或月经过多者，可手术治疗。方式有肌瘤切除术和子宫切除术。术前应行子宫颈细胞学检查，排除子宫颈恶性病变。黏膜下肌瘤还可行宫颈镜下子宫内膜切除术。

（六）子宫肌瘤合并妊娠

对妊娠、分娩均有影响。妊娠合并肌瘤者多能自然分娩，不需急于干预，但要预防产后出血。若肌瘤阻碍胎儿下降可作剖宫产。

（七）本病研究的最新进展

子宫肌瘤是女性生殖器中最常见的一种良性肿瘤，也是人体中最常见的良性肿瘤之一。近几年，对子宫肌瘤的诊断，治疗研究较多。目前，非手术治疗越发受到关注，但手术仍是治疗子宫肌瘤的主要治疗方法。另外，中医药治疗子宫肌瘤临床应用亦较多，效果较好。其治疗多以软坚散结、破血消癥为主。

二、宫 颈 癌

宫颈癌（cervical cancer）是女性常见恶性肿瘤之一。高发年龄为 50～55 岁。在全球范围内，每年约有 20 多万女性死于宫颈癌。在发展中国家，宫颈癌则属于常见、多发的妇科肿瘤，排行榜首。近年来随着普查普治工作的开展，宫颈癌的发病率及死亡率已逐年下降。

（一）病因

发病原因目前尚不清楚，但大量资料表明，宫颈癌的发生可能与下列因素有关。

（1）早婚、早育、密产、多产及性生活紊乱、性卫生不良。

（2）宫颈慢性疾病：宫颈裂伤、中重度糜烂、白斑、湿疣及慢性炎症的长期刺激。

（3）人乳头瘤病毒 16、18、31 型及疱疹病毒 II 型、人巨型细胞病毒等感染。

（二）宫颈癌的发生和发展

宫颈癌在子宫颈唇和颈管部皆可发生，但好发于子宫颈外口两种上皮交接处，后唇较多，颈管次之，前唇又次之。最初，癌变仅局限于子宫颈黏膜上皮层内，没有浸润，称为原位癌。当癌侵入黏膜下间质时，称为浸润癌。

（三）转移途径

1. 直接蔓延 是常见的转移途径。癌灶向下蔓延至阴道，向上可累及宫体，向两侧蔓延至宫旁组织、主韧带、阴道旁组织甚至达盆腔壁，癌灶向前后蔓延侵犯膀胱或直肠。

2. 淋巴转移 是浸润癌的主要转移途径。癌瘤可经淋巴管转移到宫颈旁、闭孔、髂内、髂外淋巴结，称为一级组淋巴结转移；进而达骶前、髂总、腹股沟深、腹股沟浅淋巴结及腹主动脉旁淋巴结，称为二级组淋巴结转移。

3. 血性转移 极少见。晚期可经血行转移至肺、肝、骨骼、肾和脑等。

（四）临床表现

宫颈癌早期没有任何症状，随着病情进展，患者可出现异常阴道流血。由于年轻妇女处于性活跃期，雌激素水平和性交频率均较高，故更易以性交出血为首发症状。此外，白带多也为宫颈癌常见症状，约 80%的宫颈癌患者有此症状。

症状主要表现为以下几点。

1. 阴道出血　不规则阴道出血，尤其是接触性出血（即性生活后或妇科检查后出血）和绝经后阴道出血是宫颈癌患者的主要症状。长期出血可导致贫血。菜花状宫颈癌出血现象较早，出血量较多。

2. 阴道分泌物增多　白色稀薄，水样、米泔样或血性，有腥臭味。当癌组织破溃感染时，分泌物可为脓性，伴恶臭。

3. 晚期表现　由于癌肿的浸润、转移，可出现相应部位乃至全身的症状，如尿频、尿急，肛门坠胀、大便秘结，下肢肿痛、坐骨神经痛，肾盂积水，肾衰竭、尿毒症等，患者可表现为全身衰竭及恶病质。

（五）实验室检查

（1）子宫颈刮片细胞学检查：是发现宫颈癌前期病变和早期宫颈癌的主要方法，故又称为“防癌涂片”。宫颈暴露在阴道顶端，易于观察和取材，所以目前在临床对凡已婚妇女，妇科检查或防癌普查时，都常规进行宫颈细胞刮片检查，作为筛查手段。这就使宫颈早期癌的诊断阳性率大大提高，可达 90%以上。

（2）碘试验：正常宫颈或阴道鳞状上皮含有丰富的糖原，可被碘液染为棕色，而宫颈管柱状上皮，宫颈糜烂及异常鳞状上皮区（包括鳞状上皮化生、不典型增生、原位癌及浸润癌区）均无糖原存在，故不着色。临床上用阴道窥器暴露宫颈后，擦去表面黏液将浓度为 2%的碘溶液直接涂在子宫颈和阴道黏膜上，不着色处为阳性，如发现不正常碘阴性区即可在此区处取活检送病理检查。

（3）宫颈和宫颈管活体组织检查：活检是诊断宫颈癌最可靠的依据。可在可疑癌变部位取多处组织，进行切片检查，或应用小刮匙搔刮宫颈管，将刮出物送病理检查。

（4）阴道镜检查：细胞学检查巴氏Ⅲ级以上，应行阴道镜检查。阴道镜不能直接诊断癌瘤，但可协助选择活检的部位进行宫颈活检。

（5）宫颈锥形切除术：在活体组织检查不能肯定有无浸润癌时，可进行宫颈锥切术。当宫颈细胞刮片检查多次为阳性，而多点活检及颈管刮术阴性，或已证明为原位癌，不能排除浸润癌者，可进行宫颈锥切术并送病理。因锥切术后有不同程度的并发症，目前在临床多不采用，如果作为治疗手术可以用全子宫切除术取代。

（6）肿瘤生化诊断：临床研究发现，在宫颈癌患者体内，乳酸脱氢酶、己糖激酶明显增高，尤其有浸润者更明显，有助于临床诊断。

（7）静脉肾盂造影、膀胱镜、直肠镜、CT、MRT、淋巴造影可协助诊断临床分期。

（六）诊断及鉴别诊断

1. 诊断　根据病史、临床表现和实验室检查，尤其有接触性出血者，应考虑到宫颈癌的可能。

2. 鉴别诊断　①子宫颈糜烂：可有月经间期出血，或接触性出血，阴道分泌物增多，检查时宫颈外口周围有鲜红色小颗粒，擦拭后也可以出血，故难以与早期宫颈癌鉴别。可作阴道脱落细胞学检查或活体组织检查以明确诊断。②子宫颈外翻：外翻的黏膜过度增生，表现也可呈现高低不平，容易出血。但外翻的宫颈黏膜弹性好，边缘较整齐。阴道脱落细胞学检查或活检可鉴别。③宫颈湿疣：为宫颈赘生物，表面多凹凸不平，有时融合成菜花状，可进行活检以鉴别。④子宫内膜癌：有阴道不规则出血，阴道分泌物增多。子宫内膜癌累及宫颈时，检查时颈管内可见到有癌组织堵塞，确诊须作分段刮宫送病理检查。⑤功能失调性子宫出血：更年期常发生月经紊乱，尤其子宫出血较频发者，不论子宫大小是否正常，必须首先做诊刮，明确性质后再进行治疗。

（七）防治

1. 预防 提倡晚婚和少生、优生。积极预防并治疗宫颈糜烂和慢性子宫颈炎等症。分娩时注意避免宫颈裂伤如有裂伤，应及时修补。注意性卫生和经期卫生。适当节制性生活。

2. 治疗 ①手术及放射治疗：尤其是鳞癌对放射治疗较敏感。近年来抗癌化学药物的迅猛发展，成为常用的治疗方法，尤其在晚期或复发者。在手术前或放疗前先用化疗，待癌灶萎缩或部分萎缩后再行手术或放疗，或者手术后再加用化疗，可提高疗效。②化疗：属于全身性治疗方法，适用于治疗晚期病例。③中西医综合治疗：中医药从辨证论治出发，调整机体功能，改善临床症状，减轻放疗、化疗的毒副作用，提高手术前后机体抗感染能力和细胞免疫能力，可大大提高临床疗效，应贯穿于治疗的始终。

（八）本病研究的最新进展

宫颈癌是妇科最常见的恶性肿瘤，近年来宫颈癌的发病出现年轻化趋势。同时，随着检查手段更新，接受早期手术的患者逐渐增多。保留患者的生殖内分泌功能、性功能及盆底自主神经功能，适当缩小手术范围，开展腹腔镜等微创手术，可减少手术并发症，提高患者生活质量，已成为宫颈癌手术的发展趋势。

三、子宫内膜癌

子宫内膜癌（endometrial carcinoma），又称为子宫体癌，是妇科常见的恶性肿瘤，发病率仅次于子宫颈癌居第二位，占女性全身恶性肿瘤的 7%，占女性生殖恶性肿瘤的 20%～30%，平均发病年龄为 60 岁。

（一）病因

子宫内膜癌的真正发病原因迄今不明，但其发病的危险因素与肥胖、糖尿病、高血压、月经失调、初潮早与绝经迟、孕产次数等有关。

（二）转移途径

早期病变局限于子宫内膜，其特点为生长缓慢，转移较晚，但也有少数发展较快。转移途径主要是直接蔓延和淋巴转移，晚期可见血行转移。

（三）临床表现

1. 症状 极早期患者可无明显症状，仅在普查或其他原因作妇科检查时偶然发现。一旦出现症状，则多表现为：①子宫出血，绝经期前后的不规则阴道出血是子宫内膜癌的主要症状，常为少量至中等量出血，很少为大量出血。在绝经后患者多表现为持续或间断性阴道出血。子宫内膜癌患者一般无接触性出血。晚期出血中可夹有烂肉样组织。②阴道排液，初期仅有少量血性白带，后期因发生感染、坏死，则有大量恶臭的脓血样液体排出。有时排液可夹杂癌组织的小碎片。③疼痛，由于癌肿及其出血与排液的淤积，刺激子宫不规则收缩而引起阵发性疼痛，这种症状多半发生在晚期。如癌组织穿透浆膜或侵蚀宫旁结缔组织、膀胱、直肠或压迫其他组织也可引起疼痛，往往呈顽固性和进行性加重；且多从腰骶部、下腹向大腿及膝放射。④其他，可触及下腹部增大的子宫，下肢肿痛，肾盂输尿管积水；或出现贫血、消瘦、发热等全身衰竭表现。

2. 体征 早期妇科检查盆腔生殖器官可无明显变化，合并肌瘤或病变至晚期，则子宫增大。晚期患者可于腹股沟处触及肿大变硬或融合成块的淋巴结，或有肺、肝等处转移体征。癌灶浸润周围组织时，子宫固定或在宫旁扪及不规则结节状物。

（四）诊断及鉴别诊断

根据病史、症状和体征诊断，最后确诊须根据分段刮宫病理检查结果。

1. 病史及临床表现　对于绝经后阴道流血，绝经过渡期月经紊乱者，均应内膜癌后再处理。

2. 辅助检查　①细胞学检查：子宫内膜癌的阴道细胞学检查诊断率比宫颈癌低，为了提高阳性诊断率，对采取标本的部位、方法进行了改进，加上诊断技术水平的提高，子宫内膜癌的阳性诊断率也大大提高。②B 超检查：B 超是子宫内膜癌的常规检查。在了解肌层浸润及临床分期方面，有一定参考价值。③诊断性刮宫：刮宫检查为确诊不可缺少的方法。④宫腔镜检查：宫腔镜不仅可观察宫腔，而且又能观察颈管，尤其是显微宫腔镜，观察能更加细致。宫腔镜下既可观察癌肿部位、大小、还可观察其界限是局限性或弥散性，是外生型或内生型，以及宫颈管有否受累等；对可疑病变行活检，有助于发现较小的或早期病变。⑤腹膜后淋巴造影：可明确盆腔及主动脉旁淋巴结有否转移，以利于决定治疗方案。⑥CT 与 MRI 对内膜癌诊断有一定价值。

3. 鉴别诊断　本病应与以下列疾病相鉴别。

（1）功能性子宫出血、子宫黏膜下肌瘤、子宫内膜息肉均可有不规则阴道出血，易与子宫内膜癌混淆，诊刮及宫腔镜检查有助于鉴别。

（2）子宫颈癌：也可有不规则阴道出血及白带增多，可通过妇科检查、阴道细胞学及活组织检查来鉴别。

（3）原发性输卵管癌：也多见于老年妇女，可有大量浆液性或血性阴道排液，妇科检查可发现附件包块，诊刮内膜无癌变，B 超及腹腔镜检查有助于诊断。

（4）老年性阴道炎：主要表现为血性白带，妇科检查见阴道壁充血或黏膜有散在出血点，消炎治疗有效。

（5）老年性子宫内膜炎：也可表现为绝经后阴道出血，但诊刮常无或极少组织物刮出，宫腔镜检查见内膜薄，有点片状出血。

（五）治疗

内膜癌绝大多数为腺癌，对放射治疗不敏感，故治疗以手术为主，其他尚有放疗、化疗及其他药物等综合治疗。

（1）手术治疗：单纯手术治疗效果优于单纯放疗，其 5 年治愈率，手术治疗比放疗高出 20%。

（2）放射治疗：腺癌对放疗敏感度不高，单纯放疗效果不佳。但对老年患者或合并有严重内科疾病不能接受手术治疗或禁忌手术时，放疗仍不失为一种有一定疗效的治疗。

（3）放疗加手术治疗。

（4）孕激素治疗：多用于手术或放疗后复发或转移的病例。常用药物有甲羟孕酮、甲地孕酮、己酸孕酮。一般用较大的负荷量数周，以后逐渐减至维持量，维持 1～2 年。

（5）化疗：用于晚期或复发转移患者的辅助治疗，以期缩小肿瘤延长患者生命。可用的药物有顺铂、环磷酰胺、多柔比星、紫杉醇等。

（六）本病研究的最新进展

子宫内膜癌是较常见的妇科恶性肿瘤，其发病率有逐年升高的趋势，子宫内膜癌的治疗手段以手术治疗为主，大约 75%的患者为早期，手术治疗后 5 年生存率达 80%～90%。但是，对于晚期（即肿瘤病灶超出子宫体）和复发患者，以及合并有高危因素的早期患者，需辅助放疗、化疗和（或）

激素治疗。子宫内膜增生及癌变的发生是在高雌激素状态作用下的一个渐进过程，现有的治疗理论认为孕激素与孕激素受体结合，拮抗雌激素作用在子宫内膜癌的治疗中发挥重要作用。对晚期不能手术或放疗及治疗后复发病例可用氟尿嘧啶、环磷酰胺、丝裂霉素、多柔比星、顺铂等联合化疗有一定效果。

四、卵巢肿瘤

卵巢肿瘤发生于卵巢上的肿瘤。它是女性生殖器常见肿瘤之一，占所有女性恶性肿瘤的4%～6%，亦是妇科恶性肿瘤中死亡率最高的肿瘤，可发生于任何年龄，以20～50岁最为常见。

（一）病因

其发病因素与高危人群：①环境因素，高胆固醇饮食，电离辐射，吸烟及维生素A、C、E的缺乏也可能与发病有关。②内分泌因素，卵巢肿瘤多发生在未产妇或未生育妇。乳腺癌、子宫内膜癌多并发卵巢肿瘤，此三种疾病都对雌激素有依赖性。③遗传和家族因素，30%～50%卵巢肿瘤患者的直系亲属中有肿瘤患者。

（二）转移途径

卵巢恶性肿瘤的转移方式主要是直接侵犯包膜，包膜破坏后直接侵犯邻近器官，并向全腹扩散、种植，也可从淋巴管向淋巴结转移，血行转移少见。

（三）临床表现

1. 卵巢良性肿瘤 发展缓慢，早期肿瘤较小，多无症状，腹部无法扪及，妇检时偶然发现。肿瘤增至中等大时，常感腹胀或腹部扪及肿块，在子宫一侧或双侧触及球形肿块，囊性或实性，表面光滑，与子宫无粘连，蒂长者活动良好。若肿瘤大至占满盆，腹腔即出现尿频、尿急、便秘、气急、心悸等压迫症状。腹部隆起，块物活动度差，叩诊呈鼓音，无移动性浊音。

2. 卵巢恶性肿瘤 生长迅速，短期内可有腹胀，出现腹水、腹块。若肿瘤向周围组织浸润或压迫神经则可引起腹痛、腰痛或下肢疼痛。若压迫髂静脉可有下肢浮肿。一般不引起月经紊乱，但如双侧均被破坏，可出现月经紊乱及闭经。妇科检查发现肿块位于子宫旁，质实，表面凹凸不平，固定。在阴道穹后部可扪及散在的、质硬的结节，常伴有腹水。有时在腹股沟、腋下或锁骨上可触及肿大的淋巴结。

3. 并发症 ①蒂扭转：为常见的妇科急腹症。约10%的卵巢肿瘤并发蒂扭转，好发于蒂长、中等大、活动度好、重心偏于一侧的肿瘤。其典型症状是突然发生一侧下腹剧痛，常伴恶心、呕吐甚至休克。有时扭转自然复位，腹痛随之缓解。蒂扭转一经确诊，应尽快行剖腹手术。②破裂：有外伤性和自发性两种。大囊肿或成熟性畸胎瘤破裂后，常致剧烈腹痛、恶心呕吐，有时导致内出血、腹膜炎及休克。囊肿破裂后其本身缩小甚至不能触及。疑有肿瘤破裂应立即剖腹探查。③恶变：卵巢良性肿瘤可恶变，恶变早期无症状不易发现。若原已发现的肿瘤短期内生长迅速，尤其双侧性，应疑恶变。因此，确诊为卵巢肿瘤者应尽早手术。④感染：多发生在肿瘤蒂扭转或破裂后，较少见，治疗应先抗炎后手术。若短期内感染不能控制，宜即刻手术。

（四）诊断及鉴别诊断

1. 诊断 应根据患者年龄、病史特点、局部体征及双（或三）合诊初步确定是否为卵巢肿瘤，有无可能是恶性。可借助如下检查辅助诊断：①细胞学检查，腹水或腹腔冲洗液找癌细胞。②B型超声检查，能检测肿块部位、大小、形态及性质，确定其与子宫的关系，并能鉴别卵巢肿瘤、腹水和结核性包裹性积液。③腹腔镜检查，直接看到肿块大体情况，并对整个盆、腹腔进行观察，又可在可疑部位进行多点活检，抽吸腹腔液行细胞学检查，用以确诊及术后监护。④放射学诊断，若为畸胎瘤，X 线片可显示牙齿及骨质，囊壁为密度增高的钙化层，囊腔呈放射透明阴影。CT 检查可清晰显示肿块及肝、肺结节及腹膜后淋巴结转移。⑤肿瘤标志物，有 CAl25（上皮性卵巢癌的单克隆抗体）、甲胎蛋白和 HCG 等。

2. 鉴别诊断　根据病史、体征、一般情况及 B 超可进行卵巢良性肿瘤与卵巢恶性肿瘤的鉴别。

卵巢良性肿瘤的鉴别诊断：①子宫肌瘤，为多发性，表现为月经过多等；②妊娠子宫，有停经史，作 HCG 或 B 超可鉴别；③卵巢瘤样病变，黄体囊肿多见；输卵管卵巢囊肿，多为炎性包块。

卵巢恶性肿瘤的鉴别诊断：①子宫内膜异位症，常有进行性痛经、月经过多、经前不规则阴道流血等。B 型超声检查、腹腔镜检查是有效的辅助诊断方法。②结核性腹膜炎，常合并腹水，盆、腹腔内粘连性块物形成，多发生于年轻不孕妇女，多有肺结核史。③盆腔结缔组织炎，有流产或产褥感染病史，表现为发热、下腹痛，用抗生素治疗症状缓解。

（五）治疗

1. 良性肿瘤　一旦确诊，应手术治疗。有扭转破裂等并发症时应行急诊手术。年轻、单侧良性肿瘤应行患侧附件或卵巢切除术或卵巢肿瘤剥除术，保留对侧正常卵巢。围绝经期妇女应行全子宫及双侧附件切除术。

2. 恶性肿瘤　治疗原则是手术为主，加用化疗、放疗的综合治疗。

（六）本病研究的最新进展

卵巢癌是妇科恶性肿瘤之一，近年来，在卵巢癌的筛查和早期诊断、卵巢癌的遗传学和基因组学研究、新辅助化疗和腹腔化疗问题、晚期卵巢癌腹膜后淋巴结切除的意义、新的细胞毒药物的临床研究结果、靶向药物治疗和个体化治疗等诊治方面都有了新的进展。如卵巢癌肿瘤标志物人附睾蛋白 4 用于卵巢癌诊断与症状指数的关系、*BRCA* 基因突变与化疗敏感性相关、部分敏感型复发卵巢癌用含铂的联合化疗疗效更好等。

第五节　月 经 失 调

月经是指子宫内膜在性激素的调节下发生周期性的脱落与出血。正常月经依赖下丘脑-垂体-卵巢轴之间的神经内分泌调节，以及子宫内膜对性激素变化的反应。月经失调，也称月经不调，是妇科常见病。主要表现为月经周期或出血量的异常，或是月经前、经期时的腹痛及全身症状等。

一、功能失调性子宫出血

功能失调性子宫出血（dysfunctional uterine bleeding，DUB）简称功血，为妇科常见病，是由于内分泌机制失常引起的异常子宫出血，而全身及内外生殖器官无器质性病变存在。功血可分为无排卵性和排卵性两类，可发生于月经初潮至绝经间的任何年龄。

（一）无排卵性功能失调性子宫出血

1. 病因　功血的主要原因是由于体内外多种因素如精神过度紧张、恐惧、忧伤、环境和气候骤变及营养不良、贫血等全身性疾病，通过大脑皮质和中枢神经系统影响下丘脑-垂体-卵巢轴的相互调节和制约，使卵巢功能失调，性激素分泌紊乱或调节方面的变化，子宫内膜的周期性变化发生改变，导致月经周期紊乱，子宫不规则、不正常出血。

2. 临床表现 临床上最常见的症状是子宫不规则出血，表现为月经周期紊乱，经期长短不一，出血量时多时少，甚至大量出血。有时先有数周或数月停经，继之以大量出血，持续2～3周或更长时间，不易自止。也可表现为阴道不规则流血，时流时停，时多时少。也可表现为类似正常月经的周期性出血。一般无下腹疼痛，常伴贫血。

3. 诊断 主要依据病史、体格检查、排卵测定及其他辅助检查。①病史：本病多发生于青春期，其次为更年期。②体格检查：包括全身检查、妇科检查等，以排除全身性疾病及生殖道器质性病变。③辅助诊断：诊断性刮宫、子宫镜检查、宫颈黏液结晶检查、阴道脱落细胞涂片检查、激素测定、基础体温测定等。

本病需与异位妊娠、损伤性出血、严重阴道炎等相鉴别。

4. 治疗 ①一般治疗：加强营养，应改善全身状况。贫血严重者需输血、补血治疗。出血时间长者给予抗生素预防感染。②药物治疗：青春期以止血、调整周期、促进排卵为主进行治疗；围绝经期妇女止血后以调整周期、减少经量为原则。常用性激素药物如下。

雌激素：主要用于青春期功血。己烯雌酚1～2mg，每6～8小时一次，血止后每3日递减1/3量，维持量每日1mg。不论应用何种雌激素，血止后2周开始加用孕激素，使子宫内膜转化，可用甲羟孕酮10mg口服，1次/日，共10日，停药。雌、孕激素的同时撤退，有利于子宫内膜同步脱落，一般在停药后3～7日发生撤药性出血。

孕激素：适用于体内已有一定水平雌激素的患者。补充孕激素使处于增生期或增生过长的子宫内膜转化为分泌期，停药3～5日后内膜脱落，出现撤药性出血。由于此种内膜脱落较彻底，故又称为"药物性刮宫"。合成孕激素分为两类，常用炔诺酮（妇康片）5～7.5mg口服，1次/6小时，一般用药4次后出血量明显减少或停止，改为1次/8小时，再逐渐减量，每3日递减1/3量，直至维持量每日5mg，持续用到血止后20日左右停药，停药后3～7日发生撤药性出血。

雄激素：大出血时雄激素不能立即改变内膜脱落过程，也不能使其迅速修复，单独应用效果不佳。但雄激素有拮抗雌激素作用，能增强子宫平滑肌及子宫血管张力，减轻盆腔充血而减少出血量。

用药：性激素联合用药的止血效果优于单一药物。青春期功血可用口服避孕药1片，1次/6小时，血止后按上法递减至维持量，1片/日，共20日，停药。围绝经期功血则在孕激素止血基础上用三合激素（黄体酮12.5mg，雌二醇1.25mg，睾酮25mg）2ml肌内注射，1次/12小时，血止后递减至每3日1次，共20日，停药。

其他止血药：卡巴络血和酚磺乙胺可减少微血管通透性，氨基己酸、氨甲苯酸、氨甲环酸等可抑制纤维蛋白溶酶，有减少出血量的辅助作用，但不能赖以止血。

上述用性激素止血效果一般良好，在止血后应继续用药以调整控制月经周期。

常用的调整月经周期方法为雌、孕激素序贯疗法即人工周期，适用于青春期或育龄期功血。己烯雌酚1mg于出血第5日起口服连用22天，至服药第11日，加用黄体酮10mg肌内注射，两药同时用完。停药3～7日出血。于出血第5日再重复用药，连用2～3个周期后，患者常能自发排卵。

（二）排卵性月经失调

排卵性月经失调多发生于生育年龄妇女，常见月经过多和月经周期间出血。患者虽有排卵功能，但黄体功能异常。黄体功能异常可分为以下两种。

1. 黄体功能不足 月经周期中有卵泡发育及排卵，但黄体期孕激素分泌不足或黄体过早衰退，导致子宫内膜分泌反应不良。常表现为月经周期缩短，因此月经频发。有时月经周期虽在正常范围内，但卵泡期延长，黄体期缩短，以致患者不易受孕或易于在孕早期流产。根据月经周期缩短，不孕或早孕时流产，基础体温双相型，但排卵后体温上升缓慢，幅度偏低，升高时间仅维持 9～10 日即下降，子宫内膜显示分泌反应不良等即可做出诊断。治疗上可用氯米芬促进排卵，改善黄体功能，也可于排卵后肌内注射黄体酮 20mg/d，共 10～14 天，或 HCG 于基础体温上升后隔日肌内注射，共 5 次，使月经周期正常。

2. 子宫内膜不规则脱落 在月经周期中，患者有排卵，黄体发育良好，但萎缩过程延长，导致子宫内膜不规则脱落，多见于育龄妇女。表现为月经间隔时间正常，但经期延长达 9～10 日，且血量大。检查基础体温双相型，但下降缓慢。在月经期第 5～6 日行诊刮作内膜切片检查可见呈分泌反应的内膜，与出血期及增生期内膜并存。治疗上可在出血或月经结束时口服避孕药Ⅰ或Ⅱ号，每日 2 片共 22 天连用 2～3 周期。

中医药在治疗功血方面辨证论治，重在调理气血，疗效较好。

二、闭　经

闭经是妇科许多疾病中所共有的常见症状，并不是一种病症的名称。凡年满 18 岁（现多认为 14～16 岁）而月经未来潮的称为原发性闭经；凡以往已建立周期性月经而现在非生理性的停经达 3 个月以上者为继发性闭经。

（一）病因

原发性闭经较少见，多因先天发育缺陷引起。而继发性闭经病因复杂，按病变部位可分为：①子宫性闭经，先天性无子宫或发育不良，子宫内膜破坏或子宫切除，子宫内膜反应不良。②卵巢性闭经，先天性无卵巢或发育不良，卵巢早衰，卵巢损坏或切除，卵巢肿瘤。③垂体性闭经，垂体肿瘤，原发性垂体促性腺分泌功能低下。④丘脑性闭经，紧张应激，消耗性疾病，药物抑制综合征，营养不良。⑤其他，甲状腺、肾上腺功能紊乱等。

（二）诊断

1. 询问病史 了解其自幼生长发育过程，有无先天性缺陷或其他疾病，详细询问月经初潮年龄、第二性征发育情况、月经周期、经期、经量等。已婚妇女则需注意其生育史及产后并发症。还应询问闭经期限及伴随症状，发病前有无任何导致闭经的诱因如精神因素、环境改变、体重增减、剧烈运动、各种疾病及用药影响等。

2. 体格检查 检查生长发育状况。妇科检查应注意内、外生殖器的发育，有无先天性缺陷、畸形，腹股沟区有无肿块，第二性征如毛发分布、乳房发育是否正常等。

3. 辅助诊断 方法：①子宫及子宫内膜状态和功能的检查，诊断性刮宫、子宫输卵管碘油造影、药物试验（黄体酮 20mg 肌内注射共 3 天，停药后出现撤药性出血，表明内膜有正常反应性）等。②卵巢功能检查，阴道脱落细胞检查；宫颈黏液结晶检查；基础体温；血内雌、孕、雄激素含量的放射免疫法测定。③垂体功能检查：蝶部 X 线摄片、CT、MRI、垂体兴奋试验、染色体检查等。

（三）治疗

1. 全身治疗 女性生殖器官是整体的一部分，闭经的发生与神经内分泌的调控有关，应积极治疗全身性疾病，消除精神紧张和焦虑。

2. 病因治疗 主要针对病因治疗，如处女膜闭锁、阴道横膈或阴道闭锁均可行手术切开或成形术，使经血畅流。宫腔粘连者可以扩张宫腔并分离粘连。结核性子宫内膜炎者，应给予抗结核治疗。卵巢或垂体肿瘤患者诊断明确后，应根据肿瘤的部位、大小和性质制订治疗方案。

3. 激素替代治疗 子宫发育不良和卵巢功能衰竭者，常给予雌激素；对丘脑下部的功能不足或不协调时可用氯米芬治疗；对垂体肿瘤者可用溴隐亭等。

4. 中医药治疗 中医药治疗闭经，根据病证，虚者补而通之，或补益肝肾，或调养气血；实者泻而通之，或活血化瘀，或理气行滞，或除邪调经。

三、痛　　经

凡在行经前后或月经期出现下腹疼痛、坠胀，伴腰酸或其他不适，程度较重以致影响生活者称为痛经（dysmenorrhea）。痛经为妇科最常见症状之一，约 50%妇女均有痛经，其中 10%痛经严重。生殖器官无器质性病变引起的痛经称为原发性痛经。因生殖器官病变如子宫内膜异位症、盆腔炎等引起的痛经称为继发性痛经。在此仅叙述原发性痛经。

（一）病因

确切病因不十分清楚，可能与下列因素有关。

1. 全身因素 精神过度紧张、抑郁、恐惧及情绪不稳定，与遗传因素也有一定关系。

2. 内分泌因素 近年来研究发现，子宫内膜和经血中前列腺素含量的增高是造成痛经的主要原因，且内膜中前列腺素浓度越高，痛经也越严重。

（二）临床表现

痛经常发生于月经初潮后 6～12 个月的未婚或未孕的年轻妇女。一般于月经来潮前数小时即已感疼痛，为月经先兆，月经第一天，疼痛最厉害，持续 2～3 天，部位在耻骨上，可放射至腰部。有时痛经伴发恶心、呕吐、腹泻、头晕、乏力等症状，严重时面色发白、出冷汗，妇科检查无异常发现。

（三）诊断与鉴别诊断

根据月经期下腹坠痛，妇科检查无阳性体征，临床即可诊断，但诊断时必须除外其他可能引起痛经的疾病，宫内放置节育器及盆腔炎等。腹腔镜检查是最有价值的辅助诊断方法。

（四）治疗

（1）注意休息，并阐明经期轻度不适是生理反应。疼痛不能忍受时适当用镇静、镇痛、解痉药物，如地西泮、654-2 等。

（2）应用前列腺素合成酶抑制剂，如吲哚美辛 2mg，根据需要每日 2～4 次，也可用甲氯芬那酸等。亦有人提出用避孕药抑制排卵而达到止痛的目的。

（3）中医药治疗痛经，以调理冲任气血为主，据不同证候，或行气，或活血，或散寒，或清热，或补虚，或泻实。月经期调血止痛以治标，平时辨证求因而治本。

四、本病研究的最新进展

月经失调是妇科常见病和多发病。近年来随着心血管疾病的逐年上升，且呈年轻化趋势，美国心脏病专家研究发现，40 岁以下的女性中有 60%至少有一种心脏病高危险因素，这些因素会使心脏病危险增加 3 倍，如月经周期紊乱。哈佛大学研究发现，长期月经周期不规则的 35 岁女性，心脏病危险增加 50%。美国宾夕法尼亚大学妇产科专家阿努加·道克拉斯博士表示，女性 30 岁以上，如果频繁出现月经周期紊乱，一定要及时就医，可以通过药物治疗加以改善，降低心脏病危险。

第六节 乳腺疾病

一、急性乳腺炎

急性乳腺炎（acute mastitis）是乳腺的急性化脓性感染，是乳腺管内和周围结缔组织炎症，多发生于产后2～6周哺乳期的妇女，尤其是初产妇更为多见，患病率占50%，初产妇与经产妇之比为2.4∶1。哺乳期的任何时间均可发生，但以产后3～4周最为常见，故又称为产褥期乳腺炎。若初起时处理不当，可转为乳腺脓肿。有时也可见于新生儿。

（一）病因

多因局部受压，挤压乳房，或内衣布质粗糙，损伤皮肤或乳头，细菌经伤口进入乳腺，引起感染，多由金黄色葡萄球菌或链球菌沿淋巴管入侵所致。

（二）临床表现

（1）有乳头创伤或乳头发育不良史，开始有发冷，而后高热、寒战、头痛、乳房胀痛或搏动性疼痛。

（2）早期乳房肿胀，局部硬结，进而红、肿、热、压痛；形成脓肿则有波动感，感染表浅者可自行破溃；患侧腋窝淋巴肿大，压痛。

（3）并发症：①脓毒血症和菌血症，病程进入急性化脓性乳腺炎阶段，患者可并发脓毒血症和菌血症。此时患者持续高热，面色潮红，谵妄，可出现转移性脓肿。②乳房瘘管，脓肿形成期，脓肿可向内或向外破溃，形成皮肤破口和乳腺瘘管。如处理不当可形成长期不愈的脓瘘或乳瘘，临床可见从瘘管排出乳汁及脓液。

（三）诊断与鉴别诊断

1. 诊断 产后哺乳的女性如出现乳房胀痛及局部红、肿、热、痛，并可扪及痛性肿块，伴有不同程度的全身炎性毒性表现，不难做出诊断。

2. 鉴别诊断 ①乳房内积乳脓肿：可表现为局部疼痛与肿块，但常无局部的红、肿与搏动性疼痛，也无发热等全身表现。②乳房皮肤丹毒：比较少见，有皮肤的红、肿、热、痛，且有明确的边界。局部疼痛较轻，而全身毒血表现尤为明显。乳房实质内仍松软，无炎性肿块扪及。

（四）治疗

1. 物理疗法 适用于乳腺炎的早期治疗，以促使炎症消退或局限。冷敷治疗、热敷治疗、红外线、紫外线、乳房按摩等。

2. 抗生素治疗 ①全身治疗，首选青霉素治疗，用量可根据症状而定，每次80万U肌内注射，2～3次/日；也可用800万U静脉滴入。②抗生素局部封闭，局部可用含青霉素100万U的生理盐水20ml封闭治疗；亦可用0.25%普鲁卡因60～80ml，加青霉素80万～160万U，封闭治疗，注射时须注意离开炎症区域，以免因注射后，局部压力增高，使炎症扩散。③中药治疗，祖国医学称急性乳腺炎为“乳痈”，认为本病是“肝气郁结，内热壅滞”所致，应以“疏肝利气，清热解毒”治疗为原则。

二、乳腺增生

乳腺增生，又称为乳痛症，亦称为乳腺不叶增生。据调查有70%～80%的女性都有不同程度的乳腺增生，多见于25～45岁的女性。本病恶变的危险性较正常妇女增加2～4倍，临床症状和体征有时与乳癌相混淆。

（一）病因

乳腺增生病的病因尚不十分明了。目前多认为与内分泌失调及精神因素有关。黄体素分泌减少，雌激素相对增多，是本病的重要发病因素。近年来，许多学者认为，催乳素升高也是引起乳腺增生病的一个重要因素。此外，有研究表明，激素受体在乳腺增生病的发病过程中也起着重要作用。

（二）临床表现

本病病程长、发展缓慢、有时可有乳头溢液等表现。乳房内大小不等的结节实质上是一些囊状扩张的大、小乳管，乳头溢液即来自这些囊肿，呈黄绿色、棕色或血性，偶为无色浆液性。主要临床表现如下。

1. 乳房胀痛 常见为单侧或双侧乳房胀痛或触痛。病程为2个月至数年不等，大多数患者具有周期性疼痛的特点，月经前期发生或加重，月经后减轻或消失。

2. 乳房肿块 常为多发性，单侧或双侧性，以外上象限多见；且大小、质地亦常随月经呈周期性变化，月经前期肿块增大，质地较硬，月经后肿块缩小，质韧而不硬。扪查时可触及肿块呈结节结构，大小不一，与周围组织界限不清，多有触痛，与皮肤和深部组织无粘连，可被推动，腋窝淋巴结不肿大。

3. 月经失调 本病患者可兼见月经前后不定期，月经量少或色淡，可伴痛经。

4. 疼痛常常与情绪、精神状态有关 患者常心烦易怒，每遇生气、精神紧张或劳累后加重。

（三）诊断与鉴别诊断

具有典型临床表现的诊断不难。乳腺增生病患者若临床表现不典型或没有明显的经前乳房胀痛，仅表现为乳房肿块者，特别是单侧单个、质硬的肿块，应与乳腺纤维腺瘤及乳腺癌相鉴别，可行乳房B超或X线片鉴别诊断。

（四）治疗

1. 非手术治疗 乳腺囊性增生症绝大部分可以用非手术治疗。用乳罩托起乳房，中药疏肝理气及调和等方法可缓解疼痛。针刺治疗：取穴，以膻中、屋翳、合谷、足三里为主穴。肝郁气结者配太冲；肝肾阴虚者配太溪；伴有月经不调者配三阴交，伴胸闷困痛者配外关。西药他莫昔芬（三苯氧胺）为雌激素拮抗剂，有一定效果。

2. 手术治疗 乳腺增生无须手术治疗，但为了避免误诊、漏诊乳癌，有时可作局部腺叶象限或区段切除，禁忌全乳房切除。

（五）本病研究的最新进展

近年来，随着超声检查技术的提高，对该病的诊断和治疗提供了直接的帮助。另外，中医药的特色治疗，也取得了很好疗效。

三、乳腺囊肿

乳腺囊肿又称为乳汁瘀积症，是哺乳期因一个腺叶的乳汁排出不畅，致使乳汁在乳内积存而成，临床上主要表现为乳内肿物，常被误诊为乳腺肿瘤。

（一）病因

引起乳腺囊肿的原因有很多。哺乳期如曾患乳腺增生症、炎症或肿瘤压迫，可造成乳腺的一个腺叶或小叶导管堵塞，使乳汁积聚在导管内而形成乳腺囊肿；也可因哺乳习惯不良，乳汁瘀滞于导管内，致使导管扩张形成囊肿，细菌侵入，继发感染，导致急性乳腺炎或乳腺脓肿。

（二）临床表现

常见的乳腺囊肿有单纯囊肿、积乳囊肿等。

1. 单纯囊肿　在乳腺囊肿中最为多见。单纯囊肿的 X 线表现为圆形或椭圆形致密阴影，边缘整齐，密度均匀。因囊肿挤压周围的脂肪组织而在囊肿壁周围常出现“透亮晕”，囊肿的密度与乳腺腺体相似或稍致密。单发囊肿常为圆形，多发囊肿常为椭圆形，以两侧者多见。

2. 积乳囊肿　又称乳汁潴留样囊肿，较单纯囊肿少见，主要是由于泌乳期某一导管阻塞，引起乳汁淤积而形成囊肿。积乳囊肿的 X 线表现为圆形或椭圆形透亮区，直径为 1～2cm，偶有 3cm 以上者；囊肿密度与脂肪密度相同；囊肿可见于乳房的任何部位，以发生于乳房深部者最为常见。

3. 纤维囊肿　是另一种良性肿瘤，好发于 30～50 岁的女性，特别是近更年期的妇女。乳房是深受荷尔蒙影响的器官，荷尔蒙在经期、怀孕和哺乳时分泌特别旺盛，乳房在承受过量的刺激下，分泌物也比较多，也容易产生一些水疱，单一水疱叫“水囊”，成串的水疱则是“纤维囊肿”。水疱小的时候，不会有感觉，如大到一个程度，又遇上荷尔蒙旺盛的时候，就会出现疼痛的感觉，甚至可以摸到硬块，女性对于这种忽生的肿块都会非常害怕，以为是乳癌。

（三）诊断与鉴别诊断

最初症状一般是乳腺肿物，单侧多见，位于乳晕区外的乳腺周边部位，呈圆形或椭圆形，边界清楚，表面光滑，稍活动，触之囊性有轻度触痛，直径常在 2～3cm，一般无腋区淋巴结肿大，年轻妇女在哺乳期或之后发现乳房边界较清的肿物，并主诉在哺乳期中曾患过乳腺炎，检查在乳晕区外的较边缘部位触到边界清楚，活动、表面光滑的肿物，应想到积乳囊肿的可能，借助 B 超检查可确诊。本病应注意与乳腺囊肿病、乳腺纤维瘤、乳癌相鉴别。

（四）治疗

纤维囊肿的治疗方法有很多种，如果是单一囊肿，可采用针刺吸液法，将水抽出来。对症状较明显的患者还可以服用利尿剂、止痛剂、荷尔蒙药物或口服避孕药，以减轻囊肿所带来的不适。

1. 手术治疗　较大的囊肿，抽吸治疗肿块不消者，有继发感染反复发作者，应手术切除。但手术前要排除恶变的可能，以确定手术范围。

2. 中医治疗　是以和胃化痰、疏肝理气为治疗原则，在辨证论治的基础上使用中药方剂来改善疾病带来的乳房肿块症状及其他不适体征。

3. 食物疗法　也可以治疗乳腺囊肿。但饮食仅对病情有辅助作用，科学的饮食对患者的恢复起到事半功倍的效果。

（五）本病研究的最新进展

纤维囊肿是否会变成乳癌并没有确实的证据显示两者之间的关系。有统计资料显示，患有纤维囊肿的女性，得乳癌的概率比正常人高出2～4倍。因此曾有纤维囊肿的女性一定要加强自我检查，一旦发现应考虑手术切除，手术只需行肿物单纯切除，如在哺乳期，同时有继发感染时，应控制感染并回奶，然后行肿物切除并送病理检查。

四、乳 腺 癌

乳腺癌是女性最常见的恶性肿瘤之一。仅次于子宫颈癌，但近年来有超过子宫颈癌的倾向，并呈逐年上升趋势。部分大城市报告乳腺癌占女性恶性肿瘤之首位。乳腺癌因生长部位表浅、检查方法简单，故易早期发现，及时治疗，可得到较满意的效果，但发展至晚期，治疗效果不够满意，对妇女危害较大，因此定期进行乳房的普查十分必要。

（一）病因

乳腺癌的病因尚不清楚，可能与下列因素有关。

（1）月经初潮年龄早、绝经年龄晚、不孕及初次足月产的年龄与乳腺癌发病均有关。

（2）亲属中有乳腺癌病史者，发病危险性是普通人群的2～3倍。

（3）乳腺小叶有上皮高度增生或不典型增生者可能与乳腺癌发病有关。

（4）营养过剩、肥胖、高脂肪饮食，可加强或延长雌激素对乳腺上皮细胞的刺激，从而增加发病机会。

（5）雌激素对乳腺癌的发病有直接关系。

（6）环境因素及不良生活方式与乳腺癌的发病有一定关系。

（二）转移途径

1. 局部扩展 癌细胞沿导管或筋膜间隙蔓延，继而侵及Cooper韧带和皮肤。

2. 淋巴转移 转移率高，最多为腋下，其次为锁骨下和锁骨上淋巴结，进而可经胸导管（左）或右淋巴管侵入静脉血流而向远处转移。双侧乳房有交通淋巴管，也可发生双侧乳腺的转移。内乳淋巴结和腋淋巴结为乳腺癌转移第1站，锁骨上淋巴结为第2站，此站淋巴结的转移标志着乳腺癌已属晚期。癌细胞也可通过逆行途径转移到对侧腋窝或腹股沟淋巴结。

3. 血运转移 通过血运播散发生远处部位转移的能力较强，出现也较早，可以发生在淋巴结转移灶出现之前。最常见的为肺，其次为骨、肝、软组织、脑、肾、卵巢等。

（三）临床表现

乳腺癌早期多无症状，约30%的患者可有不同程度的疼痛，多呈隐痛或刺痛。

1. 包块 为乳腺癌的首要现象，早期多在无意中发现而就医。多为单一结节，好发于外上侧，活动，无按痛，肿块质硬，表面不光滑，与周围组织分界不很清楚，在乳房内不易被推动，如与皮肤粘连，则活动受限。

2. 皮肤改变 早期皮肤正常，随着肿瘤增大，可引起乳房局部隆起。若累及Cooper韧带，可使其缩短而致肿瘤表面皮肤凹陷，即所谓“酒窝征”。癌块继续增大，如皮下淋巴管被癌细胞堵塞，引起淋巴回流障碍，出现真皮水肿，皮肤呈“橘皮样”改变。

3. 乳头改变　邻近乳头或乳晕的癌肿因侵入乳管使之缩短，可把乳头牵向癌肿一侧，进而可使乳头扁平、回缩、凹陷。

4. 乳头溢液　不常见，多发生于乳腺导管癌或乳头湿疹样癌。溢液多呈血性。

5. 水肿　癌肿如侵犯腋窝淋巴结，使其淋巴管受阻，可引起患侧上肢蜡白样水肿，如癌瘤压迫腋静脉，则可出现紫色上臂水肿。乳腺癌淋巴转移最初多见于腋窝。肿大淋巴结质硬、无痛、可被推动；以后数目增多，并融合成团，甚至与皮肤或深部组织黏着。

乳腺癌发展至晚期，可侵入胸筋膜、胸肌，以致癌块固定于胸壁而不易推动。如癌细胞侵入大片皮肤，可出现多数小结节，甚至彼此融合。有时皮肤可溃破而形成疡溃，这种溃疡常有恶臭，容易出血。乳腺癌淋巴转移最初多见于腋窝。肿大淋巴结质硬、无痛、可被推动。以后数目增多，并融合成团，甚至与皮肤或深部组织黏着。

（四）诊断

详细询问病史及临床检查后，大多数乳房肿块可得出诊断。但乳腺组织在不同年龄及月经周期中可出现多种变化，因而应注意体格检查方法及检查时距月经期的时间。乳腺有明确的肿块时诊断一般不困难，但不能忽视一些早期乳腺癌的体征，如局部乳腺腺体增厚、乳头溢液、糜烂、局部皮肤内陷等，以及对有高危因素的妇女，可应用一些辅助检查。

（五）防治

1. 预防　乳腺癌病因尚不清楚，目前尚难以提出确切的病因学预防（一级预防）。但重视乳腺癌的早期发现（二级预防），经普查检出病例，将提高乳腺癌的生存率。目前一般认为乳房钼钯摄片是最有效的检出方法。

2. 治疗　早期乳腺癌的治疗以手术为主，辅以化学药物、内分泌、放射、免疫治疗，以至最近的生物治疗，后者还被誉为乳腺癌治疗的曙光。①手术治疗：是乳腺癌的主要治疗方法之一，常用的手术方式有乳腺癌根治术、乳腺癌改良根治术、乳腺癌扩大根治术、全乳房切除及保留乳房的乳腺癌切除术。②化学药物治疗：乳腺癌是实体瘤中应用化疗最有效的肿瘤之一，化疗在整个治疗中占有重要的地位。常用的有 CMF 方案（环磷酰胺、甲氨蝶呤、氟尿嘧啶）。③内分泌治疗：三苯氧胺药可降低乳腺癌术后复发及转移，可减少对侧乳腺癌的发生率。三苯氧胺的用量为每天 20mg，至少服用 3 年，一般服用 5 年。④放射治疗：是乳腺癌局部治疗的手段之一。在保留乳房的乳腺癌手术后，放射治疗是一重要组成部分，应于肿块局部广泛切除后给予较高剂量放射治疗。⑤中医药治疗乳腺癌中医称之为“乳岩”，根据临床症候，主要有情志郁结、冲任失调、毒蕴溃烂、气血两虚，适用于乳癌患者不同阶段，可分别随证治疗。

（六）本病研究的最新进展

乳腺癌的发病率逐年上升，现在已经跃居恶性肿瘤之首。近年来，对乳腺癌细胞的研究，以及对乳腺癌的早期诊断、治疗和预防研究颇具现实意义。目前对乳腺癌细胞的研究有了一定的基础，很多诊断、治疗技术随之产生。

第七节　不孕症与助孕技术

不孕症（infertility）是指育龄夫妇正常性生活、同居 2 年未孕，称为不孕症，包括原发不孕症和继发不孕症，前者指从未妊娠，后者指曾有过妊娠而后不孕称为继发不孕症。

一、病　因

（一）女性不孕因素

1. 输卵管因素　是不孕症最常见病因。输卵管及盆腔炎性病变造成卵管腔阻塞或周围粘连，影响输卵管正常功能，导致不孕。

2. 卵巢因素　因先天发育障碍、后天病变、下丘脑-垂体-卵巢轴功能紊乱及全身疾病均可影响卵巢功能导致排卵异常，也是不孕的常见病因之一。

3. 子宫与宫颈因素　子宫发育不良，畸形，内膜病变如炎症、粘连、息肉、肌瘤及分泌反应不良、宫颈黏液不正常、宫颈息肉、肌瘤等可影响受精卵着床。

4. 阴道因素　先天发育异常、炎症、瘢痕狭窄可影响性交或精子活力致不孕。

5. 免疫因素　因同种免疫产生抗精子抗体；因自身免疫产生对抗透明带抗体，阻止精子受精过程。

（二）男性不育因素

1. 生精异常　睾丸发育异常及疾病破坏睾丸组织、全身消耗性疾病、下丘脑-垂体-睾丸轴功能紊乱、精神过度紧张可影响精子产生；精索静脉曲张、前列腺炎也可影响精子质量。

2. 输精异常　附睾与输精管病变阻碍精子通过；阳痿、早泄不能使精子进入女性阴道。

3. 免疫因素　通过自身免疫产生抗精子抗体，产生精子凝集现象，致不能穿透宫颈黏液。

二、诊　断

（一）男方检查

1. 病史　有无腮腺炎、结核病史等；性功能有无异常；有无不良嗜好，如酗酒等。

2. 生殖器检查　有无外生殖器畸形、病变及有无精索静脉曲张。

3. 精液常规　正常精液应在 30 分钟内液化：精液量 1.5～5.0/ml。精子密度>20×10^6ml；精子成活率>60%；直线运动>60%；正常形态>60%。

（二）女方检查

（1）一般病史：有无结核、盆腔炎、性病、内分泌疾病病史，家族遗传病及近亲婚配史。

（2）月经史、生育史（流产与分娩情况）。

（3）一般体检：身高、体重、第二性征、有无溢乳、多毛（下腹正中、乳头周围、唇周）；必要时胸片、腹片除外结核；蝶鞍 X 相除外垂体腺瘤。

（4）妇科检查：有无畸形、炎症、肿瘤。

（5）辅助检查：①除外其他内分泌疾病，必要时作有关测定，如血糖、17 羟、17 酮、T_3、T_4 等。②卵巢功能检查，了解有无排卵及黄体功能。③B 超检测，了解内生殖器有无异常，如子宫肌瘤、卵巢囊肿等；有无多囊卵巢；监测卵泡发育等，是了解卵泡发育最好的方法。④输卵管通畅性检查，输卵管通液术、子宫输卵管碘油造影、B 超下输卵管通液术、腹腔镜下输卵管通液术等。⑤性交后试验，多用于不明原因或可疑免疫不孕的患者。了解精子穿透宫颈黏液的能力及宫颈接受精子的能力。在预计的排卵期性交后卧床 2 小时检查。擦拭干净宫颈周围的黏液，以吸管或 1ml

注射器吸取宫颈管深处的黏液，滴在玻片上，观察黏液形状、拉丝度及羊齿状结晶程度，并计算每高倍视野活动精子的数量。正常情况下，应见到20个以上活动良好的精子。⑥腹腔镜检查。⑦宫腔镜检查。

三、不孕症的治疗及辅助生育技术

（一）不孕症的病因治疗

1. 生殖器器质性病变的治疗　①阴道横膈切除、宫腔粘连分离、子宫肌瘤剔除、内膜息肉切除等；②治疗各种生殖道炎症；③输卵管炎症、阻塞及周围粘连的治疗，如物理疗法、中药保留灌肠、输卵管内注药、输卵管造口与成型手术（开腹或腹腔镜手术）。

2. 诱发排卵促排卵药物与适应证　①氯米芬：促排卵的首选药物，用于高泌乳素性不孕以外的各种无排卵。②人绝经促性腺素：可用于对氯米芬反应不好的不孕患者。此药物应用个体内与个体间变异较大，需进行B超监测，了解卵泡发育状况及防止卵巢过度刺激征发生。③HCG：具有LH样作用，常与上述促排卵药物合用，促使卵泡最后成熟与排卵。④溴隐亭：适用于高泌乳素血症无排卵者。⑤促性腺激素释放激素（GnRH）：适用于下丘脑性无排卵。需模拟GnRH在体内自然释放方式，静脉注射脉冲式给药，昂贵不方便，较少用。

3. 中医药治疗　中医药治疗不孕不育两千年来积累了丰富的经验，多从肾虚、肝郁、痰湿、血瘀论治，也可与西医药物及其他疗法配合应用。

（二）辅助生育技术

（1）人工授精：通过非性交方式将精液放入女性生殖道内，有使用丈夫精液人工授精和使用供精者精液人工授精两种。后者主要适用于无精症患者。

（2）体外受精与胚胎移植：俗称试管婴儿，即从不孕妇女体内取出卵子，在体外与精子受精后培养至早期胚胎，然后移植回妇女的子宫使其继续发育着床、生长成为胎儿的过程。

（3）配子输卵管内移植。

（4）其他技术：在体外受精与胚胎移植和配子输卵管内移植技术基础上发展起来的各种技术，如宫腔内配子移植、冷冻胚胎、卵细胞胞质内单精子注射、胚胎种植前遗传学诊断等。

四、本病研究的最新进展

治疗不孕不育的最新技术，包括腹腔镜、宫腔镜、输卵管镜、美国cook导丝、三镜一丝、生育镜等。

第八节　计划生育

计划生育是我国的一项基本国策。实行计划生育就是有计划地生育子女。计划生育包括两个方面：一是提倡晚婚、晚育；二是节育和优生。措施包括避孕和节育。

一、工具避孕法

利用工具防止精子进入阴道或阻止进入阴道内的精子进入宫腔内，或通过改变宫腔内环境达到避孕目的。目前常用的避孕工具有男用阴茎套、女用宫内节育器。

（一）宫内节育器

宫内节育器（IUD）可分为惰性和活性宫内节育器。

1. 分类 ①惰性宫内节育器：为第一代 IUD，由金属、硅胶、塑料或尼龙等惰性原料制成。②活性宫内节育器：为第二代 IUD，包括带铜宫内节育器；带铜 T 型宫内节育器（TC_U-IUD）；带铜 V 型宫内节育器（VC_U-IUD）；药物缓释宫内节育器（如含孕激素 T 型宫内节育器；含锌、前列腺素合成酶抑制剂等活性物质的宫内节育器）。

2. 避孕原理 IUD 作为异物，对子宫内膜长期刺激而引起一种无菌性炎性反应，白细胞及吞噬细胞增多，子宫液组成也有改变，进而吞噬精子，溶解胚卵，阻碍受精卵着床。异物反应可损伤子宫内膜产生前列腺素，前列腺素可改变输卵管蠕动，使受精卵运行速度与子宫内膜发育不同步而影响着床，含孕激素 IUD 主要引起宫内膜腺体萎缩和间质蜕膜化，不利于受精卵着床，宫颈黏液变稠不利于精子运行。

3. 适应证 已婚育龄妇女要求放置 IUD 而无禁忌者。

4. 禁忌证 ①严重的全身性疾病；②生殖器官炎症；③月经过多过频；④宫颈过松；⑤生殖器肿瘤。

5. 放置条件、时间及 IUD 大小选择 ①体温在 37.4℃以下，术前 3 天内无性生活；②常规月经干净后 3～7 天放置，人流可立即放置，产后满 3 个月、剖宫产后满半年放置，哺乳期需排除怀孕可能；③IUD 放置期满无任何症状，月经干净后 3～7 天取器可立即更换或于下次月经干净后放置；④T 型 IUD 依其横臂宽度（mm）分为 26、28、30 号三种，宫腔深度>7cm 选 28 号，≤7cm 选 26 号。

6. 注意事项 术时严格无菌操作，节育器一次送达宫底，中途不能停顿。术后休息 3 天，两周内禁性生活及盆浴。3 个月内注意观察 IUD 有无脱落，并定期随访。

7. 副反应及并发症 ①出血，多在放置 1 年内，腰酸、腹坠；②子宫穿孔；③节育器嵌顿；④感染；⑤IUD 脱落及带器妊娠。

（二）阴茎套

阴茎套也称为避孕套，为筒状优质薄型乳胶制品，顶端呈小囊状，筒径有 29、31、33、35mm 四种。排精时精液潴留于小囊内，使精子不能进入宫腔而达到避孕目的。阴茎套还具有防止性传播疾病的传染作用，故应用广泛。

二、药物避孕法

1963 年我国开始应用人工合成的甾体激素避孕。

（一）避孕药种类及服用方法

1. 短效口服避孕药 复方炔诺酮（口服避孕片 1 号）、复方甲地孕酮片（口服避孕片 2 号）、复方 18-炔诺孕酮。月经周期第 5 天开始，每晚 1 片，连服 22 天。若漏服，在 12 小时内补服 1 片。

2. 长效口服避孕药 复方炔雌醚-18-炔诺孕酮、复方炔雌醚-氯地孕酮、复方炔雌醚-氯地孕酮-18-炔诺孕酮。月经周期第 5 天中午服 1 片，间隔 20 天服第二次，以后每月服一次，每次 1 片。

3. 长效避孕针 复方己酸孕酮（避孕针 1 号）、复方甲地孕酮、庚炔诺酮。月经周期第 5 日、第 15 日各注射 1 支，以后每次月经第 10 日注射 1 支。可避孕 1 个月；复方甲地孕酮在月经第 5 日注射 1 支，可避孕 3 个月。

4. 探亲避孕药 探亲避孕片、探亲片 1 号、53 号避孕片、甲醚抗孕丸。于同居当晚服 1 片，连服 14 天，或服至月经来潮。53 号探亲片于同居当晚服 1 片，次晨加服 1 片。

5. 紧急避孕药 毓婷，性交 72 小时内服 1 片，再 12 小时后加服 1 片。

6. 缓释避孕药 左旋炔诺酮硅棒、庚炔诺酮微球、18-炔诺孕酮硅橡胶阴道环。可埋入皮下或制成阴道环置于阴道穹后部或套于宫颈上。

（二）避孕原理

①抑制卵巢排卵；②宫颈黏液变稠、量少、拉丝度减少，不利于精子穿透；③子宫内膜分泌不良，不适宜受精卵着床。

（三）药物不良反应

1. 类早孕反应 部分妇女可出现恶心、呕吐、乏力等反应，多在服药 8～12 小时发生，随着服药时间的延长，逐渐减轻至消失。严重者可加用维生素 B_6 20mg、山莨菪碱 10mg 等。

2. 突破性出血 服药期间发生不规则阴道流血，可每晚加服炔雌醇 1/2～1 片，与避孕药同服 22 天停药。

3. 服药期停经 服药后至下次再次服药时月经未来潮，排除怀孕后，可在下次服药日期加用黄体酮，一般在停药后 3～7 日月经来潮。口服短效避孕药若停药 7 日尚无月经来潮，则当晚开始服第 2 周期药物。若再次无月经来潮，宜停药检查原因，酌情处理。

4. 注意事项 对心脏病、肝炎、肾炎、生殖器官肿瘤等疾病者，禁用避孕药；勿与利福平、苯巴比妥等同服。

三、其他避孕法

1. 安全期避孕 精子在女性生殖道内存活 48～72 小时，而卵子自卵巢排出 24～48 小时后即失去受精能力。多数妇女排卵是在下次月经前 14 天左右，因此排卵前后 4～5 天内易受孕，其余的时间不易受孕，视为安全期。采用安全期进行性生活而达到避孕目的，称为安全期避孕。但妇女的排卵日期受许多因素影响，使用不当，易造成避孕失败。

2. 紧急避孕 指无避孕措施的性生活后或避孕失败后几小时或几日内，妇女为防止妊娠而采用的避孕方法。方法有宫内放置节育器或口服紧急避孕药。放置宫内节育器多在无保护性性生活后 5 日内放入 IUD，有效率达 99%。紧急避孕药有激素类和非激素两类。一般在性生活后 3 日内口服紧急避孕药，有效率达 98%。

激素类：①孕激素制剂，18-炔诺孕酮，首服半片，相隔 12 小时再服半片。②雌激素制剂，53 号避孕药，性交后立即服 1 片，次晨加服 1 片。③雌、孕激素复方制剂，复方左旋 18-炔诺孕酮，首服半片，相隔 12 小时再服 4 片。④非激素类有米非司酮，可单剂量 600mg，效果达 100%。

3. 其他避孕法 如黄体生成素释放激素类似物避孕、免疫避孕法等。

四、输卵管绝育术

输卵管绝育术是通过切断、结扎、钳夹、电凝、药物黏堵、栓堵输卵管管腔，使精子与卵子不能相遇而达到绝育的目的，是一种安全、永久性节育措施。对要求复孕的妇女可行输卵管吻合术。

五、人工流产

当避孕失败而致意外妊娠，在妊娠早期可用抗早孕药或人工流产中断妊娠。术后较快恢复健康，但不能多次采用，更不能以此为节育方法，它只是避孕失败的补救措施。

（一）药物流产

目前常用的药物米非司酮是一种非常有效的催经止孕药物，使用方便，不需宫内操作，与前列腺素配伍完全流产率在90%以上。米非司酮口服25mg，每日2次共3日，第4日上午配伍米索前列腺素0.6mg，一次服完，适用于停经49天内妊娠妇女。副反应有恶心、呕吐、下腹胀痛及流产后流血时间长和出血量多。异位妊娠禁用药物流产。

（二）人工流产术

人工流产术指在妊娠早期用人工方法终止妊娠的手术。妊娠10周内适用吸宫术，妊娠10～14周可用钳刮术。

1. 适应证 ①因避孕失败，要求中断妊娠者；②因各种疾病不宜继续妊娠者。

2. 禁忌证 ①各种疾病的急性期或严重的全身性疾病；②急性生殖器官炎症；③妊娠剧吐酸中毒尚未纠正者；④术前两次体温≥37.5℃；⑤3日内有性生活者。

3. 并发症 ①吸宫不全：指部分胚胎或胎盘残留宫腔。术后流血超过10日且血量多，或血止后又有多量流血，伴腰腹痛应考虑吸宫不全，应行刮宫术并抗炎治疗；②漏吸：指术时未吸到胚胎组织，多见于妊娠日期少于6周、子宫过度屈曲或子宫畸形。确诊后应再行吸宫术；③穿孔：常见于哺乳期子宫、瘢痕子宫、子宫过度屈曲或子宫畸形。当器械进入宫腔有“无底”感觉，或深度明显超过子宫大小，即可确诊。一旦发现应立即停止手术，严密观察生命体征、腹痛、阴道流血及腹腔内出血征象；④人工流产综合征：术中出现心动过缓、心律失调、血压下降、面色苍白、出汗、头晕、胸闷甚至昏厥和抽搐，多因精神紧张及刺激子宫引起迷走神经兴奋所致，可用阿托品0.5～1mg静脉注射；⑤术中出血：可发生妊娠月份较大的钳刮术。因宫内组织不能迅速排出，影响子宫收缩。可宫颈注射缩宫素，并尽快钳刮出组织；⑥感染：人工流产术后宫内的创面可引发急性子宫内膜炎，治疗不及时可扩散至子宫肌层、附件、腹膜，甚至发生败血症，应及时采取抗感染及支持疗法；⑦羊水栓塞：偶可发生在钳刮术，可用地塞米松抗过敏，阿托品增快心率，毛花苷丙纠正心力衰竭。

六、计划生育措施的选择

（1）新婚夫妇避孕方法可男用避孕套，或女用外用避孕药。

（2）有两个子女的夫妇避孕方法应坚持长期避孕，可选用宫内节育器；口服或肌内注射避孕药；适于新婚夫妇的各种方法。

（3）有两个以上子女的夫妇最好采用绝育措施。

（4）哺乳期妇女可选用宫内节育器或避孕套。

（5）围绝经期妇女避孕方法可选用宫内节育器、避孕套或外用避孕药。45岁以后禁用口服避孕药或避孕针。

1. 试述子宫肌瘤的临床表现。如何与子宫腺肌病及腺肌瘤鉴别？
2. 如何鉴别滴虫性阴道炎和念珠菌性阴道炎？
3. 简述妊高征的分期。各期的临床表现有何特点？
4. 早孕与假孕如何鉴别？

（董　秀）

第十五章　儿 科 疾 病

第一节　概　　述

一、小儿年龄分期

小儿生命活动起于胚胎，新生命诞生后，其生长发育始终处于动态变化过程中。根据小儿不同年龄期解剖、生理和病理等的不同，将整个小儿期划分为七个阶段，有助于指导小儿养育和疾病防治。

1. 胎儿期　指自受精卵形成至胎儿娩出前，共 40 周。胎儿的周龄即为胎龄或妊娠龄。临床上常将胎儿期分为 3 个阶段：①妊娠早期，共 12 周，自受精卵至胎儿基本形成。此期是胎儿发育的关键时期，最易受感染、放射、化学物质或遗传等病理因素的影响而导致胎儿先天畸形甚或夭折。②妊娠中期，自 13 周至 28 周末（共 16 周）。此期胎儿各器官迅速生长，功能日渐成熟。至 28 周后，胎儿肺泡发育基本完善，已具备气体交换功能，早产者有存活可能。③妊娠晚期：自 29 周至 40 周（共 12 周）。此期胎儿以肌肉发育和脂肪积累为主，体重增加迅速，娩出后存活概率大。

2. 新生儿期　指自胎儿娩出后脐带结扎至满 28 天（胎龄满 28 周至出生后 7 足天定为围生儿期），此期包含在婴儿期中。新生儿期不仅发病率高，死亡率也高，为婴儿死亡率的 1/3～1/2，其中以新生儿早期更为明显，但大多是可预防的。

3. 婴儿期　指自胎儿娩出后脐带结扎至满 1 周岁（其中包括新生儿期）。此期为小儿生长发育最迅速的时期，每日所需的总热量和蛋白质相对较高，虽然各系统器官在不断生长发育，但其消化功能仍不够完善，难以适应大量食物的消化吸收，易于出现消化和营养紊乱，从而导致佝偻病、贫血、营养不良、腹泻等疾病。同时此期体内源自母体的免疫抗体逐渐消失，而自身的免疫系统尚不健全，抗病能力较弱，易于发生传染和感染性疾病。

4. 幼儿期　指自 1 周岁后至满 3 周岁。此期小儿体格生长发育较前期减慢，但学会了走路，接触外界事物的机会增多，智能发育迅速。此期要注意预防意外伤害及小儿传染病，要做到合理营养和辅食的添加，要培养良好的饮食习惯和餐具的使用能力。

5. 学龄前期　自 3 周岁后至 6～7 岁入小学前，又称为幼童期。此期小儿体格发育稳步增长，智力发育更加迅速，好奇、好模仿，可学习简单文字、图画及歌谣，开始认字并用较复杂的语言表达自己的思维和感情。因此期小儿可塑性强，要重视思想品德教育，要培养良好的卫生和饮食习惯；且仍须防范发生传染病、意外事故和中毒等的发生。

6. 学龄期　自 6～7 岁入小学后至青春期前（一般为女 12 岁、男 13 岁），为小学学龄时期。除生殖系统以外，此期各系统器官外形均已接近成人，智能发育更加成熟，可接受系统的科学文化知识。此期要安排好起居作息，要保证充足的营养和休息，要注意防治龋齿和近视。

7. 青春期　一般女孩自 11～12 岁至 17～18 岁，男孩自 13～14 岁至 18～20 岁，为中学学龄期。受个体差异和外环境等因素的影响，此期开始与结束年龄可相差 2～4 年，本期体格生长是继婴儿期后的第二次高峰，生殖系统发育趋于成熟，至此期末各系统发育成熟，体格生长停止。由于此期生理变化大、社会接触广，可出现精神、行为和心理等的不稳定，故要加强思想道德与生理、心理卫生知识教育。

二、小儿疾病的临床特点

（一）疾病种类

小儿的疾病种类与成人有较大差别，如心血管疾病，小儿是以先天性心脏病为主，而成人则是以冠心病为多；小儿白血病是以急性淋巴细胞性白血病为主，而成人则以粒细胞性白血病为多。此外，不同年龄段的小儿疾病种类差异也较大，如新生儿疾病常与先天性遗传和围生期因素有关，而婴幼儿疾病中则以感染性疾病为多。

（二）临床表现

小儿患者临床上存在着特殊的表现，尤其是小龄儿童，年幼体弱儿对疾病的反应差，通常表现为体温不升、不哭、拒食、表情淡漠，且无明显定位症状和体征。婴幼儿易患急性感染性疾病，因其免疫功能尚不完善，感染后易于扩散甚或造成败血症，具有发病急、变化快、易反复、缺乏局限能力等特点。因此，医护人员要密切关注病情，随时注意细微改变，不放过任何可疑的临床表现，尽可能避免病情的恶化。

（三）诊断

小儿对病情的表述常有困难且不够准确，但仍要认真听取和分析，同时要仔细倾听家长陈述病史。开展全面而准确的体格检查和必要的实验室检查，并结合发病的年龄、季节及流行病学史，有助于尽早做出诊断。此外，还要注意的是，不同年龄段小儿的检验正常值常不相同。

（四）防治

1. 治疗原则　治疗小儿疾病的药物剂量通常是按体重或体表面积来计算的，还要重视适当的液体出入量和液体疗法。在处理原发病的同时，还要对各类并发症进行治疗，有时并发症可能是致死的主要原因。不仅要进行临床的药物治疗，还须注重护理和支持疗法。

2. 预后　小儿疾病往往起病急、来势凶、变化快，但若能及时妥善处理，度过危重期后，恢复起来也较快，转为慢性或留下后遗症的可能性很小。因此，早诊断、早治疗显得非常重要，适时妥善的处理不仅可使患儿转危为安，更有利于病情的转归预后。

3. 预防　已有不少严重威胁人类健康的传染病通过预防接种已得到了有效控制，如在我国天花现已绝迹，麻疹和脊髓灰质炎即将消失，而这项工作基本上是在小儿期进行的，也是儿科工作的重点。此外，许多成人或老年性疾病与小儿期的预防密切相关，如动脉粥样硬化引起的冠心病、高血压和糖尿病等均与小儿期的饮食有关；成人的心理问题也与小儿期的心理健康有关。因此，做好儿科预防工作对提高民族人口身心素质意义重大。

第二节　婴儿喂养

婴儿饮食应含有足够的热能和丰富的营养物质，要足以保证其生长发育及正常代谢所需要。此外，食物的性状、成分等还需适合不同年龄段婴儿消化和吸收的特点，以免造成婴儿消化和营养紊乱。

一、母 乳 喂 养

母乳是婴儿最理想的天然食品，对婴儿的健康生长发育有着不可替代的作用，尤其是对6个月以内的婴儿。故应大力提倡母乳喂养，积极宣传母乳喂养的优点。

（一）母乳的成分

人乳含有近百种成分，乳汁成分有一定的个体差异，即便是同一产妇在产后的不同时期也存在质与量的变化，一般来说可分为：①初乳，指产后4～5天内的乳汁，量少、质略稠、淡黄色，含脂肪少而蛋白质较多（主要为免疫球蛋白），维生素A、牛磺酸和矿物质含量极其丰富，并含有初乳小体（充满脂肪颗粒的巨噬细胞及其他免疫活性物质），这些对新生儿的生长发育和抗病能力十分重要，因此更须重视产后4～5天内的母乳喂养；②过渡乳，指产后6～10天的乳汁，蛋白质含量逐渐减少，而脂肪和乳糖含量逐渐增多，是初乳向成熟乳的过渡；③成熟乳，指产后11天至9个月的乳汁，蛋白含量更低，但每日泌乳总量可达700～1000ml；④晚乳，指产后10个月以上的乳汁，其泌乳量和营养成分都较低。

（二）母乳喂养的优点

1. 营养丰富 母乳营养成分比例适宜，易于吸收，适合婴儿消化能力与生长发育的需要。如母乳蛋白质中白蛋白含量高而酪蛋白低，易于消化吸收；脂肪中含不饱和脂肪酸多，营养价值高；乳糖量多，易于乳酸和双歧杆菌生长；淀粉酶较多，易于消化；钙磷比例适当（2∶1），易于吸收，减少了低钙血症发生的可能。

2. 增强婴儿机体的免疫力 母乳中含有大量免疫活性细胞和其他免疫活性物质（如SIgA、IgM，B及T淋巴细胞、巨噬细胞和粒细胞等），可增强婴儿抗感染能力，减少疾病的发生，此点是牛乳无法达到的。

3. 缓冲力小 母乳pH为3.6（牛乳pH则为5.3），对酸碱的缓冲力小，不会影响到胃液酸度（胃酸pH为0.9～1.6），有利于酶发挥作用，且母乳温度及泌乳速度适宜，新鲜不易污染，省时、方便、经济。

4. 增进母婴感情 母乳喂养的婴儿频繁地与母亲肌肤相亲，接受母亲触摸、爱抚等，有利于婴儿早期智力开发和今后身心健康的发展，还可密切观察婴儿的微细变化。

5. 有利于乳母健康 哺乳可刺激子宫收缩而促进恢复，可推迟月经复潮，有利于计划生育，还可减少乳腺癌、卵巢癌等的发生。

（三）哺乳要点

1. 产前准备 孕妇应保持良好的健康状态、合理营养、充足的睡眠，孕期体重增加适当（12～14kg），母体可储存足够脂肪，供哺乳能量的消耗；尽量避免各种有害因子（射线、微波、化学物质）的影响；妊娠后期每日用温水（忌用肥皂或酒精等）擦洗乳头，随后涂上一层油脂，可预防哺乳时乳头皲裂；如乳头内陷者，在擦洗时要轻轻向外提捏数次，使之突出，以便日后哺乳。

2. 哺乳时间 产后2周乳晕的传入神经非常敏感，诱导缩宫素分泌的条件容易建立，是建立母乳喂养的关键时期。在正常分娩、母婴情况良好的条件下，可在产后15分钟至2小时内开始让婴儿吸吮乳头，尽管此时尚无乳汁，但可使婴儿尽快适应乳头，也可促进乳汁的分泌与排出。一般来说，0～2个月的婴儿不需定时哺乳，可按需哺乳，即婴儿睡醒啼哭时就可喂哺。此后，90%以上健康的婴儿可建立自己的进食规律，开始时每1～2小时喂1次，逐渐每2～3小时喂1次，慢慢地延长到每 3～4 小时喂 1 次。每次哺乳时间不应超过 15～20 分钟，因个体差异，也可适当延长或缩短每次哺乳时间，以吃饱为度。

3. 哺乳方法 除分娩后头几天采取半卧位哺喂外，一般母亲喂哺姿势宜取坐位。哺乳时身体放松，怀抱婴儿，将其头肩部枕于母亲哺乳侧肘弯部、侧身稍向上，最好每次吸空一侧乳房再换另一侧，下次则先吸上次未排空的一侧。哺乳后，竖抱婴儿，头伏母肩，轻拍其背，使吞咽的空气排出，以防溢乳。哺乳后婴儿当保持右侧卧位，防止反流或吸入造成窒息。

（四）断乳

随着婴儿逐渐长大，对营养的要求在不断变化，加之母乳的质量又在逐渐下降，单靠母乳的营养难以满足婴儿生长发育的需要，故应在生后 4～6 个月开始添加辅食，为完全断乳作准备。进入断乳期要逐渐减少哺乳次数，增加辅食量。通常在 10～12 个月是完全断乳的最适合期，即便是母乳充足也不宜超过 18 个月。断乳应选在春秋凉爽、小儿健康之时，若小儿有疾或时处夏季当予暂缓。

（五）哺乳的有关问题

1. 哺乳禁忌 乳母感染 HIV、患有严重疾病（如慢性肾炎、糖尿病、恶性肿瘤、精神病和心脏病等）应停止哺乳。乳母患急性传染病时，可将乳汁挤出，经消毒后哺喂。

2. 保护乳头 保护乳头应从妊娠后期开始（详见前述）。哺乳后可挤出少许乳汁均匀地涂在乳头上，乳汁中丰富的蛋白质和抑菌物质对乳头表皮具有保护作用，如此可以避免乳头皲裂。若乳头皲裂，应暂停直接哺乳，可将乳汁挤出或吸出消毒后哺喂。

3. 乳母用药原则 乳母应尽可能避免用药，以防药物进入乳汁对婴儿产生不利影响。因此，若乳母需长期服用抗癌或抗精神病等药时，应考虑断乳；若乳母患急性病而需用药时，应暂时中断母乳，以牛乳、配方乳等代替，并定时用吸乳器吸出乳汁以防回乳，病愈后再行哺乳。此外，乳房及周边皮肤禁用含汞涂剂，在农村乳母衣服或乳房要避免受到农药污染，乳母在哺乳期间当戒毒、戒烟、戒酒和避免进食污染食品。

4. 乳汁排出不畅 乳汁淤积乳房形成硬块或伴有胀痛者，应及时用热毛巾湿敷，揉开硬结或用吸奶器吸出乳汁，避免发生乳腺炎。

5. 乳汁不足 乳汁分泌受精神、饮食、疾病等多因素的影响，故乳母要有充足的睡眠、丰富的营养、愉悦的心情，当乳汁不足时可服用催乳药。

二、部分母乳喂养

因母乳不足或因其他原因而加用兽乳或配方乳作为补充，称作部分母乳喂养。一般来说，有如下两种方法：一是母乳哺喂次数不变，每次先哺母乳，将两侧乳房吸空后，再补充其他乳品，此为补授法；二是母亲因故不能按时哺乳，故用兽乳或配方乳替代一至数次母乳喂养，此为代授法。通常情况下，部分母乳喂养最好选用补授法，这样有利于刺激母乳分泌，防止母乳进一步减少。当然，断离母乳开始引入配方乳或兽乳时宜采用代授法。

三、人 工 喂 养

4～6 个月以内的婴儿因各种原因不能母乳喂哺时，完全采用配方乳或其他兽乳喂哺婴儿，称作人工喂养。

1. 牛乳 是最常用的代乳品，多首选。其营养成分与母乳不同：①牛乳蛋白含量虽较母乳高，但以酪蛋白为主，不易消化。故牛乳必须煮沸，如此既可灭菌，还能促使蛋白质变性而易于消化。②牛乳乳糖含量较母乳低，故每 100ml 牛乳中可加蔗糖 5～8g。③牛乳所含矿物质比母乳高，加重了婴儿肾脏的溶质负荷，故适当加水稀释能降低矿物质、蛋白质浓度，减轻婴儿消化道、肾负荷（稀释乳仅用于新生儿，满月后即可用全乳）。④牛乳缺乏免疫因子，这是其与人乳的最大区别。故牛乳喂养的婴儿易患感染性疾病。

2. 牛乳制品 主要有配方奶粉、全脂奶粉和脱脂乳等制品，通常选用的是配方奶粉。市面上现已有多种配方奶粉，其宏量营养素成分已“接近”于母乳，适宜于婴儿的消化能力和肾功能。加温开水（水温 40～45℃）调剂后可直接喂哺婴儿，不必煮沸和加糖，食用方便。

3. 羊乳 羊奶也是婴儿良好的食品，其营养成分与牛乳相似，但其叶酸含量低，长期哺食易引起巨幼红细胞贫血。

4. 豆浆 用大豆制成，大豆含有丰富的蛋白质和人体必需氨基酸，铁的含量也高。故对患有乳糖不耐受症、半乳糖血症和对牛乳蛋白过敏的婴幼儿尤宜。

四、婴儿辅助食品

婴儿辅助食品又称为过渡期食品。无论是母乳喂养，还是人工喂养，都要按时添加辅食，通常自 2 个月后就要开始添加不同的辅食。添加辅食总的原则为由少到多，由稀到稠，由细到粗，由一种到多种，在婴儿健康、消化功能正常时逐步添加。一般可从 4 个月起逐渐喂食米糊、稀粥，7 个月时适用饼干、烂面等，1 岁前后可吃软饭、碎鱼、碎肉等。

第三节 新生儿感染性肺炎

新生儿感染性肺炎（neonatal infectious pneumonia）主要是由细菌、病毒、真菌、原虫或衣原体引起，可发生出生前（宫内和分娩过程中）或出生后的感染性肺炎。它是新生儿常见疾病，也是新生儿死亡的重要原因之一。据统计，围生期感染性肺炎病死率为 5%～20%。

一、病　因

1. 宫内感染 主要的病原体为病毒（如风疹、巨细胞、单纯疱疹等病毒），可随血运通过胎盘感染胎儿；孕母细菌（如大肠杆菌、克雷伯菌、李斯特菌等）、原虫（弓形虫）或支原体等感染也可经胎盘感染胎儿，但较少见。此外，胎儿吸入污染的羊水亦可导致感染性肺炎。

2. 分娩过程中感染 胎膜早破或产道内病原体（如大肠埃希菌、肺炎链球菌、克雷伯菌、李斯特菌、病毒、支原体等）上行污染羊水引起感染；胎儿分娩时吸入产道内污染的羊水或分泌物而引起感染。此外，早产、滞产、产道检查过多等也更易导致感染性肺炎。

3. 出生后感染 与呼吸道感染患者接触；肺外感染病灶或败血症、病毒血症可经血行传播到肺；治疗过程中医用器械使用不当或消毒不严都可引起感染性肺炎。此外，广谱抗生素使用过久也易导致念珠菌肺炎。

二、临床表现

临床表现差异较大，宫内感染性肺炎多在生后 24 小时内发病，分娩过程中感染性肺炎多在生后 24～48 小时出现，出生后感染性肺炎多在生后 5～7 天之后发生。可有典型的呼吸系统症状和体征，表现为咳嗽、吐沫、呛奶、点头呼吸、发绀、鼻翼扇动及三凹征象；肺部听诊呼吸音粗糙、可闻及干湿啰音；症状不典型时可为反应差、吐沫、面色苍白、发绀、呼吸暂停；严重者可出现呼吸衰竭、心力衰竭、休克或肺动脉高压等。

宫内感染性肺炎患儿常有窒息史，复苏后即出现呼吸急促、呻吟，体温不稳定，可有发绀、呼吸不规则或暂停，肺呼吸音粗糙、减低或闻及湿啰音。宫内感染性肺炎胸部 X 线片常显示为间质性肺炎改变，细菌性肺炎则为支气管肺炎表现；出生后感染性肺炎 X 线检查可见肺大疱。

肺炎发生时亦可有缺氧缺血性脑病的中枢神经系统的异常表现，肌张力增高或减低，肢体震颤甚至惊厥。严重缺氧者还可并发硬肿。

三、诊　断

根据病史即羊膜早破和窒息史、孕母感染或出生后呼吸道感染或误吸史，并结合临床表现即吐沫、呛咳、呼吸困难及肺部啰音等，可予诊断。不典型病例或肺部有并发症者需要进行 X 线检查明确诊断。宫内感染性肺炎可通过病史、母血培养等可与新生儿肺透明膜病（HMD）相鉴别。

四、防　治

（一）治疗

治疗原则主要为在保暖、补液、给养等的基础上，根据病原选择抗生素。具体治疗如下。

1. 加强护理　保持温暖而湿润的空气吸入，或给予雾化吸入或定期吸痰；有低氧血症时可通过鼻导管、头罩等给氧；呼吸衰竭时给予机械通气，使动脉血氧分压维持在 50～80mmHg。

2. 抗病原体治疗　细菌性肺炎可参照败血症选用抗生素；李斯特菌肺炎可选用氨苄西林；衣原体肺炎当首选红霉素；单纯疱疹肺炎可选用阿糖胞苷或阿昔洛韦；呼吸道合胞病毒性肺炎可选用利巴韦林；巨细胞病毒肺炎可选用更昔洛韦。

3. 支持治疗　及时纠正循环障碍和水、电解质及酸碱平衡紊乱，输液总量每日为 60～100ml/kg，输液速率宜慢，防止发生心力衰竭和肺水肿；保证足够的能量和营养供给，必要时静脉输注血浆、白蛋白或免疫球蛋白等以增强免疫功能。

（二）预防

孕母有产前感染或有羊膜早破史时，那么孕母在产前及小儿在出生后都应给予抗生素防治；胎粪吸入综合征的新生儿也要给予抗生素防治继发肺内感染。

五、本病研究的最新进展

感染性肺炎可见于新生儿产前、产中和产后，是其最常见的感染性疾病和导致其死亡的首要感染性原因。但新生儿感染性肺炎的诊断仍缺乏统一标准，以往临床上主要是依靠 X 线及 CT 等作为辅助手段，并结合患儿临床表现进行诊断。近年来，人们对健康的关注越来越重视，对电离辐射危害的关注度不断上升。研究表明，婴幼儿对电离辐射所产生的致癌作用更为敏感，过量暴露在射线下的患儿癌变率明显增加。肺部超声相对于目前采用的 X 线及 CT 技术而言，具有床头诊断、避免辐射、成本低廉等的优点。研究也证实，用超声评估新生儿肺部疾病对于减少患儿电离辐射具有重要意义，超声可用于诊断新生儿感染性肺炎。

第四节　新生儿黄疸

新生儿黄疸（neonatal jaundice）是因胆红素在新生儿体内蓄积引起的皮肤或其他器官黄染。一般将新生儿黄疸分为生理性、病理性两类。病理性黄疸严重者可导致中枢神经系统受损，从而引起胆红素脑病（核黄疸）。

一、新生儿胆红素代谢特点

1. 胆红素生成较多较快　新生儿胆红素是血红素的分解产物，约 80%源自于血红蛋白，约 20%源自于肝脏和其他组织中的血红素及骨髓中红细胞前体。新生儿每天生成的胆红素是 8.8mg/kg（而成人为 3.8mg/kg），其形成原因主要是：①胎儿血氧分压低，红细胞数量代偿性增加，出生后血氧分压升高，红细胞被大量破坏；②新生儿红细胞寿命较成人短，且血红蛋白分解速度较成人快；③肝脏和其他组织中的血红素及骨髓中的红细胞前体较多。

2. 血浆白蛋白联结的胆红素量少　刚娩出的新生儿常有不同程度的酸中毒，可减少胆红素与白蛋白联结；早产儿胎龄越小，白蛋白含量越低，其联结胆红素的量也越少。

3. 肝细胞处理胆红素能力差　新生儿肝细胞内 Y 蛋白极微且活性差，对胆红素的摄取能力不足；加之，肝细胞将结合胆红素排泄到肠道的能力也暂时低下（早产儿更明显），故可出现暂时性肝内胆汁瘀积。

4. 肠肝循环增强　新生儿出生时肠道无菌，无尿胆原形成，肠腔内的β-葡萄糖醛酸苷酶使结合胆红素脱去葡萄糖醛酸后重新形成未结合胆红素，由肠道吸收；胎粪含胆红素 80～180mg，若排泄延迟，可使胆红素重吸收增加。

此外，在新生儿出现饥饿、缺氧、脱水、酸中毒、头颅血肿或颅内出血等情况下，更易出现黄疸或加重原有黄疸。

二、新生儿黄疸分类

（一）生理性黄疸

源于新生儿胆红素的代谢特点，50%～60%的足月儿和 80%的早产儿会出现生理性黄疸，但一般情况良好，大部分足月儿黄疸多在生后 2～3 天出现，4～5 天达高峰，5～7 天消退，重者最迟不超过 2 周；早产儿黄疸多在生后 3～5 天出现，5～7 天达高峰，7～9 天消退，最长可延至 4 周。每天血清胆红素升高低于 85μmol/L（5mg/dl）。

（二）病理性黄疸

出现下列情形之一者就可诊断为病理性黄疸：①出现早，产后 24 小时内即见黄疸；②足月儿血清胆红素浓度超过 221μmol/L（12.9mg/dl）、早产儿超过 257μmol/L（15mg/dl），或每日上升浓度超过 85μmol/L（5mg/dl）；③黄疸持续时间，足月儿超过 2 周，早产儿超过 4 周；④黄疸退而复现，或进行性加重；⑤血清结合胆红素超过 34μmol/L（2mg/dl）。

根据病理性黄疸产生的主要原因，可将其分为三类。

1. 胆红素生成过多 因大量红细胞的破坏及肠肝循环增加，使血清未结合胆红素增多，如红细胞增多症、血管外溶血、同族免疫性溶血等所致的红细胞破坏；先天性肠道闭锁、先天性幽门肥厚、巨结肠等所致的肠肝循环增加。

2. 肝脏胆红素代谢障碍 由于肝细胞摄取和（或）结合胆红素的功能低下，使血清未结合胆红素升高，如缺氧、感染、Crigler-Najjar 综合征、Gilbert 综合征和药物等。

3. 胆汁排泄障碍 肝细胞排泄结合胆红素障碍或胆管受阻，可出现高结合胆红素血症；若伴有肝细胞功能受损，也可出现未结合胆红素增高，如新生儿肝炎、先天性代谢性缺陷病、Dubin-Johnson 综合征及胆管阻塞等。

在治疗上，一是要查找病因，采取相应治疗措施，如为胆道闭锁者应尽早手术。要尽早喂养，以便建立肠道正常菌群，刺激肠蠕动以促排便，减少肠内胆红素的重吸收。二是要注意保暖，补充营养，可静脉滴注 10%葡萄糖注射液，防止低体温、低血糖时游离脂酸过高而与胆红素竞争结合白蛋白。三是根据患儿指征选取光照疗法，即将新生儿卧于光疗箱中，采取必要防护措施后，用单面光或双面光照射（照射 6～12 小时后间歇 2～4 小时），重者可采用连续照射法，至胆红素下降到 7mg/dl 以下时停止治疗，但通常照射不超过 4 天。四是采取药物疗法，可输血浆每次 25ml 或白蛋白 1g/kg，给予 $NaHCO_3$ 以纠正代谢性酸中毒，减少核黄疸的发生。此外，对严重的新生儿溶血症可考虑换血疗法。

第五节 营养不良

营养不良（malnutrition）是一种慢性营养缺乏症，多因缺乏能量和（或）蛋白质不足所致，故又称为蛋白质-能量营养不良。临床上以体重明显减轻、皮下脂肪减少和渐进性水肿为主要特征，多伴有各器官系统不同程度的功能紊乱，多见于 3 岁以下的婴幼儿。

一、病 因

（一）喂养不当

小儿正处于生长发育期，对营养素尤其是蛋白质的需求量相对较大，喂养不当是造成营养不良的重要原因，如母乳不足而又未能及时添加其他富含蛋白质的辅食；人工喂养或混合喂养时，乳类配制过稀或单纯喂食淀粉类食品，导致食物质与量无法满足需要；不良的饮食习惯如挑食、偏食、过食零食和不吃早餐等。

（二）疾病影响

1. 消化吸收不良 迁延性腹泻、过敏性肠炎、肠吸收不良综合征、幽门梗阻、唇裂或腭裂等所致的消化吸收障碍。

2. 需要量增加 急慢性传染病的恢复期、生长发育快速阶段等因需求量增加而出现营养相对缺乏，烧伤、大量蛋白尿和恶性肿瘤等使消耗增大而导致营养匮乏。

二、临床表现

营养不良可分为消瘦型、浮肿型和消瘦-浮肿型。①消瘦型：以能量缺乏为主，消瘦为其特征，多见于 1 岁以内婴儿。最早出现症状为体重不增，继而下降，皮下脂肪和肌肉逐渐减少甚或消失（消失的顺序：腹部→躯干→臀部→四肢→面部)，久之出现身高不增。严重者皮肤干燥、苍白、逐渐失去弹性、额部出现皱纹如老人状，肌肉松弛或萎缩而呈“皮包骨”状。轻者精神状态正常，重者可见精神萎靡、反应差、体温偏低、心率缓慢、舟状腹及无食欲等。②水肿型：亦称为恶性营养不良病，以蛋白质缺乏为主，水肿为其特征，多见于 1～3 岁幼儿。常因蛋白质严重缺乏所致，下肢可见凹陷性浮肿、皮肤发亮，严重时可破溃、感染形成慢性溃疡，常伴有肝大、毛发稀疏易断落、舌乳头萎缩和念珠菌口腔炎等。③消瘦-水肿型：即兼有以上两型特征，既见体重下降明显又有水肿。

常见的并发症有营养性贫血、维生素缺乏、各种感染（如反复呼吸道感染、肺炎、中耳炎和尿路感染等)、自发性低血糖等。

三、诊　　断

排除原发疾病后，结合小儿年龄及喂养史，有体重下降、皮下脂肪减少，全身各系统功能失调和其他营养素缺乏的临床症状和体征，典型病例的诊断并不困难。轻度患儿常易被忽略，故需进行定期生长检测、随访才能发现。确诊后，还要详细了解病史和开展必要检查，以进一步做出病因诊断。

四、防　　治

（一）治疗

营养不良的治疗原则主要包括祛除病因、调整饮食、促进消化功能及积极处理各种危及生命的并发症。具体治疗如下。

1. 祛除病因　查明病因，积极治疗原发病，如纠正消化道畸形、根除各种感染性或消耗性疾病、改进喂养方法等。

2. 调整饮食　营养不良的患儿因其基础代谢率和营养素需要量均降低，过快增加摄食量容易导致消化不良、腹泻等。因此，在营养重建过程中，根据营养不良的程度、实际的消化能力和对食物耐受等具体情况，循序渐进，逐步增加热量和营养物质的供给量，切不可操之过急。

3. 促进消化功能　主要目的是改善消化功能。①药物：给予胃蛋白酶、胰酶和 B 族维生素等促进消化；选用蛋白同化类固醇制剂如苯丙酸诺龙肌内注射，促进蛋白质合成，还能增加食欲，服药期间应给予充足的热量和蛋白质；对食欲差的患儿，可注射胰岛素降低血糖，增加饥饿感以提高食欲。②中医治疗：采用参苓白术散、健脾丸等方药加减，促进脾胃的运化功能，提高食欲；还可针对性地选用针灸、推拿、穴位敷贴等疗法，改善消化功能。

4. 支持疗法　病情严重、伴明显低蛋白血症或严重贫血者，可少量多次地予以成分输血；酌情选用脂肪乳剂、多种氨基酸、葡萄糖等高营养液进行静脉点滴；及时发现和纠正电解质紊乱及酸中毒；处理好各种感染及维生素缺乏等。此外，充足的睡眠、适当的户外运动、摒除不良的饮食习惯和精心的护理也非常重要。

（二）预防

1. 合理喂养　提倡母乳喂养，对母乳不足或不宜母乳喂养者，采用部分母乳喂养或人工喂养并及时添加辅食；及时纠正偏食、挑食、吃零食的不良饮食习惯，小学生要做到“早餐吃饱，午餐吃好”，以保证供应足够的蛋白质和能量。

2. 合理安排生活　保证充足的睡眠、坚持适当的户外活动，纠正不良的生活习惯。

3. 防治传染病和先天畸形　按时进行预防接种，对先天性消化道畸形者应适时进行矫形手术。

4. 做好幼儿的生长监测　定期测量体重，并将其数值标注在生长发育监测图上，若发现异常，要尽早查明原因，尽快予以纠正。

五、本病研究的最新进展

小儿营养不良属中医学“疳证”的范畴，多因小儿先天禀赋不足、哺乳不当、饮食不节、恣食肥甘、病后失调等导致脾胃亏虚、气血亏耗所致。现临床多采取中医综合治疗，内外兼治，从而恢复小儿的脏腑功能。一方面可辨证选用资生健脾丸、八珍汤、疳积散等方药内服；另一方面通过脐部中药外敷疏通经络气血、温中散寒，同时配以捏脊疗法调节交感副交感神经的动态平衡，从而提高机体免疫力。研究表明，经中医综合治疗，不仅可有效改善小儿营养不良的症状，还可明显提高其血清总蛋白、血红蛋白、清蛋白等的水平。说明对小儿营养不良者，中医综合治疗充分发挥了各种治法的协同作用，疗效确切，具有较高的临床应用价值。

第六节　维生素D缺乏症

一、维生素D缺乏性佝偻病

维生素D缺乏性佝偻病（rickets of vitamin D deficiency）是因小儿体内维生素D缺乏，钙磷代谢紊乱导致的一种以骨骼病变为特征的全身慢性营养性疾病，多见于2岁以内的婴幼儿，尤其是3个月以内的小婴儿。北方佝偻病患病率高于南方。

（一）病因

1. 围生期维生素D不足　孕母在孕后期维生素D营养不足，如孕母有严重营养不良、肝肾疾病，以及早产、双胎等均可致使婴儿体内维生素D储存不足。

2. 日照不足　婴幼儿长期过多地被留在室内，使内源性维生素D生成不足。城市建筑遮挡、大气污染、地理环境和季节气候等导致紫外线量不足，从而影响内源性维生素D生成。

3. 摄入不足　因天然食物中维生素D含量少，牛乳中钙磷含量虽高但不利于吸收，即使是母乳喂养，婴幼儿若缺少户外活动，或不及时补充蛋黄、鱼肝油等富含维生素D的辅食，也容易患佝偻病。

4. 生长过速　婴儿生长速度快，尤其是早产或双胎婴儿，需要维生素D多，且体内储存的维生素D不足，易引发本病。

5. 疾病因素　胃肠道或肝胆疾病影响维生素D吸收；严重的肝肾损害可致维生素D羟化障碍，影响钙、磷的吸收和利用。长期服用苯妥英钠、苯巴比妥等抗惊厥药物，可使体内维生素D不足。此外，糖皮质激素能对抗维生素D对钙的转运作用。

（二）临床表现

本病主要表现为生长最快部位的骨骼改变，也会引起肌肉发育及神经兴奋性的改变。骨骼改变多在维生素D缺乏数月后出现，围生期维生素D不足的婴儿发现较早。重症患儿存在消化、心肺功能障碍，并会影响到行为发育和免疫功能。临床上将其分为四期。

1. 早期　多见于6个月以内，特别是3个月以内的小婴儿。主要为神经精神症状，如易激惹、烦躁、睡眠不安、摇头擦枕等。骨骼X线可无明显差异，或钙化带稍模糊；血清25-$(OH)_2D_3$下降，PTH 升高，血钙、血磷降低，碱性磷酸酶正常或稍高。此期可持续数周或数月，若失治误治，可发展为激期。

2. 激期 除早期症状外，主要表现为骨骼改变。3～6 个月的婴儿以颅骨改变为主，前囟边较软，颅骨薄，用指尖轻压枕骨或顶骨后部时，似有压乒乓球样的感觉，亦即“乒乓头”；6 个月以后，额骨和顶骨中心部分常会逐渐增厚，到 7～8 个月时，将变成“方盒样”头型，头围也较正常增大。骨骺部因骨样组织堆积而膨大，沿肋骨方向于肋骨与肋软骨交界处可扪及圆形隆起，上下排列如串珠状，以第 7～10 肋最明显，称为肋骨串珠或佝偻病串珠；在手腕、足踝部可形成钝圆形环状隆起，即佝偻病手、足镯。1 岁左右的婴儿可见胸骨与邻近的软骨向前突起，形成“鸡胸样”畸形；严重佝偻病小儿胸廓的下缘因膈肌附着处的肋骨受牵拉而形成一水平凹陷，即肋膈沟或郝氏沟。由于骨质软化与肌肉关节松弛，在立、走的重力影响下，可出现股骨、胫骨、腓骨弯曲，形成严重膝内翻（“O”形）或膝外翻（“X”形）畸形，长骨亦可发生青枝骨折。患儿会坐和站立后，因韧带松弛可致脊柱后凸或侧弯，严重者可伴有骨盆畸形，造成生长迟缓，女孩成年后可致难产。严重低血磷导致肌肉中糖代谢失常，使全身肌肉松弛，肌张力降低和肌力减弱。

此期血生化除血清钙稍低外，碱性磷酸酶及骨碱性磷酸酶等都明显增加；X 线显示干骺端临时钙化带模糊或消失，呈毛刷状，并有杯口状改变，骨骺软骨盘明显增宽，骨质疏松，骨皮质变薄，可有骨干弯曲畸形或青枝骨折。

3. 恢复期 患儿经足量维生素 D 治疗及日光照射后，临床症状、体征逐渐减轻或接近消失，精神好，肌张力恢复，血清钙磷浓度逐渐恢复正常，碱性磷酸酶需 1～2 个月降至正常水平；骨骼 X 线片示在治疗 2～3 周后有所改善，临时钙化带又重新出现，以后钙化带致密增宽，骨质密度逐渐恢复正常。

4. 后遗症期 多见于 2 岁以上的小儿。无任何临床症状，血生化及骨骼 X 线检查正常，轻、中度佝偻病治疗后基本不会出现骨骼改变，重症佝偻病会残留不同程度的骨骼畸形或运动功能障碍。

（三）诊断

依据小儿维生素 D 缺乏史、日光照射缺乏史和临床症状与体征，结合血生化及骨骼 X 线检查即可做出明确诊断。应注意在患儿早期有骨骼改变不明显、神经兴奋性增高的症状（如多汗、烦躁等）又缺乏特异性时，需结合患儿年龄、季节、病史做出综合判断。血清 25-（OH）D_3 水平在本病早期就会明显降低，为最可靠的诊断标准。本病需与以下疾病鉴别。

1. 先天性甲状腺功能低下 产后 3～6 个月即可出现甲状腺功能不全的表现，并随月龄增大症状日益明显，患儿智能低下，出现特殊面容和体态，血清 TSH、T_4 测定可鉴别。

2. 软骨营养不良 出生时即可见头大、前额突出、长骨骺端膨出、胸部串珠等与佝偻病相似之处，但根据其四肢与手指短粗、五指齐平、腰椎前突与臀部后突、骨骼 X 线等即可鉴别。

3. 其他 要与其他病因所致的佝偻病相鉴别，如低血磷抗维生素 D 佝偻病、肾性佝偻病和维生素 D 依赖性佝偻病等。

（四）防治

1. 治疗 治疗目的在于控制活动期、防止骨骼畸形和控制病情活动。具体如下。

（1）维生素 D 制剂：①口服法，维生素 D 每日用量 50～150μg（2000～6000U），或 1，25-$(OH)_2D_3$ 每日用量 0.5～2.0μg，视临床和 X 线骨片改善情况，1 个月后改为维生素 D 预防量 400U/d。②突击疗法：当重症佝偻病有并发症或无法口服者可大剂量肌内注射维生素 D 20 万～30 万 U 一次，2～3 个月后口服预防量。治疗 1 个月后复查疗效，如临床表现、血生化和骨骼 X 线改变仍没有恢复征象，应与抗维生素 D 佝偻病鉴别。

（2）钙剂：治疗期间给予适量钙剂，如葡萄糖酸钙 1～3g/d。

（3）其他：对严重骨骼畸形的后遗症患儿，应加强锻炼，胸部畸形者可做俯卧位抬头展胸运动；下肢畸形者可进行肌肉按摩，增加肌张力，以纠正畸形；严重骨骼畸形者可考虑外科手术矫治。

2. 预防 维生素 D 缺乏性佝偻病是一种自限性疾病，当小儿有足够的户外活动，就可自愈。有研究证实，充足的日光照射（可使体内的 25-（OH）$_2$D$_3$ 和 1，25-（OH）$_2$D$_3$ 浓度正常）和生理剂量的维生素 D 可治疗佝偻病。因此，孕母宜多户外运动，食用富含维生素 D、钙、磷和蛋白质等营养素的食物；新生儿在生后 2 周即可应用维生素 D（400U/d）；处于生长发育高峰的婴儿应保证足够的户外活动，同时给予预防量的维生素 D 和钙剂并及时添加辅食。

（五）本病研究的最新进展

研究表明，维生素 D 是一种新的免疫调节激素，主要是对自身免疫的调节。其可通过抑制原核细胞增殖而间接刺激单核细胞增殖，促使单核细胞向吞噬细胞转化，增强γ干扰素合成，生成 1，25-（OH）$_2$D$_3$ 的正反馈效应。而 1，25-（OH）$_2$D$_3$ 能抑制 CD4 表达和人体单核细胞相关病毒感染。研究显示，采用维生素 D 治疗活动期佝偻病患儿后 T 淋巴细胞亚群明显升高。

二、维生素 D 缺乏性手足搐搦症

维生素 D 缺乏性手足搐搦症（tetany of vitamin D deficiency）是因维生素 D 缺乏而甲状旁腺又不能代偿，导致血钙下降，引起神经肌肉兴奋性增高，出现全身惊厥、手足肌肉抽搐、喉痉挛等表现，故又将其称为佝偻病性手足搐搦症或佝偻病性低钙惊厥，多见 6 个月以内的婴儿。

（一）病因

1. 血清钙降低 血钙离子降低是本症的直接原因，当维生素 D 缺乏、血钙下降而甲状旁腺又不能代偿，则低血钙不能恢复。若总血钙低于 1.75～1.8mmol/L 或离子钙低于 1mmol/L 时即可出现症状。

2. 促进血钙降低的因素 因春夏季节阳光充足或给予维生素 D 治疗后钙沉积于骨骼，但肠道吸收钙相对不足而引起低血钙；因发热、感染、饥饿、人工喂养儿食用含磷量过高的乳制品等均可导致高血磷、低钙血症。

（二）临床表现

1. 症状 除有不同程度的佝偻病症状外，可突然出现惊厥、手足搐搦和喉痉挛的典型症状，三种症状中又以无热惊厥最为常见。

（1）惊厥：多见于婴儿。患儿突发无热惊厥，轻者两眼上窜、面肌颤动、神志尚清；重者四肢抽动、口吐白沫，神志不清，或有大小便失禁。发作时间可持续数秒或数分钟，发作时间久者可伴口周发绀。发作停止后意识恢复，精神萎靡而入睡，醒后活泼如常。发作次数可数日 1 次，或 1 日数次，甚或多达 1 日数十次。

（2）手足搐搦：多见于较大婴幼儿。突发手足强直痉挛，双手呈腕部屈曲状，手指伸直，大拇指紧贴掌心；足部踝关节伸直，足趾向下弯曲呈弓形。

（3）喉痉挛：多见于小婴儿。喉部肌肉及声门突发痉挛，导致吸气困难，吸气时有喉鸣，缺氧严重时可突然窒息甚或死亡。喉痉挛虽少见，但很严重，应高度重视。

2. 体征 除有佝偻病体征外，不发作时可引发以下神经肌肉兴奋的体征。

（1）面神经征：用手指尖或叩诊锤轻击患儿颧弓与口角间的面颊部时，可出现眼睑和口角抽动即为阳性。新生儿期可呈假阳性。

（2）腓反射：用叩诊锤叩击膝下外侧腓神经处时，可出现足向外侧收缩即为阳性。

（3）陶瑟（Trousseau）征：以血压计袖带包裹上臂打气后，使血压保持在收缩压与舒张压之间，5 分钟内如该手出现痉挛状即为陶瑟征阳性。

（三）诊断

根据反复发作的无热惊厥、手足搐搦或喉痉挛的症状，以及神经兴奋性增强而其他无神经系统体征，结合佝偻病病史和表现，总血钙低于 1.75mmol/L，离子钙低于 1mmol/L，即可确诊。本病需与以下疾病相鉴别。

1. 其他无热惊厥性疾病

（1）低血糖症：多在清晨空腹时发生，有进食不足或腹泻病史。重症者惊厥后转入昏迷，通常口服或静注葡萄糖液后即可恢复，血糖多低于 2.2mmol/L。

（2）婴儿痉挛：起病于 1 岁以内，突然发作，头、躯干和上肢均屈曲，手握拳，下肢弯曲至腹部，呈点头哈腰状抽搦和意识障碍，发作数秒至数十秒后自止，多伴见智力异常和脑电图异常。

（3）甲状旁腺功能低下：呈间歇性惊厥或手足抽搐，往往间隔几天或数周发作 1 次，颅骨 X 线可见基底核钙化灶。

（4）低镁血症：多见于新生儿，或小于 3 个月以下牛乳喂养的小婴儿，可与低钙血症同时存在，常有触觉、听觉过敏，引起肌肉颤动，甚或惊厥、手足搐搦，血镁常低于 0.58mmol/L。

2. 中枢神经系统感染　脑膜炎、脑炎和脑脓肿等多伴有发热和感染中毒症状，精神、食欲及反应等情况差，有颅内压增高体征和脑脊液改变。

3. 急性喉炎　多伴有上呼吸道感染症状，声嘶、犬吠样咳嗽及吸气困难，但无低钙症状，且钙剂治疗无效。

（四）防治

1. 治疗　治疗原则首先是控制惊厥、解除喉痉挛，其次是补充钙剂，然后可予以大量维生素 D 治疗。具体治疗如下：①紧急处理，惊厥和喉痉挛均有生命危险，可用镇静剂如 10%水合氯醛每次 40～50mg/kg，保留灌肠，或地西泮每次 0.1～0.3mg/kg 肌内注射或静脉注射。喉痉挛者须立即将舌头拉出口外，加压给氧或进行口对口呼吸，保证呼吸道通畅，必要时作行气管插管术。②钙剂治疗，尽快给予 10%葡萄糖酸钙 5～10ml 加入 5%～10%葡萄糖液 10～20ml 中，缓慢静脉注射（10 分钟以上）或滴注，迅速提高血钙浓度，惊厥停止后，改为口服钙剂，不可皮下或肌内注射钙剂，避免造成局部坏死。③维生素 D 治疗，症状控制后，可按维生素 D 缺乏性佝偻病予以维生素 D 治疗。

2. 预防　同维生素 D 缺乏性佝偻病。

（五）本病研究的最新进展

研究显示，血清钙正常不能否定维生素 D 缺乏性手足搐搦症，因低钙惊厥的发生，与低钙离子水平的相关性要强于低血清钙水平，也就是说，血钙离子才可直接反映体内生物活性钙离子的状况。因此，血清钙正常时，仍需综合病史、体征做出明确诊断，必要时考虑做血镁、头颅 CT、脑电图和脑脊液检查。

第七节　小儿腹泻病

小儿腹泻（infantile diarrhea）是由多病原、多因素导致的以大便次数增多和大便形状改变为主要特征的一组消化道综合征，又称为腹泻病，为我国婴幼儿最常见的疾病之一。6个月至2岁婴幼儿发病率高，1岁以内者约占50%，是引发小儿营养不良、生长发育障碍及死亡的主要原因之一。

一、病　因

（一）易感因素

1. 消化系统特点　婴幼儿消化系统发育不成熟，胃酸和消化酶分泌较少，且酶的活性较低，故难以适应食物质与量的较大变化；又因为小儿生长发育快，所需营养物质相对较多，胃肠道负担较重，经常处于紧张状态，加上婴幼儿神经、内分泌等功能尚未发育成熟，对胃肠的调节功能也较差，容易引发消化功能紊乱。

2. 机体防御功能差　婴儿胃酸偏低，胃排空较快，对进入胃内的细菌杀灭能力较弱；血液中免疫球蛋白（尤其是IgM、IgA）和胃肠道分泌型IgA（SIgA）水平较低，胃肠道局部防御功能减弱，易患肠道内感染。

3. 肠道菌群失调　新生儿尚未建立正常肠道菌群时、改变饮食使肠道内环境改变时或滥用广谱抗生素时，均可造成肠道正常菌群的平衡失调，故而易患肠道感染。

4. 人工喂养　母乳中含有大量体液因子、巨噬细胞和粒细胞、溶菌酶及溶酶体等，这些物质有很强的抗肠道感染作用。虽然代乳品中有某些上述物质，但在加熟过程中或遭破坏，且人工喂养的食具极易被污染，故人工喂养儿的肠道感染发生率较高。

（二）感染因素

1. 肠道内感染　常由病毒、细菌、真菌、寄生虫等所致，以前两者更为多见，尤其是病毒。①病毒感染：以轮状病毒最多见，达50%以上，还包括诺沃克病毒、柯萨奇病毒、埃可病毒和冠状病毒等。②细菌感染（不包括法定传染病）：以大肠埃希菌为主，还包括空肠弯曲菌、耶尔森菌、鼠伤寒沙门菌等。③真菌：以白色念珠菌较为多见，还包括曲菌、毛霉菌等。④寄生虫：常见的有蓝氏贾第鞭毛虫、阿米巴原虫和隐孢子虫等。

2. 肠道外感染　当出现上呼吸道感染、中耳炎、肾盂肾炎、皮肤感染或急性传染病时，因发热、感染源释放的毒素、抗生素治疗、直肠局部激惹（膀胱感染）等的作用，导致消化功能紊乱而致腹泻。此外，有些病原体（主要是病毒）可同时感染肠道。

（三）非感染因素

1. 饮食因素　①喂养不定时、饮食量不当、突然改变食品种类或饮食习惯、过早喂食大量淀粉或脂肪类食品、喂食含果糖或山梨醇高的果汁、喂食肠道刺激物（调料、富含纤维素的食物）等喂养不当可引起腹泻；②对牛奶或大豆等食物过敏可导致过敏性腹泻；③原发性或继发性双糖酶缺乏或活性减弱，肠道对糖的消化吸收不良也可导致腹泻。

2. 气候因素　①天气突然变化、腹部受凉导致肠蠕动加快；②天气过热消化液分泌减少或因口渴饮奶过多等均可诱发消化功能紊乱致腹泻。

二、临床表现

临床上依据病程可分为急性腹泻（连续病程在2周以内）、迁延性腹泻（病程在2周至2个月以内）和慢性腹泻（病程在2个月以上），依据病情轻重可分为轻型腹泻和重型腹泻。

（一）急性腹泻

1. 轻型 多由非感染因素（饮食、气候）或肠道外感染所致。起病可急可缓，主要是胃肠道症状。表现为食欲不振，偶有溢乳或呕吐，每日大便次数多在10次以内、便量不多、呈黄色或黄绿色、蛋花汤样或稀糊状、有酸臭味、常见白色或黄白色奶瓣和泡沫，大便镜检可见大量脂肪球或少量白细胞。无脱水及全身中毒症状，多在数日内痊愈。

2. 重型 多由肠道内感染所致，常急性起病，亦可由轻型逐渐加重、转变而来。除有较重的胃肠道症状外，还有较明显的脱水、电解质和酸碱平衡紊乱及全身中毒症状。

（1）胃肠道症状：腹泻频繁，大便每日10次以上，甚或多达数十次，多呈黄色水样或蛋花样，可带黏液，大便多倾泻而出，大便镜检见脂肪球、少量白细胞。患儿食欲减退，常有呕吐，严重者吐出咖啡渣样物。

（2）全身中毒症状：常有发热，体温可高达39℃以上，精神烦躁不安或萎靡，嗜睡，甚或昏迷、休克。

（3）水、电解质及酸碱平衡紊乱：①脱水，因吐、泻丢失体液或摄入量不足，可有不同程度（轻、中和重度）脱水；由于腹泻患儿水和电解质丢失的比例不一，可造成等渗、低渗或高渗性脱水，以前两者多见；常出现眼窝与囟门凹陷、尿少泪少、皮肤黏膜干燥且弹性下降，甚或因血容量不足而引起末梢循环改变等症状。②代谢性酸中毒，因腹泻丢失大量碱性溶质；进食少或肠吸收不良，体内脂肪分解加速，产生大量酮体；脱水时血液浓缩使血流缓慢，导致组织缺氧而使乳酸堆积；脱水使肾血流量不足，尿量减少，排酸保碱功能低下使酸性代谢产物滞留体内，常出现精神萎靡、口唇樱红、呼吸深大、呼出气凉有丙酮味等症状。③低钾血症，呕吐和腹泻丢失大量钾盐；进食少，钾的摄入不足；肾脏保钾功能比保钠差，低钾时只要有尿，仍会继续排出一定量的钾，常出现精神不振、无力、腹胀、心律失常、碱中毒等症状。④低钙和低镁血症：腹泻患儿进食少，吸收不良，钙镁摄入不足；腹泻从大便丢失钙、镁，使体内钙、镁不足，常出现惊厥、手足搐搦、喉痉挛、震颤等症状。

（二）迁延性和慢性腹泻

发生迁延性和慢性腹泻的危险因素包括感染、营养物质过敏、酶缺乏、免疫缺陷、药物因素或先天性畸形等。以急性腹泻失治误治、迁延不愈最为常见。人工喂养、营养不良小儿患病率高。患儿多无全身中毒、脱水与代谢性酸中毒等症状，而以消化功能和慢性营养紊乱为主要特点。腹泻迁延不愈，食欲降低，吸收障碍，体重减轻，易于促发或加重营养不良、贫血和维生素缺乏，还会并发呼吸道、泌尿道等的继发性感染，形成恶性循环，若未积极有效治疗，病死率较高。

三、诊　断

常可根据发病季节、喂养史、流行病学资料、临床表现和大便性状做出临床诊断。但还必须判定有无脱水、代谢性酸中毒和电解质紊乱等。注意寻找病因，从临床诊断和治疗的需要，根据大便常规有无白细胞可将腹泻分成两组。

（一）大便无或偶见少量白细胞者

为侵袭性细菌以外的病因（如病毒、非侵袭性细菌、寄生虫等肠道内、外感染或喂养不当）所致的腹泻，多为水泻，或伴脱水症状。本病当与下列疾病相鉴别。

1. 生理性腹泻 常见于6个月以下的婴儿，外表虚胖，常有湿疹，生后不久就开始排黄绿色稀便，大便次数较正常多，余无其他症状，食欲好，生长发育不受影响。当添加辅食后，大便逐渐转为正常。

2. 引起小肠消化吸收功能障碍的疾病 如乳糖酶缺乏、葡萄糖-半乳糖吸收不良、原发性胆酸吸收不良、过敏等导致的小肠吸收功能障碍而引发的腹泻，可根据各种疾病的特点进行粪便酸度、还原糖试验等检查方法予以鉴别。

（二）大便有较多的白细胞者

为各种侵袭性细菌感染所致的腹泻，仅凭临床表现难以与侵袭性细菌以外病因所致的腹泻进行区分，故必要时可进行大便细菌培养、细菌血清型和毒性检测。本病应与下列疾病相鉴别。

1. 细菌性痢疾 常有细菌性痢疾接触史，起病急，全身症状明显。大便次数多但量少，排脓血便伴里急后重。大便镜检可见脓细胞或白细胞及红细胞和巨噬细胞，大便细菌培养检出痢疾杆菌有助于确诊。

2. 坏死性肠炎 中毒症状严重，高热、腹痛、腹胀、频繁呕吐，重者呕吐物呈咖啡样；大便最初呈黄色水样，逐渐出现暗红色糊状或赤豆汤样血便，常伴休克。腹部 X 线摄片呈小肠局限性充气扩张、肠间隙增宽、肠壁积气等。

四、防　治

（一）治疗

治疗原则是调整饮食与继续进食，预防与纠正水和电解质紊乱，合理用药，加强护理，预防并发症。具体治疗如下。

1. 急性腹泻的治疗

（1）饮食疗法：腹泻时进食和吸收减少、肠黏膜损伤的恢复、发热时代谢旺盛等因素使得营养需求量增加，若限制饮食过严或禁食过久易造成营养不良和并发酸中毒，以致病情迁延难愈影响生长发育。故常强调继续饮食，满足生理需要，补充疾病消耗，从而缩短腹泻后的康复时间，确须禁食者以不超过 6～8 小时为宜。母乳喂养者继续哺乳，暂停辅食，人工喂养者由米汤、粥、面条等逐渐过渡到正常饮食。病毒性肠炎多有继发性双糖酶（主要是乳糖酶）缺乏，可暂停乳类喂养，改用豆制代乳品，或发酵奶，腹泻停止后可较快地恢复给予营养丰富的饮食，并每日加餐 1 次，共 2 周。

（2）纠正水、电解质紊乱及酸碱失衡：脱水往往是急性腹泻死亡的主要原因，合理的液体疗法是降低病死率的关键。①口服补液：世界卫生组织推荐的口服补液盐（ORS）可用于预防脱水及纠正轻、中度脱水。轻度脱水口服液量为 50～80ml/kg，中度脱水为 80～100ml/kg，在 8～12 小时内将累积损失量补足。脱水纠正后，将余量用等量水稀释按病情需要随意口服。新生儿和伴有明显呕吐、腹胀、休克、心肾功能不全或其他严重并发症者不宜采用口服补液。②静脉补液：中度以上脱水、吐泻严重或腹胀的患儿适用。第 1 天补液首先要做到三定（即定量、定性和定速），并及时纠正代谢性酸中毒和低血钾、低血钙、低血镁；第 2 天以后的补液主要是补充继续损失量（防止发生新的累积损失）和生理需要量，继续补钾，供给热量。补液量每日约为 100ml/kg。一般可改为口服补液。

（3）药物治疗：①控制感染：非侵袭性细菌所致肠炎多为自愈性肠炎，仅用支持疗法常可痊愈，常不需使用抗生素；但对伴有明显全身症状不便用脱水解释者，尤其是对重症患儿、新生儿、幼婴和体弱儿可考虑使用抗生素；侵袭性细菌性肠炎常需使用抗生素，应针对病原选用适当的抗生素，避免滥用；病毒性肠炎可选用微生态制剂和黏膜保护剂。②微生态疗法：有助于抑制病原菌生长，恢复肠道正常菌群，控制腹泻。常选服双歧杆菌、嗜酸乳杆菌、粪链球菌和蜡样芽孢杆菌等微生态制剂。③肠黏膜保护剂：能吸附病原体和毒素，恢复肠细胞的吸收和分泌功能；协同肠道黏液糖蛋白增强其屏障功能，从而阻止病原微生物的攻击，如蒙脱石粉。④避免用止泻剂：具有抑制胃肠动力的作用，促进细菌繁殖和毒素的吸收，故对感染性腹泻有时是很不利的，如洛哌啶醇。

2. 迁延性和慢性腹泻治疗 因迁延性、慢性腹泻常伴有营养不良和其他并发症，必须采取综合治疗措施。①审因论治：寻找并去除引起病程迁延的原因和危险因素如营养不良、肠道菌群失调、免疫功能低下等，针对病因进行治疗，切忌盲目地滥用抗生素。②支持治疗：预防和纠正水、电解质紊乱及酸碱平衡，补充微量元素和维生素。③调整饮食：母乳喂养儿可继续母乳喂养，暂停辅食，好转后酌情添加辅食；人工喂养儿可喂酸乳等，好转后逐渐过渡到正常饮食；有双糖酶缺乏时暂停喂蔗糖和乳类，改用豆制代替乳品等。对过敏性腹泻者，应改用其他饮食或水解蛋白配方饮食。④静脉营养：少数不能耐受口服营养物质的患儿，可采用静脉营养，如脂肪乳剂、复方氨基酸、葡萄糖、电解质及多种微量元素等。⑤中医中药：选用参苓白术散等方药，亦可配合推拿、针灸等疗法。

（二）预防

提倡母乳喂养，及时添加辅食，养成良好的卫生习惯；注意气候变化及室内环境；避免滥用广谱抗生素，发现病情，及时治疗；做好接种疫苗工作。

五、本病研究的最新进展

经皮给药是世界卫生组织提出的最新给药途径。目前，儿科经皮给药主要有散剂、油剂、搽剂、硬膏剂、软膏剂和膜剂等方法，近年来又出现了巴布剂、贴剂和微乳等。有研究证明，使用奥美拉唑静滴联合经皮给药治疗仪治疗小儿秋季腹泻可取得满意疗效，且能缩短患儿病程，不良反应少。也有研究认为腹泻贴片辅助治疗小儿腹泻具有安全、简便、有效等优点。

1. 简述小儿各年龄分期划分和主要特点。
2. 简述母乳喂养的优点和哺乳的要点。
3. 简述新生儿病理性黄疸的诊断标准。
4. 维生素D缺乏性佝偻病的病因有哪些？

（喻松仁）

第十六章 急诊医学

第一节 休 克

休克（shock）是机体受到各种有害因子侵袭时所发生的严重综合征，以血压降低和血流动力学紊乱为主要表现，以微循环灌注不足和器官功能障碍为特征。临床主要表现为血压下降、尿量减少、脉搏细速、皮肤湿冷、苍白或发绀、神志淡漠或烦躁不安、昏迷及代谢性酸中毒等。

一、病 因

1. 低血容量休克 由大量出血、脱水导致血容量减少引起，如严重创伤、上消化道出血等大量失血；严重烧伤的广泛血浆外渗及严重的呕吐和腹泻等造成的体液丢失。

2. 神经源性休克 创伤所致的剧烈疼痛、高位腰麻和脊柱骨折造成的脊髓横断等可导致周围血管扩张，有效循环血量相对不足而引起休克。

3. 心源性休克 由于心脏功能极度减退，以致心排血量显著减少并引起严重的急性周围循环衰竭的一种临床综合征。临床常见于急性心肌梗死、急性心脏压塞及大面积肺梗死等。

4. 感染性休克 由各种不同的病原体及其毒素引起的，常见的病原体有细菌、病毒、真菌、寄生虫等，特别是革兰氏阴性细菌败血症所引起。另外，对于糖尿病、肝硬化、恶性肿瘤、烧伤、器官移植、长期应用免疫抑制剂或长期留置导管等易于继发感染性休克。

5. 过敏性休克 由于机体对各种过敏原发生过敏反应所致，导致毛细血管通透性增加，外周血管扩张，以急性周围循环灌注不足为主要表现，可发生于患者接受某些药物或生物制品注射后，其中最常见的是青霉素过敏。

二、临 床 表 现

根据休克的病程演变，休克可分为两个阶段，即休克代偿期和休克抑制期，或称休克前期和休克期。

1. 休克代偿期 休克前期由于机体的代偿作用，交感神经兴奋性增强，患者表现为精神紧张或烦躁、面色苍白、手足湿冷、心率加速、过度换气等。血压正常或稍高、脉压缩小、尿量正常或减少。

2. 休克抑制期 患者神志淡漠，反应迟钝，甚至可出现神志不清或昏迷。口唇及肢端发绀、出冷汗、脉搏细速、血压低于 80/60mmHg（10.8/8.0kPa）、脉压<20mmHg（2.6kPa）、尿量<30ml/h。严重时，全身皮肤黏膜明显发绀、四肢冰冷、脉扪不清。据临床观察，桡动脉搏动存在时，收缩压为 80mmHg 左右；仅能扪及股动脉搏动时，收缩压约 70mmHg；仅能扪及颈动脉搏动时，收缩压约 60mmHg。最后出现血压测不出、无尿，还可出现代谢性酸中毒。皮肤、黏膜瘀斑或消化道出血，表示病情已发展至弥散性血管内凝血阶段。当出现进行性呼吸困难、脉速、烦躁、发绀或咳红色痰，动脉血氧分压降至 60mmHg 以下，虽给大量氧也不能改善症状和提高氧分压时，常提示急

性呼吸窘迫综合征的存在。

以上为各类休克的共同表现，各类休克因病因不同还可出现一些原发病表现，例如：①低血容量性休克，呕血、黑粪、外伤大出血、呕吐、腹泻、胃肠道瘘、糖尿病的酮症酸中毒、大面积烧伤等表现。②心源性休克，突发的心前区剧痛、硝酸甘油不能缓解等急性心肌梗死表现，或严重心律失常，各种严重心肌炎及心脏压塞等表现。

三、诊　断

1. 临床表现　临床上遇到的休克患者，大多数已进入休克抑制期。根据其临床表现，诊断并不困难。而在休克代偿期，由于症状少而不典型，休克诊断有一定的困难。但对大量失血、失液、严重感染、损伤或大手术后的患者出现精神兴奋、烦躁不安、出冷汗、心率加速、脉压缩小、体位性低血压或尿量减少时，即应考虑是否存在休克，并密切观察病情变化。

患者的收缩压一般降低至 90mmHg 以下，多数在 70～80mmHg 以下，脉压<20mmHg，一般伴有组织灌流不良及缺氧的表现。

2. 实验室检查　实验室及辅助检查包括血常规、尿常规、电解质、血气分析、肝肾功能检查、酶学检查、对孕龄期妇女做妊娠试验等。

3. 其他检查　此外，还可作心电图检查、腹部 B 超、超声心动图等。

四、治　疗

原则上应尽早去除引起休克的病因，尽快恢复有效循环血量。具体措施如下。

（一）紧急处理

1. 一般紧急处理　尽快控制活动性大出血；保持呼吸道通畅，必要时作气管插管或气管切开；平卧位，腿部抬高，尽量减少搬动患者，心力衰竭者可取半卧位；保暖；吸氧；必要时予以镇静。

2. 补充血容量　积极扩容是治疗休克的根本措施，输液的原则为先盐后糖、先晶后胶、先快后慢、见尿补钾。一般可根据监测指标来估计血容量及微循环情况，以调节补液的速度及量，根据休克的病因选择补液的性质。

3. 供氧　对大多数休克患者，要采用高流量法给氧。

4. 疼痛控制　休克患者常有疼痛感，要审慎地给予可逆性麻醉剂，如吗啡 2～4mg 静脉注射，但应注意由此带来的血流动力学影响。

5. 积极处理原发病　在积极扩容抗休克的同时，及早处理原发病变，才不致延误抢救的时机。

（二）抗休克药物治疗

（1）能够解除微血管痉挛、增加组织灌流的药物：包括硝普钠、硝酸甘油、654-2、α-受体拮抗剂、ACEI、钙通道阻滞剂等。

（2）肾上腺受体激动剂：多巴胺、肾上腺素、去甲肾上腺素、异丙基肾上腺素等。

（3）强心药：多巴酚丁胺、强心苷、米力农等。

（4）内皮细胞保护药物：他前列烯、血小板激活因子拮抗剂、氧自由基清除剂、肿瘤坏死因子等。

（5）改善血液流变学，疏通微循环药物：低分子右旋糖酐、阿司匹林，防止弥散性血管内凝血 DIC 药物（如肝素）等。

（三）其他措施

定期监测患者的精神状态、肢体温度、色泽、血压、脉率、尿量等。

第二节 昏 迷

昏迷（coma）是神经活动极度的抑制状态，表现为意识完全丧失，患者对内外环境，如语言、声、光、疼痛等刺激失去应有的反应能力的意识障碍综合征。引起昏迷的原因很多，可以是中枢神经系统结构性的损害，也可以是全身其他组织器官病变发展的结果。昏迷是病情危重的表现，死亡率较高，应尽早找出原因，并进行正确诊断和及时的抢救。

一、病 因

脑干上行网状激活系统接受躯体感觉、内脏感觉、听觉、视觉等多种传导束的传入冲动，并将冲动传导至丘脑弥散投射系统，然后激活大脑皮质，从而维持正常意识状态（觉醒状态），抑制或直接破坏这些结构都会出现昏迷。引起昏迷的病因分为以下两大类。

（一）颅内疾病

1. 局限性病变 包括脑出血、脑梗死、短暂性脑缺血发作等脑血管疾病；原发性或转移性颅内肿瘤、脑脓肿、脑肉芽肿、脑寄生虫囊肿等颅内占位性病变；脑挫裂伤、颅内血肿等颅脑外伤。

2. 脑弥漫性病变 各种脑炎、脑膜炎、蛛网膜炎、室管膜炎、颅内静脉窦感染等颅内感染性疾病；弥漫性颅脑损伤；蛛网膜下腔出血；脑水肿；脑变性及脱髓鞘性病变；癫痫发作。

（二）颅外疾病（全身性疾病）

1. 急性感染性疾病 包括各种败血症、感染中毒性脑病等。

2. 内分泌与代谢性疾病（内源性中毒） 包括肝性脑病、肾性脑病、肺性脑病、糖尿病性昏迷、黏液水肿性昏迷、垂体危象、甲状腺危象、肾上腺皮质功能减退性昏迷、乳酸酸中毒等。

3. 外源性中毒 包括工业毒物、药物、农药、植物或动物类中毒等。

4. 缺乏正常代谢物质 脑血流正常情况下，血氧分压正常而含氧量降低者有一氧化碳中毒、严重贫血及变性血红蛋白血症等；血氧分压及含氧量降低者有肺部疾病、窒息及高山病等；脑血流量降低情况下，见于心排血量减少的各种心律失常、心力衰竭、心脏停搏、心肌梗死；脑血管阻力增加的高血压脑病、高黏血症；血压降低的各种休克等；胰岛素瘤、严重肝脏疾病、胃切除术后、胰岛素注射过量及饥饿等低血糖情况；高渗性昏迷、低渗性昏迷、酸中毒、碱中毒、高钠血症、低钠血症、低钾血症等水、电解质平衡紊乱；日射病、热射病、电击伤、溺水等物理性损害。

二、临床表现

（一）症状和体征

患者意识丧失，不能唤醒，无自主运动，伴尿失禁或尿潴留。按昏迷程度可分为以下几种。

1. 浅昏迷 意识大部分丧失，无自主运动。对声光刺激无反应，对疼痛刺激可有痛苦表情和防御反应，如压眶上孔可有摇晃头、摆手动肢的躲避动作。角膜反射、瞳孔对光反射、眼球运动、吞咽反射等可存在。

2. 中度昏迷 对外界各种刺激均无反应，对强烈刺激可出现防御反射。角膜反射减弱，瞳孔对光反射迟钝，眼球无转动。

3. 深昏迷 对外界各种刺激均无反应，各种深、浅反射消失，生命体征紊乱。

（二）实验室和其他辅助检查

1. 实验室检查 包括血、尿、粪便常规，以及血糖、血氨、血清酶、电解质、肝肾功能、血气分析等测定，有助于昏迷的诊断。对疑有颅内病变者，应酌情作腰穿进行脑脊液检查，但颅压明显增高者须慎重，以防脑疝形成。

2. 辅助检查 根据病情需要进行心电图、X 线摄片、X 线血管造影、B 超、脑电图、CT、MRI 等检查。

三、诊　　断

本病主要依靠病史、有关阳性体征及实验室和辅助检查的结果来分析。

（一）病史

询问病史时应注意以下要点：①昏迷发生的急缓、全过程、持续时间，是首发症状还是伴随症状；②有无外伤史及意外事故发生；③以往有无高血压病、糖尿病、肾脏病、心脏病、肝脏病、慢性呼吸系统疾病、内分泌系统疾病、癫痫、吸毒史等。

（二）体征

体检时要注意以下要点：①体温、脉搏、呼吸（节律和气味）、血压；②皮肤（头部有无伤痕、发绀、黄疸、樱桃红色、多汗）；③鼻和外耳道有无流血；④脑膜刺激征、瞳孔、眼球凝视和震颤、眼球运动、体位和肢体运动、不自主运动、反射与病理反射。

（三）昏迷的原因分析推断

1. 脑膜刺激征阳性或阴性、局灶性症状阳性者 如偏瘫、瞳孔大小不等或针尖样缩小、两眼向一侧凝视等，有外伤史为颅脑外伤（脑挫裂伤、硬膜外血肿和硬膜下血肿），数分钟至数小时内出现的昏迷为急性脑血管病（特别是脑出血和大面积梗死），以发热为前驱症状应考虑颅内感染（脑脓肿、脑脊髓膜炎），起病缓慢可能为脑瘤、脑囊虫病。

2. 脑膜刺激征阳性而局灶症状阴性者 以突发性剧烈头痛为前驱症状者为蛛网膜下腔出血，以发热为前驱症状应考虑为脑膜炎、脑炎。

3. 脑膜刺激征阴性而局灶性脑症状亦为阴性者 有明确的中毒原因如酒精、安眠药、一氧化碳、有机磷中毒等，持续数分钟的短暂昏迷如癫痫、晕厥、脑震荡等，系统性疾病如糖尿病昏迷、尿毒症、低血糖、心肌梗死、大出血、肺性脑病、肝昏迷、败血症、中暑、甲状腺功能亢进危象等。

四、治　　疗

对于昏迷患者，当务之急是迅速采取措施，积极抢救生命。同时，应尽快查明病因，进行治疗。此外，还应重视严重并发症的防治。

（一）一般急救措施

1. 神经功能的监测 包括观察患者的昏迷深度、体温、脉搏、呼吸、血压、瞳孔大小及对光反射等，如发现昏迷加深、瞳孔进行性扩大、血压下降、脉搏细数、呼吸不规则等，说明病情加重，应及时处理。

2. 保持呼吸道通畅 及时吸出口腔、呼吸道内分泌物和呕吐物，给予超声波雾化吸入化痰药物。有呼吸困难时，可作气管切开。

3. 护理 用复方硼砂含漱液、生理盐水、过氧化氢清洗口腔，有疱疹、溃烂时可涂抹甲紫。眼睛闭合不全，每天以 1%硼酸水溶液或生理盐水洗眼一次，再用氯霉素或金霉素眼药水滴眼，并涂抹抗生素软膏。尿失禁者，用外接尿套与一次性床边尿袋连接。尿潴留者，用针灸或作下腹部的按摩、热敷，如尿仍不能排出，可进行导尿并留置导尿管，并注意防止泌尿道感染。昏迷患者最初 3 天可通过静脉补给，超过 3 天者要及时进行鼻饲营养。保持皮肤干燥清洁，定时翻身拍背和避免皮肤擦伤是防止褥疮的主要措施。

（二）按病因对症治疗

迅速去除病因，是阻止病情恶化的主要环节。如一氧化碳中毒患者应立即撤离现场；药物中毒者应立即洗胃和输液，并应用有效药物进行拮抗，如有机磷农药中毒给予碘解磷定和阿托品；安眠药中毒者给予中枢兴奋剂；内脏大出血，在输血和药物止血的同时，进行必要的手术止血。

（三）药物治疗

1. 消除脑水肿 昏迷患者一般都有不同程度的脑水肿，应常规给予脱水处理。

2. 保护脑细胞促进脑功能恢复 减少脑细胞受损是缩短患者昏迷时程的关键，在使用亚冬眠药物的情况下，给患者使用冰枕、冰帽来降低脑细胞代谢（降至 28℃，并维持 3～7 日），以达到保护脑细胞的目的，但深昏迷患者则不用亚冬眠，应给予营养脑细胞药物，如胞磷胆碱、能量合剂、脑活素、脑多肽等。使用促醒开窍药物有利于意识恢复，如乙胺硫脲、甲氯芬酯、安宫牛黄丸、清开灵等。其他还可采用光量子血疗、激光血管内照射治疗、高压氧治疗、针灸疗法等。

第三节 心跳呼吸骤停

心跳呼吸骤停（sudden cardiac and respiratory arrest）是指由各种病因造成患者在未能估计到的时间内心跳及呼吸突然停止。它与长期慢性疾病或晚期癌症患者心脏停搏及呼吸停止有区别。心跳呼吸骤停患者处于“临床死亡”状态，如积极抢救，有可能复苏成功。

一、病 因

（一）心脏病变

本病心脏病变主要为心血管疾病，以冠心病最为常见，其他如急性心脏压塞、高度房室传导阻滞、急性心肌炎、特发性 Q-T 延长综合征、心肌病、心脏瓣膜病变、某些先天性心脏病等。

（二）心脏外病变

1. 呼吸系统疾病 如张力性气胸、气管异物、喉痉挛、窒息、缺氧、肺梗死。

2. 其他疾病 如淹溺、电击、颅脑或胸部外伤、某些药物中毒、一氧化碳中毒、严重酸中毒、低血糖、低血钙、高血钾、低温或超高热、急性出血坏死性胰腺炎、各型休克、脑部疾病、迷走神经过度兴奋等。

二、临床表现

（一）症状和体征

心跳呼吸骤停患者发病时诱因不明显，部分患者有乏力、胸闷、烦躁不安等先兆。临床特征：①突然意识丧失，呼之不应；②大动脉搏动消失；③呼吸立即停止，或经数秒钟强力的呼吸后再停止；④瞳孔散大，对光反射消失；⑤其他，如发绀、大小便失禁等。

（二）理化检查

1. 心电图检查 在心电图或心电监护仪上常出现以下 3 种情况：①心室颤动，占 80%左右；②心室停搏；③心电机械分离，是指心肌完全停止收缩，而心电图上仍有电活动存在，表现为各种不同程度的传导阻滞或室性期前收缩，但心脏无排血功能。

2. 实验室检查 血清钾离子、钠离子、钙离子测定，肝肾功能，血气分析及血糖测定等，对诊断及处理有重要指导意义。

三、诊　断

临床上对于心跳呼吸骤停的诊断不是很困难，关键在于早期诊断，以利于及时进行心肺脑复苏抢救。临床上以突然意识丧失及大动脉搏动消失作为重要标准，有以上两项即可确诊，而以瞳孔散大、心音消失、发绀等为次要标准。

四、治　疗

（一）紧急抢救措施

1. 基本生命支持（basic life support，BLS） 包括：①控制气道，即保持呼吸道通畅，如有假牙应及时取出，口腔内有其他异物及血块等应取出；②呼吸支持，即紧急人工呼吸，可在现场进行口对口或口对鼻的人工呼吸，每次吹气量为 800～1200ml，吹气时随时观察患者胸部有无起伏，每 5 秒吹气 1 次，频率为 12～16 次/分，每次吹气时间 1～1.5 秒；③循环支持，即通过心脏按压建立人工循环。临床多为胸外心脏按压，正确部位为胸骨中、下 1/3 交界处，压陷 3～5cm 后立即全部放松，按压频率 80～100 次/分。以上人工呼吸及胸外挤压在单人复苏时比例为 2∶15，双人复苏时为 1∶5。

2. 加强生命支持（advanced life support，ALS） 经 BLS 抢救后，患者已恢复心跳呼吸，为稳定心肺功能，继续进行以下几步：①尽快建立静脉道路，以利于给药；②有条件可及时作心电监测；③如心电监护示心室颤动，可进行电除颤，必要时行开胸心脏按压及起搏。

3. 持续生命支持期（prolonged life support，PLS） 称为复苏后的处理，关系着复苏患者的预后。包括：①患者心跳呼吸骤停病因的判断及处理；②恢复患者的知觉，此为脑复苏成功的重要标志，可通过改善脑循环、头部降温或全身低温疗法，脱水降颅压，高压氧疗法，脑细胞活性药物和苏醒剂的应用而实施；③强化监护，心跳呼吸骤停复发率较高，第一年内即可达 30%以上，故应加强其监护，其他如急性肝、肾衰竭的防治参见有关章节。

（二）脑复苏

在心肺复苏的患者中，约50%死于中枢神经系统损伤，20%～50%生存者有不同程度的脑损伤。所以，脑复苏是心肺复苏最后成功的关键。主要措施包括以下几种。

1. 降温 复苏后的高代谢状态或其他原因引起的体温增高可导致脑组织氧供需关系的明显失衡，从而加重脑损伤。所以心脏骤停复苏后，应密切观察体温变化，积极采取降温退热措施。体温以33～34℃为宜。

2. 脱水 应用渗透性利尿剂配合降温处理，以减轻脑组织水肿和降低颅压，有助于大脑功能恢复。

3. 防治抽搐 通过应用冬眠药物控制缺氧性脑损害引起的四肢抽搐及降温过程的寒战反应，但无须预防性应用抗惊厥药物。

4. 高压氧治疗 通过增加血氧含量及弥散，提高脑组织氧分压，改善脑缺氧，降低颅内压。有条件者应早期应用。

5. 促进早期脑血流灌注 主要应用巴比妥类药物降低脑代谢率、用钙离子拮抗剂解除缺血后血管痉挛和改善脑血流、莨菪类药物扩张血管以改善微循环。

复苏有效的指标有3个：自主心跳恢复，能听到心音，触及大动脉搏动，心电图示窦性心律等；瞳孔变化，散大的瞳孔回缩变小，对光反射恢复；脑功能开始好转，意识好转，肌张力增加，自主呼吸，吞咽动作出现等。

第四节 急性呼吸衰竭

急性呼吸衰竭（acute respiratory failure）是指由各种原因引起机体短时间内气体交换发生严重障碍，使机体出现严重的低氧血症，伴或不伴有高碳酸血症，依靠动脉血液气体分析诊断。在静息状态下，动脉血氧分压 PaO_2 低于 60mmHg（8.0kPa），二氧化碳分压 $PaCO_2$ 正常或稍偏低称为Ⅰ型呼吸衰竭；若 PaO_2<60mmHg（8.0kP_a），$PaCO_2$≥50mmHg（6.67kPa）时称为Ⅱ型呼吸衰竭。

一、病　　因

引起急性呼吸衰竭的疾病很多，多为呼吸系统的疾病，但亦有肺外其他系统的疾病，常见的有以下几种。

1. 导致气道阻塞的疾病 急性感染、超敏反应及较少见的灼热性或机械性损伤引起的呼吸道黏膜炎症水肿而致急性梗阻。另外，异物或某些肿瘤亦可引起急性梗阻。

2. 导致肺实质浸润的疾病 由感染引起的肺炎最为常见，其他如胃内容物的吸入、淹溺或化学毒物及某些药物均可引起严重肺实质炎症。

3. 导致肺水肿的疾病 各种严重心脏病引起的心源性肺水肿，急性呼吸窘迫综合征引起的非心源性肺水肿。

4. 肺血管的疾病 肺栓塞引起通气-灌注失调是引起急性呼吸衰竭的重要原因之一。

5. 胸壁及胸膜疾病 严重的胸壁外伤、自发性气胸或外伤性气胸、大量胸腔积液等。

6. 神经肌肉系统疾病 脑疾病或安眠药中毒等抑制呼吸中枢；高位脊髓外伤及 Guillain-Barre 综合征等引起呼吸肌麻痹、多发性肌炎、重症肌无力等肌肉系统疾病。

二、临床表现

（一）症状

除原发病的症状外，主要为呼吸系统症状及缺氧和高碳酸血症的症状。

1. 呼吸系统症状 因呼吸系统疾病引起者，表现为呼吸困难、鼻翼扇动、三凹征等；如出现呼吸节律紊乱，呈现潮式呼吸、抽泣样及下颌呼吸等，提示伴有呼吸中枢受累。因神经系统疾病所致者，多有呼吸中枢损害和呼吸肌麻痹等现象。

2. 低氧血症 人体各组织对缺氧的敏感性不同，其中神经及心肌组织对缺氧十分敏感，故在急性呼吸衰竭引起低氧血症时常出现中枢神经系统和心血管系统功能异常的症状。如判断力障碍，动作不稳定，烦躁不安等；严重缺氧时可出现癫痫样抽搐、意识丧失、死亡等。急性缺氧开始时的心血管效应为心动过速和血压升高，缺氧极严重时则出现心动过缓、心肌抑制及休克等；另外，还可出现发绀，但不够敏感。

3. 高碳酸血症 呼吸衰竭引起的 $PaCO_2$ 升高可导致进行性加重的中枢神经系统功能紊乱的系列表现：忧虑、思维混乱、嗜睡、昏迷和死亡；心血管系统主要为交感神经活性增强的表现：心动过速和出汗，但血压可升高、降低或正常。

4. 其他重要脏器的功能障碍 重要脏器功能障碍表现：黄疸、尿量异常等肝、肾功能受损表现；呕血、黑粪等应激性溃疡表现，以及感染性发热、水电解质和酸碱失衡等。

（二）实验室检查

实验室检查：①血气分析；②血清电解质测定；③肝、肾功能等检查。

三、诊　断

临床上常结合原发病因、呼吸衰竭的临床表现，并主要依据血液气体分析，来确定急性呼吸衰竭的诊断及分型。对原发病因不明的呼吸衰竭，应在抢救的同时详询病史和体查，并做必要的实验室检查以明确诊断。

四、治　疗

（一）病因治疗

根据不同病因而采取不同措施，如重症肺炎应使用有效抗生素；哮喘持续状态时支气管解痉剂和激素的合理应用；气管内异物的及时取出等。

（二）保持气道通畅

昏迷的患者口咽部肌肉松弛，易被唾液、血液、呕吐物等阻塞气道而窒息，急救时首先应注意以负压吸引清除口咽部一切阻塞物，保持患者侧卧位，头尽量向后倾斜，下颌向前伸等正确的体位。如经以上处理仍不能使呼吸道通畅时，则需建立人工气道，分为气管内插管和气管切开；另外，为了使患者痰液易排出及呼吸道上皮细胞免受损伤，特别是在建立人工气道后应保持气道湿化。

（三）氧疗

急性呼吸衰竭主要死亡原因是缺氧所致的中枢神经系统或心血管系统异常，氧疗的目标是使 PaO_2 升高到 60～80mmHg（8.00～10.66kPa）。根据病因及病情不同可采取鼻导管或鼻塞及储气面罩给予高浓度高流量的氧气。对于Ⅱ型呼吸衰竭，尤其是慢性阻塞性肺疾病呼吸衰竭患者，需采用低流量持续给氧，并依据血气分析结果判断给氧效果。

（四）改善通气

（1）祛痰和控制感染：鼓励患者咳嗽，或用鼻-气管吸痰。及时采用有效抗生素以控制感染。
（2）应用支气管扩张剂：氨茶碱静脉推注、滴注，或用氢化可的松静脉滴注。
（3）应用呼吸机。

（五）并发症处理

1. 纠正酸碱平衡紊乱 对于 CO_2 潴留过多的呼吸性酸中毒以加强通气为主，如果短时间难以改善或有混合性酸中毒者，可适当补充碳酸氢钠。呼吸衰竭期注意有无低血钾和代谢性碱中毒，可口服氯化钾或10%枸橼酸钾溶液。

2. 治疗心力衰竭 多数患者卧床、给氧、改善通气后，可以自行排尿，如果不能主动排尿或效果不好，可以口服呋塞米或静脉注射，有利于减轻外周水肿和体内的瘀血，但要注意氯离子和钾离子的丢失情况。

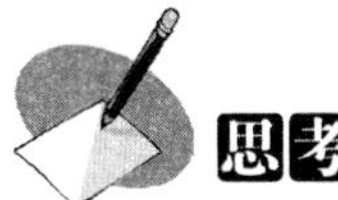

思考题

1. 对休克患者的检查主要有哪些？如何紧急处理休克患者？
2. 昏迷的一般急救措施是什么？
3. 心跳呼吸骤停的原因有哪些？
4. 急性呼吸衰竭的主要症状有哪些？

（韩轶鹏）

第十七章　理化因素所致的疾病

第一节　有机磷杀虫药中毒

有机磷杀虫药（organophosphorous insecticides，OPI）中毒主要通过抑制体内乙酰胆碱酯酶活性，使其失去分解乙酰胆碱的能力，引起乙酰胆碱蓄积，使胆碱能神经持续过度兴奋，出现一系列毒蕈碱样、烟碱样和中枢神经系统等中毒症状和体征。严重者，常因呼吸衰竭而死亡。

有机磷杀虫药大都呈油状或结晶状，色泽呈淡黄色至棕色，稍有挥发性，且有大蒜味，属于有机磷酸酯或硫化磷酸酯类化合物。除敌百虫外，一般难溶于水，在碱性条件下易分解失效。常用剂型有乳剂、油剂和粉剂等。有机磷杀虫药结构不同毒性差异较大。有机磷杀虫药的毒性按大鼠急性经口进入体内的半数致死量分为以下四类。

1. 剧毒类　LD_{50}<10mg/kg，如甲拌磷、内吸磷、对硫磷、速灭磷和特普。

2. 高毒类　LD_{50}为10～100mg/kg，如甲基对硫磷、甲胺磷、氧乐果、敌敌畏、磷胺、久效磷、水胺硫磷、杀扑磷等。

3. 中度毒类　LD_{50}为100～1000mg/kg，如乐果、敌百虫、倍硫磷、依可碘酯等。

4. 低毒类　LD_{50}为1000～5000mg/kg，如马拉硫磷、碘硫磷、辛硫磷、甲基乙酯磷、氯硫磷等。

一、病　　因

有机磷杀虫药中毒的常见原因包括以下几种。

1. 生产使用中毒　在生产过程中引起中毒的主要原因为在杀虫药精制、出料和包装过程中，手套破损或衣服和口罩污染；也可因生产设备密闭不严，化学物跑、滴、漏，或在事故抢修过程中，杀虫药污染手和皮肤或吸入空气中的杀虫药引起。

2. 生活性中毒　在日常生活中，急性中毒主要由于误服、自服，或饮用被杀虫药污染的水源或食入被杀虫药污染的食品；也有因滥用有机磷杀虫药治疗皮肤病或驱虫而中毒的。

体内胆碱酯酶分为真性胆碱酯酶和假性胆碱酯酶两大类，经胃肠道、呼吸道及皮肤黏膜侵入人体内的有机磷杀虫药，迅速与真性胆碱酯酶结合形成稳定的磷酰化胆碱酯酶，从而抑制胆碱酯酶活性，使其丧失分解乙酰胆碱的能力，导致乙酰胆碱大量蓄积而引起一系列毒蕈碱、烟碱样和中枢神经系统症状，严重者常因呼吸衰竭而死亡。

二、发病机制

（一）毒物代谢

有机磷杀虫药主要经胃肠、呼吸道及皮肤黏膜吸收。有机磷杀虫药吸收后迅速分布到全身各个器官，其中肝脏含量最高，肾、肺和脾脏次之，脑组织和肌肉含量最少。也可通过胎盘屏障进入胎体。主要在肝脏进行氧化和水解，氧化后产物毒性常增强，水解后毒性降低。如对硫磷氧化成对氧磷后毒性更高，后者对胆碱酯酶抑制作用较前者强300倍；内吸磷氧化后形成亚砜，其胆碱酯酶抑制力增强5倍。有机磷杀虫药吸收后6～12小时血中浓度达到高峰，代谢产物24小时内通过肾脏经尿液排出，48小时后完全排出体外。少量通过肺脏排出，体内无蓄积。

（二）中毒机制

有机磷杀虫药能抑制许多酶，但对人畜毒性主要表现为抑制胆碱酯酶。胆碱酯酶分真性胆碱酯酶和假性胆碱酯酶。前者存在于中枢神经系统灰质、红细胞、交感神经节和运动终板中，对乙酰胆碱特异性高、水解作用强；后者广泛存在于神经胶质细胞、肝、肾、血浆、肠黏膜下层和一些腺体中，能水解丁酰胆碱等，对乙酰胆碱特异性低，严重肝脏损害时其活力降低。有机磷杀虫药中毒后与胆碱酯酶酶解部位丝氨酸羟基结合，形成难以水解的磷酰化胆碱酯酶，使胆碱酯酶分解乙酰胆碱功能丧失，体内大量堆积乙酰胆碱，引起胆碱能神经传导功能障碍，出现一系列中毒症状。胆碱能神经包括副交感神经的节后纤维、自主神经节前纤维、小部分交感神经节后纤维和运动神经。有机磷杀虫药也可以直接作用于乙酰胆碱受体。有机磷杀虫药抑制胆碱酯酶后，神经末梢的胆碱酯酶功能恢复较快，第二天部分即可恢复。红细胞内胆碱酯酶受抑制后不能自行恢复，新生的红细胞胆碱酯酶才有活性。假性胆碱酯酶受抑制后恢复较快。

有机磷杀虫药毒性作用是与真性胆碱酯酶酯解部位结合形成稳定的磷酰化胆碱酯酶，使胆碱酯酶丧失分解能力，大量聚集后引起毒蕈碱、烟碱样和神经系统症状，严重者可死于呼吸衰竭。

三、临床表现

（一）急性中毒

症状出现的缓急与毒物的品种、剂量、侵入途径和机体状态密切相关。经口服中毒一般10～120分钟出现症状，吸入者30分钟发病；皮肤黏膜吸收后2～6小时出现症状，很少超过12小时，吸入后约30分钟出现症状。

1. 毒蕈碱样症状 又称M样症状，为最早出现的表现，主要为副交感神经末梢过度兴奋引起平滑肌痉挛、外分泌腺分泌增强所致，出现类似毒蕈碱样作用（平滑肌痉挛表现为恶心、呕吐、腹痛、腹泻、瞳孔缩小、呼吸困难、大小便失禁等；腺体分泌增加表现为大汗、流泪、流涎、气道分泌物增多等，严重者发生肺水肿或呼吸衰竭死亡）。

2. 烟碱样症状 又称N样症状，多见于中重度中毒。表现为面部、四肢甚至全身肌肉颤动，甚至全身肌肉强直性痉挛、抽搐，表现为牙关紧闭，颈项强直。交感神经节受刺激后引起心动过速、血压升高，随后出现血压降低；也可出现肌力减退或瘫痪，呼吸肌麻痹引起呼吸衰竭或瘫痪。

3. 中枢神经症状 受乙酰胆碱刺激后，出现头晕、头痛、烦躁不安、共济失调、谵妄、抽搐、惊厥或昏迷等。

4. 其他症状 有些有机磷杀虫药接触皮肤后出现过敏性皮炎，并可发生水疱和剥脱性皮炎（表17-1-1）。

表17-1-1 急性中毒分类

	轻度	中毒	重度
症状	头晕、头痛、疲乏、无力、视物模糊、胸闷、麻木、恶心、呕吐、多汗	不能行走、说话困难、腹痛、腹泻、流涎、瞳孔缩小、肌束颤动	惊厥、昏迷、肺水肿、呼吸衰竭
胆碱酯酶活性	<50%	10%～20%	<10%

（二）迟发性多发神经病

含有三价或五价磷原子的芳基有机磷酯中毒患者急性中毒症状消失后2～3周可发生迟发性神经病（delayed neuropathy）。主要累及运动神经纤维，引起下肢瘫痪和四肢肌肉萎缩等。此病变为沃勒变性（wallerian degeneration，即指已与营养中枢断离的神经纤维脂肪变性，也称继发变性）和继发性长神经元脱髓鞘，与有机磷杀虫药抑制神经病靶酯酶（neuropathy target esterase，NTE）有关。

典型者分为以下三期。

1. 进展期 主要为外周感觉神经病变。首先出现双下肢及足部烧灼、疼痛、麻木、紧束，继而无力、腓侧肌萎缩、足下垂。约1周后双上肢发生对称性瘫痪，呈手套样或袜套样分布感觉障碍，本体感觉消失。继而出现下肢深部腱反射消失，重者出现迟缓性瘫痪（flaccid paralysis）。

2. 稳定期 感觉障碍持续3～12个月逐渐缓解，轻瘫可持续存在。

3. 缓解期 中毒后6～18个月运动功能部分或完全恢复，上肢运动功能恢复先于下肢。此期可有大脑和脊髓病变，出现痉挛状态，遗留永久性运动功能障碍。

（三）中间型综合征

少数急性重度中毒患者于中毒发生后24～96小时，中毒症状缓解后突然出现肌肉无力，临床表现为颈屈肌、脑神经支配的肌肉、肢体近侧肌和呼吸肌瘫痪，如眼睑下垂、眼球活动受限、面瘫和呼吸肌麻痹，通常在4～18天缓解，严重者引起呼吸困难或衰竭而发生死亡，称为中间型综合征。应尽早给予解毒和支持治疗可预防该综合征发生。该综合征见于5%～10%中毒病例，以脂溶性有机磷杀虫药中毒者多见。

其发生机制可能与体内有机磷杀虫药排出延迟、在体内再分布或解毒药用量不足，使胆碱酯酶长时间受抑制，引起神经肌肉接头处突触后功能障碍有关。该综合征首先由印度和斯里兰卡报道，考虑与遗传因素对毒物代谢方式和神经系统对毒物反应的影响有关。西方国家少见，可能与早期应用肟制剂治疗有关。

（四）实验室检查

1. 全血胆碱酯酶活力测定 是诊断有机磷杀虫药中毒的特异性实验指标，对判断中毒程度、疗效和预后均极为重要。红细胞胆碱酯酶活力稳定，其功能与神经系统胆碱酯酶相同，有机磷杀虫药中毒后，红细胞胆碱酯酶1～4个月恢复正常。假性胆碱酯酶对有机磷杀虫药敏感，抑制后恢复较快，最迟1～3周。怀疑有机磷杀虫药中毒者，应反复测定血浆和红细胞胆碱酯酶活力。停用解磷定后每日测定胆碱酯酶活性，连续3天。有文献报道，由于遗传因素，人群中约3%血浆胆碱酯酶活力降低，红细胞胆碱酯酶活力正常。

视正常人全血胆碱酯酶活力值为100%，全血胆碱酯酶活力值为50%～70%则为轻度中毒、30%～50%为中度中毒、<30%为重度中毒。对长期接触有机磷杀虫药者，全血胆碱酯酶活力测定可作为生化监测指标。

2. 有机磷杀虫药代谢产物测定 对硫磷和甲基对硫磷在体内氧化分解为对硝基酚，对硝基酚是多种有机磷杀虫药的代谢产物，中毒后迅速出现在尿液中。敌百虫中毒时尿液中出现三氯乙醇。通过代谢物的测定，有助于上述毒物中毒的诊断。

3. 其他检查 疑有迟发性神经病时应检查神经传导功能、肌电图，并与其他神经病变鉴别。

四、诊断和鉴别诊断

1. 诊断　根据有机磷杀虫药接触史，呼出气有刺激性大蒜味、瞳孔缩小、多汗、肌纤维颤动和意识障碍等中毒表现，一般可做出诊断。有意识障碍，但无明确病史，又缺乏 M 样症状者不易诊断，如监测到全血胆碱酯酶活力降低（50%～70%为轻度中毒、30%～50%为中度中毒、<30%为重度中毒），可确诊。

2. 鉴别诊断　毒蕈碱和河豚毒中毒类似有机磷杀虫药中毒，应与中暑、急性胃肠炎、脑炎及其他药物中毒相鉴别。

五、防　治

（一）治疗

1. 紧急处理　有机磷杀虫药中毒常死于肺水肿、呼吸麻痹、呼吸衰竭等，因此要及时采取复苏措施。重度中毒出现呼吸抑制者迅速进行气管内插管，清除气道内分泌物，保持气道通畅，吸氧，必要时行机械通气。心脏停搏者，行体外心脏按压。

2. 迅速清除毒物　立即将患者脱离中毒现场，彻底清除未被机体吸收入血的毒物，如脱去被污染的衣服，用清水或肥皂水清洗被污染的皮肤、毛发和指甲。口服中毒 6 小时内者应用清水、生理盐水、2%碳酸氢钠溶液（敌百虫中毒者禁用，因碱性溶液能使其转化成毒性更强的敌敌畏）或 1∶5000 高锰酸钾溶液（对硫磷忌用）经胃管反复洗胃，直到洗出液清亮为止，然后口服 50%的硫酸镁 50～100ml 导泻。

3. 解毒药的使用　根据病情，要早期、足量、联合和重复应用解毒药，并且选用合理给药途径及择期停药。

（1）胆碱酯酶复能药：为肟类化合物，能恢复被抑制的胆碱酯酶活力；能对抗外周 N 胆碱受体活性，缓解烟碱样症状。此类药物包括碘解磷定（pralidoxime iodide）、氯解磷定（pralidoxime chloride）、双复磷和双解磷。碘解磷定能分解磷酰化胆碱酯酶，恢复胆碱酯酶活力。中毒 24～48 小时者，胆碱酯酶复合物老化，碘解磷定疗效降低。氯解磷定复能作用强，毒性小，水溶性大，适宜肌内注射和静脉注射，为临床首选解毒药。治疗过程中应根据病情和血胆碱酯酶活力，调整用药剂量。

（2）胆碱受体阻断药：包括 M 胆碱受体阻断药和 N 胆碱受体阻断药，其能阻断乙酰胆碱的作用，缓解毒蕈碱样症状和中枢神经系统症状。其中最常用的代表药物为阿托品，以早期、足量、反复、持续快速“阿托品化”为原则。阿托品化指征为意识好转、瞳孔较前扩大、口干、皮肤干燥、颜面潮红、肺部湿啰音消失和心率较前增快等。若出现瞳孔明显散大、神志模糊、烦躁、谵语、惊厥、昏迷和尿潴留等，提示阿托品中毒，应立即停用阿托品。应用阿托品过程中密切观察心率、瞳孔、神志变化和尿潴留情况，根据情况调整剂量或延长给药间隔时间。

有机磷杀虫药中毒可胆碱酯酶复活药与阿托品联合用药，但两药合用时，阿托品的剂量应减少，以免发生阿托品中毒。中毒患者由于应用大剂量阿托品，胃肠道排空时间延长，洗胃后给予导泻药不能达到应有的效果。

4. 对症治疗　有机磷杀虫药中毒患者常伴有多种并发症，如严重心律失常、肺水肿、脑水肿、低钾血症等，特别是合并有呼吸和循环衰竭时如处理不及时，极易导致患者死亡，应采取积极有效的对症治疗措施。

（二）预防

对生产和使用有机磷杀虫药的人员普及和宣传防治中毒的相关知识；严格执行有机磷杀虫药安全生产制度和操作规程；做好有机磷杀虫药搬运和使用过程中的安全防护；对长期接触有机磷杀虫药的人员，定期体检和检测全血胆碱酯酶活力。

六、本病研究的最新进展

急性有机磷杀虫药中毒救治过程中，清除体内毒物、应用特效解毒药物、对症支持治疗都非常重要，而阿托品的用法、剂量及持续阿托品化是增加存活率的关键。对于有机磷杀虫药中毒的患者，尤其口服有机磷杀虫药自杀的患者，应加强有效的护理干预及心理疏导。研究表明心理干预可为患者提供心理支持，消除不良情绪引起的心理应激，充分调动患者的求生欲望，树立正确的价值观、人生观，帮助患者积极配合治疗，尽早回归正常工作与日常生活，增加患者的生存率，减少发生二次中毒的概率。

第二节　急性一氧化碳中毒

一氧化碳（carbon monoxide，CO）为无色、无臭和无味气体，比重为 0.967。在生产和生活中，含碳物质不完全燃烧均可产生一氧化碳。空气中一氧化碳最高容许浓度为 0.05%，当空气中一氧化碳浓度达到 12.5%时，可发生爆炸。吸入过量的一氧化碳引起的中毒称为急性一氧化碳中毒（acute carbon monoxide poisoning），又称煤气中毒，为较常见的生活中毒和职业中毒，如不及时救治，可危及生命。

一、病　因

1. 生活中毒　本病多见于我国北方寒冷季节，在密封的室内烧煤或烧炭取暖时，因通风不良或烟囱堵塞而引发中毒；应用煤气热水器洗浴不当或煤气泄漏也为生活中毒的常见原因。

2. 生产中毒　如炼钢、炼焦、烧窑等生产过程中产生大量一氧化碳而防护不当时，可导致吸入中毒。

3. 意外中毒　天然瓦斯爆炸或煤气泄漏、失火时吸入大量烟雾常可引起大批人员中毒，也有通过吸入一氧化碳作为自杀或他杀的手段。

二、中毒机制

一氧化碳中毒主要导致细胞水平的氧输送和氧利用障碍。一氧化碳吸入体内后，经肺迅速吸收后与血红蛋白结合形成碳氧血红蛋白（carboxyhemoglobin，COHb）。CO 与血红蛋白的亲和力为氧与血红蛋白亲和力的 230～260 倍，COHb 的解离速度是氧合血红蛋白（O_2Hb）的 1/3600。吸入较低浓度 CO 即可产生大量 COHb。不吸烟者血 COHb 浓度为 1%～2%，血 COHb 浓度达到 10%即可出现症状。吸烟者血 COHb 浓度为 3%～10%，可耐受较高的血 CO 而无症状。血液中 COHb 不能携氧。血 COHb 浓度升高导致机体组织细胞严重缺氧，还能使血红蛋白解离曲线左移，妨碍正常血红蛋白释放氧到组织，加重细胞缺氧。此外，CO 还可与肌球蛋白和线粒体中还原型细胞色素氧化酶的二价铁结合，抑制细胞呼吸，影响氧的利用。

一氧化碳中毒时，脑和心肌组织对缺氧最为敏感，中毒时首先出现脑和心肌缺氧表现。缺氧使脑内酸性代谢产物蓄积而发生脑细胞间质水肿；脑血液循环障碍可致脑血栓形成，脑组织缺血性坏死及脱髓鞘病变，导致部分患者发生迟发性脑病。急性 CO 中毒神经系统后遗症除与缺氧有关外，再灌注损伤和脂质过氧化也起到了重要作用。血 COHb 浓度达到 50%时，血红蛋白不能与氧结合，引起严重低氧血症。血 COHb 浓度超过 60%～70%可发生呼吸停止，脑电活动消失。

三、临 床 表 现

（一）急性中毒

1919 年 Haldane 首先描述 CO 中毒症状。急性一氧化碳中毒的症状与血液中碳氧血红蛋白浓度有密切关系，同时也与患者既往健康情况及中毒时的体力活动等情况有关，按中毒程度可分为三级。

1. 轻度中毒　表现为头痛、头晕、恶心、呕吐、乏力、嗜睡、意识模糊等，如原有冠心病可诱发心绞痛。血液碳氧血红蛋白浓度为 10%～20%。离开中毒环境吸入新鲜空气或氧疗后，短时间内可恢复正常。

2. 中度中毒　除上述症状加重外，患者出现口唇呈樱桃红色、多汗、烦躁不安、逐渐出现意识障碍，甚至昏迷。血液碳氧血红蛋白浓度为 30%～40%。如能及时脱离中毒环境并给予氧疗后可恢复正常。

3. 重度中毒　患者迅速出现昏迷，呼吸抑制、肺水肿及心律失常，部分患者呈现去大脑皮质状态。血液碳氧血红蛋白浓度为 40%～60%。此期患者抢救存活后多有中枢神经系统后遗症。部分患者因吸入呕吐物引起吸入性肺炎。皮肤受压部位发生水疱。眼底检查发现眼底静脉瘀血伴视盘水肿。

（二）急性一氧化碳中毒迟发脑病

急性一氧化碳中毒患者在意识障碍恢复后，于发病 2～60 天“假愈期”后，可出现一系列神经系统功能异常的表现，称为迟发性脑病，可表现为精神意识障碍、锥体外系神经障碍、锥体系神经损害、大脑皮质局灶性功能障碍、脑神经及周围神经障碍。40 岁以上，一氧化碳暴露时间较长和脑 CT 有异常者更易于发生。

（三）实验室检查

1. 血液碳氧血红蛋白测定　血 COHb 测定是诊断 CO 中毒的特异性指标，不仅能明确诊断，而且有助于判断中毒程度。目前临床常用直接分光光度法定量测定 COHb 浓度。但需早期及时取血测定才有诊断价值，如脱离中毒环境 8 小时后测定诊断价值不大。

2. 动脉血气分析测定　急性 CO 中毒患者 PaO_2 和 SaO_2 降低，$PaCO_2$ 正常或轻度降低。中毒时间较长者常呈代谢性酸中毒，血 pH 和剩余碱降低。

3. 脑电图检查　CO 中毒时常出现弥漫性低波幅慢波。脑电图表现与临床病情程度不一定呈平行关系。脑电图改变常晚于临床症状。

4. 头部 CT 检查　昏迷患者进行头部 CT 检查以除外其他引起或加重昏迷的原因，如脑梗死、脑出血等。

四、诊断和鉴别诊断

（一）诊断

根据一氧化碳接触史，急性发生的中枢神经损害的症状和体征，结合血液碳氧血红蛋白测定结果，可做出急性一氧化碳中毒的诊断。中毒严重性与一氧化碳接触时间和浓度密切相关。

（二）鉴别诊断

急性一氧化碳中毒应与急性脑血管意外、安眠药过量或中毒、糖尿病酮症酸中毒及其他气体中毒（如氰化物中毒）相鉴别。

五、防　　治

（一）治疗

1. 一般处理　发现中毒患者立即撤离中毒现场，迅速移至空气新鲜处，松解衣扣，卧床休息，注意保暖，保持呼吸道通畅。

2. 纠正缺氧　为关键性治疗。氧疗可加速碳氧血红蛋白解离，增加一氧化碳的排出。

（1）面罩吸氧：如采用鼻导管或面罩吸氧。吸入新鲜空气时，一氧化碳由碳氧血红蛋白释放出半量约需 4 小时，治疗至症状缓解和 COHb 水平低于 5%，可停止吸氧。

（2）高压氧治疗：可增加血液中溶解氧，提高总体氧含量，促进氧气向组织弥散，加速 HbCO 解离，促进 CO 排出，从而迅速纠正组织缺氧。同时可降低颅内压，控制和治疗脑水肿。研究表明，高压氧可改善细胞的生物氧化，修复血管内皮细胞，减轻细胞水肿，迅速改善组织代谢性酸中毒，减轻继发血栓形成，减轻细胞过度凋亡等作用。

早期及时、系统连续的高压氧治疗对于中、重度一氧化碳中毒的治疗具有重要价值，可最大限度地预防一氧化碳中毒后迟发性脑病的发生。高压氧治疗压力、每日治疗次数和治疗天数尚有不同意见，对于中、重度一氧化碳中毒推荐高压氧治疗每日 2～3 次。

3. 机械通气　对昏迷、窒息或呼吸停止者，应行气管内插管，吸入纯氧，进行机械通气。严重者可行血浆置换，移去含高浓度的 COHb 血液。

4. 防治脑水肿　急性一氧化碳中毒后脑水肿在 24～48 小时发展到高峰，故应在纠正缺氧的同时给予脱水治疗。目前最常用的是 20%甘露醇静脉滴注；也可注射呋塞米脱水，三磷酸腺苷、糖皮质激素如地塞米松也有助于缓解脑水肿。

5. 对症处理　抽搐者适当应用镇静剂，目前首选药为地西泮 10～20mg 静脉注射，抽搐停止后苯妥英钠口服或静脉滴注，根据病情 4～6 小时重复使用。严重发作者可考虑应用人工冬眠；高热者给予物理降温及药物降温，可采用冰帽、冰袋和冬眠药物等进行降温治疗；纠正水、电解质失衡；防治感染；应用能量合剂促进脑细胞代谢，如三磷酸腺苷、辅酶 A 等。

6. 防治并发症　加强昏迷期间的基础护理工作，保持呼吸道通畅，必要时行气管切开；定时翻身防止发生压疮；注意加强营养；应用抗生素控制肺部感染；预防各种并发症。

（二）预防

加强预防急性一氧化碳中毒相关知识的宣传教育；居室内火炉要安装烟囱管道，煤气炉和管道要经常检修防止漏气，保持门窗通风良好；厂矿工作人员要严格认真执行安全生产相关操作规程，定期测定工作场所空气中一氧化碳浓度，使一氧化碳浓度保持在安全范围。需要进入一氧化碳浓度较高环境作业时，要携带安全防护面具及必要的急救设备。

六、本病研究的最新进展

对于急性一氧化碳中毒迟发脑病进行高压氧治疗的时机、频次或治疗压力等，仍没有统一的标准。研究表明，高压氧治疗的次数越多，临床总有效率越高，一氧化碳中毒迟发脑病发生率越低，提示增加治疗次数能减轻缺血缺氧引起的继发性神经损害，加快恢复进程，提高临床疗效。国内研究表明，高频次的高压氧治疗对改善一氧化碳中毒迟发脑病患者的认知功能、运动功能均优于低频次的高压氧治疗。此外，一氧化碳中毒的致病过程存在炎症细胞因子介导的炎症反应，适当增加高压氧治疗的频次，可降低炎症反应水平，提高临床疗效。

第三节　中　　暑

中暑（heat illness）是由于高温、湿度较大和无风的环境中发生的，以体温调节中枢障碍、汗腺功能衰竭和水、电解质丢失过多为特征的疾病。根据发病机制和临床表现不同，可将中暑分为热痉挛、热衰竭和热射病，这三种情况既可顺序发展，又可重叠交叉。

一、病　　因

对高温环境适应能力不足是致病的主要原因。在大气温度升高（>32℃）、湿度大（>60%）和无风的环境中从事长时间的劳动，平素健康的年轻人由于长时间工作、强体力劳动、军事训练、体育运动，缺乏对高热环境的适应，又无充分的防暑降温措施时，极易发生中暑。另外，在室内温度较高和通风不良的环境中，年老体弱、久病卧床、肥胖者和产褥期女性也易发生中暑。据统计，心肌梗死、脑血管意外等疾病可使中暑发生率增加10倍。

常见发生中暑的原因：①环境温度过高，人体从外界环境中获取能量。②产热增加，重体力劳动、发热疾病、甲状腺功能亢进症和应用某些药物使产热增加。③散热障碍，肥胖、湿度大、无风天气等。④汗腺功能障碍，人体主要通过皮肤汗腺散热，系统性硬化病、先天性无汗症可抑制出汗。

二、发病机制

正常人体腋窝温度为36～37.4℃，直肠温度为36.9～37.9℃。根据外界环境，通过下丘脑体温调节中枢的作用，使产热和散热保持相对稳定。

（一）体温调节

1. 体温调节方式　人体产热主要来自体内氧化代谢过程，运动、寒战、肌肉收缩也能产生热量。气温在 28℃左右时，人体静息状态下产热主要来源于基础代谢。人体剧烈运动时产热量较静息状态时增加约20倍。

体温升高时，通过自主神经系统刺激皮肤血管扩张，皮肤血流量约为正常的20倍，大量出汗散热。人体与环境温度存在温差时可发生热交换。在常温（15～25℃）静息状态下，人体散热主要依靠辐射（人体主要散热方式，约占散热量的60%，散热速度和量取决于身体表面与环境温度差）、蒸发（高温环境下人体的主要散热方式，约占散热量的25%）、对流（约占散热量的12%，散热速度取决于空气流速）、传导（约占散热量的3%，水较空气热传导性强）。人体皮肤与水直接接触，散热速度增加20～30倍。此外，排尿和排便也在一定程度上具有散热作用，但不起主要作用。当周围环境温度较高时，人体热量通过循环血流至皮下组织经扩张的皮肤血管散热，如机体产热大于散热或散热受阻时，体内热量蓄积，易导致器官功能和组织的损害。

2. 高温环境适应 炎热环境中运动丢失1～2L/h汗水，甚至可多达4L。在热环境每天工作100分钟7～14天，才能达到良好热适应。对抗高温时表现为心排血量和出汗量增加，汗液钠含量较正常人少，出汗散热量为正常的2倍。系统训练的马拉松运动员，直肠内温度可高达42℃而无不适。无此种适应代偿能力者，易于发生中暑。

（二）高温环境对人体各系统的影响

中暑损伤主要是由于体温过高（>42℃）对细胞产生直接损伤作用，引起酶变性、线粒体功能障碍、细胞膜稳定性丧失和有氧代谢途径中断，导致多器官功能障碍或衰竭。

1. 中枢神经系统 高热能使大脑和脊髓细胞死亡，发生脑水肿、局部出血、颅内压升高和昏迷。小脑Purkinje细胞对高热毒性作用极为敏感，常发生构语障碍、共济失调、辨距不良。脑脊液黄变、蛋白含量增加和淋巴细胞增多。

2. 心血管系统 中暑早期，有不同程度的脱水、血管扩张引起外周血管阻力降低，常发生低血压。机体代谢增加时心排血量增多。直肠温度每升高1℃，心排血量每分钟增加3L。高热能引起心肌缺血、坏死，促发心律失常、心功能减退或衰竭，进一步影响散热。

3. 呼吸系统 肺血管内皮因热损伤发生急性呼吸窘迫综合征。非劳力性热射病患者因需氧量增加和代谢性酸中毒，可出现呼吸性碱中毒。劳力性热射病患者常发生严重代谢性酸中毒。

4. 水、电解质代谢 大量出汗导致体钠丢失，使人体失水和失钠。20%～80%非劳力性中暑患者血磷降低。劳力性中暑患者，由于肌肉细胞严重损伤或溶解，血钾、血磷常增高。高热引起细胞损伤使血钙降低，2～3周后血钙又复升高。

5. 肾脏 劳力性和非劳力性热射病时，急性肾衰竭发病率分别为35%和5%。其发病率随中暑者存活时间延长而增加。急性肾小管坏死是由于脱水、横纹肌溶解、溶血产物过多和尿酸盐肾病所致。

6. 消化系统 中暑对肠道直接热毒性作用和血液灌注相对减少引起缺血性肠溃疡，发生大出血。中暑后2～3天常发生不同程度的肝坏死和胆汁瘀积。

7. 血液系统 中暑时血儿茶酚胺增多和血液浓缩，白细胞计数明显升高。部分患者血液黏稠度增加形成血栓。严重者2～3天后出现不同程度弥散性血管内凝血，是高热直接灭活血小板、凝血因子合成减少、血管内皮损伤和坏死细胞激活凝血连锁反应所致。弥散性血管内凝血常使中枢神经、心脏、肺脏、胃肠道和肾脏并发症加重恶化。

8. 内分泌系统 劳力性中暑患者代谢消耗增加常出现低血糖。90%非劳力性轻度中暑患者出现血浆皮质醇升高和高血糖。严重病例血生长激素和醛固酮水平急剧升高。

9. 肌肉 劳力性热射病时，肌肉局部温度增加、缺氧和代谢性酸中毒，常见严重肌肉组织损伤、溶解、血清肌酸激酶明显升高。非劳力性热射病时，肌肉组织损伤罕见。

三、临床表现

中暑前3～5天，前驱症状有头痛、眩晕、疲劳，出汗量不一定减少。

（一）热痉挛

在高温环境下进行剧烈活动或强体力劳动，大量出汗后出现肌肉痉挛和疼痛，主要累及骨骼肌。患者意识清楚，体温一般正常。肌肉痉挛和疼痛可能与机体严重钠缺失和过度通气有关。

（二）热衰竭

严重热应激时，由于体液和体钠丢失过多，补充不足所致。热衰竭多发生于年老体弱和儿童等对高温不适应的患者，表现为头痛、头晕、多汗、恶心、呕吐和肌肉痉挛，可有明显脱水征象，体温升高不明显，可有心动过速、低血压、直立性晕厥、呼吸增快、肌痉挛等脱水体征，但无明显中枢神经系统损害表现。根据病情轻重不同，检查可见不同程度血细胞比容增高、高钠血症、轻度氮质血症或肝功能异常（肝转氨酶可升高至数千单位）。热衰竭是热痉挛和热射病的中介过程，如不及时治疗可发展为热射病。

（三）热射病

热射病亦称中暑高热，是一种致命性急症，典型表现为高热（>40℃）和神志障碍。早期受损器官依次为脑、肝、肾和心脏。根据发病时状态和发病机制将热射病分为劳力性和非劳力性两种类型。前者是内源性产热过多，后者是因体温调节功能障碍散热减少。

1. 劳力性热射病　多见于健康青壮年人群，从事剧烈运动或体力劳动后数小时发病，约 50%患者持续大量出汗，心率可达 160～180 次/分，脉压增大。此种患者常有急性肝细胞坏死和横纹肌溶解。30%以上病例发生急性肾衰竭和致命性高钾血症，病死率高，常因急性肝肾衰竭、弥散性血管内凝血、多器官功能障碍或衰竭而发生死亡。

2. 非劳力性热射病　多见于居住拥挤和通风不良的城市老年体衰居民，环境温度多超过 32℃或室温在 27℃以上、湿度较大时。先兆症状有全身软弱、头昏乏力、头晕、头痛、恶心、多汗等，继而发展为典型性中暑表现，高热、无汗和昏迷。80%病例年龄在 65 岁以上，其他高危人群包括精神分裂症、帕金森病、慢性酒精中毒及偏瘫或截瘫患者。直肠温度常在 41℃以上，最高可达 46.5℃，常出现嗜睡、谵妄、昏迷、癫痫发作和各种行为异常，瞳孔对称缩小，终末期瞳孔散大。大部分患者出现皮肤干热、无汗、潮红。周围循环衰竭时出现发绀、脉搏加快、血压偏低；呼吸浅快，后期呈潮式呼吸或间停呼吸，严重者可出现低血压、休克、心律失常甚至心力衰竭、肺水肿、脑水肿和急性肾衰竭等。

（四）实验室检查

中暑时应行紧急血液生化检查及动脉血气分析。严重病例常出现肝、肾、胰脏和横纹肌损害的实验室改变。住院后应检查天门冬氨酸氨基转移酶、丙氨酸氨基转移酶、乳酸脱氢酶、肌酸激酶等，有凝血功能异常时应考虑弥散性血管内凝血。尿液分析有助于发现横纹肌溶解和急性肾衰竭。怀疑颅内出血或感染时，必要时可行脑 CT 和脑脊液检查。

四、诊断和鉴别诊断

根据季节、病史和查体一般不难诊断，直肠温度常在 41℃以上。在炎热夏季，遇患者出现体温升高、肌肉痉挛伴昏迷者，首先应考虑中暑的诊断。在确立中暑诊断前需与脑炎、中毒性肺炎、中毒性菌痢、急腹症、脓血症、脑血管意外、低血糖、甲状腺危象、斑疹伤寒、药源性热紊乱等疾病相鉴别。

五、防　　治

（一）治疗

中暑类型和病因不同，但基本治疗措施相同。

1. 降温治疗　快速降温是治疗的基础，迅速降温决定患者预后，应在1小时内使直肠温度降至37.8～38.9℃。

（1）体外降温：将患者转移到通风良好的低温环境，脱去衣服，进行皮肤肌肉按摩，促进散热。对无循环虚脱的患者，可用冰水擦浴或将身体浸入27～30℃水中降温。对循环虚脱者，可采用蒸发散热降温，可用15℃冷水擦拭皮肤，或在头部、腋窝、腹股沟等处放置冰袋并加用风扇吹风，防止体温回升。如上述方法降温无效者，可用冰盐水进行胃和直肠灌洗，或用生理盐水进行腹腔灌洗。有条件者可将患者放置在特殊的蒸发降温房间。

（2）体内降温：体外降温无效者，用冰盐水进行胃或直肠灌洗，或用无菌生理盐水进行腹膜腔灌洗或血液透析，或将自体血液体外冷却后回输体内。

（3）药物降温：氯丙嗪具有调节体温中枢功能。患者出现寒战时可用氯丙嗪协助物理降温。常用剂量为25～50mg，加入500ml生理盐水中静脉滴注1～2小时，用药过程中应密切监测血压。

2. 并发症治疗

（1）昏迷：应立即进行气管内插管，保持呼吸道通畅，防止误吸。脑水肿和颅内压增高者常规静脉输注甘露醇1～2g/kg，20～30分钟输入。有癫痫发作者，可静脉输注地西泮。

（2）心律失常、心力衰竭和代谢性酸中毒：代谢性酸中毒合并高钾血症及低钠血症者，静脉输注碳酸氢钠。心力衰竭合并肾衰竭有高钾血症时，应避免使用洋地黄类药物。

（3）低血压：静脉输注生理盐水恢复血容量，提高血压。小分子右旋糖酐有抗凝作用，不应作为扩容药。必要时静脉滴注异丙肾上腺素提高血压。勿用血管收缩药，以防影响皮肤散热。

（4）肝肾等多器官衰竭：应予以积极对症支持治疗。肝衰竭者可行肝脏移植。为保护肾脏灌注，可静脉滴注甘露醇。急性肾衰竭时，行血液透析治疗。

3. 监测

（1）体温监测：降温期间应密切监测体温变化。

（2）尿量监测：放置导尿管，监测尿量，应保持尿量30ml/h。

（3）动脉血气：中暑高热患者，动脉血气结果应予校正。

（4）凝血功能监测：发病24小时可出现凝血障碍，更常见于48～72小时，应严密监测PT、部分凝血活酶时间、血小板计数和纤维蛋白原。

（二）预防

中暑死亡率在20%～70%，50岁以上高达80%。体温升高的程度及持续时间与病死率直接相关。加强防暑知识宣传教育，改善居住条件；改善劳动条件，合理安排作息时间，加强防暑降温措施；认真执行高温作业、就业禁忌证的相关规定；炎热天气应穿宽松透气浅色服装，避免穿着紧身服装；中暑恢复后数周内避免户外剧烈活动和阳光暴晒。

六、本病研究的最新进展

近年来，对中暑的研究发现，血小板计数下降预示病死率增加，可作为重症中暑预后预测指标，提示血小板可能参与了重症中暑发病机制。中暑通过热应激、炎症反应等损伤血小板；血小板又通过激活凝血反应、放大炎症反应进一步加重中暑的病情。研究表明重症中暑存在严重且广泛的组织细胞坏死，释放多种炎性递质，大量的炎性递质通过各种不同的途径引起血小板损伤。中暑和血小板之间的关系非常复杂，中暑患者血小板减少的确切机制还有待进一步研究。通过研究中暑血小板在血管内皮中的作用，为中暑的治疗提供更有效的治疗靶点。

第四节 镇静催眠药中毒

镇静催眠药（sedative-hypnotic）是中枢神经系统抑制药，因摄入量不同而依次产生镇静、催眠、抗惊厥、中枢抑制等不同作用，过大剂量可麻醉全身，包括延髓中枢。本药包括苯二氮䓬类、巴比妥类、非巴比妥非苯二氮䓬类和吩噻嗪类。一次服用大剂量可引起急性镇静催眠药中毒（acute sedative-hypnotic poisoning）。长期滥用催眠药可导致慢性中毒。长期应用突然停药或减量可引起戒断综合征（withdrawal syndrome）。目前巴比妥类中毒相对较少，但病死率较高。

一、病　因

急性镇静催眠药中毒常见于误食或一次大量服用各种镇静催眠药自杀，可分为以下几类。

（一）苯二氮䓬类

1960年开始使用，目前临床常用的药物有20余种。此类药物具有呼吸抑制作用较小，不影响肝药酶活性，大剂量也不引起麻醉作用，长期应用耐受和成瘾作用轻等特点，广泛用于治疗抑郁、焦虑、恐慌、失眠、惊厥、肌肉骨骼疼痛、酒精戒断或作为麻醉时的辅助药。此类药物的药理作用和毒性作用基本相同，而药物动力学差异较大。根据清除半衰期可分为长效类、中效类和短效类。

1. 长效类 半衰期>30小时，包括氯氮䓬、地西泮（安定）、硝西泮（硝基安定）等。

2. 中效类 半衰期6～30小时，包括阿普唑仑、奥沙西泮、替马西泮等。

3. 短效类 半衰期<6小时，如三唑仑。

（二）巴比妥类

20世纪初期巴比妥类为主要镇静催眠药，近25年来逐渐被苯二氮䓬类所替代。目前主要用作静脉麻醉药、抗惊厥药和脑复苏治疗。其中毒发生率逐渐降低，根据药物作用时间可分为长效类、中效类和短效类。

1. 长效类 1小时起效，持续10～12小时，包括巴比妥、苯巴比妥、甲苯比妥等。巴比妥类随剂量增加，相继出现镇静催眠、抗惊厥和麻醉作用。

2. 中效类 45～60分钟起效，持续6～8小时，包括戊巴比妥、异戊巴比妥、布他比妥等。

3. 短效类 10～15分钟起效，作用3～4小时，包括司可巴比妥、硫喷妥钠、他布比妥等。

（三）非巴比妥非苯二氮䓬类（中效～短效）

20世纪50～60年代的主要镇静催眠药是非巴比妥非苯二氮䓬类。当时认为其是一类安全、无成瘾性药物。后来发现其药理作用并不优于苯二氮䓬类和巴比妥类，且药物动力学不易预测，过量或中毒后毒性反应大，逐渐被苯二氮䓬类取代。常用非巴比妥非苯二氮䓬类药物包括水合氯醛、格鲁米特、甲喹酮、甲丙氯酯等。

（四）吩噻嗪类（抗精神病药）

吩噻嗪类指能治疗各种精神病及精神症状的药物，又称强安定剂或神经阻滞剂。其按侧链结构的不同可分为三类：脂肪族、哌啶类、哌嗪类。

镇静催眠药具有脂溶性，易通过血脑屏障作用于中枢神经系统，起效快，作用时间短。研究显示，苯二氮䓬类中枢神经抑制作用与增强γ-氨基丁酸能神经的功能有关。苯二氮䓬类与苯二氮䓬受体结合后，可加强γ-氨基丁酸与γ-氨基丁酸受体结合的亲和力，使与γ-氨基丁酸受体偶联的氯离子通道开放，从而增强γ-氨基丁酸对突触后的抑制功能。

巴比妥类对γ-氨基丁酸能神经的作用与苯二氮䓬类相似，但两者在中枢神经系统的分布和作用均有所不同。苯二氮䓬类主要选择性作用于边缘系统，影响情绪和记忆力；巴比妥类主要作用于网状结构上行激活系统而导致意识障碍，其对中枢神经系统的抑制有剂量—效应关系，随着剂量的增加，依次出现镇静、催眠、麻醉及延脑中枢麻痹。非巴比妥类非苯二氮䓬类镇静催眠药对中枢神经系统的作用与巴比妥类相似。吩噻嗪类主要作用于网状结构，能通过抑制中枢神经系统多巴胺受体，减少邻苯二酚胺生成而达到缓解焦虑紧张、幻觉妄想等精神症状。

二、发病机制

（一）药代动力学

镇静催眠药均具有脂溶性，其吸收、分布、蛋白结合、代谢、排出及起效时间和作用时间，都与药物的脂溶性有关。脂溶性强的药物易通过血脑屏障，作用于中枢神经系统，起效快，作用时间短，成为短效药。

1. 苯二氮䓬类 口服吸收迅速完全，约 1 小时达血药峰浓度，平均 3 小时达作用高峰。其中三唑仑吸收最快，奥沙西泮和氯氮䓬吸收较慢。此类药物蛋白结合率高，分布容积变化大，老年患者更大。脂溶性高的药物迅速分布于血液和中枢神经系统，并在脂肪组织中蓄积，作用持续时间短，对中枢神经系统抑制作用降低。在肝脏微粒体氧化系统经羟化、去甲基和葡萄糖醛酸化作用代谢。苯二氮䓬类药物与其他镇静催眠药有协同作用。

2. 巴比妥类 是巴比妥酸的衍生物。作用持续时间与药物吸收、在体内分布和再分布有关，具有镇静催眠作用的巴比妥类胃肠道吸收快，长效抗惊厥类胃肠道吸收慢。此类药物分布容积大，脑、肝、肾和脂肪组织中浓度相对较高。巴比妥类口服时清除半衰期 24 小时以上。短效和中效类脂溶性强，能迅速透过血-脑屏障，起效快，持续时间短。巴比妥类消除方式有两种：脂溶性高的巴比妥类主要通过肝脏微粒体酶代谢成无活性的产物，与葡萄糖醛酸结合后经肾脏排出；脂溶性低的巴比妥类主要经肾脏排出，因肾小管再吸收，排泄慢，作用时间长。

3. 非巴比妥非苯二氮䓬类 多通过肝脏微粒体酶系统代谢，对中枢神经系统作用与巴比妥类相似。

（二）中毒机制

1. 苯二氮䓬类 中枢神经系统抑制作用与增强γ-氨基丁酸能神经的功能有关。在神经突触后膜表面有苯二氮䓬类受体、γ-氨基丁酸受体和氯离子通道组成的大分子复合物。苯二氮䓬类与受体结合后，可增强γ-氨基丁酸与γ-氨基丁酸受体结合的亲和力，使与γ-氨基丁酸受体偶联的氯离子通道开放而增强γ-氨基丁酸对突触后的抑制功能。

2. 巴比妥类 对γ-氨基丁酸能神经有与苯二氮䓬类相似的作用，但由于两者在中枢神经系统的分布有所不同，作用也有所不同。苯二氮䓬类主要选择作用于边缘系统，影响情绪和记忆力。巴比妥类分布广泛，但主要作用于网状结构上行激活系统而引起意识障碍。巴比妥类对中枢神经系统的抑制有剂量—效应关系，随着剂量增加，由镇静、催眠到麻醉，以至延髓麻痹。

3. 非巴比妥非苯二氮䓬类 对中枢神经系统作用与巴比妥类相似。

4. 吩噻嗪类 主要作用于网状结构，能减轻焦虑紧张、幻觉妄想和病理性思维等精神症状。这类作用是药物抑制中枢神经系统多巴胺受体，减少邻苯二酚氨生成所致。该类药物又能抑制脑干血管运动和呕吐反射，阻断α肾上腺素能受体，抗组胺及抗胆碱能等作用。

吩噻嗪类药物临床用途较广，其中氯丙嗪使用最为广泛。本组药物口服后肠道吸收很不稳定，有抑制肠蠕动作用，在肠内可滞留很长时间，吸收后分布于全身组织，以脑和肺组织中含量最多，主要经肝代谢，大部分以葡萄糖醛酸盐或硫氧化合物形式排泄。药物排泄时间较长，半衰期达10～20小时，作用持续数天。

（三）耐受性、依赖性和戒断综合征

各种镇静催眠药均可产生耐受性和依赖性，因而都可引起戒断综合征。其发生机制尚不完全明确。长期服用苯二氮䓬类使苯二氮䓬类受体减少，是发生耐受的原因之一。长期服用苯二氮䓬类突然停药时，发生苯二氮䓬类受体密度上调而出现戒断综合征。巴比妥类、非巴比妥类及乙醇发生耐受性、依赖性和戒断综合征的情况更为严重。

三、临床表现

（一）急性中毒

1. 巴比妥类中毒 一次服用大剂量巴比妥类，引起中枢神经系统抑制，症状严重程度与剂量有关。

（1）轻度中毒：嗜睡、语言不清、情绪不稳定、注意力不集中、记忆力减退、共济失调、步态不稳和眼球震颤。

（2）中度中毒：由嗜睡进入昏睡状态，强刺激虽能被唤醒，但醒后立即又进入昏睡状态，生理反射减弱或消失，呼吸浅慢。

（3）重度中毒：进入昏迷状态，呼吸浅慢伴节律不规则，甚至出现呼吸停止，可出现低血压或休克，体温下降，肌张力减退，各种反射消失，胃肠蠕动减弱，严重者可并发肺炎、肺水肿、脑水肿、肾衰竭等而威胁生命。

2. 苯二氮䓬类中毒 对中枢神经系统抑制较轻，主要症状为嗜睡、头晕、语言不清、意识模糊、共济失调，一般不出现长时间的昏迷和呼吸抑制等严重症状，否则应考虑同时服用了其他镇静催眠药或酒等。

3. 非巴比妥类非苯二氮䓬类中毒 临床症状与巴比妥类中毒相似，但有其自身特点。

（1）水合氯醛中毒：可有心律失常和肝、肾功能损害。

（2）格鲁米特中毒：意识障碍有周期性波动。

（3）甲喹酮中毒：有明显的呼吸抑制，出现锥体束征（如肌张力增强、腱反射亢进和抽搐等）。

4. 吩噻嗪类 最常见的为锥体外系反应，临床表现包括震颤麻痹综合征；静坐不能；急性肌张力障碍反应，如斜颈、吞咽困难和牙关紧闭等。

（二）慢性中毒

长期滥用镇静催眠药可导致慢性中毒，除有轻度中毒症状外，常伴有精神症状，主要包括意识

障碍和轻躁狂状态、智能障碍、人格变化三个方面。

1. 意识障碍和轻躁狂状态 出现一时性躁动不安或意识蒙胧状态。言语兴奋、欣快，易于疲乏，伴震颤、步态不稳等。

2. 智能障碍 记忆力、计算力和理解力均明显下降，工作学习能力减退。

3. 人格变化 丧失进取心，对家庭和社会失去责任感。

（三）戒断综合征

长期服用大剂量镇静催眠药患者，突然停药或迅速减少药量时，可发生戒断综合征。主要表现为自主神经兴奋性增高和轻重度神经及精神异常。

（四）实验室检查

（1）血液、尿液、胃液中药物浓度测定：对诊断有参考意义，血清苯二氮䓬类浓度测定对判断中毒严重程度作用有限，因活性代谢物半衰期及个人药物排出速度不同。

（2）血液生化检查：如葡萄糖、肌酐、尿素氮、电解质等。

（3）动脉血气分析。

四、诊断和鉴别诊断

（一）诊断

1. 急性中毒 有服用大量镇静催眠药史；出现意识障碍、呼吸抑制等中枢神经系统抑制的临床表现；血液、尿液、胃液中检测出镇静催眠药。急性中毒应与癫痫、糖尿病、肝病、肾病、高血压等疾病引起的昏迷相鉴别。

2. 慢性中毒 长期滥用大量催眠药，出现共济失调和精神症状。

3. 戒断综合征 长期滥用催眠药物突然停药或迅速减量后，出现焦虑、失眠、谵妄和癫痫样发作。

（二）鉴别诊断

1. 急性中毒与其他意识障碍病因 了解有无原发性高血压、糖尿病、肾病、肝病等既往史，以及一氧化碳、酒精、有机溶剂等毒物接触史。检查有无脑部外伤、发热、脑膜刺激征等。同时结合实验室检查，可做出鉴别诊断。

2. 慢性中毒与躁郁症 慢性中毒轻躁狂状态患者易于疲乏，出现震颤和步态不稳等，结合用药史可以鉴别。

3. 戒断综合征与神经精神病 原发性癫痫者既往有癫痫发作史。精神分裂症、酒精中毒均可有震颤和谵妄，前者有既往史，后者有酗酒史。

五、防　治

（一）治疗

1. 急性中毒的治疗

（1）维持昏迷患者重要器官的功能：保持气道通畅；维持呼吸功能和血压；加强心电监护，如出现心律失常，应及时给予抗心律失常药纠正；促进意识恢复。

（2）清除毒物：反复洗胃；经鼻饲管灌入活性炭以吸附各种镇静催眠药；用呋塞米利尿和碱化尿液治疗，促进长效苯巴比妥类排出；危重患者可考虑血液净化，如血液透析、血液灌流等，此法对苯巴比妥类和吩噻嗪类中毒有效。

（3）特效解毒疗法：巴比妥类和吩噻嗪类中毒无特效解毒药；氟马西尼是苯二氮䓬类拮抗药，能通过竞争抑制苯二氮䓬类受体而阻断苯二氮䓬类药物的中枢神经系统作用。此药禁用于已合用可致癫痫发作的药物，特别是三环类抗抑郁药的患者。不用于对苯二氮䓬类已有躯体性依赖和为控制癫痫而用苯二氮䓬类药物的患者。

（4）对症治疗：严重中枢神经系统抑制者可用哌甲酯；昏迷者可用哌甲酯；震颤麻痹综合征者可选用盐酸苯海素；肌张力障碍者可用苯海拉明；心律不齐者可用利多卡因；积极补充血容量，以维持血压。

（5）治疗并发症：肺炎，昏迷患者可发生肺炎，应经常翻身、拍背和吸痰，并针对病原菌选用抗生素治疗。褥疮，防止肢体压迫，保持皮肤清洁，保护创面；急性肾衰竭：多由休克引起，应及时纠正休克，如进入少尿期，应注意保持水和电解质平衡。

2. 慢性中毒的治疗　逐步减少药量直至停药；请专科医师会诊，进行心理治疗。

3. 戒断综合征的治疗　治疗原则是用足量镇静催眠药物控制戒断症状，稳定后，逐渐减少药量以至停药。具体方法是将原用短效药换成长效药如地西泮或苯巴比妥。可用同类药，也可调换成另一类药物。如地西泮 10～20mg，每小时一次，肌内注射，直至戒断症状消失。然后以其总量为一日量，分 3～4 次口服，待情况稳定 2 天后，逐渐减少剂量。

（二）预防

严格控制镇静催眠药的处方和使用保管，特别是对情绪不稳定和精神不正常的人应慎重用药；要防止出现对药物的依赖性；长期服用镇静催眠药的患者应逐渐减量后停药。

六、本病研究的最新进展

镇静催眠剂对呼吸的影响取决于摄入的药物。一般情况下，镇静催眠药产生呼吸抑制，但呼吸频率不小于每分钟 12 次，巴比妥类药物是明显的例外。巴比妥类通过消除中枢神经系统脑电活动，临床上用于终结癫痫持续状态。过量服用巴比妥类药物，可能会导致严重的呼吸抑制。相比之下，摄入苯二氮䓬类药物，很少引起呼吸暂停。研究发现，许多中毒综合征征兆和症状可有重叠的特点。例如，抗胆碱能与拟交感神经物质中毒，除了对汗腺的影响不同外，其他表现非常相似。中毒综合征表现也可能受个体差异、其他疾病状态和同时接触的药物影响。

第五节　毒蛇咬伤

目前世界上蛇类约 3000 余种，其中毒蛇 600 余种，我国已知的毒蛇至少有 50 种，其中剧毒者 10 余种，主要分布在长江流域和东南、西南地区。全世界每年被毒蛇咬伤者达 50 万以上，致死者 30 000～40 000 人。发达国家蛇咬伤病死率较低，不发达国家和地区较高。毒蛇咬伤在我国南方农村、山区比较常见，多发生在夏、秋季节的夜间或清晨，咬伤部位以手、臂、足和下肢最为常见。咬伤人群多为农民、渔民、野外工作者及从事毒蛇研究和蛇产业人员。

一、病　　因

蛇毒是含有多种毒蛋白、溶组织酶及多肽的复合物，主要毒性成分有神经毒、血液毒和混合毒。神经毒对中枢神经和神经肌肉有选择性毒性作用；血液毒对血细胞、血管内皮及组织有损害作用；混合毒兼有神经毒和血液毒的双重特点。

二、发病机制

1. 毒液释放机制　毒蛇口内有毒腺，由排毒管和牙连接。毒腺由肌肉和神经供应，便于控制蛇毒排出量。蛇毒是毒蛇咬伤的主要致病因素，蛇毒是成分最复杂的毒素。当毒蛇咬人时，毒腺收缩，蛇毒通过排毒管，经有管道或沟的牙，注入人体组织引起中毒。蛇毒中的毒素和酶常促使人体释放组胺、缓激肽等有害物质，致使病变加重。眼镜蛇科的部分蛇种可以短距离喷射毒液至目标，通过黏膜吸收导致目标中毒。

2. 毒液对伤口局部作用　局部作用主要由于蛇毒中蛋白水解酶和低分子多肽引起，主要表现咬伤部位血管壁损伤、破坏、坏死、水肿和出血。蛇毒中的神经毒可麻痹感觉神经末梢，引起肢体麻木；阻断运动神经与横纹肌之间的神经冲动，引起瘫痪。

3. 毒液全身作用机制

（1）神经毒：具有神经肌肉传导阻滞作用，引起横纹肌弛缓性瘫痪，可导致呼吸肌麻痹，最终导致周围性呼吸衰竭，为临床上主要致死原因。根据作用部位不同，神经毒包括突触前神经毒和突触后神经毒。

（2）肌肉毒：包括肌肉毒素、响尾蛇胺及其类似物、蛋白水解酶和磷脂酶 A_2。通过使肌细胞溶解、蛋白水解，引起组织坏死。眼镜蛇的肌肉毒主要引起局部组织坏死；海蛇的肌肉毒能破坏全身骨骼肌细胞，引起肌肉疼痛、无力、肌红蛋白尿和高钾血症。

三、临床表现

1. 神经毒　由眼镜蛇科毒蛇咬伤引起。局部伤口反应较轻，仅有轻微麻木、疼痛或感觉消失。患者首先感到全身不适、四肢无力、头晕眼花，继则胸闷、呼吸困难、恶心和晕厥。随后出现神经症状并迅速加重，如眼睑下垂、视物模糊、语言障碍、眼球固定、瞳孔散大等。重症患者呼吸由浅到快且不规则，最终出现呼吸衰竭。

2. 血液毒　由蝰蛇科毒蛇咬伤引起。症状出现早且严重，表现为局部伤口红肿疼痛，常伴有出血和坏死等，肿胀迅速向肢体上端扩展，并伴有局部淋巴结肿痛。全身中毒症状包括恶心、呕吐、出汗、少尿、无尿、口渴等，少数患者可出现发热。病情严重者可有全身广泛出血，如颅内和消化道出血等。大量溶血引起血红蛋白尿，出现血压下降、心律失常、急性肾衰竭等。

3. 肌肉毒　指被海蛇咬伤后局部仅有轻微疼痛，甚至无症状。约 30 分钟至数小时后，患者感觉肌肉疼痛、僵硬和进行性无力；腱反射消失、眼睑下垂和牙关紧闭。横纹肌大量坏死，释放钾离子引起严重心律失常；产生肌红蛋白可阻塞肾小管，引起少尿、无尿，导致急性肾衰竭。

4. 混合毒　大多数由蝮蛇、眼镜蛇咬伤引起。主要毒性成分为神经毒，可出现局部和全身反应。

四、诊　断

根据蛇咬伤的病史、致伤蛇外观、伤后临床表现及齿痕等，以及局部和全身反应，一般可以做出诊断。毒蛇咬伤应与非毒蛇咬伤相鉴别，无毒蛇咬伤处呈现多个小齿痕，伤口局部轻度不适和肿胀，无全身表现，同时还应与毒蜘蛛或其他昆虫咬伤相鉴别。

五、防　治

（一）治疗

1. 局部处理

（1）绷扎：被毒蛇咬伤的肢体应限制活动，就地取材（止血带、绳索、背包带、橡皮管等）在伤口上方近心端环形绷扎压迫，阻断浅静脉和淋巴回流，延迟蛇毒扩散；每隔 15～20 分钟应松解绷带 1～2 分钟，以防静脉过度瘀血肿胀，待注射抗蛇毒血清或其他有效局部伤口清创措施后方可停止绷扎。

（2）伤口清创：为防止蛇毒吸收，应将肢体放低；用刀尖或针将留在组织中的残牙剔除，然后用净水、盐水或高锰酸钾溶液反复彻底清洗伤口；在伤口处用吸引器吸出毒液，野外条件下可清洁口腔后用嘴吸吮，但被毒蛇咬伤 30 分钟后不可行伤口切开和吸引。

（3）局部封闭：早期局部处理有助于清除伤口残留的蛇毒，使蛇毒分解而失去毒性作用。

2. 抗蛇毒血清　能有效中和蛇毒，是中和蛇毒的解毒特效药。应尽早足量使用，咬伤后 60 分钟内使用效果更佳。临床上常用的抗蛇毒血清有单价和多价抗蛇毒血清两种，如能明确毒蛇类别及毒素性质，宜用单价抗蛇毒血清，不能确定时，宜选用多价抗蛇毒血清。

3. 中医药治疗　临床实践证明中医药在抢救毒蛇咬伤中具有丰富的经验和较好的疗效，如我国自主研制的广东蛇药、上海蛇药、南通蛇药等中草药对抢救蛇毒咬伤均具有较好的临床疗效，同时中医辨证治疗毒蛇咬伤亦为多地所采用。

4. 并发症治疗　呼吸衰竭在毒蛇咬伤中出现较早，发生率高，应及时正确使用呼吸兴奋剂、吸氧和人工呼吸机；休克、心力衰竭、急性肾衰竭等患者的治疗可参照相关疾病治疗。

5. 辅助治疗

（1）糖皮质激素：能抑制和减轻组织过敏反应及坏死，对减轻伤口局部反应和全身中毒症状具有明显作用。

（2）山莨菪碱：有文献报道其与地塞米松合用，可改善微循环，减轻蛇毒的中毒反应。

（3）防治感染：蛇咬伤的伤口应按照污染伤口处理，应常规给予抗生素和破伤风抗毒素治疗。

（二）预防

蛇咬伤属于意外伤害，应加强对多蛇地区居民和较易被蛇咬伤的人群进行蛇生活习惯和蛇咬伤相关防治知识的宣传教育；相关从业工作人员应视情况穿戴防护手套和靴鞋等，携带蛇药片以备急需；尽可能减少暴露部位；按相关管理部门规定有计划地开展防蛇和捕蛇活动；地方卫生部门应根据属地蛇类分布特点配备相应的抗毒血清，并对各级卫生部门进行蛇咬伤的救治培训。

六、本病研究的最新进展

中医药治疗毒蛇咬伤可以有效改善患者局部和全身中毒症状，具有明显提高毒蛇咬伤患者治愈率，缩短治愈时间，降低死亡率、肢体伤残率和危重症发生率等众多优势。内服以解毒排毒为法，外用应断毒消肿，辨清中毒类型，对症用药。以解毒排毒为要，辨证运用祛风、清热、凉血、止血、泻下、开窍等方法综合治疗。

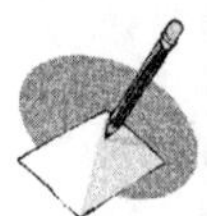

思考题

1. 镇静催眠药可分为哪几类？
2. 简述中暑的分类及其临床表现。
3. 急性一氧化碳中毒的临床表现有哪些？
4. 有机磷杀虫药中毒的病因主要有哪些？

（刘　勇）

第十八章　临床常用操作技术

第一节　胸膜腔穿刺术

一、目的及适应证

胸膜腔穿刺术（thoracentesis）常用于检查胸腔积液的性质，以利于病因诊断、抽液减压或通过穿刺胸膜腔内给药等。

二、物 品 准 备

（1）治疗盘一套：内有无菌镊子、碘伏、70%乙醇溶液、敷料罐（内装纱布、棉球）、止血钳、胶布、弯盘 1 只、治疗巾及橡皮巾 1 条。

（2）无菌胸腔穿刺包：内有胸腔穿刺针、5ml 注射器、无菌手套、7 号针头、血管钳、洞巾、纱布等。

（3）其他用品：1%～2%普鲁卡因或 2%利多卡因、无菌手套、甲紫、500ml 量筒 1 个、酒精灯、按需要准备试管 2 个、培养管 1 个、病理标本瓶 1 个、胸腔注射用药、无菌生理盐水 1 瓶（脓胸患者冲洗胸腔用）、床上小桌或椅子（辅助坐姿和体位要求）。

（4）与患者及家属谈话，手术沟通，交代检查目的、大致过程、可能出现的并发症，并在手术协议书上签字。使患者放松，对患者进行安抚，并清洗穿刺点局部皮肤。

三、方　　法

（1）嘱患者取坐位面向椅背，两前臂置于椅背上，前额伏于前臂上。不能起床者可取半坐卧位，患侧前臂上举抱于枕部。

（2）穿刺选在胸部叩诊实音最明显部位进行，一般常取肩胛线或腋后线第 7～8 肋间；有时也选腋中线第 6～7 肋间或腋前线第 5 肋间为穿刺点。包裹性积液可结合 X 线或超声波检查确定。穿刺点可用蘸甲紫的棉签在皮肤上作标记。

（3）常规消毒皮肤，戴无菌手套，覆盖消毒洞巾。

（4）用 2%利多卡因在下一肋骨上缘的穿刺点自皮至壁胸膜进行局部浸润麻醉。

（5）术者以左手食指与中指固定穿刺部位的皮肤，右手将穿刺针的三通活栓转到与胸腔关闭处，再将穿刺针在麻醉处缓缓刺入，当针锋抵抗感突然消失时，转动三通活栓使其与之相通，进行抽液。助手用止血钳协助固定穿刺针，以防针刺入过深损伤肺组织。胸腔注射器抽满后，转动三通活栓使其与外界相通，排出液体。根据需要抽液完毕后可注入药物。如用较粗的长针头代替胸腔穿刺针时，应先将针座后的胶皮管用血管钳夹住，然后进行穿刺，进入胸腔后再接上注射器，松开止血钳，抽吸胸腔内积液，抽满后再次用血管钳夹闭胶管，尔后取下注射器，将液体注入弯盘中，以便计量或送检。

（6）抽液毕拔出穿刺针，覆盖无菌纱布，稍用力压迫穿刺部位片刻，用胶布固定后嘱患者静卧。

四、注意事项

（1）操作前应向患者说明穿刺目的，消除顾虑；对精神紧张者，可于术前半小时予地西泮10mg，或可待因0.03g以镇静止痛。

（2）操作中应密切观察患者的反应，如有头晕、面色苍白、出汗、心悸、胸部压迫感或剧痛、昏厥等胸膜过敏反应；或出现连续性咳嗽、气短、咳泡沫痰等现象时，立即停止抽液，并皮下注射0.1%肾上腺素0.3～0.5ml，或进行其他对症处理。

（3）一次抽液不可过多、过快，诊断性抽液50～100ml即可；减压抽液，首次不超过600ml，以后每次不超过1000ml；如为脓胸，每次尽量抽净。疑为化脓性感染时，助手用无菌试管留取标本，行涂片革兰氏染色镜检、细菌培养及药敏试验。检查瘤细胞，至少需100ml，并应立即送检，以免细胞自溶。

（4）严格无菌操作，操作中要防止空气进入胸腔，始终保持胸腔负压。

（5）应避免在第9肋间以下穿刺，以免穿透膈肌损伤腹腔脏器。

（6）恶性胸腔积液，可在胸腔内注入抗肿瘤药或硬化剂诱发化学性胸膜炎，促使脏胸膜与壁胸膜粘连，闭合胸腔。

第二节 腹膜腔穿刺术

一、目的及适应证

腹膜腔穿刺术（abdominocentesis）是针对有腹腔积液的患者，为了诊断和治疗疾病，抽取积液进行检验的操作过程，常用于检查腹腔积液的性质，协助确定病因，或行腹腔内给药，当有大量腹水致呼吸困难或腹部胀痛时，可穿刺放液减轻症状。

二、物品准备

（1）治疗盘一套：内有无菌镊子、碘伏、70%乙醇溶液、无菌棉签、敷料罐（内装纱布、棉球）、止血钳、胶布、弯盘1只、治疗巾及橡皮巾1条。

（2）无菌腹腔穿刺包：内有穿刺针、5ml注射器、8号或9号针头、血管钳、洞巾、纱布等。

（3）其他用物：1%～2%普鲁卡因或2%利多卡因、无菌手套、500ml量筒1个、按需要准备试管2个、培养管1个、腹腔注射用药、屏风、冷天应备有毛毯。

（4）与患者及家属谈话，手术沟通，交代检查目的、大致过程、可能出现的并发症，并在手术协议书上签字。使患者放松，对患者进行安抚，并清洗穿刺点局部皮肤。

三、方法

（1）嘱患者排尿，以免刺伤膀胱。

（2）取卧位或斜坡卧位。如放腹水，背部先垫好腹带。

（3）穿刺点选择：①左下腹脐和髂前上棘间连线外1/3和中1/3的交点作为穿刺点，放腹水时通常选用左侧穿刺点，此处不易损伤腹壁动脉。②脐和耻骨联合的中点上方约1cm，偏左或右1～

1.5cm，此处无重要器官且易愈合。③侧卧位，在脐水平线与腋前线或腋中线之延长线相交处，此处常用于诊断性穿刺。

（4）常规消毒皮肤，术者戴无菌手套，铺洞巾，用1%～2%普鲁卡因逐层麻醉至壁腹膜（深达腹膜）。

（5）术者左手固定穿刺部皮肤，右手持针经麻醉处垂直刺入腹壁，待针锋抵抗感突然消失时，示针尖已穿过壁腹膜，即可抽取腹水，并留样送检。

（6）作为诊断性穿刺，可直接用20ml或50ml空注射器及适当针头进行。

（7）腹腔放液减压时，穿刺针外连一长的消毒胶皮管，用血管夹夹住胶皮管，从穿刺针自上向下斜行徐徐进入，进入腹腔后腹水自然流出，松开血管夹，胶管放液于容器内。放液不宜过快，太多，一般每次不超过3000ml，放液完毕后拔出穿刺针，用力按压局部，消毒后盖上无菌纱布，用纱布固定，绷紧绷带。

四、注意事项

（1）术中应密切观察患者，如有头晕、心悸、恶心、气短、脉搏增快及面色苍白等，应立即停止操作，并作适当处理。

（2）放液不宜过快、过多，肝硬化患者一次放液一般不超过3000ml，过多放液可诱发肝性脑病和电解质紊乱；但在维持大量输入白蛋白基础上，也可大量放液，如为血性腹水，仅留取标本送检，不宜放液。

（3）放腹水时若流出不畅，可将穿刺针稍作移动或稍变换体位。

（4）术后嘱患者平卧，并使穿刺针孔位于上方以免腹水漏出；对腹水量较多者，为防止漏出，在穿刺时即应注意勿使自皮肤到壁腹膜的针眼位于一条直线上，方法是当针尖通过皮肤达皮下后，即在另一手协助下，稍向周围移动一下穿刺针头，尔后再向腹腔刺入。如仍有漏出，可用蝶形胶布或火棉胶粘贴。

（5）放液前、后均应测量腹围、脉搏、血压、检查腹部体征，以观察病情变化。

（6）有肝性脑病先兆、结核性腹膜炎粘连包块、包虫病及卵巢囊肿者禁忌穿刺。

（7）术后严密观察有无出血和继发感染的并发症。注意无菌操作，防止腹腔感染。

第三节　腰椎穿刺术

一、目的及适应证

腰椎穿刺术（lumbar puncture）常用于检查脑脊液的性质，对诊断脑膜炎、脑炎、脑血管病变、脑瘤等神经系统疾病有重要意义。有时也可用于鞘内注射药物，以及测定颅内压力和了解蛛网膜下腔是否阻塞。

二、物品准备

（1）消毒治疗盘一套：内有无菌镊子一把（浸泡在消毒液中）、碘伏、70%乙醇溶液、无菌棉签、敷料罐（内装纱布、棉球）、胶布、弯盘1只、治疗巾及橡皮巾1条。

（2）无菌腰椎穿刺包：内有腰椎穿刺针、测压管及三通管、5ml注射器、7号针头、血管钳、洞巾、纱布、试管2个。

（3）其他用物：1%～2%普鲁卡因或2%利多卡因、无菌手套、按需要准备试管2个、培养管1个、鞘内注射用药。

（4）与患者及家属谈话，手术沟通，交代检查目的、大致过程、可能出现的并发症，并在手术协议书上签字。使患者放松，对患者进行安抚，并清洗穿刺点局部皮肤。

三、方　法

（1）嘱患者侧卧于硬板床上，背部与床面垂直，头向前胸部屈曲，两手抱膝紧贴腹部，使躯干呈弓形；或由助手在术者对面用一手抱住患者头部，另一手挽住双下肢腘窝处并用力抱紧，使脊柱尽量后凸以增宽椎间隙，便于进针。

（2）确定穿刺点，以髂后上棘连线与后正中线的交会处为穿刺点，一般取第3～4腰椎棘突间隙，有时也可在上一腰椎或下一腰椎间隙进行。

（3）常规消毒皮肤后戴无菌手套并盖洞巾，用2%利多卡因自皮肤到椎间韧带逐层作局部浸润麻醉。

（4）术者用左手固定穿刺点皮肤，右手持穿刺针以垂直背部的方向缓慢刺入，成人进针深度为4～6cm，儿童则为2～4cm。当针头穿过韧带与硬脑膜时，可感到阻力突然消失有落空感。此时可将针芯慢慢抽出（以防脑脊液流出太快，造成脑疝），即可见脑脊液流出。

（5）在放液前先接上测压管测量压力。正常侧卧位脑脊液压力为70～180mmH_2O或40～50滴/分。若了解蛛网膜下腔有无阻塞，可做动力试验。即在测定初压后，由助手先压迫一侧颈静脉约10秒，然后再压另一侧，最后同时按压双侧颈静脉；正常时压迫颈静脉后，脑脊液压力立即迅速升高一倍左右，解除压迫后10～20秒，迅速降至原来水平，称为梗阻试验阴性，示蛛网膜下腔通畅。若压迫颈静脉后，不能使脑脊液压力升高，则为梗阻试验阳性，示蛛网膜下腔完全阻塞；若施压后压力缓慢上升，放松后又缓慢下降，示有不完全阻塞。凡颅内压增高者，禁做此试验。

（6）撤去测压管，收集脑脊液2～5ml送检；如需作培养时，应用无菌操作法留标本。

（7）术毕，将针芯插入后一起拔出穿刺针，覆盖消毒纱布，用胶布固定。

（8）术后患者去枕俯卧（如有困难则平卧）4～6小时，以免引起术后低颅压头痛。

四、注 意 事 项

（1）严格掌握禁忌证，凡疑有颅内压升高者必须先做眼底检查，如有明显视盘水肿或有脑疝先兆者，禁忌穿刺。凡患者处于休克、衰竭或濒危状态及局部皮肤有炎症、颅后窝有占位性病变者均禁忌穿刺。

（2）穿刺时患者如出现呼吸、脉搏、面色异常等症状时，应立即停止操作，并作相应处理。

（3）鞘内给药时，应先放出等量脑脊液，然后再等量转换性注入药液。

第四节　骨髓穿刺术

一、目的及适应证

骨髓穿刺术（bone marrow puncture）是采取骨髓液的一种常用诊断技术，其检查内容包括细胞学、原虫和细菌学等几个方面，适用于：①各种血液病的诊断、鉴别诊断及治疗随访。如各种原因所致的贫血和各类型的白血病、血小板减少性紫癜、多发性骨髓瘤、转移瘤、骨髓增生异常综合征、骨髓纤维化、恶性组织细胞病等。②不明原因的红细胞、白细胞、血小板数量增多或减少及形态学异常。③不明原因发热的诊断与鉴别诊断，可作骨髓培养，骨髓涂片找寄生虫等。④骨髓穿刺还可观察某些疾病的疗效。

二、物品准备

（1）消毒治疗盘一套：内有无菌镊子一把（浸泡在消毒液中）、碘伏、70%乙醇溶液、无菌棉签、敷料罐（内装纱布、棉球）、胶布、弯盘 1 只、治疗巾及橡皮巾 1 条。

（2）无菌骨髓穿刺包：内有骨髓穿刺针、10ml 或 20ml 注射器、洞巾、纱布、载玻片 5 张。

（3）其他用物：1%～2%普鲁卡因或 2%利多卡因、无菌手套、5ml 注射器。

（4）与患者及家属谈话，手术沟通，交代检查目的、大致过程、可能出现的并发症，并在手术协议书上签字。使患者放松，对患者进行安抚，并清洗穿刺点局部皮肤。

三、方　　法

（1）选择穿刺部位：①髂前上棘穿刺点，位于髂前上棘后 1～2cm，该部骨面较平，易于固定，操作方便，危险性小；②髂后上棘穿刺点，位于骶椎两侧，臀部上方突出的部位；③胸骨穿刺点，胸骨柄或胸骨体相当于第 1、2 肋间隙的位置，胸骨较薄（1.0cm 左右），其后方为心房和大血管，严防穿透胸骨发生意外；但由于胸骨骨髓液含量丰富，当其他部位穿刺失败时，仍需作胸骨穿刺；④腰椎棘突穿刺点，位于腰椎棘突突出处。

（2）体位：胸骨或髂前上棘穿刺时，患者取仰卧位。棘突穿刺时取坐位或侧卧位。髂后上棘穿刺时应取侧卧位。

（3）局部消毒：常规消毒局部皮肤，术者戴无菌手套。铺无菌洞巾，用 2%利多卡因作局部皮肤、皮下及骨膜麻醉。

（4）具体操作：将骨髓穿刺针固定器固定于适当的长度上（胸骨穿刺约 1.0cm、髂骨穿刺约 1.5cm），用左手的拇指和食指固定穿刺部位，以右手持针向骨面垂直刺入（若为胸骨穿刺，则应保持针体与骨面成 30°～40° 角），当针尖接触骨质后则将穿刺针左右旋转，缓缓钻刺骨质，当感到阻力消失，且穿刺针已固定于骨肉时，表示已进入骨髓腔。若穿刺针未固定，则应再钻入少许达到能固定为止。

（5）拔出针芯，接上干燥的 10ml 或 20ml 注射器，用适当力量抽吸，若针头确在骨髓腔内，抽吸时患者感到一种轻微锐痛，随即有少量红色骨髓液进入注射器中。骨髓吸取量以 0.1～0.2ml 为宜。如作骨髓液细菌培养，需在留取骨髓液计数和涂片制标本后，再抽取 1～2ml。

（6）将抽取的骨髓液滴于载玻片上，急速作有核细胞计数及涂片数张备作形态学及细胞化学染色检查。

（7）如未能抽出骨髓液，则可能是针腔被皮肤或皮下组织块堵塞或干抽，此时，应重新插上针芯，稍加旋转或再钻入少许或退出少许，拔出针芯，如见针芯带有血迹时，再行抽吸即可取得骨髓液。

（8）抽吸完毕，左手取无菌纱布置于针孔处，右手将穿刺针一起拔出，随即将纱布盖于针孔上，并按压 1～2 分钟，再用胶布将纱布加压固定。

四、注意事项

（1）术前应做出、凝血时间检查，有出血倾向患者操作时应特别注意，对血友病患者禁止作骨髓穿刺。

（2）注射器与穿刺针必须干燥，以免发生溶血。

（3）穿刺针头进入骨质后避免摆动过大，以免折断；胸骨穿刺不可用力过猛，以防穿透内侧骨板。

（4）抽吸液量如为作细胞形态学检查不宜过多，过多会使骨髓液稀释，影响有核细胞增生度判断、细胞计数及分类结果。

（5）骨髓液取出后应立即涂片，否则会很快发生凝固，使涂片失败。

（6）送检骨髓涂片时，应同时附送 2～3 张血涂片。

第五节　眼底检查法

一、目的及适应证

眼底检查是检查玻璃体、视网膜、脉络膜和视神经疾病的重要方法。许多全身性疾病如高血压、肾脏病、糖尿病、妊娠毒血症、结节病、风湿病、某些血液病、中枢神经系统疾病等往往会发生眼底病变，甚至会成为患者就诊的主要原因，故眼有“机体的橱窗”之称，检查眼底可提供重要诊断资料。

二、方　法

（1）检查眼底须用检眼镜，目前多用直接检眼镜检查，实用、方便，且眼底所见为正像。检眼镜下方手柄装有电源，前端为接有凸透镜及三棱镜的光学装置，三棱镜上端有一观察孔，其下有一可转动镜盘。镜盘上装有 1～25 屈光度的凸透镜（以黑色“+”标示）和凹透镜（以红色“+”标示）。用以矫正检查者和患者的屈光不正，以清晰地显示眼底。

（2）检查宜在暗室中进行，患者多取坐位，检查者坐位或立位均可。检查右眼时，检查者位于患者的右侧，用右手持镜、右眼观察；检查左眼时，则位于患者左侧，用左手持镜、左眼观察。

（3）正式检查眼底前，先用透照法检查眼的屈光间质是否混浊。用手指将检眼镜盘拨到+8～+10（黑色）屈光度处，距受检眼 10～20cm，将检眼镜光线与患者视线成 15° 角射入受检眼的瞳孔，正常时呈橘红色反光。如角膜、房水、晶状体或玻璃体混浊，则在橘红反光中见有黑影。此时令患者转动眼球，如黑影与眼球的转动方向一致，则混浊位于晶状体前方；如前向相反，则位于玻璃体；位置不动，则混浊在晶状体。

（4）检查眼底：嘱患者向前方直视，将镜盘拨回到“0”，同时将检眼镜移近到受检眼前约 2cm 处观察眼底。如检查者与患者都是正视眼，便可看到眼底的正像，看不清时，可拨动镜盘至看清为止。检查时先查视盘乳头，再按视网膜动、静脉分支，分别检查各象限，最后检查黄斑部。检查视盘乳头时，光线自颞侧约成 15° 角处射入；检查黄斑时，嘱患者注视眼镜光源；检查眼底周边部时，嘱患者向上、下、左、右各方向注视，转动眼球，或变动检眼镜角度。

观察视盘乳头的形状、大小、色泽，边缘是否清晰。观察视网膜动、静脉，注意血管的粗细、行径、管壁反光、分支角度及动静脉交叉处有无压迫或拱桥现象，正常动脉与静脉管径之比为 2∶3。观察黄斑部，注意其大小、中心凹反射是否存在，有无水肿、出血、渗出及色素紊乱等。观察视网膜，注意有无水肿、渗出、出血、剥离及新生血管等。

（5）眼底检查记录：为说明和记录眼底病变的部位及其大小、范围，通常以视盘乳头，视网膜中央动、静脉行径，黄斑部为标志，表明病变部与这些标志的位置距离和方向关系。距离和范围大小一般以视盘乳头直径（PD，1PD=1.5mm）为标准计算。记录病变隆起或凹陷程度，是以看清病变区周围视网膜面与看清病变隆起最高或凹陷最低处的屈光度（*D*）差来计算，每差 3 个屈光度（3*D*）等于 1mm。

三、注意事项

（1）检查眼底时虽经拨动任何一个镜盘，仍不能看清眼底，也说明眼的屈光间质有混浊，需进一步作裂隙灯检查。

（2）对小儿或瞳孔过小不易窥入时，常须散瞳观察，散瞳前必须排除青光眼。

第六节　无菌消毒

一、目　　的

了解消毒灭菌的概念、方法及手术人员和患者的消毒准备过程。

1. 消毒（disinfection）　系指杀灭病原微生物和其他有害微生物，并不要求清除或杀灭所有微生物（如芽孢等）。消毒法又称抗菌法，常指应用化学方法来消灭微生物，如器械的消毒、手术室空气的消毒、手术人员的手和臂的消毒及患者的皮肤消毒。

2. 灭菌（sterilization）　一般是指预先用物理方法，彻底消灭掉与手术区或伤口接触的物品上所附带的微生物，系指杀灭一切活的微生物。有的化学品如甲醛、戊二醛、环氧乙烷等，可以杀灭一切微生物，故也可在灭菌法中应用。

二、物品准备

无菌消毒储备的物品有洗手池设备、软皂或含杀菌成分的洗手液、软毛刷、擦手小毛巾或热气干手机、泡手桶、泡手消毒液、放擦手小毛巾的容器。

三、方　　法

（一）手术人员的术前准备

1. 一般准备　进手术室前，先在更衣室更换手术室准备的清洁鞋、衣、裤，戴好口罩、帽子。帽子要遮住全部头发。口罩要遮盖口、鼻。剪短指甲，去除甲缘下的积垢。上呼吸道感染及手臂皮肤有破损或化脓性感染者不能参加手术。

2. 手臂消毒法　手臂的消毒包括清洁和消毒两个步骤，先是用肥皂水刷洗，然后使用化学消毒溶液浸泡手臂。可以清除皮肤表面的细菌，但不可能完全消灭位于皮肤深层如毛囊、皮脂腺等处的细菌。在手术过程中，这些细菌自然逐渐移到皮肤表面，故在手臂消毒后还应戴上消毒手套和穿手术衣，以防细菌污染。常用洗手方法有以下几种。

（1）肥皂刷手法：先用肥皂及清水将手臂按普通洗手方法清洗一遍，再用消毒过的毛刷蘸肥皂水（或肥皂）顺序交替刷洗双手及臂，范围从手指尖至肘上10cm处，特别注意甲缘、甲沟、指蹼、手掌侧等部位。一次洗刷3分钟后，手指向上，肘部屈曲朝下，使清水顺上而下冲净手臂上的肥皂水。如此反复刷洗3遍，约10分钟。在0.1%苯扎溴铵溶液中浸泡5分钟，浸泡时用泡手桶内的小毛巾反复轻轻擦拭手及前臂，最后屈肘将手举于胸前（以双手勿低于肘、高于肩为度），晾干。洗手消毒后，若手臂不慎碰触未经消毒的物品时，应重新洗手。

（2）紧急手术简易洗手法：当情况紧急，手术人员来不及进行常规洗手消毒时，宜先用普通肥皂洗去手和前臂的污垢，继用2.5%～3%碘酊涂擦双手及前臂，再用70%乙醇拭净脱碘。戴无菌手套、穿手术衣后，再戴第二副无菌手套。

（3）氯己定手臂消毒法：先用普通肥皂洗手臂，清水冲净一遍。取无菌毛刷蘸4%氯己定溶液，从指甲到肘部顺序刷洗3分钟，温水冲洗，用无菌小毛巾拭干。用手取0.5%氯己定乙醇（90%）溶液10ml，从手指涂到腕部，直至搓干为止，约需2分钟，然后再取5ml搓手指，揉进甲沟使其自然干燥，即可穿无菌手术衣、戴手套。氯己定化学成分为双氯苯双胍乙烷，其1.8%（w/v）浓度者俗称灭菌王。手臂皮肤消毒时，先用清水洗手及前臂，取3～5ml灭菌王搓揉3分钟，无菌毛刷刷洗指甲，清水冲洗污沫，无菌巾拭干后，再用少许灭菌王在手及前臂涂抹薄层，可持续灭菌4～6小时。

3. 穿无菌手术衣和戴手套的方法 手术人员手臂消毒后即需穿无菌手术衣、戴手套。

（1）穿无菌手术衣：取出消毒手术衣，并注意衣服的折法，站立于较空地方，认清衣服的上、下和反面关系。双手抓住衣领两端内面，提起轻轻抖开，使有腰带的面朝外，将手术衣向上轻掷起，顺势将两手向前伸入衣袖内，让台下人员从身后协助拉好，使双手露出袖口。向前稍弯腰，使腰带悬空，两手交叉，提取腰带中下段向后递，由别人在身后将带收紧。穿手术衣过程中，注意勿将衣服的外面对向自己或触碰到其他物品及地面，未戴手套的手不得碰触衣服的外面。穿好无菌手术衣和戴好灭菌手套以后，肩以下的上肢、腰以上的前胸部和侧胸是无菌区，应注意保护。

（2）戴无菌手套：取出手套夹内无菌滑石粉包，轻轻地敷擦双手。用左手自手套袋内捏住两只手套的翻折部，提出手套，使两只手套拇指相对向。先用右手插入右手套内，再将戴好手套的右手2～5指插入左手套的翻折部内，让左手插入左手套中，然后将手套翻折部翻回套压住手术衣袖口。用无菌盐水冲净手套外面的滑石粉。在手术开始前，应将双手举于胸前，切勿任意下垂或高举。

（二）患者手术区的准备

1. 备皮 目的是尽可能消灭或减少切口处及其周围皮肤上的细菌。术前一日由护士将手术周围的毛发剃尽，注意勿剃破皮肤。

2. 手术区皮肤消毒 一般由第一助手洗手后执行，先用2.5%碘酊棉球或小纱布团以切口为中心向周围皮肤顺序涂擦2遍，待干后再用70%乙醇涂擦2～3遍，以充分脱碘。消毒范围应包括手术切口周围15cm的区域。如手术时有延长切口的可能，则应适当扩大消毒范围。对感染伤口或肛门等处手术，则应自手术区外周逐渐涂向感染伤口或会阴肛门处。

（三）手术器械和物品的消毒与灭菌

1. 高压蒸汽灭菌法 是目前应用最普遍且效果可靠的灭菌方法。一般当蒸汽压力达到104.0～137.3kPa（1.05～1.40kg/cm^2）时，温度能提高到121～126℃，持续30分钟，即可杀死包括细菌芽孢在内的一切细菌，达到灭菌目的。本法适用于一切能耐受高温的物品，如金属器械、玻璃、搪瓷器皿、敷料、橡胶、药液等的灭菌。

2. 煮沸灭菌法　是一种较简便、可靠的常用灭菌方法。采用煮沸灭菌器，或将铝锅洗净去污后作煮沸灭菌用，适用于金属器械、玻璃、橡胶类物品。在正常压力下，在水中煮沸至 100℃，持续 15～20 分钟能杀灭一般细菌，持续煮沸 1 小时以上，可杀灭带芽孢细菌。为达到灭菌目的，物品必须完全浸没在沸水中。

3. 火烧法　在紧急情况下，金属器械的灭菌可用此法。将器械放在搪瓷或金属盆中，倒入 95%乙醇少许，点火直接燃烧。但此法常使锐利器械变钝，又能使器械失去光泽，因此仅用于急需的特殊情况。

4. 干热灭菌法　利用热空气消毒柜进行灭菌，此法比高压蒸汽灭菌温度更高，用于玻璃器皿、金属、搪瓷或需干燥的注射器等医疗用品。

5. 微波灭菌法　一种新的灭菌方法，杀菌速度快，灭菌效果好。一般只需几秒至几分钟就可灭菌。不含水分的金属器械或纺织品，灭菌时要用湿纱布包裹。

6. 药液浸泡法　锐利器械、内腔镜等不适于热力灭菌的器械，可用化学药液浸泡消毒。

7. 甲醛蒸汽熏蒸法　用 24cm 有蒸格的铝锅，蒸格下放一量杯，加入高锰酸钾 2.5g，再加入 40%甲醛（福尔马林）溶液 5ml，蒸格上放物品如丝线，熏蒸 1 小时，即可达消毒目的，丝线不会变脆。

第七节　清创缝合术

一、目的及适应证

（一）目的

清创缝合术是清洁伤口、换药的基本操作技术。通过对新鲜开放性污染伤口进行清洗、去污，清除伤口异物，切除失去活力的组织，止血等措施将污染伤口变为清洁伤口，修复损伤的组织和器官，促使伤口早期愈合，有利于受伤部位的功能和形态的恢复。

（二）适应证

各种类型开放性损伤的新鲜伤口，具备以下条件者均可行清创缝合术：8 小时以内的开放性伤口；如伤员一般情况好，8 小时以上无明显感染的伤口；头面部血运好，伤后 24～48 小时内仍可争取一期缝合。

二、物品准备

无菌缝合包、麻醉药品（上肢清创可用臂丛神经或腕部神经阻滞麻醉，下肢可用硬膜外麻醉，较小较浅的伤口可使用局部麻醉，较大复杂严重的则可选用全身麻醉）、肥皂水、冷开水、3%过氧化氢溶液及无菌盐水、无菌纱布、碘酊、凡士林纱布条。

三、操作步骤

1. 清洗去污　可分为清洗皮肤和清洗伤口两步。术者常规戴口罩、帽子，洗手，戴手套。①清洗皮肤：用无菌纱布覆盖伤口，剪去毛发，再用汽油或乙醚擦去伤口周围皮肤的油污。更换覆盖伤口的纱布，用软毛刷蘸消毒皂水刷洗皮肤，并用冷开水冲净。然后换另一毛刷再刷洗一遍，用消毒纱布擦干皮肤。两遍刷洗共约 10 分钟。②清洗伤口：去掉覆盖伤口的纱布，以生理盐水冲洗伤口，用消毒镊子或纱布球轻轻除去伤口内的污物、血凝块和异物。

2. 清理伤口 更换无菌手套。①施行麻醉：擦干皮肤，用碘酊、乙醇消毒皮肤，铺盖消毒手术巾准备手术。术者重新用酒精或苯扎溴铵液泡手，穿手术衣、戴手套后即可清理伤口。②对浅层伤口，可将伤口周围不整皮肤缘切除 0.2～0.5cm，切面止血，消除血凝块和异物。切除失活组织和明显挫伤的创缘组织（包括皮肤和皮下组织等），并随时用无菌盐水冲洗。③对深层伤口，应彻底切除失活的筋膜和肌肉（肌肉切面不出血，或用镊子夹镊不收缩者表示已坏死），但不应将有活力的肌肉切除。有时可适当扩大切口和切开筋膜，处理较深部切口，直至比较清洁和显露血循环较好的组织。④如同时有粉碎性骨折，应尽量保留骨折片。已与骨膜分离的小骨片应予清除。⑤浅部贯通伤的出入口较近者，可切开组织桥，变两个切口为一个。如伤道过深，不应从入口处清理深部，而应从侧面切开处清理伤道。⑥伤口有活动性出血，在清创前可先用止血钳钳夹，或临时结扎止血。待清理伤口时重新结扎，除去污染线头。渗血可用温盐水纱布压迫止血，或用凝血酶局部止血剂。

3. 修复伤口 ①清创后再次用生理盐水清洗创口。再根据污染程度、大小和深度决定是开放还是缝合，是一期还是延期缝合。未超过 12 小时的清洁伤可一期缝合；大而深伤口，在一期缝合时应置引流条；污染重的或特殊部位不能彻底清创的伤口，应延期缝合，即在清创后先于伤口内放置凡士林纱布引流条，待 4～7 日后，如伤口组织红润，无感染或水肿时，再缝合。②头、面部血管丰富，愈合力强，损伤时间虽长，只要无明显感染，仍应争取一期缝合。③缝合时，不应留有无效腔，张力不能太大；对重要血管损伤应修补或吻合；对断裂的肌腱和神经干应修整缝合；暴露的神经和肌腱应以皮肤覆盖；开放性关节腔损伤应彻底清洁后再缝合；胸、腹腔的开放损伤应彻底清创后，放置引流管或引流条。

四、注意事项

（1）伤口清洗是清创术的重要步骤，必须反复大量生理盐水冲洗。选择局部麻醉时，只能在清洗伤口后麻醉。

（2）彻底切除已失去活力的组织，又要尽量爱护和保留存活的组织。

（3）避免张力太大，以免造成缺血或坏死。

（4）合理应用抗生素，防止伤口感染，促使炎症消退。注射破伤风抗毒素。如伤口深、污染重，应同时肌内注射气性坏疽抗毒血清。

（5）抬高患肢，促使血液回流。注意伤肢血运，伤口包扎松紧是否合适，伤口有无出血等。

（6）一般应根据引流物情况，在术后 24～48 小时拔除伤口引流条。

（7）伤口出血或发生感染时，应即拆除缝线，检查原因，进行处理。

（8）定时换药，按时拆线：头颈面额部手术拆线时间为术后 4～5 天，下腹部、会阴部手术的拆线时间 6～7 天；上腹、胸、背及臀部术后 7～9 天拆线；四肢术后 10～12 天拆线，关节及其附近的手术，于术后 14 天拆线较为适宜；全层皮肤移植术，应于术后 12～14 天拆线；年老、体弱、贫血或有并发症者，应适当延长拆线时间。

附：动物清创术

（1）实验物品准备：日本大耳白兔、无菌碗、镊子、消毒液、胶布、兔台、清创术的基本器材、无菌缝合包、麻醉药品、肥皂水、冷开水、3%过氧化氢溶液及无菌盐水、无菌纱布、0.75%

碘酊、凡士林纱布条等。

（2）方法及步骤

1）器械准备：消毒钳、持针器、镊子（有齿及无齿镊）、缝合线、剪刀、75%乙醇等。器械已经备好，在进行正式操作前应该仔细检查是否齐全。

2）动物麻醉：兔称体重后，自腹腔注射3%戊巴比妥钠40～50mg/kg，推注速度每秒0.2ml，中途依据具体情况可以适当加上1/5量，可维持1小时以上，麻醉力强。当同时观察肌肉紧张性、角膜反射和对皮肤夹捏的反应，当这些活动明显减弱或消失时，立即停止注射。用止血钳夹股骨部位的肌肉，没有退缩或痛觉消失时，即可进行实验。

3）备皮：兔子绑在兔台上，剪去准备进行硫酸烧灼部位的被毛。长约5cm，宽约2.5cm。

4）制造伤口：用棉签蘸取浓硫酸，逐步进行烧灼，直至显露出明显的发黄变色的肌肉组织。

5）清创缝合：清洁伤口周围皮肤；术者常规洗手、泡手、戴手套，更换覆盖伤口的纱布；用软毛刷蘸消毒皂水刷洗皮肤，并用冷开水冲净；清洗、检查伤口；助手消毒皮肤，铺无菌巾；再次泡手后戴无菌手套；对不同的伤口进行相应的处理，应彻底切除失活的筋膜和肌肉；再用无菌生理盐水冲洗伤口，进行缝合。

6）清洁伤口换药：正确取、开、换药包；正确处理伤口；覆盖消毒纱布；按正确方向粘贴胶布。

第八节　导　尿　术

一、目的及适应证

导尿术是医疗护理操作中常用的方法之一，常用于尿潴留，留尿作细菌培养，准确记录尿量，了解少尿或无尿原因，测定残余尿量、膀胱容量及膀胱测压，注入造影剂，膀胱冲洗，探测尿道有无狭窄及盆腔器官术前准备等。对于大、中及长时间手术患者的术前准备来说，导尿顺利与否直接影响手术的开展及术后患者的康复。同时随着人们生活水平的改善，对医疗服务的要求不断提高，在无痛状态下进行导尿操作越来越受到重视。家兔的导尿术相对于人来说操作更为困难，而且外生殖器与人相比有较大差别，本实验在家兔身上练习导尿术的基本操作步骤，只是为临床推广和落实无痛舒适医疗服务提供一个直观的练习操作机会。

二、物品准备

2～2.5kg健康成年家兔、兔台、细塑料导尿管、液状石蜡等。

三、方法及操作步骤

1. 麻醉　将20%氨基甲酸乙酯溶液，按5ml/kg的剂量从兔耳缘静脉缓慢注射。麻醉后将其仰卧固定于兔台上。

2. 清洗　①先用肥皂液清洗外阴；再以2%红汞或0.1%苯扎溴铵或0.1%氯己定溶液由内向外环形消毒尿道口及外阴部。②外阴部盖无菌洞巾，露出尿道口。

3. 辨别尿道口　①尿从膀胱经尿道和尿殖孔排出体外，哺乳类的尿殖孔和肛门分别开口，雌兔阴道的末端与尿道合并成尿生殖道，开口于肛门的前方，雄兔尿道口是尿液和精液的共同道路。因此辨别尿道口就是辨别生殖器孔。②最准确的分辨方法是雄性的肛门和生殖器的距离较远，两者之间有毛生长，而且生殖器孔是圆形的；雌性的肛门和生殖器距离很近，而且生殖器孔是纵长形的。雌性者外生殖器与肛门之间的距离短，两者之间无毛，能见到一条纵行的沟。

4. 插导尿管 ①术者戴无菌手套站于右侧，助手分别用止血钳牵拉提起皮肤，露出尿道口。②滴数滴普鲁卡因于尿道口。③右手将涂有无菌润滑油之导尿管慢慢插入尿道，尿管外端用止血钳夹闭。④将其开口置于消毒弯盘中。进入 3～5cm，松开止血钳。插好后用线连阴茎头（雄兔）和导尿管一起固定。

5. 尿液收集 需作细菌培养者，留取中段尿于无菌试管中送检。

6. 拔导尿管 ①术后将导尿管夹闭后再徐徐拔出，以免管内尿液流出污染衣物。②如需留置导尿时，则以胶布固定尿管，以防脱出。③外端以止血钳夹闭，管口以无菌纱布包好，以防尿液逸出或污染。

四、结果及分析

1. 结果 导尿管慢慢插入尿道，尿管外端用止血钳夹闭，将其开口置于消毒弯盘中。松开止血钳，尿液即可流出。

2. 分析 ①没有尿液导出时有可能是实验动物没有进食进水，耳缘静脉注射 20%葡萄糖溶液（1.5ml/kg 体重），后观察记录尿量的变化。②没有尿液导出还可能使用雌兔作为实验动物，虽然能找到正确的尿道口但是插进去后过深，将细塑料管朝向阴道壁的背面插入 6～7cm 深处，越过尿道口，进入家兔的子宫。此时应将管拔出，重新涂润滑油后再次插入。

五、注 意 事 项

注意事项：①严格无菌操作，预防尿路感染。②插入尿管动作要轻柔，以免损伤尿道黏膜，若插入时有阻挡感可更换方向再插，见有尿液流出时，勿过深或过浅，尤忌反复抽动尿管。③选择导尿管的粗细要适宜，尿管宜细。④留置导尿时，应经常检查尿管固定情况，有否脱出。⑤导尿管前端插入部分应涂抹足够润滑剂。⑥留置导尿管时，应经常检查导尿管固定情况，必要时更换导尿管。⑦临床上实际操作有较大的差别。

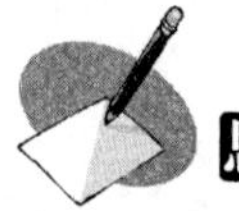

思考题

1. 在临床中，如果要给患者插导尿管，如何辨别尿道口的位置？
2. 如何清理伤口？其注意事项主要有哪些？
3. 骨髓穿刺术操作要点有哪些？其注意事项是什么？
4. 腹膜腔穿刺点如何选择？

（张艳超）

主要参考文献

陈家伦，2011. 临床内分泌学. 上海：上海科学技术出版社

杜长江，2005. 西医儿科学. 北京：人民卫生出版社

高春锦，杨捷云，翟晓辉，2008. 高压氧医学基础与临床. 北京：人民卫生出版社

葛均波，徐永健，2017. 内科学. 8 版. 北京：人民卫生出版社：3

谷三炜，马宁，赵令，等，2017. 系统性红斑狼疮患者 FAS 和 FASLG mRNA 的表达及其与临床特征的关系. 中国现代医学杂志，1（27）：1

胡翊群，胡建达，2010. 临床血液学检验. 2 版. 北京：中国医药科技出版社

李雨濛，马军，段芳龄，2017. ACG 临床指南：幽门螺杆菌感染的治疗. 胃肠病学和肝病学杂志，26（6）：601-624

刘冰熔，马骁，2017. 急性阑尾炎治疗的过去、现在和未来. 中华结直肠疾病电子杂志，2（6）：1

陆再英，钟南山，2008. 内科学. 7 版. 北京：人民卫生出版社

沈晓明，王卫平，2010. 儿科学. 7 版. 北京：人民卫生出版社

覃芳阳，2017. 慢性胃炎的西药治疗临床研究进展. 中国社区医师，33（4）8-8

童南伟，邢小平，2013. 内分泌学分册. 北京：人民卫生出版社

魏保生，2006. 儿科学笔记. 北京：科学出版社

魏克伦，2002. 儿科学. 4 版. 北京：人民卫生出版社

许文荣，王建中，2008. 临床血液学与检验. 4 版. 北京：人民卫生出版社

张燕燕，2011. 现代临床医学概论. 2 版. 北京：科学出版社

中华中医药学会外科分会，2017. 毒蛇咬伤中医诊疗方案专家共识（2016 版）. 中医杂志，58（4）：357-360

Beutler K L，Prchal K S，2011. 威廉姆斯血液学. 8 版. 北京：人民卫生出版社

Cline D M，2003. 急诊医学综合学习指南. 5 版. 崔书章，柴艳芬，寿松涛译. 天津：天津科学技术出版社

Casa D J，Armstrong L E，Kenny G P，et al，2012. Exertional heat stroke：new concepts regarding cause and care. Current Sports Medicine Reports，11（3）：116

Genovese M C，Kavanaugh A，Weinblatt M E，et al，2011. An oral Syk kinase inhibitor in the treatment of rheumatoid arthritis：a three-month randomized，placebo-controlled，phase II study in patients with active rheumatoid arthritis that did not respond to biologic agents. Arthritis Rheum，63（2）：337-345